Phlebographie der Bein- und Beckenvenen

W. Hach   V. Hach-Wunderle

Phlebographie
der Bein- und Beckenvenen

Vierte, vollständig überarbeitete Auflage

Mit 394 teilweise farbigen Abbildungen

Schnetztor-Verlag GmbH Konstanz

Professor Dr. med. Wolfgang Hach
Facharzt für Chirurgie und Innere Medizin (Röntgendiagnostik)
Zeil 51, 60313 Frankfurt

Priv.-Doz. Dr. med. Viola Hach-Wunderle
Abteilung für Innere Medizin, William Harvey Klinik
Am Kaiserberg 6, 61231 Bad Nauheim

Zeichnungen: Christiane von Solodkoff, Neckargemünd
Gesamtherstellung: G. Appl, Wemding

ISBN 3-87018-110-9

Vorwort zur vierten Auflage 1996

Erstmals 1968 erschienen, hat die *Phlebographie der Bein- und Beckenvenen* nun die vierte Auflage erreicht. Als Grundlage des Buches diente die von uns entwickelte Technik der aszendierenden Preßphlebographie. Sie führte im Laufe der Jahre zur Entdeckung von verschiedenen neuen Krankheitsbildern, zur Differenzierung von speziellen Verlaufsformen der Venenkrankheiten und zur Erkennung von Röntgenzeichen mit besonderer pathognomischer Bedeutung. Infolge ihrer hohen diagnostischen Kompetenz konnte sich die Phlebographie nach unseren methodischen Empfehlungen an so gut wie allen Röntgeninstituten der Bundesrepublik Deutschland durchsetzen.

Seit der letzten Ausgabe von 1985 hat die klinische Phlebographie wichtige neue Erkenntnisse gewonnen, die sich einerseits aus der Röntgendiagnostik selbst ergaben und zum anderen phlebographische Fragestellungen betrafen. Deshalb wurde die gründliche Überarbeitung des Buches notwendig. Insbesondere mußten die aktuellen Erkenntnisse apparativer Meßmethoden und vor allem der Real-time- sowie der Duplexsonographie bewertet und zu den Röntgenbefunden in Beziehung gesetzt werden. Wir sind dem Wunsch des Schnetztor-Verlags sehr gerne nachgekommen, die Monographie in diesem Sinne neu abzufassen.

Für die Röntgendiagnostik stand uns der Klinograph (Siemens) zur Verfügung. Als Kontrastmittel wurde in der Hauptsache Iopamidol (Solutrast 300) verwendet. Die Aufnahmen der Real-time- und der Duplexsonographie erfolgten mit dem Acuson-Gerät und die Kurvenschreibungen meistens am Sonotec.

Die graphischen Zeichnungen hat Frau Christiane von Solodkoff, Neckargemünd, angefertigt. Sie ist auf unsere Vorstellungen mit Sachkenntnis und großer Genauigkeit eingegangen. Die umfangreichen schriftlichen Arbeiten haben unsere Sekretärinnen Frau Petra Wiebories und Frau Gabriele Kristel mit Fleiß und Engagement verrichtet. Wir danken ihnen allen auch an dieser Stelle sehr herzlich dafür.

Wolfgang Hach
Viola Hach-Wunderle

Vorwort zur ersten Auflage 1968

Die ersten Versuche zur Darstellung des Venensystems beim Menschen mit Strontiumbromid wurden im Jahre 1923 durch Sicard und Forestier vorgenommen. Eine routinemäßige Anwendung der Phlebographie konnte aber erst nach der Entwicklung gut verträglicher Kontrastmittel erfolgen. Um 1950 haben sich zunächst die Chirurgen mit der Untersuchungsmethode befaßt, um insbesondere für die operative Behandlung des Krampfaderleidens neue Wege zu finden.

Differentialdiagnostische, gutachterliche oder wissenschaftliche Fragestellungen wecken heute das Interesse verschiedener Fachrichtungen der Medizin an der eingehenden Untersuchung des Venensystems.

Bei der ersten Betrachtung eines phlebographischen Röntgenbildes kann die Überlagerung der zahlreichen Gefäße verwirrend sein. Erst mit zunehmender persönlicher Erfahrung gelingt es, die einzelnen Venen nach ihrer Form und Funktion zu differenzieren. Die vorliegende Arbeit möchte hierzu die Grundlagen vermitteln und Hinweise zur Diagnose der wichtigsten Venenkrankheiten geben. Dabei soll auch auf die Möglichkeiten und Grenzen der Phlebographie, ihre Indikationen und Kontraindikationen eingegangen werden.

Vorwort zur zweiten Auflage 1976

Die erste Monographie über „Die Phlebographie der unteren Extremitäten" erschien 1968 in der Reihe Conscientia diagnostica. Seitdem haben sich unsere Kenntnisse über die Krankheiten des Venensystems wesentlich erweitert. Mit der Einführung sehr effektiver, aber keineswegs risikoarmer Behandlungsmethoden wie der Fibrinolyse und der rekonstruktiven Gefäßchirurgie ergab sich zwangsläufig die Frage nach einer differenzierten röntgenologischen Diagnose. Andererseits konnten durch die routinemäßige Darstellung des extrafaszialen Venensystems mit der aszendierenden Preßphlebographie neue Erkenntnisse gewonnen werden, die unmittelbar eine therapeutische Konsequenz haben.

Krankheiten des Venensystems sind weit verbreitet. Nach einer epidemiologischen Untersuchung von Widmer 1967 betrug die Morbidität bei 3000 berufstätigen Frauen in Basel 37,4 % und bei den Männern 31,3 %. Sowohl die primäre Varikose als auch die akute tiefe Beinvenenthrombose und ihre Komplikationen nehmen kontinuierlich zu (Rotter). Wie häufig klinisch latente Thrombosen nach einer Operation oder bei bettlägrigen Patienten auftreten, ist überhaupt noch nicht bekannt und Gegenstand intensiver Forschung.

Durch die Anwendung der Phlebographie wird es möglich, die Differentialdiagnostik der Venenkrankheiten aus der klinischen Institution in die Praxis des niedergelassenen Röntgenologen und Phlebologen zu verlegen. Dadurch kann auf der einen Seite die akute tiefe Venenthrombose schneller erkannt und einer gezielten Behandlung zugeführt werden; andererseits sind aber viele Fälle mit schwerer primärer Varikose und chronisch-venöser Insuffizienz vor der Krankenhausaufnahme zu bewahren, wenn die ambulante Therapie Vorteile bringt.

Es ist mein Anliegen, mit dieser Monographie die Kenntnisse über die Pathologie der Venenkrankheiten zu vertiefen und die Phlebographie als eine technisch leicht anzuwendende Untersuchungsmethode mit hohem informativen Wert in das Routineprogramm des Röntgenologen einzufügen. Bei der ersten Betrachtung eines Phlebogramms kann die Überlagerung der zahlreichen Gefäße verwirrend sein. Erst mit zunehmender Erfahrung gelingt es, die einzelnen Venen nach ihrer Form und Funktion zu differenzieren.

Das vorliegende Buch ist ganz auf die Belange der täglichen Praxis abgestimmt. Aus Gründen der Übersichtlichkeit und der schnellen Orientierung wurde auf die Erklärung wissenschaftlicher Zusammenhänge verzichtet, soweit sie für das Verständnis nicht unbedingt erforderlich sind.

Vorwort zur dritten Auflage 1985

Die letzte Auflage der „Phlebographie der Bein- und Beckenvenen" erschien 1976 und war schon bald vergriffen. Ich bin der Aufforderung des Schnetztor-Verlags gerne nachgekommen, die neue Ausgabe vorzubereiten. Unsere Kenntnisse auf dem Gebiet der Phlebologie haben sich in den letzten Jahren so erweitert, daß eine vollständige Umarbeitung des Textes und eine Ergänzung des Bildmaterials notwendig wurden. Einige Methoden der Phlebographie, die vor 10 Jahren noch praktische Bedeutung hatten, sind heute weitgehend verlassen worden. Hierzu zählen die verschiedenen Verfahren der transossären Venendarstellung. Zwischenzeitlich wurden die Okklusions-Phlebographie und weitere selektive Techniken entwickelt; ob sie an allen radiologischen Zentren Eingang finden werden, muß die Zukunft erweisen. Ein großer, vielleicht richtungsweisender Anwendungsbereich ist dagegen von der digitalen Subtraktionsangiographie zu erwarten, insbesondere bei der Abklärung von krankhaften Veränderungen an zentralen Venenabschnitten.

In der modernen Phlebologie gewinnen aktive Behandlungsmethoden weiterhin an Bedeutung. Vom Röntgenologen wird demgemäß eine differenzierte Darstellung bestimmter Gefäßregionen und auch die Mitbeurteilung unter therapeutischen Gesichtspunkten verlangt. Dazu sind Grundkenntnisse der klinischen Phlebologie erforderlich. Insbesondere müssen die Befunde von Funktionsmessungen mit der Aussage des Phlebogramms koordiniert und in die Gesamtbeurteilung einbezogen werden. Diese Aspekte finden bei der Neuauflage eine gebührende Berücksichtigung. Die Probleme der Hämostaseologie im Rahmen der Phlebothrombose wurden von meiner Tochter, Frau Dr. med. Viola Hach, Assistenzärztin am Zentrum für Innere Medizin der Johann-Wolfgang-von-Goethe-Universität, Abteilung für Angiologie (Leiter Professor Dr. med. K. Breddin) bearbeitet. Hierzu gehören auch die Ausführungen über die moderne Thromboseprophylaxe nach Phlebographie.

Die graphischen Zeichnungen haben Herr Stefan Platen und Frau Juliane Weiser, Friedberg/Hessen, angefertigt. Sie sind auf meine Vorstellungen mit Sachkenntnis und großer Genauigkeit eingegangen.

Auch bei der dritten Auflage des Buches hat der Schnetztor-Verlag meine Wünsche hinsichtlich der Gestaltung und Ausstattung in großzügiger Weise erfüllt. Wiederum bin ich den Herren Dr. med. Dietz und Dr. med. Schmiedel sowie den Herren Schwefel und Vogler (Fa. Byk Gulden Konstanz) für die Beratungen in fachlichen und organisatorischen Fragen zu Dank verpflichtet. Die umfangreichen schriftlichen Arbeiten haben meine Mitarbeiterinnen Frau Petra Strosetzki und Frau Renate Adler mit Umsicht, Fleiß und Engagement verrichtet; ich danke ihnen deshalb auch an dieser Stelle.

Frankfurt, im Januar 1985   Wolfgang Hach

Inhaltsverzeichnis

Geschichtlicher Überblick

Die erste Röntgenuntersuchung der Venen am lebenden Menschen wurde von Berberich und Hirsch 1923 vorgenommen. Die Autoren injizierten eine kleine Dosis von Strontiumbromid in die Armvene. Ähnliche Versuche nahmen im selben Jahr Sicard und Forestier mit Lipiodol vor. Mit der Einführung von Uroselectan als relativ gut verträgliches wasserlösliches Kontrastmittel im Jahre 1929 konnten systematische Studien begonnen werden. Ratschow (1930), Barber und Orley (1931), Pomeranz und Tunick (1933) sowie Schwarz (1934) untersuchten die venösen Abflußbedingungen in Varizen. Frimann-Dahl gelang dann 1935 die erste phlebographische Diagnose einer akuten Thrombose in der V. femoralis. Zur selben Zeit stellte Hutter die Beckenvenen und die untere Hohlvene erstmals durch die transfemorale Injektion dar. Die retrograde Phlebographie zur Beurteilung der Klappenfunktion in den tiefen Oberschenkelvenen führte Luke 1941 ein. Gullmo verbesserte 1956 die Methode zu dem heute üblichen Routineverfahren.

In den sechziger und siebziger Jahren haben sich May und Nissl intensiv mit der Erforschung des Venensystems der unteren Extremität befaßt und wesentliche Richtlinien für die Koordinierung röntgenologischer und klinischer Befunde aufgestellt. Mit Einführung der aszendierenden Preßphlebographie in die Routinediagnostik der modernen Phlebologie durch Hach (1974) wurde eine umfassende Beurteilung aller Beinvenensysteme und der Beckengefäße möglich. Damit konnte auch die häufigste und wichtigste Krankheit der Venen, die primäre Varikose, auf die Basis wissenschaftlicher und reproduzierbarer Forschungsergebnisse gestellt werden. Die Befunde der aszendierenden Preßphlebographie führten zur Entdeckung einer Reihe von neuen Krankheitsbildern und zur Entwicklung entsprechender Operationsverfahren.

Die Entwicklung der nicht-ionischen Kontrastmittel war ein wichtiger Meilenstein auf dem Wege zu einer offenen Indikationsstellung. Hinzu kamen die technischen Voraussetzungen des optimalen Strahlenschutzes.

Ein richtungsweisender Fortschritt für die gesamte angiographische Diagnostik und damit auch für die Phlebographie ergab sich durch die routinemäßige Anwendbarkeit der digitalen Subtraktionstechnik seit den siebziger Jahren. So gelingt heute die Beurteilung der abdominellen und pelvinen Gefäße in neuen Dimensionen. Die digitale Subtraktionsphlebographie hat die herkömmliche Beckenvenenphlebographie in fast allen Belangen abgelöst. Die spezielle Organdiagnostik über das Venensystem wurde gänzlich von der Computertomographie und der Magnetresonanztomographie übernommen.

Ganz andere Aspekte der bildgebenden Gefäßdiagnostik zeichnen sich in den letzten Jahren durch die B-Bild- und Duplex-Sonographie ab. Die modernen Geräte erlauben heute eine detaillierte Darstellung von intravasalen und perivaskulären Strukturen sowie die differenzierte Beurteilung der Strömungsbedingungen; damit eröffnet sich einerseits wieder die Möglichkeit, bei bestimmten Fragen der Phlebologie auf radiologische Großgeräte und eine invasive Technik zugunsten der Ultraschalluntersuchung zu verzichten, andererseits aber bei kombinierter Anwendung von Röntgen- und Ultraschallverfahren eine Information von bisher nicht bekanntem Umfang zu erhalten. Die Suche nach neuen Wegen der bildgebenden Diagnostik war noch nie so intensiv wie heute.

Literatur

Barber RHT, Orley A (1932) Some x-ray observations in varicose disease of the leg. Lancet II: 72

Berberich J, Hirsch S (1923) Die röntgenologische Darstellung der Arterien und Venen am lebenden Menschen. Klin Wschr 2: 2226

Frimann-Dahl J (1935) Postoperative Röntgenuntersuchungen. Acta Chir Scand 76: Suppl 36, 1

Gullmo AL (1956) On the technique of phlebography of the lower limb. Acta Radiol 46: 603

Hach W (1974) Die aszendierende Preßphlebographie, eine Routinemethode zur Beurteilung der oberflächlichen Stammvenen. In: Friedrich HC, Hamelmann H (Hrsg) Ergebnisse der Angiologie, Bd 8. Schattauer, Stuttgart New York

Hutter K (1935) Zur Röntgendarstellung von Beckenge-
  fäßen bei urologischen Fällen. Acta Radiol 16: 94
Luke, JC (1941) The diagnosis of chronic enlargement of the
  leg. Surg Gynec Obstet 73: 472
May R, Nissl R (1973) Die Phlebographie der unteren
  Extremität. Thieme, Stuttgart
Pomeranz MM, Tunick IS (1933) Varicography. Surg Gynec
  Obstet 57: 689
Ratschow M (1930) Uroselektan in der Vasographie unter
  spezieller Berücksichtigung der Varikographie. Fortschr
  Röntgenstr 42: 37

Schwarz E (1934) Die Krampfadern der unteren Extremität
  mit besonderer Berücksichtigung ihrer Entstehung und
  Behandlung. Ergebn Chir Orthop 27: 256
Sicard JA, Forestier G (1923) Injections intravasculaires
  d'huile iodée sous contrôle radiologique. C R Soc Biol
  (Paris) 88: 1200

Normale Röntgenanatomie der Bein- und Beckenvenen

Alle Venen einer Extremität müssen funktionell als ein *einheitliches System* betrachtet werden. Für den Abfluß des Blutes aus der Gliedmaße kommt den intrafaszialen Leitvenen die vorherrschende Bedeutung zu, während die anderen Gefäßabschnitte, also die Fußvenen, die Muskelvenen, die oberflächlichen und die Verbindungsvenen in physiologischer Hinsicht nur als Zubringer dienen. Die Kenntnis der speziellen Strömungsbedingungen gilt als Voraussetzung, um die adäquate Untersuchungsmethode für eine differenzierte Röntgendiagnostik der Venenkrankheiten auszuwählen und pathologische Zirkulationskreise zu deuten.

Das Venensystem des Körpers zeigt eine unendliche *Vielfalt von Variationen,* so daß die Definition von „normalen" röntgenanatomischen Verhältnissen oftmals auf erhebliche Schwierigkeiten stößt. Hinzu kommen Fehlbildungen, die als wesentliche Abweichung von der Norm ohne Beeinträchtigung der Funktion definiert werden; sie beruhen auf einer Störung des intrauterinen Wachstums und haben – im Gegensatz zu den Mißbildungen – keinen Krankheitswert. Die topographische Entwicklung des Venensystems ist schon am Ende der achten Schwangerschaftswoche abgeschlossen.

Zum Verständnis der anatomischen Variationen, von Fehl- und Mißbildungen sind also Kenntnisse der *Embryologie* notwendig. Sie werden jeweils im betreffenden Zusammenhang vermittelt.

Venen des Fußes

Am Fuß sind ein oberflächliches und ein tiefes Venensystem zu unterscheiden. Beide werden durch die Fascia pedis getrennt und stehen durch zahlreiche Vv. perforantes miteinander in Verbindung. Der größte Teil des Blutvolumens befindet sich in dem dichten Venennnetz der Fußsohle, dem *Rete venosum plantare,* und in den Muskelvenen der Mittelfußregion. Der Abstrom erfolgt – im Gegensatz zu den Beinvenen – hauptsächlich nicht nur über die intrafaszialen Gefäße, sondern auch über die Venengeflechte an den inneren und äußeren Fußrändern zu den großen oberflächlichen Venen am Fußrücken hin und von hier zu den Vv. saphenae magna und parva (Dos Santos 1938).

Die anatomische Anordnung der Fußvenen wirkt sich beim Gehen in einer starken Beschleunigung des Blutstroms aus („venous hurry" nach Ascar u. Shanel 1975). Bei Belastung der Fußsohlen werden die plantaren Plexus ausgepreßt. Die Anspannung des Ligamentum plantare und anderer Bänder bewirkt darüber hinaus eine Verkleinerung der Fußgewölbe mit Entleerung der sinusartigen Plantarvenen. In der entspannten Stellung des Fußes füllt sich das Fußsohlennetz dann wieder auf; die präformierten intrafaszialen Räume erweitern sich und üben einen Sog auf die tiefen Venenplexus aus. So funktioniert die *venöse Hämodynamik* beim Gehen im rhythmischen Wechsel wie eine Druck-Saug-Pumpe.

Eine röntgenologische Beurteilung der Fußvenen erscheint aus klinischer Sicht nur ausnahmsweise bei ganz spezieller Problematik angezeigt. Die Gefäße stellen sich bei der aszendierenden Phlebographie mit Injektion des Kontrastmittels in die V. hallucis regelmäßig dar.

Oberflächliche Venen

Die von den Zehen kommenden Gefäße münden in einen nach distal konvexen Bogen, den *Arcus venosus dorsalis pedis* ein. Der mediale Schenkel [1,2] dieses subkutanen Venenbogens heißt *V. marginalis tibialis* und geht in die Wurzel der V. saphena magna über. Er empfängt die zahlreichen kleinen [3] Venen des medialen Fußrandes, die Vv. collaterales marginales mediales (Kubik 1982). Aus dem lateralen Schenkel, der *V. marginalis fibularis,* bildet sich die V. saphena parva. Die beiden Vv. saphenae nehmen demnach die ableitenden Gefäße aus den oberflächlichen Gefäßnetzen, aus dem Rete venosum dorsale und aus dem Rete venosum plantare auf. Von der Mitte des Venenbogens gehen noch Verbindungsgefäße zu den Vv. dorsales

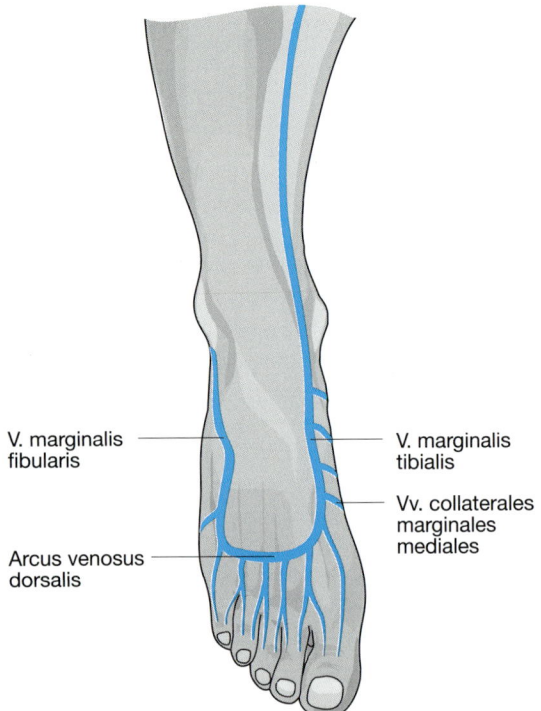

V. marginalis fibularis

V. marginalis tibialis

Vv. collaterales marginales mediales

Arcus venosus dorsalis

pedis ab; sie ziehen unter dem Ligamentum cruciforme hindurch und heißen proximal vom Sprunggelenk dann Vv. tibiales anteriores.

Eine relativ konstante Verbindung besteht in Höhe des oberen Sprunggelenks zwischen der V. tibialis posterior und der V. saphena magna, die *V. malleolaris interna* (Kubik 1982). Über sie fließt das Kontrastmittel bei Injektion in die oberflächlichen medialen Fußvenen direkt in die tiefen Beinvenen ab und ermöglicht so die röntgenologische Darstellung der intrafaszialen Gefäßsysteme.

97

1. Schematische Darstellung der oberflächlichen Fußvenen

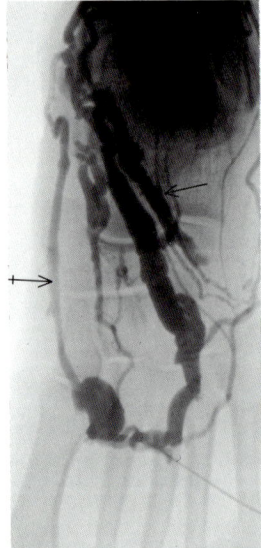

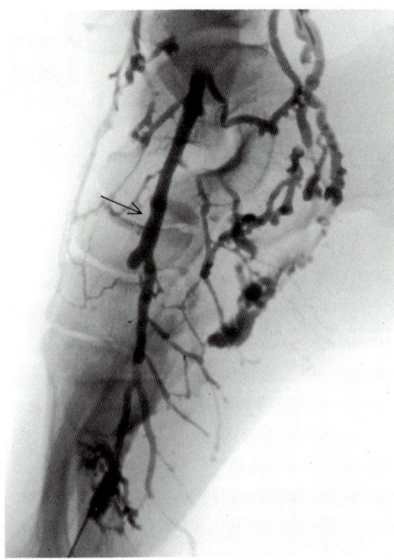

2. Fußvenen. Darstellung durch aszendierende Phlebographie bei Innenrotation. → Doppelung der V. plantaris und Übergang in die Vv. tibiales posteriores. ↔ V. marginalis tibialis

3. Fußvenen. Darstellung durch aszendierende Phlebographie. → V. marginalis tibialis

Tiefe Venen

4 Die *V. plantaris* verläuft parallel zur gleichnamigen Arterie. Sie bildet einen nach außen konvexen Bogen, in den zahlreiche kleine Gefäße aus den umliegenden Muskeln und Knochen, aber auch Vv. per-
2 forantes einmünden. Oftmals ist die V. plantaris
5 doppelt angelegt und spindelförmig gestaltet. Sie enthält nur wenige, mitunter auch keine Klappen. Proximal vom oberen Sprunggelenk geht sie in die Vv. tibiales posteriores über, die einen großen Teil des venösen Blutes aus dem Fuß ableiten.

Vv. perforantes pedis

Die meisten Vv. perforantes des Fußes sind klappenlos (Kubik 1982). Der Blutstrom kann deshalb sowohl in das tiefe als auch in das oberflächliche Venensystem gelenkt werden; durch die Verlaufsrichtung der Gefäße wird der letztere Weg bevorzugt. Zu erwähnen sind die *Kusterschen Vv. per-* 6 *forantes* in der Umgebung der Innen- und Außenknöchel (Kuster et al. 1981; May 1981). Sie münden in oberflächliche Venennetze ein, die zu den Ursprungsgebieten der V. saphena magna und

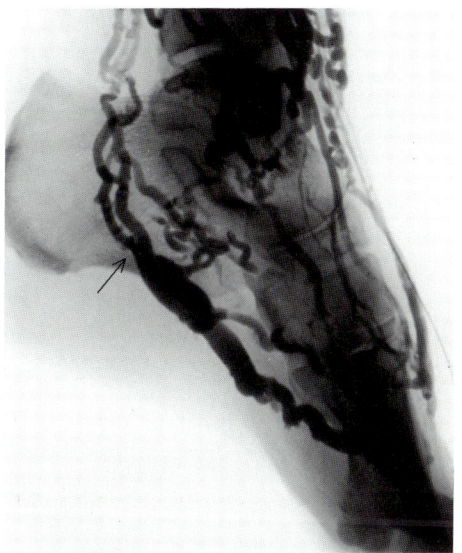

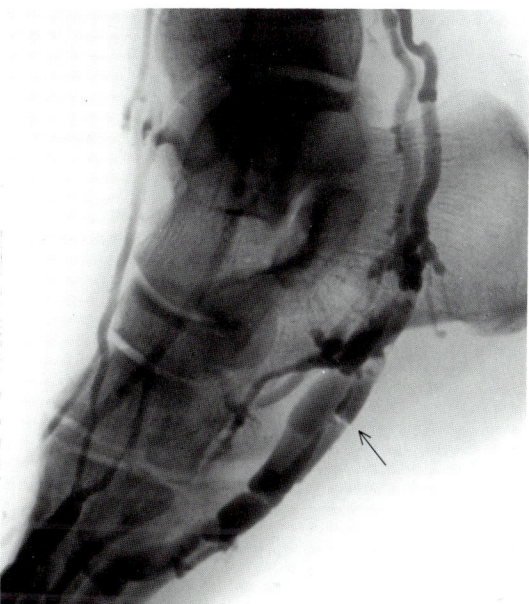

4. Fußvenen. Darstellung durch aszendierende Phlebographie, seitliche Aufnahme. → V. plantaris mit Übergang in Vv. tibiales posteriores

5. Fußvenen. Darstellung durch aszendierende Phlebographie, seitliche Aufnahme. Doppelung der V. plantaris (→) und der Vv. tibiales posteriores

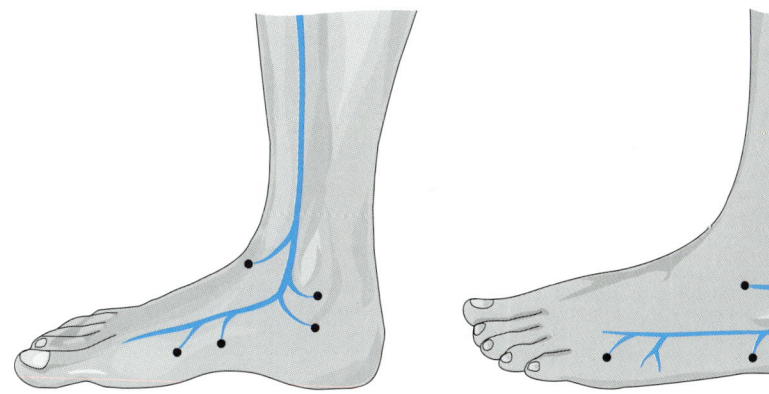

6. Schematische Darstellung der Kusterschen Vv. perforantes. *Links* Innenseite des Fußes, *rechts* Außenseite

parva gehören. Ihre röntgenologische Darstellung spielt in der Praxis keine Rolle.

Literatur

Askar O, Shanel AA (1975) The veins of the foot. J Cardiovasc Surg 16: 53

Dos Santos JC (1938) Direct phlebography, conception, technique, first results. J Internat Chir 3: 625

Kubik S (1982) Die Anatomie des Fußes mit besonderer Berücksichtigung der Faszien, Faszienräume und der Gefäßversorgung. In: Brunner U (Hrsg) Der Fuß. Huber, Bern

Kuster G, Lofgren EF, Hollinshead WH (1981) Anatomy of the veins of the foot. Surg Gynec Obstet 127: 187

May R (1981) Die Nomenklatur der chirurgisch wichtigsten Verbindungsvenen. In: May R, Partsch H, Staubesand J (Hrsg) Venae perforantes. Urban & Schwarzenberg, München

Venen des Beins

Am Bein lassen sich aufgrund anatomischer und physiologischer Gesichtspunkte vier Venensysteme unterscheiden, die oberflächlichen Gefäße, die tiefen Leitvenen, die Vv. perforantes und die Muskelvenen.

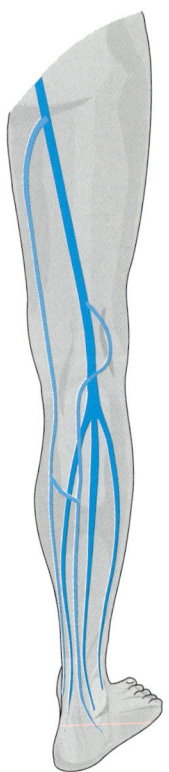

7. Schematische Darstellung der oberflächlichen *(hellblau)* und tiefen *(dunkelblau)* Leitvenen

Oberflächliches Venensystem

Die oberflächlichen Venen liegen außerhalb der Fascia cruris im subkutanen Fettgewebe. Sie bieten vielfältige Variationen hinsichlich ihrer Ausbildung und ihres Verlaufs, so daß nur für die größeren Gefäße eine „Norm" angenommen werden kann. Aufgrund ihrer topographischen Beziehungen und mit Rücksicht auf die Belange der Klinik lassen sich *vier verschiedene Gruppen* von Venen unterscheiden. Die Vv. saphenae magna und parva, die Stammvenen, leiten den größten Teil des Blutes aus den venösen Plexus der Kutis und Subkutis direkt oder über bestimmte Vv. perforantes in die tiefen Beinvenen ab. Eine übergeordnete Transportfunktion als Zubringer haben auch die „Seitenäste" der beiden Stammvenen. Sie sind alle in der Längsachse des Körpers ausgerichtet.

Im Gegensatz zu den Leitvenen gelten die retikulären Venen als Gefäße von regionaler Bedeutung und zeigen einen scheinbar ungeordneten Verlauf. Als letzte Gruppe stellen die Vv. perforantes kurze, unmittelbare Verbindungen von den oberflächlichen zu den tiefen Venen her; wie die beiden Stammvenen durchkreuzen sie die Faszie, bilden also transfasziale Kommunikationen.

Charakteristika der oberflächlichen Venen		
Gefäße	Verlauf zur Längsrichtung des Beins	Beziehung zur Faszie
Vv. saphenae	ausgerichtet	perforierend
Rami parietales	ausgerichtet	perforierend oder nicht-perforierend
Vv. reticulares	ungerichtet	nicht-perforierend
Vv. perforantes	schräg	perforierend

V. saphena magna

Die V. saphena magna ist die längste Vene des Körpers. Sie entspringt aus dem medialen Schenkel des Venenbogens am Fußrücken, der V. marginalis tibialis. Vor dem Malleolus tibialis und hinter dem Condylus femoris tibialis zieht sie an der Innenseite des Beins zum Hiatus saphenus (Fossa ovalis), wo sie 2 bis 3 cm unterhalb des Leistenbandes in die V. femoralis communis einmündet.

Darstellung der suffizienten V. saphena magna durch Ablaufphlebographie
Punktion der V. marginalis tibialis
Keine Kompression
Schräglage des Patienten
Kontrastmittelinjektion in entspannter Hängelage
Manuelle Direktion des Kontrastmittels
Zielaufnahmen bei leichter Innen- und Außenrotation
Cave: Gefahr der Thrombophlebitis

Sie nimmt zahlreiche oberflächliche Gefäße auf, die sich aber bei der routinemäßigen Phlebographie nicht darstellen. Die vier stärksten Venen, die *Seitenäste,* kommen relativ konstant vor und haben eine größere klinische Bedeutung. Durch ein oder zwei schräg verlaufende Verbindungsgefäße erhält die V. saphena magna auch Zufluß aus der V. saphena parva. Vor ihrer Einmündung in die V. femoralis communis bildet sie einen kurzen Bogen, um die Fascia cribrosa zu durchkreuzen. Dieser Abschnitt wird in der phlebologischen Nomenklatur als *Krosse* bezeichnet. Hier münden die V. epigastrica superficialis, die V. pudenda externa und die V. circumflexa ileum superficialis ein und bilden den Confluens venosus subinguinalis, den „Venenstern". Bei der Operation einer Stammvarikose müssen diese Gefäße sorgfältig präpariert und unterbunden werden (Krossektomie), sonst geht von ihnen bald eine Rezidiv-Varikose aus.

Mit der Etymologie des Wortes „Krosse" hat sich Jecht (1983) befaßt. Das französische *crosse* bezeichnet den Bischofsstab, der an seinem oberen Ende einen Bogen aufweist. Die Wurzel des Wortes stammt aus dem germanischen *krutje* mit der Bedeutung „Stock mit einer Krümmung im Griff". Daraus leitet sich die moderne Schreibweise „Krosse" ab.

Das Lumen der V. saphena magna beträgt am Innenknöchel etwa 2 mm, am Oberschenkel 4 mm

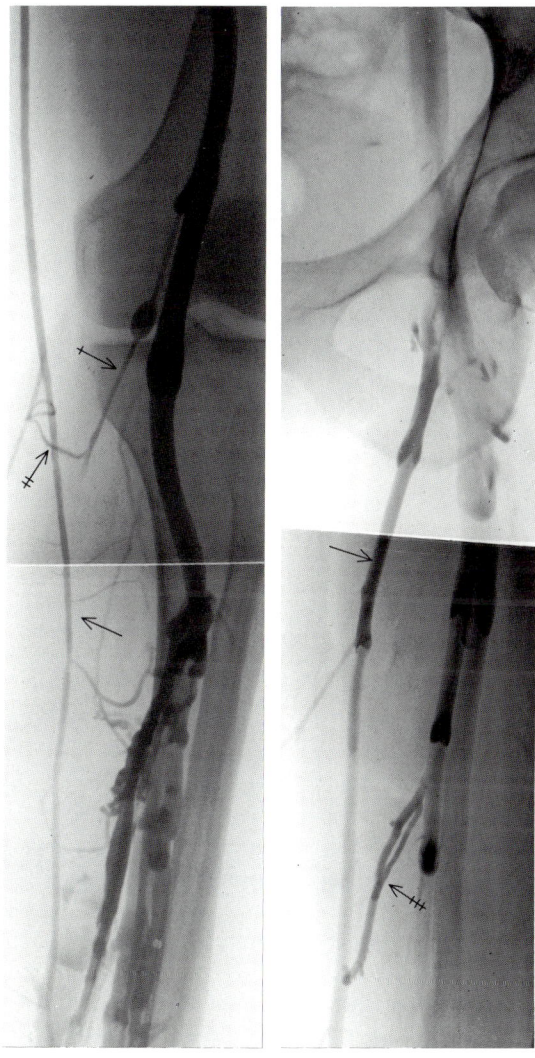

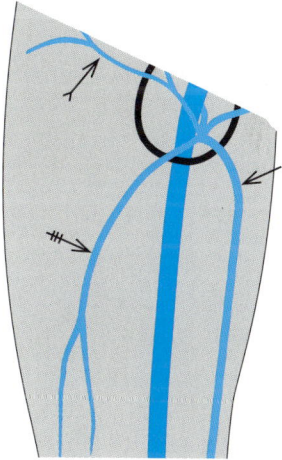

8. V. saphena magna. Darstellung durch aszendierende Ablaufphlebographie am linken Bein. *Links* seitliche Aufnahme des Unterschenkels; *rechts* Aufnahme des Oberschenkels bei leichter Außenrotation. → V. saphena magna; ↔ V. saphena parva mit 2 suffizienten Klappen; ↦ zartes Verbindungsgefäß von der V. saphena parva zur V. saphena magna hin; ⤃ Doddsche V. perforans

9. Schematische Darstellung des Confluens venosus subinguinalis. → V. saphena magna; ↦ V. circumflexa ilium superficialis; ⤃ V. saphena accessoria lateralis

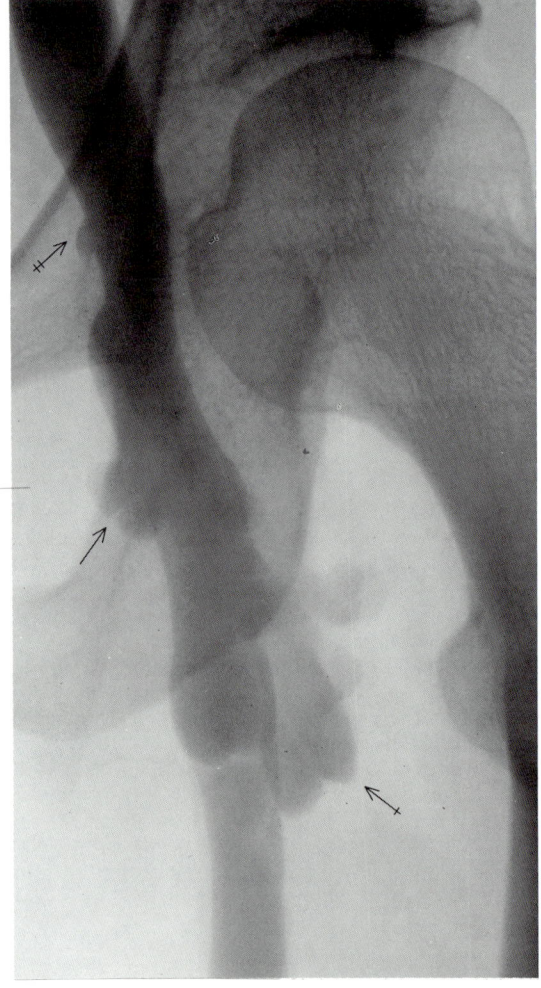

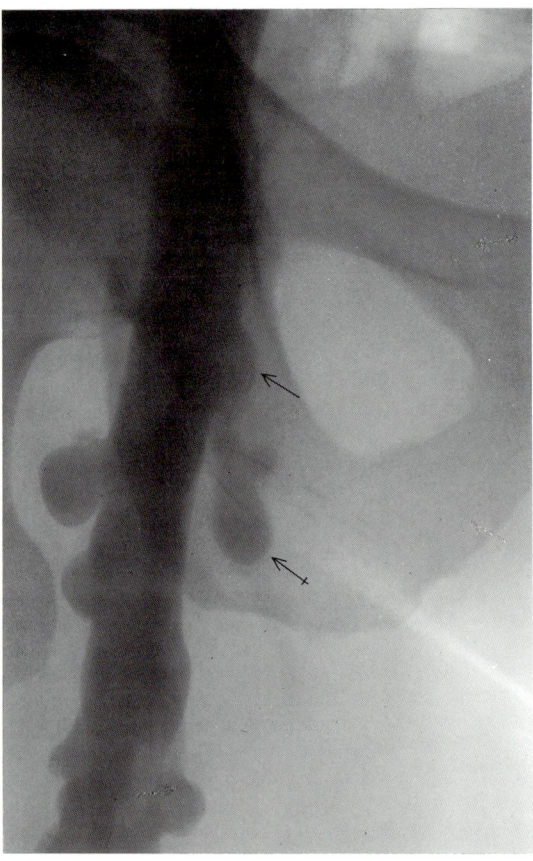

10. Confluens venosus subinguinalis *(links);* Darstellung durch aszendierende Preßphlebographie. → V. saphena magna; ↔ V. profunda femoris; ↦ V. epigastrica superficialis

12. Mündungsregion der V. saphena magna; Darstellung durch aszendierende Preßphlebographie. → Mündungsklappe; ↔ distale Schleusenklappe

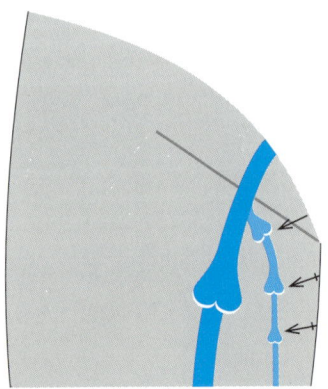

11. Schematische Darstellung der Mündungsregion der V. saphena magna. → Saphenatrichter; ↔ Schleusenklappen

und in der Mündungsregion 6 mm. Bei der Phlebographie erscheint das normale Gefäß demnach in der Peripherie kaum dicker als ein Wollfaden und in der Leiste so groß wie ein Strohhalm.

Die *Venenklappen* sind in Abständen von 5 bis 10 cm meistens unterhalb der Eintrittsstelle kleinerer Gefäße angelegt. Die Mündungsklappe der V. saphena magna hat für die Entstehung der Stammvarikose eine besondere Bedeutung. Sie liegt 0,5 bis 1,5 cm unterhalb der Einmündung in die V. femoralis communis und trennt den weiten Mündungstrichter von dem schmalen Lumen des suffizienten Venenstamms ab. Jeweils 3 cm distal finden sich regelmäßig zwei weitere Klappen, hinter denen sich das Gefäßlumen noch einmal reduziert. Sie wirken wie eine Schleuse und werden deshalb auch als *Schleusenklappen* bezeichnet.

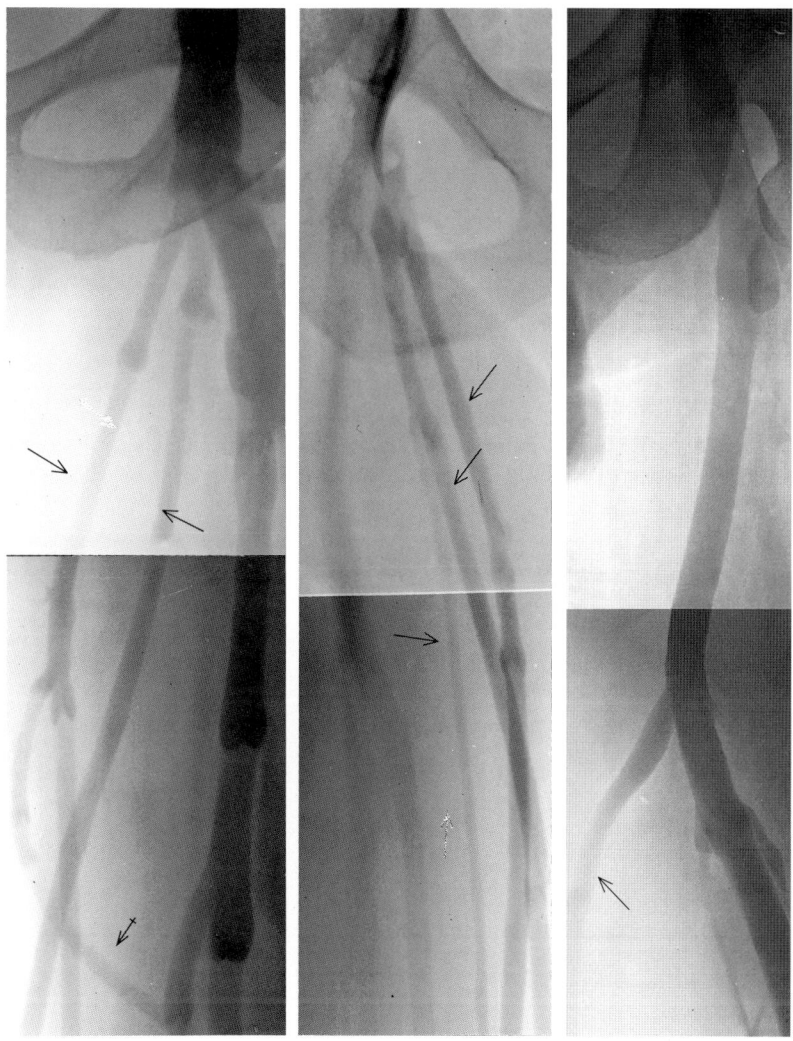

13 *(links).* Doppelung der V. saphena magna (→) im proximalen Bereich mit Einmündung der beiden Stämme in einen gemeinsamen Saphenatrichter. ↔ Giacomini-Anastomose. Darstellung durch aszendierende Preßphlebographie

14 *(Mitte).* Dreiteilung der V. saphena magna (→) am Oberschenkel. Erweiterte Gefäße durch Kollateralfunktion bei postthrombotischem Syndrom der Bein- und Beckenvenen

mit weitgehender Rekanalisation. Darstellung durch aszendierende Preßphlebographie

15 *(rechts).* Distale Mündungsanomalie; Einmündung der insuffizienten V. saphena magna (→) in der Mitte des Oberschenkels in die V. femoralis superficialis. Bestätigung des Befundes durch Operation. Darstellung durch aszendierende Preßphlebographie

Wenn die Mündungs- und Schleusenklappen infolge einer angeborenen oder erworbenen Schädigung der Klappensegel schlußunfähig werden, weitet sich die V. saphena magna durch den Reflux von proximal nach distal auf und es entsteht die Stammvarikose. Der Kalibersprung des Gefäßes in der Ebene der Schleusenklappen von proximal nach distal ist demnach ein sicheres röntgenologisches Kriterium für die Funktionstüchtigkeit der Klappen; es wird *Teleskop-Zeichen* genannt (s. S. 87).

131

Die V. saphena magna weist vielfältige Variationen auf, die für die Chirurgie der primären Varikose eine gewisse Bedeutung erlangen können; sehr wichtig ist die Kenntnis der Anomalien für Operationen am arteriellen Gefäßsystem oder am Herzen, bei denen eine suffiziente V. saphena magna als Transplantat verwendet wird.
Doppelung des Gefäßes in 3,8–27 % der Fälle (Haeger 1962;   13
May u. Nissl 1973) oder *Dreiteilung*   14
Wichtig → Rezidiv nach Varizenoperation
         → Präparation der Vene für Transplantation in Herz- und Gefäßchirurgie

Distale Mündungsanomalie. Einmündung der V. saphena   15
magna unterhalb des Hiatus saphenus in die V. femoralis su-

perficialis nach eigenen Untersuchungen in weniger als
0,1 % der Fälle.
Wichtig → Operation der Stammvarikose
          → Präparation der Vene für Transplantation
Mündungsvariationen im Bereich des Confluens venosus
subinguinalis; sehr häufig, Regelfall liegt nur in 37 % der
Fälle vor (Lanz u. Wachsmuth 1972).
Proximale Mündungsanomalie. Einmündung der V. saphe-
na magna in die V. epigastrica caudalis (May u. Nissl 1973).
Wichtig → Chirurgie der Stammvarikose.

Darstellung der Krosse der V. saphena magna durch B-Bild-Sonographie
Linearer 7 MHz-Schallkopf Flache Rückenlage des Patienten Leichte Außenrotation des Beins Vermeidung jeglichen Aufdrucks der Sonde Abbildung im queren und Längsdurchmesser

Die zahlreichen Variationen des Venensterns
haben für die Phlebographie keine Bedeutung.
Selten stellt sich einmal die Durchkreuzung der
V. saphena magna durch die *A. pudenda externa*
im Röntgenbild als eine Insel dar; die Schlagader
verläuft dabei mitten durch die gedoppelte Vene.
Eine ähnliche topographische Beziehung ist auch
zwischen der V. femoralis communis und der
A. profunda femoris bekannt.

Sonographisch läßt sich die V. saphena magna im   16
Bereich der Krosse mit ihrer mündungsnahen
Erweiterung leicht erkennen; der bogenförmige
Verlauf ist zu verfolgen. Weiter distal kann ein nor-
males Gefäß dann nur durch die subtile Untersu-
chung identifiziert werden.

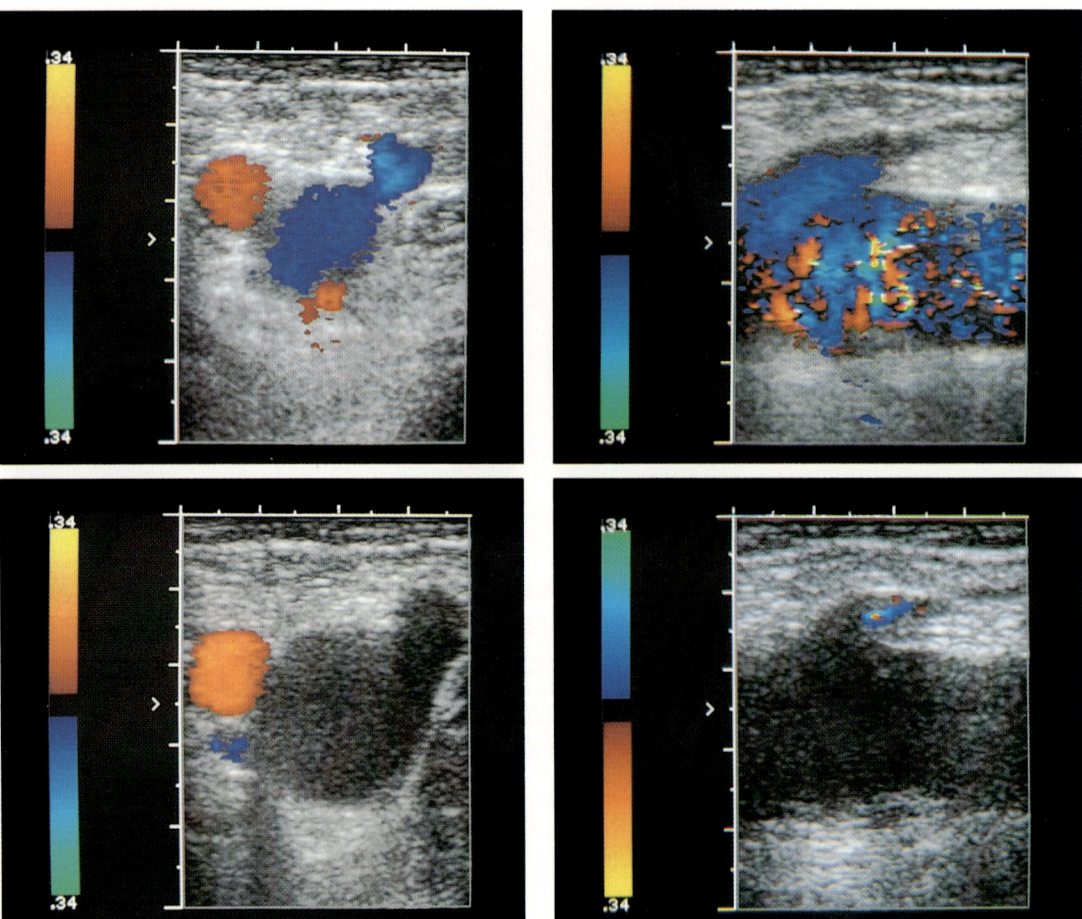

16. Darstellung der Mündungsregion der V. saphena magna mit der farbkodierten Duplex-Sonographie. Querschnitt in Höhe der Mündungsklappe nach Ausatmung *(oben links)* und unter dem Valsalvaschen Preßversuch *(unten links)* so- wie im Längsschnitt mit diskreten Turbulenzen in der V. femoralis communis nach Expiration *(oben rechts)* und während des Valsalva-Tests *(unten rechts).* (Acuson, 7-MHz-Schallkopf)

Seitenäste der V. saphena magna

Die Seitenäste der V. saphena magna sind zarte Gefäße. Sie entspringen aus kleinen retikulären Venen und bilden sich deshalb unter normalen Bedingungen bei der aszendierenden Phlebographie nicht ab. Erst bei der varikösen Entartung mit Insuffizienz der Venenklappen lassen sie sich retrograd darstellen. Der Name „Seitenäste" hat sich in der Praxis eingebürgert, obgleich er unlogisch ist; Venen nehmen Zuflüsse auf und geben keine Äste ab.

17 Am Unterschenkel zieht die **vordere Bogenvene** (V. arcuata cruris anterior; Staubesand 1980) 2 bis 3 Querfinger seitwärts und parallel zur vorderen Schienbeinkante nach proximal. Handbreit unterhalb des Kniegelenkspalts mündet sie in die V. saphena magna ein. Zu den tiefen Leitvenen besteht
206 keine unmittelbare Beziehung.

207 Die **hintere Bogenvene** (V. arcuata cruris posteri-
17 or; Staubesand 1980) verbindet arkadenförmig die drei Cockettschen Vv. perforantes in der ima-

ginären *Lintonschen Linie*, die 1 Querfinger hinter der dorsalen Schienbeinkante zu denken ist (Dodd u. Cockett 1956). Durch die transfaszialen Kommunikationen mit den Vv. tibiales posteriores kommt dem Gefäß eine besondere klinische Be- 204
deutung zu. Distal vom Knie mündet es in die 205
V. saphena magna ein, oft gemeinsam mit einer 8
schräglaufenden Anastomose, die von der V. saphena parva kommt.

Der wichtigste Seitenast am Oberschenkel ist die **V. saphena accessoria lateralis,** früher auch V. subcutanea femoris lateralis genannt. Sie ent- 18
springt an der Außenseite des Knies aus retikulären Gefäßen. Als *femoraler Typ* zieht sie in einem großen Bogen vorn über den mittleren Bereich des Oberschenkels zur V. saphena magna. Zum tiefen Venensystem besteht keine direkte Kommunikation. Demnach kann sich das Gefäß bei der aszendierenden Preßphlebographie nur darstellen, wenn gleichzeitig eine Stammvarikose der V. saphena magna vorliegt.

Ähnlich verhält es sich unter normalen Bedingungen mit dem *inguinalen Mündungstyp.* Bei glei- 18
chem Ursprung an der Außenseite des Oberschenkels läuft das Gefäß zur Leiste und verbindet sich hier in der Schleusenregion mit der V. saphena magna. In der Regel befindet sich die Kommunikation unterhalb der Mündungsklappe der V. saphena magna, selten darüber.

Eine wichtige *Anomalie des Mündungstrichters* der V. saphena magna wirkt sich speziell auf die V. saphena accessoria lateralis aus. Bei einer angeborenen Vergrößerung des Trichters liegt die 19
Mündungsklappe nicht an gehöriger Stelle, sondern tiefer im Bereich der Schleusenregion, so daß

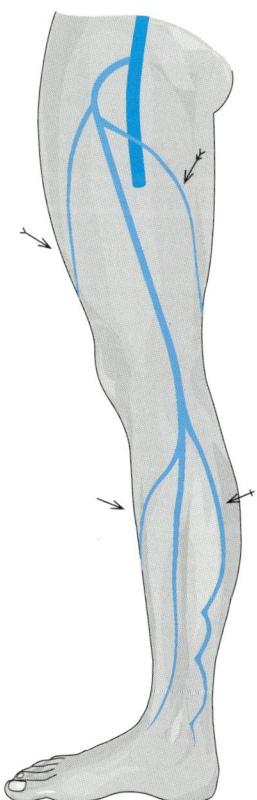

17. Schematische Darstellung der Seitenäste der V. saphena magna. → V. arcuata cruris anterior; ↔ V. arcuata cruris posterior; ↦ V. saphena accessoria lateralis; ↠ V. saphena accessoria medialis

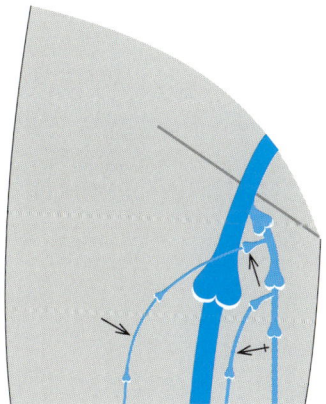

18. Schematische Darstellung der Mündungsvariationen der V. saphena accessoria lateralis. → Inguinaler infravalvulärer Mündungstyp; ↔ femoraler Mündungstyp

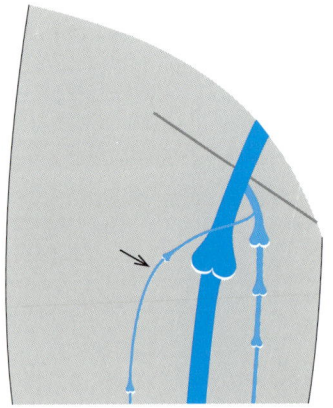

19. Mündungsvariation der V. saphena accessoria lateralis (→). Supravalvulärer inguinaler Mündungstyp bei abnorm großem Mündungstrichter der V. saphena magna. Bei variköser Degeneration beginnt hier der pathologische Rezirkulationskreis I

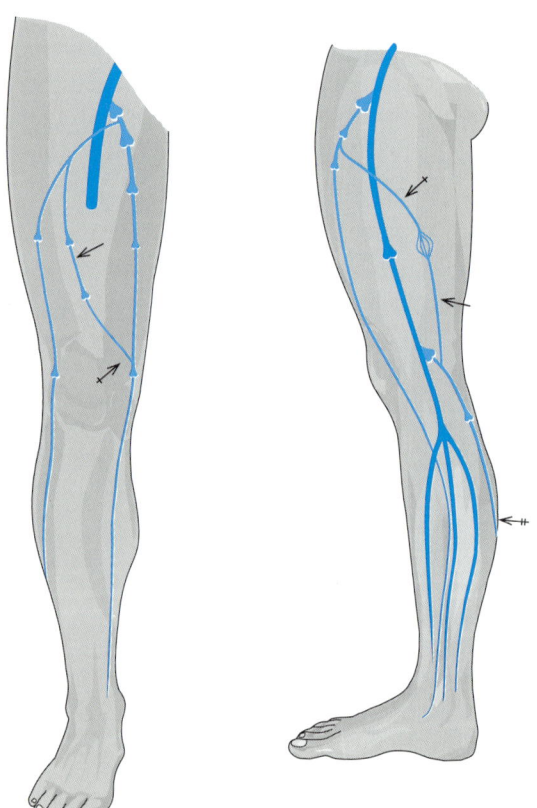

20 *(links)*. Bogenförmige Parallelverbindung der V. saphena accessoria lateralis (→) zur V. saphena magna hin, mit distaler Akzessoria-Anastomose (↔)

21 *(rechts)*. Schematische Darstellung der Giacomini-Anastomose zwischen V. femoro-poplitea (→) und V. saphena accessoria medialis (↔). ↦ V. saphena parva

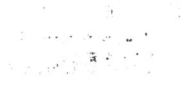

sich die Einmündung der V. saphena accessoria lateralis proximal der Mündungsklappe befindet. Damit steht der Seitenast in einer unmittelbaren (transfaszialen) Kommunikation zum tiefen Venensystem; er kann leicht varikös entarten und dann zu dem pathologischen Rezirkulationskreis I führen (s. S. 122).

Zwischen dem femoralen und dem inguinalen Abschnitt der V. saphena magna existiert zuweilen eine bogenförmige Parallelverbindung, die über die V. saphena accessoria lateralis zustande kommt (distale Akzessoria-Anastomose). Bei variköser Entartung entsteht daraus die inkomplette Stammvarikose vom Seitenasttyp.

Die **V. saphena accessoria medialis** geht aus retikulären Gefäßen an der inneren und dorsalen Seite des Oberschenkels hervor. Sie läuft an der Innenseite herum und mündet am unteren Rand des Hiatus saphenus in die V. saphena magna ein. In der Regel ist sie kleiner als die V. saphena accessoria lateralis. Von praktischer Bedeutung ist eine transfasziale Kommunikation über die V. femoropoplitea mit dem Mündungstrichter der V. saphena parva, die schon 1873 von Giacomini beschrieben wurde (Giacomini-Anastomose). Sie kann zur Ausbildung einer inkompletten Stammvarikose der V. saphena magna vom dorsalen Typ führen.

V. saphena parva

Die V. saphena parva geht aus dem lateralen Schenkel des Venenbogens am Fußrücken, der V. marginalis fibularis, hervor. Von hier aus läßt sie sich durch die Ablaufphlebographie gut darstellen. Sie zieht hinter dem Außenknöchel herum und an der Dorsalseite des Unterschenkels nach proximal. In der Regel mündet sie 5 bis 7 cm oberhalb des Kniegelenkspalts mit einer diskreten Schleife von lateral-dorsal her in die V. poplitea ein. Kurz zuvor nimmt sie noch die vom Oberschenkel kommende kleine V. femoro-poplitea auf.

Darstellung der suffizienten V. saphena parva durch Ablaufphlebographie
Punktion der V. marginalis fibularis
Keine Kompression
Schräglage des Patienten
Kontrastmittelinjektion in entspannter Hängelage
Zielaufnahmen bei Innenrotation und seitlich
Cave: Gefahr der Thrombophlebitis

(Randziffern: 197, 140, 20, 170, 172, 17, 6, 21, 28, 30, 31, 177, 1, 7, 21)

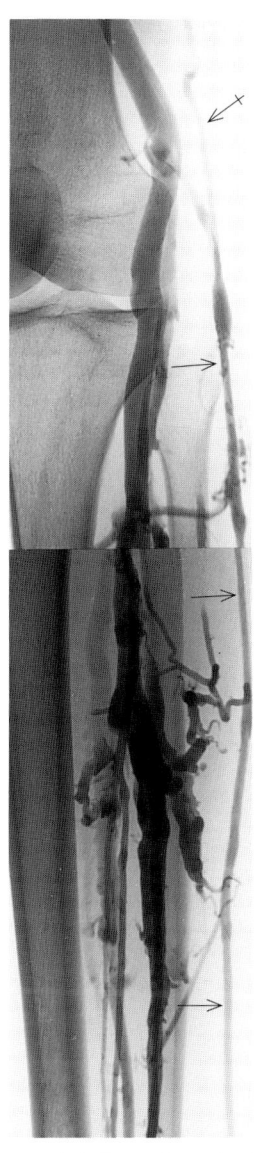

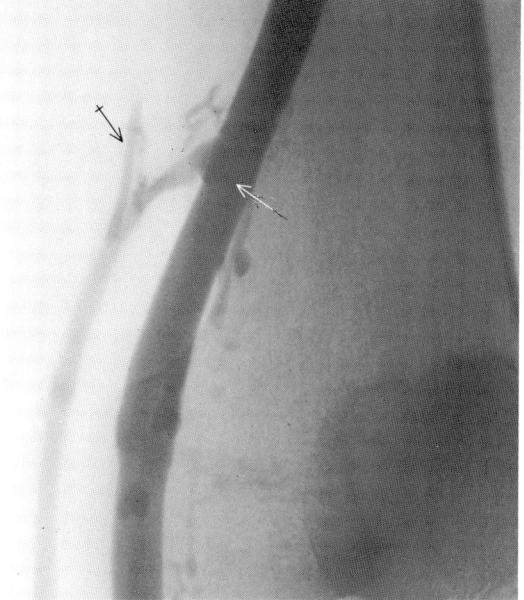

23. Mündungsklappe und Mündungstrichter (→) der V. saphena parva mit Teleskopzeichen. Antegrade Darstellung der V. femoro-poplitea (↔) mit zentripetaler Strömungsrichtung. Aszendierende Preßphlebographie mit seitlicher Aufnahme

22. V. saphena parva (→). Darstellung durch aszendierende Ablaufphlebographie bei Innenrotation. ↔ V. femoro-poplitea

22 Im normalen Röntgenbild stellt sich die V. saphena parva als zartes, stricknadeldickes Gefäß dar. Es enthält im Durchschnitt acht Venenklappen etwa im Abstand von 4 cm. Die Mündungsklappe sitzt kurz vor der Kommunikation mit der V. poplitea.
39 Sie schließt einen kleinen Mündungstrichter gegen das schmale Lumen der Stammvene ab und hat deshalb – ähnlich wie bei der V. saphena magna – die Funktion einer Schleuse. Die phlebographische Dokumentation der unterschiedlichen Gefäßlumina oberhalb und unterhalb der Klappenebene wird *Teleskopzeichen* genannt. Es gilt
23 als sicherer Hinweis auf die Funktionstüchtigkeit

der Klappe. Bei einer Schlußunfähigkeit der Mündungsklappe entsteht die Stammvarikose. 185
In 32 % der Fälle münden die V. saphena parva und die Vv. gastrocnemiae mit einem *gemeinsamen Stamm* in die V. poplitea ein (May u. Nissl 1973). Im seitlichen Röntgenbild sind die Gefäße mitunter nur schwer gegeneinander abzugrenzen. Die *Gastroknemiusvenen* zeigen im Vergleich zur V. saphena parva einen nach distal zunehmend dichteren Klappenbesatz und etwas weitere, spindelförmige Gefäßlumina. 24 63 64
Die eindeutige Differenzierung gelingt durch die Aufnahme bei Innenrotation: Die Muskelvenen verlaufen hier in schräger Richtung von distal-medial nach proximal-lateral mit Überkreuzung des Condylus tibiae; in der Regel sind 2 bis 4 Gefäße in jedem Gastroknemiuskopf vorhanden. Die V. saphena parva kommt dagegen geradlinig neben der Fibula aus der Peripherie und ist in dieser Region fast immer nur einfach angelegt. 24 25
Im Gegensatz zu den anderen Gefäßen des oberflächlichen Venensystems verläuft die V. saphena parva nur zum Teil im subkutanen Gewebe. Meistens tritt sie schon im mittleren oder proximalen Drittel des Unterschenkels, selten in Knöchelhöhe durch die *Fascia cruris* in den subfaszialen Raum ein; die hohe Faszienperforation in der Kniekehle 26

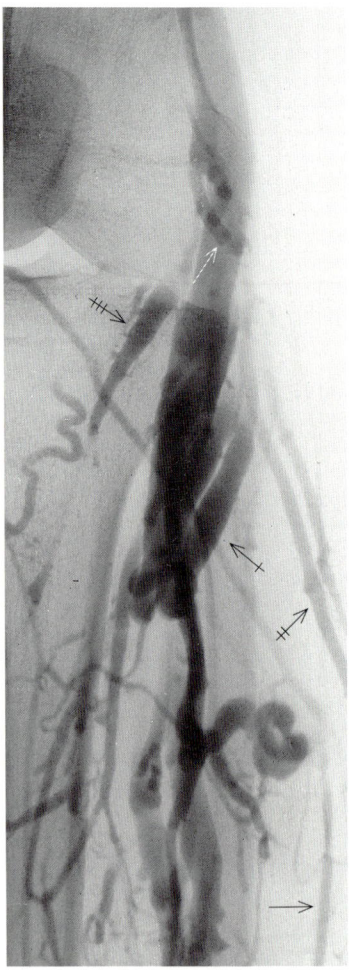
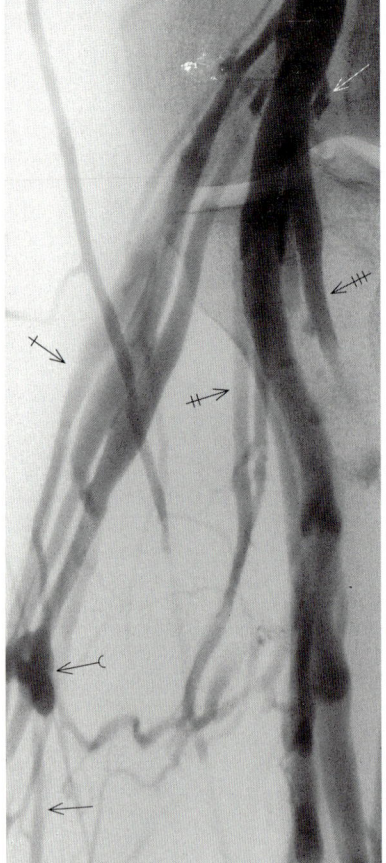

24. Mündung der V. saphena parva und der Vv. gastrocnemiae mit gemeinsamen Stamm. V. saphena parva (→)
mit leicht schleifenförmiger Biegung; Darstellung von 3 Gefäßen des tibialen Muskelkopfes (↔), von 2 Gefäßen des fibularen Muskelkopfes (↔) des M. gastrocnemius; 2 Venen
des M. popliteus (↔). Im unteren Bildabschnitt insuffiziente Maysche V. perforans (↣). Aszendierende Preßphlebographie bei Innenrotation *(links)* und seitlich *(rechts)*

Differenzierung der Vv. gastrocnemiae und der V. saphena parva im Phlebogramm bei Innenrotation des Beins		
Röntgensymptome	Vv. gastrocnemiae	V. saphena parva
Anzahl der Gefäßstämme	2–4	solitär
Gefäßverlauf	schräg nach proximal-lateral	in Längs-richtung
Form des Gefäßes	häufig spindel-förmig	immer röhren-förmig
Lumen	nach proximal zunehmend	gleichbleibend außerhalb der Schleusen-region
Distanz der Venenklappen	1–3 cm nach proximal ab-nehmend	> 4 cm gleichbleibend

gehört zu den Ausnahmen (Moosmann u. Hartwell 1964).

Die Unkenntnis dieser Topographie führt in der phlebologischen Praxis immer wieder zu Fehldiagnosen. Bisweilen
ist unter der straffen Faszie selbst eine stark erweiterte insuffiziente V. saphena parva nicht zu tasten, so daß nur die
extrafaszialen, also die distal gelegenen Varizen erkannt und
sklerosiert werden. Die Behandlung bleibt erfolglos. 184

Von der V. saphena parva zieht die *Maysche
V. perforans* zu den Gastroknemiusvenen hin. Sie
ist in Höhe des muskulären Ansatzes der Achillessehne lokalisiert und erlangt bei Insuffizienz eine
gewisse klinische Bedeutung. 219

Die V. saphena parva gibt einzelne *Verbindungs-
venen zur V. saphena magna* mit entsprechender 27
Ausrichtung der Blutströmung ab. Bei einer 8
Stammvarikose der V. saphena parva kann sich

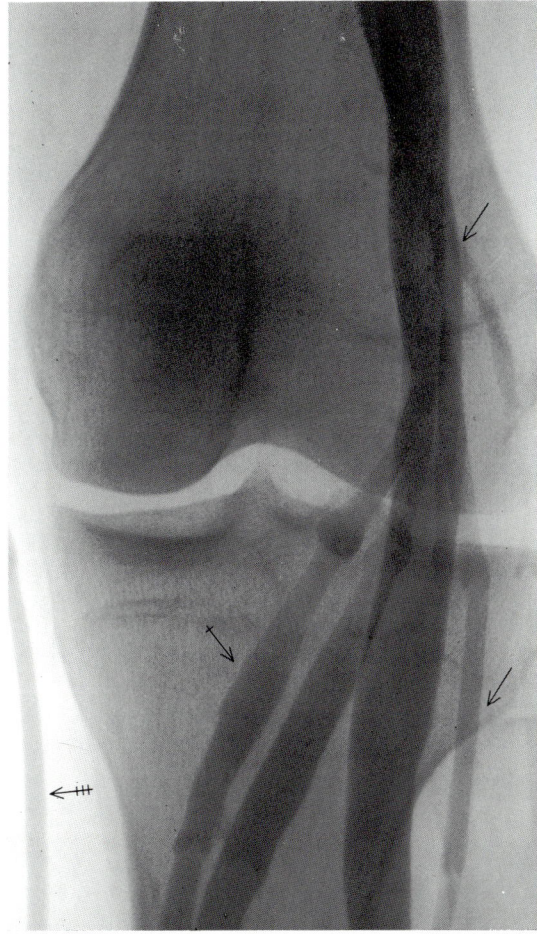

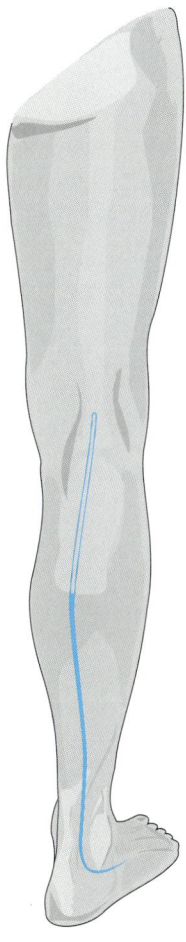

25. Getrennte Mündung der V. saphena parva (→) und der Vv. gastrocnemiae des tibialen Muskelkopfes (↔) etwa 2 cm weiter distal; ↦ V. saphena magna. Darstellung durch aszendierende Preßphlebographie bei Innenrotation

26. Schematische Darstellung des Faszendurchtritts der V. saphena parva im mittleren Bereich des Unterschenkels

193 über eine entsprechende distale Verbindung das sogenannte Anterior-Ulcus entwickeln (S. 120).

28 Die V. saphena parva bietet zahlreiche Möglichkeiten der Variation, über die der Chirurg informiert sein muß.

Low termination. Einmündung der V. saphena parva in eine der 3 tiefen Unterschenkelvenen, meistens in die V. fibularis. Vorkommen der Anomalie in 9,7 % der Fälle (Kosinski 1926).

Wichtig → Operation der Stammvarikose.

Distale Mündungsanomalie. Einmündung der V. saphena parva in die V. poplitea in Höhe oder unterhalb des Kniegelenkspalts in 14 % der Fälle (Haeger 1962).

Wichtig → Operation der Stammvarikose.

192 *Proximale Mündungsanomalie.* Einmündung der V. saphena parva in die V. femoralis superficialis in 7,35 % der Fälle (May u. Nissl 1973).

Wichtig → Operation der Stammvarikose.

Direkte Verbindung zur V. iliaca interna. Die V. saphena parva geht bei meist intrafaszialem Verlauf direkt in die V. femoro-poplitea über, die ihrerseits in eine der Vv. gluteae und damit in das Stromgebiet der V. iliaca interna ein-

mündet. Es handelt sich um die phylogenetisch älteste Kommunikation mit den Körpervenen. Die Frequenz der Anomalie beträgt 17,4 % (May u. Nissl 1973). Nach unserer Meinung ist sie wesentlich seltener. Der extrafasziale Verlaufstyp kommt gelegentlich im Rahmen von kongenitalen Fehlbildungen vor.

Atypische Einmündung in die V. profunda femoris. Weit offene Verbindung mit der tiefen Oberschenkelvene ohne Kommunikation mit den popliteofemoralen Leitvenen; sie ist in 16,6 % der Fälle bei der systematischen intraoperativen Phlebographie nachweisbar (Gillot 1975).

Hohe Saphena-magna-Verbindung. Direkter Übergang der V. saphena parva in die V. femoro-poplitea, die dann weit proximal am Oberschenkel mit der V. saphena accessoria medialis kommuniziert und in die V. saphena magna einmündet. Das Gefäß verläuft epifaszial und ist demnach von der Giacomini-Anastomose, die intrafaszial von der V. femoro-poplitea und der V. accessoria medialis gebildet wird, zu unterscheiden (s. S. 12). Die Anomalie findet sich in 2,3 % (May u. Nissl 1973) bis 4,2 % (Gillot 1975) bis 12 % der Fälle (Kosinski 1926), nach unserer Erfahrung aber wesentlich seltener.

Wichtig → Operation der Stammvarikose.

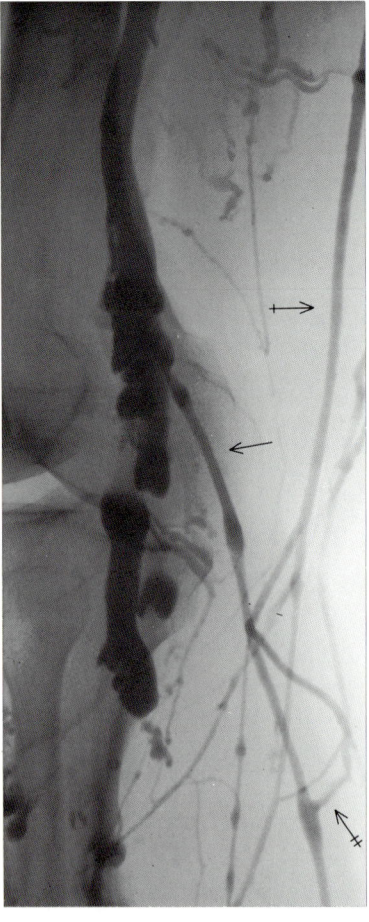
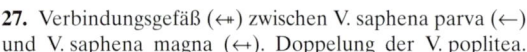
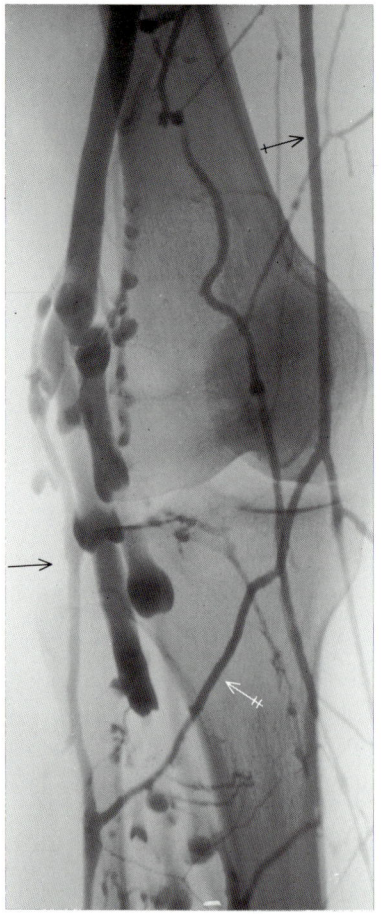

27. Verbindungsgefäß (↔) zwischen V. saphena parva (←) und V. saphena magna (↔). Doppelung der V. poplitea.

Darstellung durch aszendierende Preßphlebographie bei Innenrotation *(links)* und seitlich *(rechts)*

Sonographisch wird die V. saphena parva in Bauch- oder Seitenlage des Patienten dargestellt. Sie ist aber oftmals so dünn, daß sie unter normalen Bedingungen nur schwer identifiziert werden kann. Daraus ergibt sich eine diagnostische Unsicherheit. Dem Chirurgen kommt es auf die *genaue Dokumentation* der Einmündung in die V. poplitea an, bei variköser Degeneration auch auf die Dicke des Gefäßes und die Art der Schlängelung, um es gegenüber anderen Venen in der Kniekehle leichter unterscheiden zu können. Für eine differenzierte Aussage im Sinne der präoperativen Information erscheint die Sonographie deshalb manchmal nicht ausreichend.

Darstellung der Krosse der V. saphena parva durch B-Bild- oder Duplex-Sonographie
Linearer 7 MHz-Schallkopf Bauch- oder Seitenlage des Patienten Vermeidung jeglichen Aufdrucks der Sonde Abbildung im queren und Längsdurchmesser Identifikation oft nicht möglich

V. femoro-poplitea

Die V. femoro-poplitea wird in den älteren Lehrbüchern der Anatomie noch nicht genannt. Erst mit Entwicklung der modernen Venenchirurgie bekam sie ein praktisches Interesse. Sie zeigt verschiedene Varianten, die sich aus der Embryologie erklären lassen.

In der ältesten entwicklungsgeschichtlichen Anlage verläuft die V. saphena parva vom Fuß bis zum proximalen Abschnitt der V. saphena magna und von hier weiter zu den Ge-

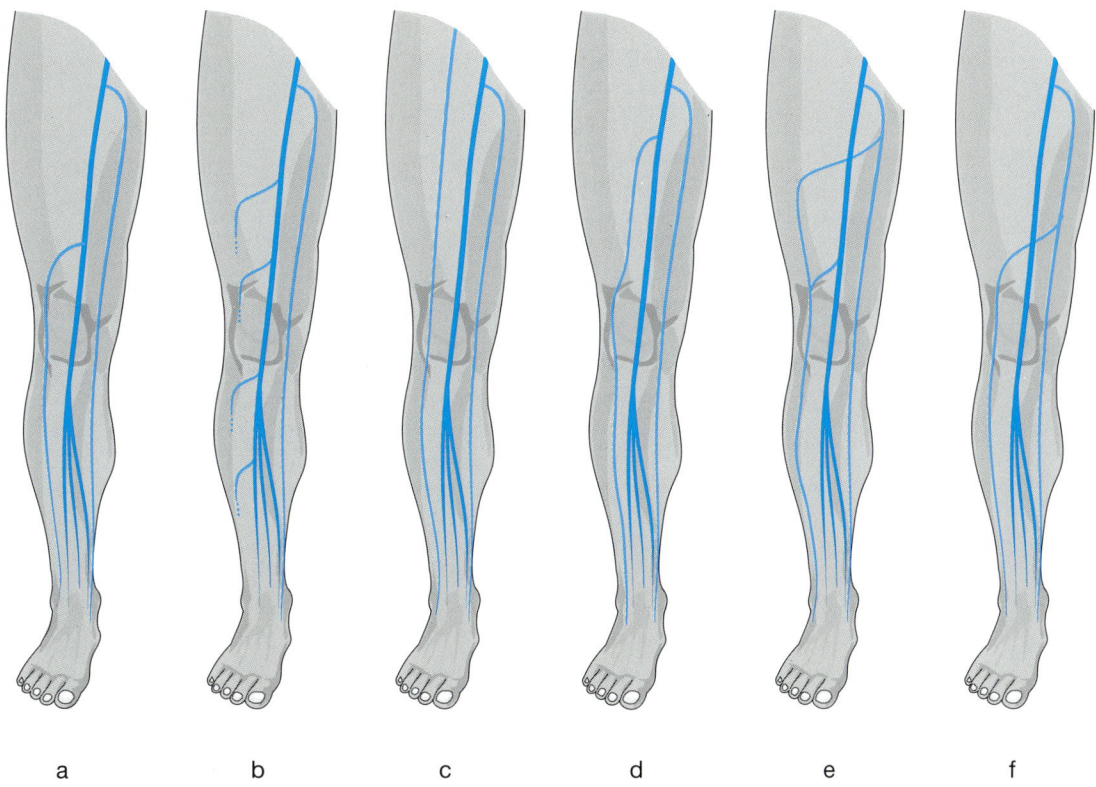

a   b   c   d   e   f

28 a–f. Schematische Darstellung von Mündungsvariatio- △
nen der V. saphena parva (rechtes Bein). **a** Normaler Verlauf, **b** distale und proximale Mündungsanomalien, **c** glu-
teale bzw. iliakale Mündung, **d** Einmündung in die
V. profunda femoris, **e** Giacomini-Variation, **f** hohe Verbindung mit der V. saphena magna. *Dunkelblau* intrafaszialer, *hellblau* extrafaszialer Verlauf

29. Schematische Darstellung der V. femoro-poplitea (→) ▷
und der V. saphena parva (↔) mit gemeinsamer Mündung

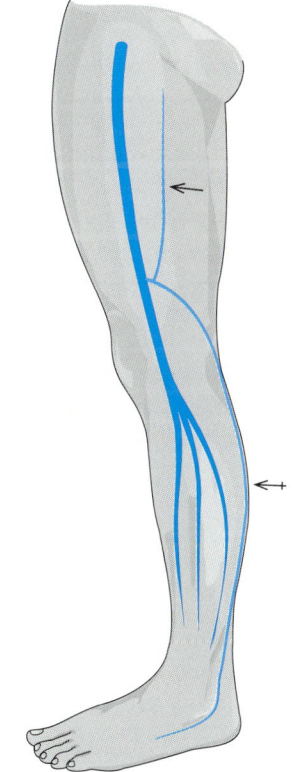

fäßen des Körperstamms. Bei Ausbildung der poplitealen
Mündungsregion der V. saphena parva bleibt das Zwi-
schenstück am Oberschenkel als V. femoro-poplitea erhalten; aus den unterschiedlichen Anschlüssen an die großen
Leitvenen nach proximal und nach distal lassen sich die Varianten ableiten.

Als Seitenast der V. saphena parva verläuft die
V. femoro-poplitea intrafaszial am Oberschenkel
in distaler Richtung zur Kniekehle und mündet
hier in die V. saphena parva ein. Diese Variante
kommt am häufigsten vor. Manchmal sind die *Venenklappen* aber gegensätzlich angeordnet, und
das Blut fließt aus der V. saphena parva proximalwärts ab (Schobinger 1975).
Gelegentlich haben die V. saphena parva und die
V. femoro-poplitea *getrennte Mündungen* in der
V. poplitea. Die Erkennung dieser Variation hat

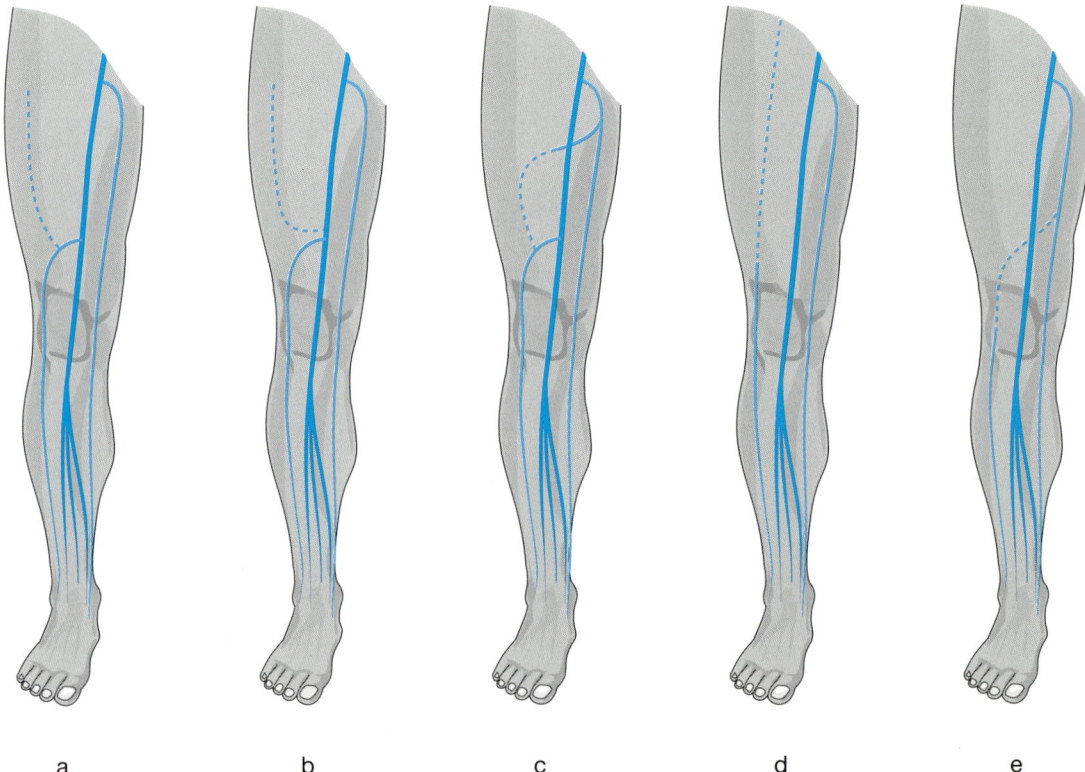

a   b   c   d   e

30 a–e. Schematische Darstellung der Mündungs- und Verlaufsvariationen der V. femoro-poplitea (rechtes Bein). **a** Seitenasttyp, **b** Seitenasttyp mit getrennter Einmündung, **c** Seitenasttyp mit Giacomini-Anastomose, **d** integrierter Typ bei intrafaszialem Verlauf, **e** integrierter Typ bei extrafaszialem Verlauf. *Dunkelblau* intrafaszialer, *hellblau* extrafaszialer Verlauf

für die Chirurgie eine Bedeutung, weil die V. femoro-poplitea hier vom üblichen Zugang im Bereich der Kniekehle nicht aufzufinden ist. Zwischen der V. femoro-poplitea und der V. saphena accessoria medialis kann eine hämodynamisch effiziente Verbindung vorliegen, die ***Giacomini-Anastomose*** (Giacomini 1873). Sie deutet den embryonalen Zusammenhang der Gefäße an. Bei einer Insuffizienz der Mündungsklappe der V. saphena parva entwickelt sich über die V. femoro-poplitea und die V. saphena accessoria medialis eine inkomplette Stammvarikose.

Dem Seitenasttyp der V. femoro-poplitea ist in theoretischer Hinsicht ein *integrierter Typ* gegenüberzustellen, bei dem die Vene vollständig als Oberschenkelanteil des Gefäßstammes einer anomalen V. saphena parva verblieb. Diese Situation liegt der intrafaszialen iliakalen Mündungsvariation der V. saphena parva und der extrafaszialen hohen Saphena magna-Verbindung zugrunde.

Varianten der V. femoro-poplitea	
Typen	Röntgenologische Charakteristika
Seitenasttyp	Gefäß zart, Blutströmung nach distal oder proximal gerichtet
Giacomini-Typ	Gefäß zart, Blutströmung meistens nach peripher ausgerichtet, aber Verbindung zur V. saphena magna
Integrierter Typ	Klinisch kein eigenständiges Gefäß; nach proximal ausgerichtet bei – iliakaler Mündungsanomalie der V. saphena parva – hoher extrafaszialer Verbindung der V. saphena parva mit der V. saphena magna

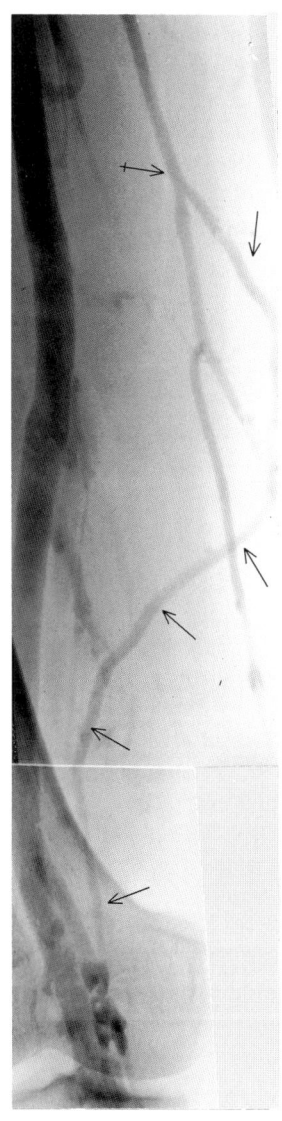 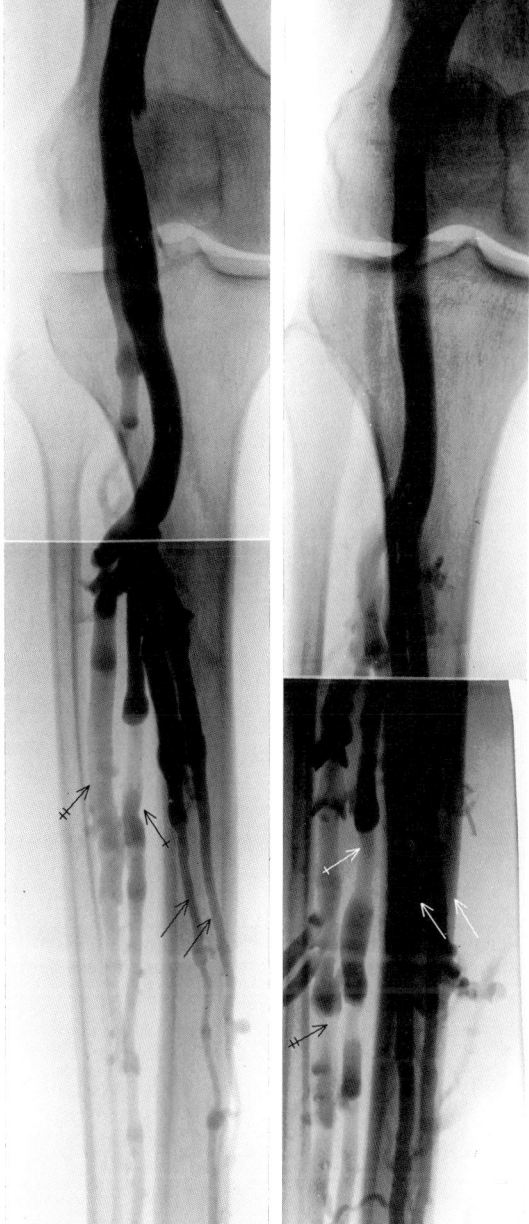

31. Giacomini-Anastomose (→). Zufällige Darstellung bei der aszendierenden Preßphlebographie in antegrader Strömungsrichtung. ↔ Einmündungsstelle der V. saphena accessoria medialis in V. saphena magna. Aufnahme bei Außenrotation des Beins

Tiefe Leitvenen

Die intrafaszialen Leitvenen gehören zum tiefen Venensystem. Sie führen 90 % des venösen Blutes aus der unteren Extremität ab, unter Arbeitsbedingungen sogar erheblich mehr. Die Beurteilung ihrer Röntgenmorphologie und Funktion ist für die klinische Medizin von entscheidender Bedeutung.

32 *(links).* Vasa cruris. Einmündung der V. fibularis (↔) in einen Stamm der gedoppelten V. tibialis posterior (→). Vv. tibiales anteriores (↔), davon ein Gefäßstamm nur proximal abgebildet. Darstellung durch aszendierende Preßphlebographie bei Innenrotation des Beins

33 *(rechts).* Vasa cruris. Einmündung der V. fibularis (↔) in die V. tibialis anterior (↔). Vv. tibiales posteriores (→) mit Leiterphänomen. Darstellung durch aszendierende Preßphlebographie bei Innenrotation des Beins

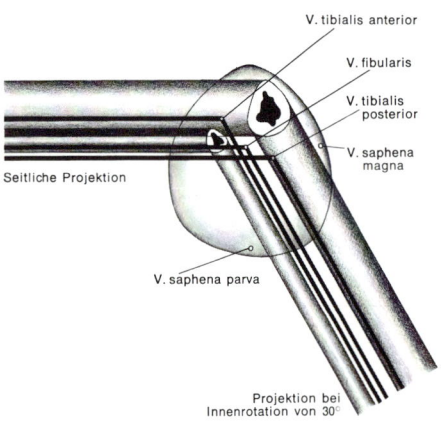

V. tibialis anterior

V. fibularis

V. tibialis posterior

V. saphena magna

Seitliche Projektion

V. saphena parva

Projektion bei Innenrotation von 30°

34. Projektion der Vasa cruris auf das Skelettsystem bei verschiedenen Positionen des Beins. Der Betrachter dreht das Schema so, daß die Knochen des Unterschenkels auf sich gerichtet sind. Daraus ergibt sich die topographische Lage der Leitvenen. Durch (imaginäre) Einzeichnung weiterer Stellungen von Tibia und Fibula und durch entsprechende Drehung des Bildes kann jede beliebige Projektion abgelesen werden. Stammvenen nur angedeutet

Darstellung des tiefen Venensystems durch aszendierende Preßphlebographie
Punktion der V. hallucis dorsalis
Kompression in Knöchelhöhe
Schräglage des Patienten
Injektion des Kontrastmittels bei entspannter Hängelage des Beins
Zielaufnahmen in 2 Ebenen oder in zeitlicher Verzögerung
Funktionsprüfung der Klappen durch Preßversuch
Abbildung fehlender Gefäßbezirke durch Überlaufeffekt

Tiefe Unterschenkelvenen

Die Vv. tibiales anteriores, die Vv. tibiales posteriores und die V. fibularis verlaufen mit der jeweils zugehörigen Arterie in einer Gefäßscheide. Jede der drei Venengruppen besteht aus einem oder zwei, selten auch aus drei Gefäßen.

32
33

Die einzelnen Venen sind auf dem Röntgenbild durch ihre *Lagebeziehung zur Tibia und Fibula* leicht zu identifizieren. Bei der üblichen Aufnahmetechnik mit Innenrotation von 30 Grad liegen die Vv. tibiales posteriores über dem Schienbein und die Vv. tibiales anteriores unmittelbar medial vom Wadenbein; im seitlichen Strahlengang bilden sich die Vv. tibiales anteriores über der Tibia und die Vv. tibiales posteriores am weitesten dorsal in den Weichteilen ab. Die V. fibularis projiziert sich zwischen die beiden anderen Venengruppen. Bezüglich der Achse des Rumpfes befinden sich die hinteren Schienbeinvenen somit immer innenseits und die Vv. tibiales anteriores jeweils außenseits am Bein. Die Kenntnis dieser topographischen Beziehungen erlaubt eine schnelle Orientierung bei der Durchleuchtung am Monitor. Nicht immer stellen sich aber alle Venengruppen oder Venenstämme bei der Phlebographie sofort spontan dar; dann ist der Überlaufeffekt abzuwarten.

34

Die **Vv. tibiales posteriores** gehen aus der V. plantaris des Fußes hervor. Sie ziehen bogenförmig hinter dem Innenknöchel herum; bei Plantarflexion des Fußes nehmen sie deshalb hier eine geschlängelte Form an. Am Unterschenkel verlaufen

4
5
32

sie zwischen den tiefen und oberflächlichen Plantar-Flexoren, die als Stell- und Fortbewegungsmuskeln bei jeder Gelegenheit aktiviert werden; daraus erklärt sich ihre Bedeutung für die Wadenmuskelpumpe und den Rücktransport des Blutes zum Herzen. Sie nehmen zahlreiche Muskelvenen sowie Vv. perforantes auf.

Die in einer Gefäßscheide gelegenen Leitvenen stehen durch schrägverlaufende Anastomosen miteinander in Verbindung, so daß sich auf dem Phlebogramm das Bild einer Sprossenleiter ergibt. Dementsprechend wird vom *Leiterphänomen* bzw. von *Sprossenvenen* gesprochen. Für die Ausbildung der sekundären Tibialvenen-Insuffizienz (s. S. 133) sowie des Kollateralkreislaufs beim postthrombotischen Verschluß (s. S. 177) können diese zarten Gefäße eine gewisse Bedeutung erlangen.

35
36
217
240

Die **Vv. tibiales anteriores** entstammen den Vv. dorsales pedis. Sie erhalten kleinere Muskelvenen aus der Extensorengruppe sowie mehrere Vv. perforantes. Proximal vereinigen sie sich oftmals zu einem solitären Gefäß, das an seinem bogenförmigen Verlauf bei Durchkreuzung der Membrana interossea zu identifizieren ist.

32
60

Die **V. fibularis** kommt aus der äußeren Region der Ferse und empfängt neben den Vv. perforantes die Gefäße aus der benachbarten Muskelgruppe. Meistens ist sie einstämmig, selten doppelläufig angelegt und mündet proximal in eine der Vv. tibiales posteriores oder anteriores ein.

Die V. fibularis weist in ihrem mittleren Bereich eine mehr oder minder ausgeprägte *regionäre Phlebektasie* auf, die proximal und distal von suffizienten Venenklappen begrenzt wird. Diese physiologische Gefäßerweiterung darf nicht mit pathologischen Veränderungen verwechselt werden. Sie ist so typisch, daß sie sich zur Unterscheidung des Gefäßes gegenüber anderen Venen eignet. Ob die Phlebektasie gelegentlich Stauungsbeschwer-

37

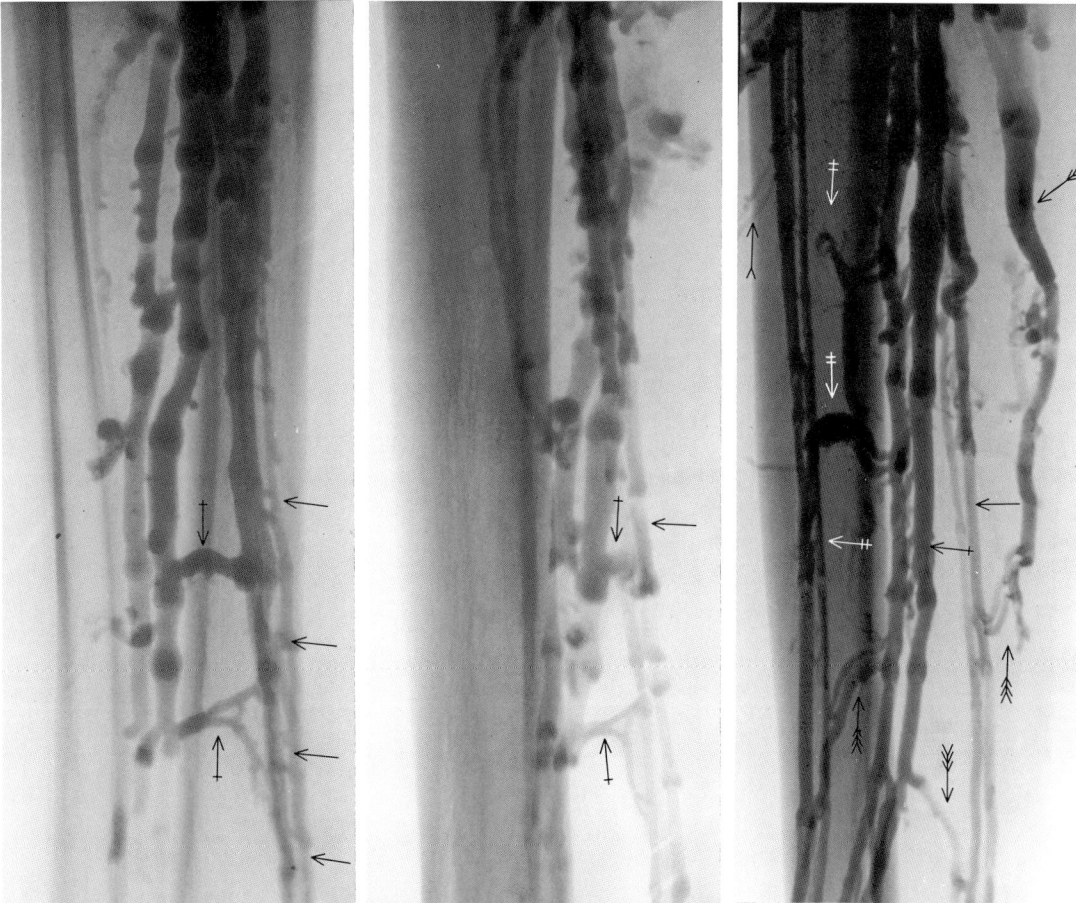

35 *(links, Mitte).* Sprossenvenen (Leiterphänomen) zwischen den 3 Stämmen der Vv. tibiales posteriores (→). Außerdem Brückenvenen zwischen Vv. tibiales posteriores und V. fibularis (↔); distales Gefäß bildet Retikulum. Darstellung durch aszendierende Preßphlebographie bei Innenrotation *(links)* und seitlich *(Mitte)*

36 *(rechts).* Vasa cruris. Vv. tibiales posteriores (→), jeweils 2 Vv. fibulares (↔) und Vv. tibiales anteriores (↦). Einmündende Vv. perforantes ↠; Muskelvenen ↠; Brückenvenen ↠

den verursachen oder in erhöhtem Maße eine Thrombose induzieren kann, ist nicht bekannt. Im Laufe des Lebens nimmt die Phlebektasie zu und geht in regressive Veränderungen über.

Zwischen den Gruppen der drei tiefen Leitvenen bestehen die zarten quer oder schräg verlaufenden *Brückenvenen.* Ihre hämodynamische Bedeutung ist noch unklar. Vielleicht spielen sie bei der Ausbildung des tiefen Kollateralkreislaufes eine gewisse Rolle. Die Brückenvenen konnten bei 28 % der Probanden mit gesundem Venensystem nachgewiesen werden. Selten zeigen sich noch embryonale Strukturen in Form einer netzförmigen Anordnung.

Die *Klappen* sind in den Vasa cruris in relativ kurzen Abständen von 3 bis 5 cm angelegt. Dadurch gelingt die Unterscheidung gegenüber den oberflächlichen Venen, die einen geringeren Klappenbesatz haben. Bei den Stämmen *einer* Venengruppe liegen die Klappen mitunter in gleicher Höhe, was ihre Identifizierung erleichtert.

Sonographisch lassen sich die Vasa cruris unter normalen Bedingungen bei subtiler Untersuchungstechnik erfassen. Das Duplex-Verfahren bietet erhebliche Vorteile. Am liegenden Patienten sind die Gefäße wenig gefüllt und verschwinden schon bei der leichten Auflage des Schallkopfes auf die Wade.

V. poplitea

Die V. poplitea entsteht aus der Vereinigung der Vv. tibiales anteriores und posteriores am distalen Rand des M. popliteus etwa handbreit unterhalb

35
36
38
281
39

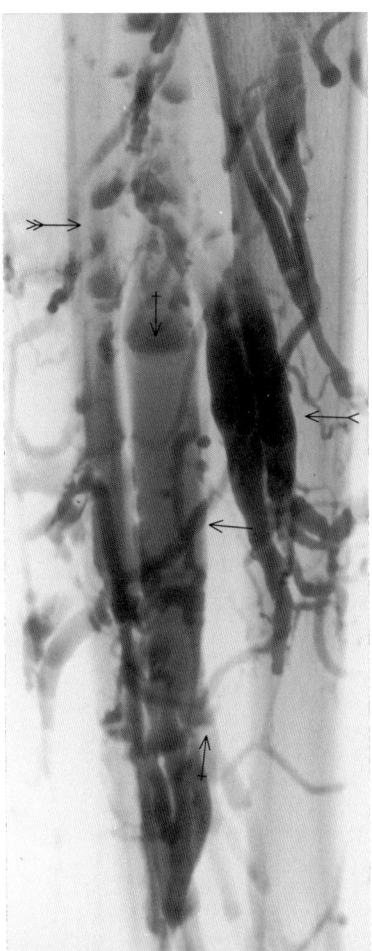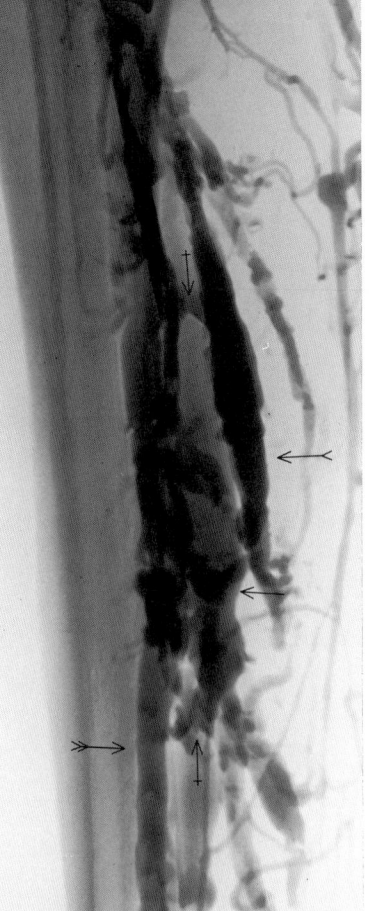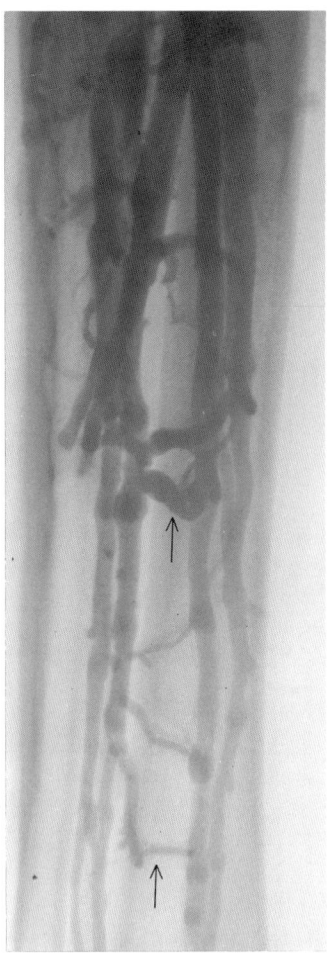

37 *(links, Mitte).* Regionäre Phlebektasie der V. fibularis (→) mit Begrenzung durch suffiziente Venenklappen (↔). ↦ Soleusvenen; ↠ Vv. tibiales anteriores; Vv. tibiales posteriores nicht abgebildet. Darstellung durch aszendierende Preßphlebographie bei Innenrotation *(links)* und seitlich *(Mitte)*

38 *(rechts).* Brückenvenen (→) zwischen Vv. tibiales posteriores und V. fibularis

des Kniegelenkspaltes. Sie zieht neben der Arterie durch die Kniekehle. Zu beiden Seiten liegen die Köpfe des M. gastrocnemius, die das Gefäß bei ihrer Kontraktion auf einen schmalen Spalt einengen und dadurch als *Kniekehlen-Pumpe* den zentripetalen Blutstrom beschleunigen. Proximal vom Adduktorenschlitz geht die V. poplitea in die V. femoralis superficialis über.

86

Wenn zwei oder drei der tiefen Unterschenkelvenen erst in Höhe des Gelenkspalts oder oberhalb davon zusammentreffen, wird von einer *Doppelung* beziehungsweise *Dreiteilung* gesprochen. Die Variationen spielen bei der physikalischen Diagnostik der Phlebothrombose eine wichtige Rolle. Die Dopplersonographie und die Venenverschlußplethysmographie ergeben erst beim kompletten Gefäßverschluß einen positiven Befund,

27

Variationen der V. poplitea	
Entstehung distal vom Gelenkspalt	63 %
Entstehung in Höhe des Gelenkspalts	15 %
Doppelung	20 %
Dreiteilung	2 %

die Thrombose in einem Ast des gedoppelten Gefäßes bleibt demnach unerkannt.

Die V. poplitea nimmt an *Zubringern* die V. saphena parva, mehrere Vv. perforantes und Gefäße aus der benachbarten Muskulatur auf. Die Mündung der Vv. gastrocnemiae liegt in der Regel 2 bis 3 cm oberhalb des Kniegelenkspalts knapp unterhalb der V. saphena parva oder mit dieser zusammen weiter proximal als ein gemeinsamer Trichter.

Darstellung der V. poplitea durch B-Bild-Sonographie
Linearer 7 MHz-Schallkopf
Bauch- oder Seitenlage des Patienten oder entspanntes Stehen
Vermeidung jeglichen Aufdrucks der Sonde
Darstellung im queren und Längsdurchmesser

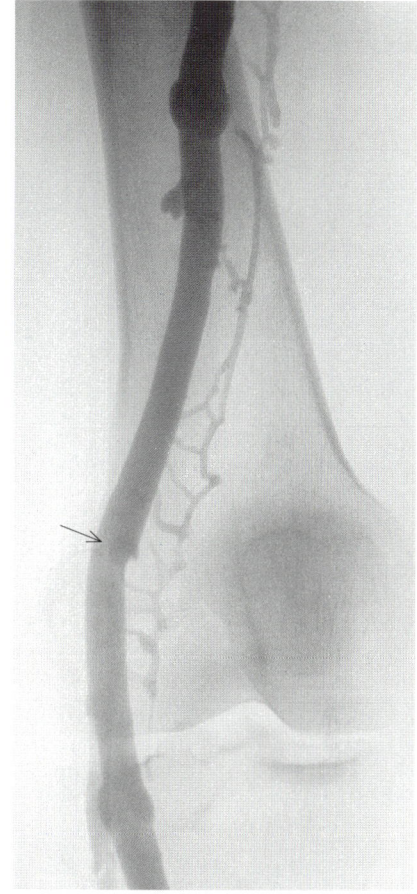

39 Gelegentlich sind neben der V. poplitea noch Strukturen des embryonalen Gefäßnetzes zu erkennen. Sie haben keine klinische Bedeutung.

40 Mit der *Sonographie* ist die V. poplitea gut zu beurteilen. Die Orientierung erfolgt dabei an der Arterie, die lateral von der Vene liegt. Die Untersuchung findet in Bauch- oder Seitenlage des Patienten unter völliger Entspannung der Beinmuskulatur statt. Eine Doppelung des Gefäßes kann leicht erkannt werden, wenn die beiden Lumina eine entsprechende Größe aufweisen. Die Beurteilung des Übergangs zum Adduktorenkanal läßt sich durch den manuellen Andruck der Weichteile an den Sondenkopf erleichtern.

39. Strukturen des embryonalen Gefäßnetzes neben der V. poplitea. Suffiziente Mündungsklappe der V. saphena parva (→)

Tiefe Oberschenkelvenen

Die *V. femoralis superficialis* entsteht aus der V. poplitea in Höhe des Adduktorenkanals. Sie nimmt kleine Gefäße aus den benachbarten Muskeln sowie mehrere Vv. perforantes der Dodd-schen Gruppe auf. Im Durchschnitt enthält sie 1 bis 3, maximal 8 Venenklappen, deren Segel in rotierender Weise angeordnet sind.

In Höhe des Adduktorenkanals befindet sich häufig eine direkte Kommunikation zwischen der
41 V. femoralis superficialis und der V. profunda fe-
42 moris, die *distale Femoralisanastomose.* Sie kann
43 als solitäres Gefäß oder kammartig mit mehreren Verbindungsvenen auftreten. Von einer gedoppelten V. femoralis superficialis ist die V. profunda femoris an ihrem weiteren Verlauf zu unterscheiden; sie wird nach proximal hin dicker, zeigt einen dichteren Klappenbesatz und zahlreiche Gefäßeinmündungen. Bei einer Thrombose und beim post-
278 thrombischen Syndrom kann sich ein Kollateral-
288 kreislauf über die tiefen Femoralvenen ausbilden.

Die distale Femoralisanastomose ist nach unseren Untersuchungen in 1,1 % der normalen Probanden und 18 % der Fälle mit postthrombotischem Syndrom nachweisbar. Netzer (1979) schätzte die Häufigkeit auf 10 % ein. Cockett (1955) beobachtete bei pathologisch-anatomischen Studien zahlreiche Verbindungsgefäße in 72 %, eine oder mehrere
43 größere Venen in 12 % und die fehlende Kommunikation in 16 % der Fälle.

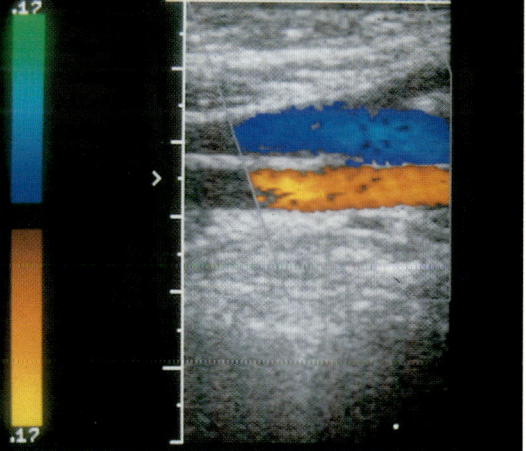

40. Darstellung der A. und V. poplitea mit der farbkodierten Duplex-Sonographie (Acuson, 7 MHz-Schallkopf). Einstellung der zentrifugalen Strömungsrichtung auf *rot* und der zentripetalen auf *blau*

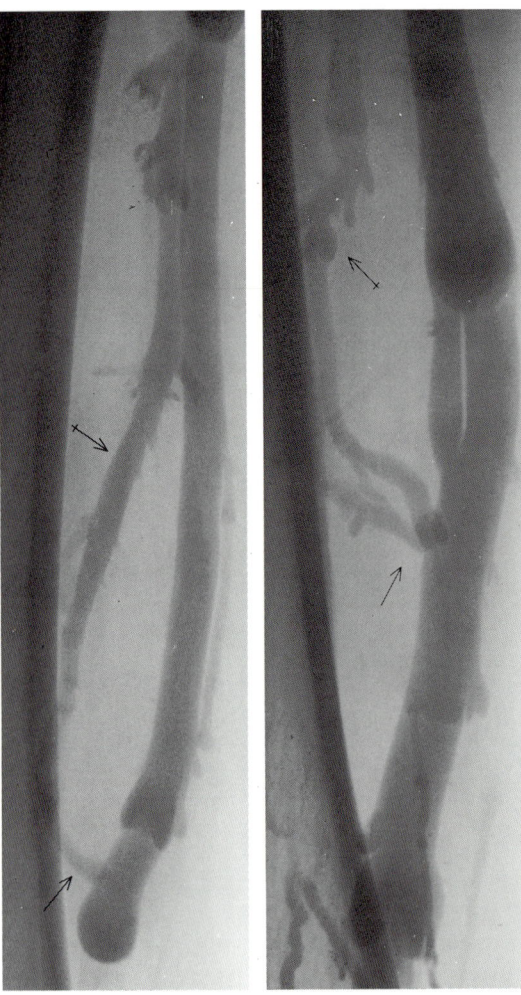

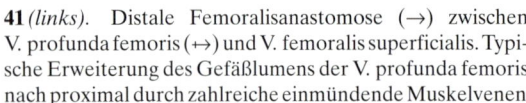

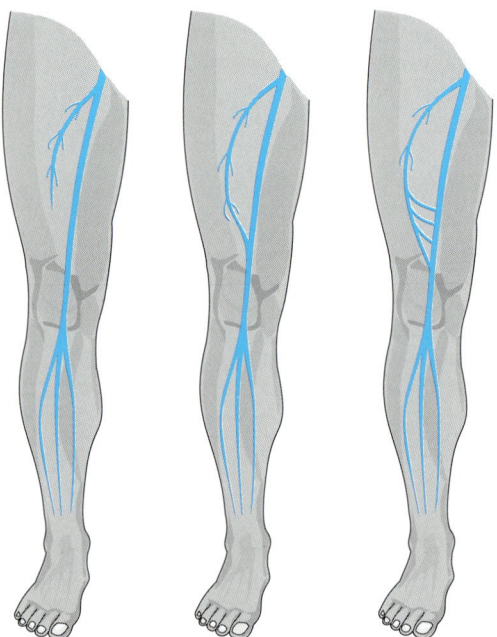

43. Schematische Darstellung von verschiedenen Formen der distalen Femoralisanastomose. *Links* keine Verbindung, *Mitte* solitäre Anastomose, *rechts* mehrfache Anastomosen

Darstellung der V. femoralis communis
durch   aszendierende Preßphlebographie retrograde Preßphlebographie digitale Subtraktionsphlebographie

Darstellung der Leitvenen am Oberschenkel durch B-Bild-Sonographie
Linearer 7-MHz-Schallkopf Flache Rückenlage des Patienten oder entspanntes Stehen Leichte Außenrotation des Beins Vermeidung jeglichen Aufdrucks der Sonde Abbildung im queren und Längsdurchmesser

41 *(links)*. Distale Femoralisanastomose (→) zwischen V. profunda femoris (↔) und V. femoralis superficialis. Typische Erweiterung des Gefäßlumens der V. profunda femoris nach proximal durch zahlreiche einmündende Muskelvenen

42 *(rechts)*. Doppelung der distalen Femoralisanastomose (→) zwischen V. profunda femoris (↔) und V. femoralis superficialis

Die Kenntnis der Variationen im Bereich der V. femoralis superficialis kann für die klinische Phlebologie von Bedeutung sein. Am häufigsten werden Doppelungen oder Mehrfachteilungen des Gefäßstamms beobachtet.

44
45   Eine Doppelung liegt in 21,2 % und die Mehrfachteilung in 13,8 % der Fälle vor (May u. Nissl 1973); in 2,78 % geht die
52   doppelläufige V. femoralis superficialis aus einer gedoppelten V. poplitea hervor.

Aus der Vereinigung der V. femoralis superficialis und der V. femoris profunda, die zu den Muskelvenen zählt, entsteht handbreit unterhalb des Leistenbandes die V. femoralis communis. Oberhalb des Ligamentum inguinale beginnen die Beckenvenen mit der V. iliaca externa.   46

Die *V. femoralis communis* liegt an der medialen Seite der gleichnamigen Arterie und enthält meistens keine, manchmal eine oder zwei Venenklappen. Im Hiatus saphenus nimmt sie die V. saphena magna auf. Die Variationsmöglichkeiten und Mündungsanomalien des Confluens venosus subinguinalis sind oben beschrieben (S. 10).   9   10

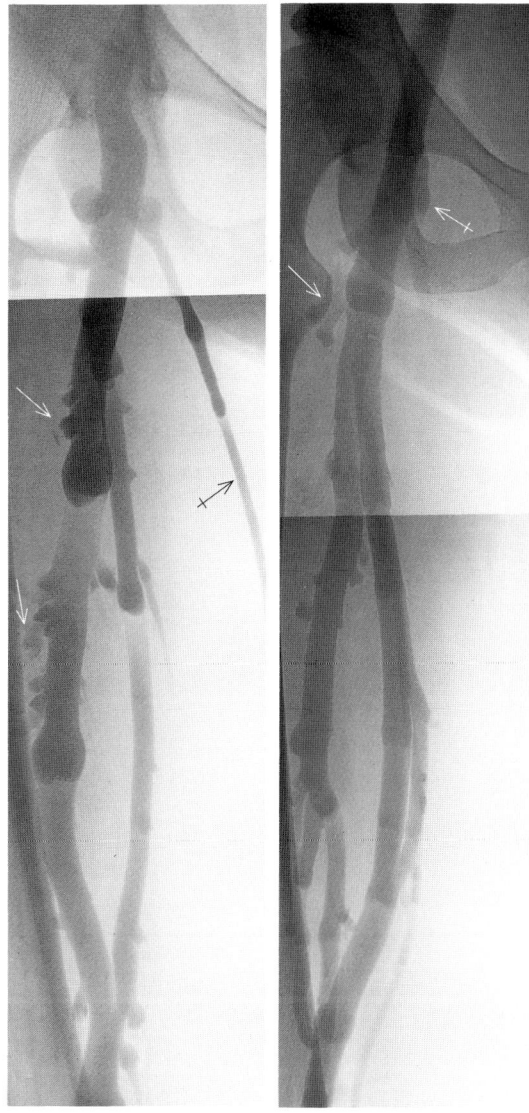

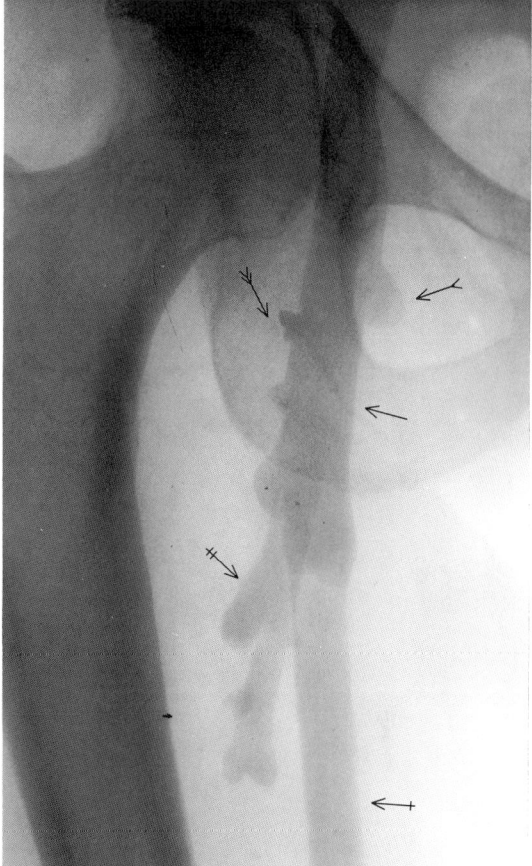

46. V. femoralis communis (→) und Confluens venosus sub-inguinalis. ↦ V. femoralis superficialis; ⇸ V. profunda femoris; ⤚→ Mündungsklappe der V. saphena magna; ↠ V. circumflexa ilium superficialis. Darstellung durch aszendierende Preßphlebographie

44 *(links)*. Doppelung der V. femoralis superficialis. Torsion der Venenklappen. → Einmündung von Muskelvenen; ↦ V. saphena magna mit Teleskopzeichen. Darstellung durch aszendierende Preßphlebographie

45 *(rechts)*. Mehrfachteilung der V. femoralis superficialis. Einmündung von Muskelvenen (→). V. saphena magna mit Schleusenklappe und Teleskopzeichen (↔). Darstellung durch aszendierende Preßphlebographie

47 *Sonographisch* lassen sich die V. femoralis superficialis und die V. femoralis communis gut beurteilen. Die Untersuchung wird am entspannt liegenden Patienten oder im Stehen vorgenommen. Das Bein befindet sich dabei in leichter Außenrotation. Zum Adduktorenkanal hin erweist es sich günstiger, die Weichteile gegen den Sondenkopf heranzuführen als umgekehrt.

Vv. perforantes

Die oberflächlichen Venen werden von den tiefen Venen durch die großen Faszien des Beins, die Fascia lata, cruris und pedis, getrennt. Die Vv. perforantes stellen Verbindungen zwischen den Gefäßsystemen her.

Früher wurde hinsichtlich der Einmündung in Leit- oder Muskelvenen zwischen Vv. communicantes und Vv. perforantes unterschieden. Lanz und Wachsmuth (1972) sowie Staubesand (1980) sprechen von Tiefenanastomosen. Für die Klinik haben aber diese anatomischen Besonderheiten keine Bedeutung, so daß sich in der Phlebologie für alle transfaszialen Verbindungsgefäße der Terminus *Vena perforans* eingebürgert hat.

Zur Identifizierung einer bestimmten V. perforans konnte sich in der phlebologischen Praxis der Gebrauch von Eigennamen durchsetzen. Für wissen- 48
49

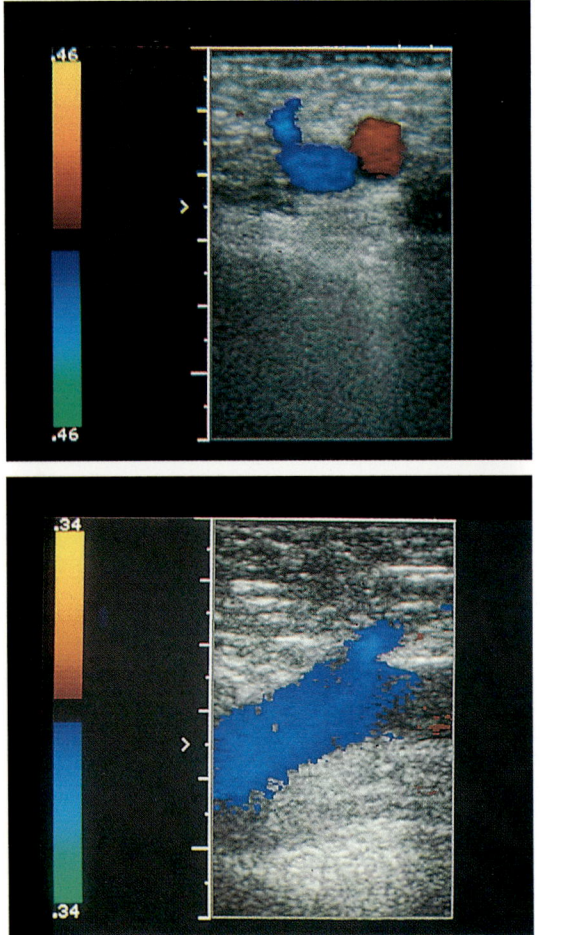

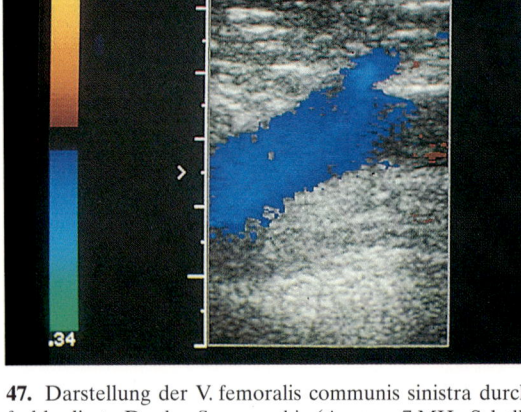

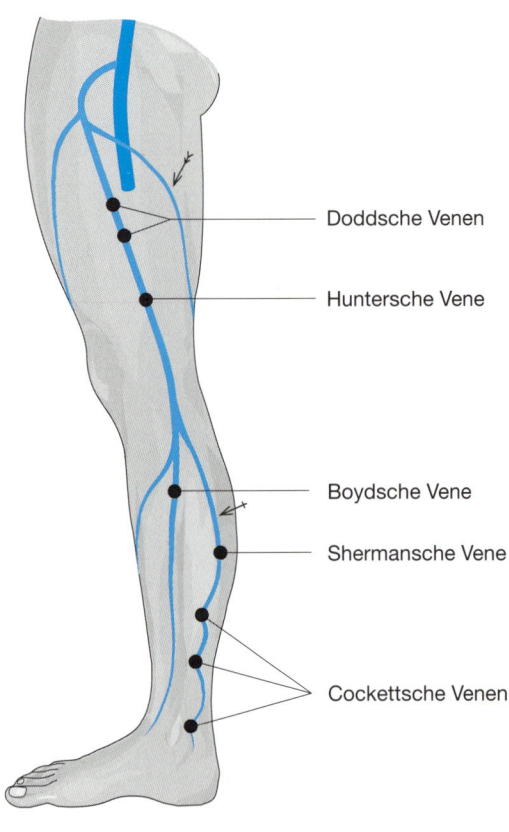

Doddsche Venen

Huntersche Vene

Boydsche Vene

Shermansche Vene

Cockettsche Venen

47. Darstellung der V. femoralis communis sinistra durch farbkodierte Duplex-Sonographie (Acuson, 7 MHz-Schallkopf). *Oben* Querschnitt an der Einmündung der suffizienten V. saphena magna. Kodierung der Arterie in *Rot* und der Vene in *Blau. Unten* Längsschnitt

48. Extrafasziale Venen und Lokalisation der wichtigsten Vv. perforantes an der Innenseite des Beins. ↦ hintere Bogenvene

schaftliche Belange steht die Nomenklatur nach van Limborgh (1965) zur Verfügung.

Nach anatomischen Studien wird die *Zahl* der Vv. perforantes auf 95 Venengruppen (van Limborgh 1965) beziehungsweise 150 Gefäße (Schäfer 1981) an jedem Bein geschätzt; davon befinden sich 47 beziehungsweise 55 im Bereich des Unterschenkels. Bei der aszendierenden Phlebographie stellen sich in der kruralen Region im Durchschnitt nur 4, maximal 12 Zwillingspaare dar; das liegt an den ungleichmäßigen Abflußbedingungen des Blutes in den einzelnen Gefäßen und ist mehr oder minder dem Zufall überlassen. Sobald sich aber eine Insuffizienz der V. perforans ausbildet und sich die Richtung des Blutstroms umkehrt, steigt die Wahrscheinlichkeit einer spontanen Abbildung auf 70 % an.

Nach den anatomischen Beschreibungen bieten die Vv. perforantes zahlreiche *Variationen* ihres Verlaufs und unterschiedliche Verzweigungsmuster (Pirner 1957), die aber bei der Röntgenuntersuchung nicht zu reproduzieren sind. Das phlebographische Bild der suffizienten Vv. perforantes erscheint sehr einheitlich.

Durch die Anordnung ihrer *Klappen* und durch den intravasalen Druckunterschied bei der Arbeit der Muskelpumpen erlauben die Vv. perforantes nur eine Blutströmung zu den tiefen Venen hin. Im Bereiche des Fußes und der Kniekehle sind die Gefäße klappenlos und weisen deshalb auch eine gegensinnige Flußrichtung auf.

Am Unterschenkel sind die Gefäße immer *paarig* angelegt; zuweilen ist die Zwillingsvene nur bei subtiler Betrachtung zu finden. An der Einmün-

50

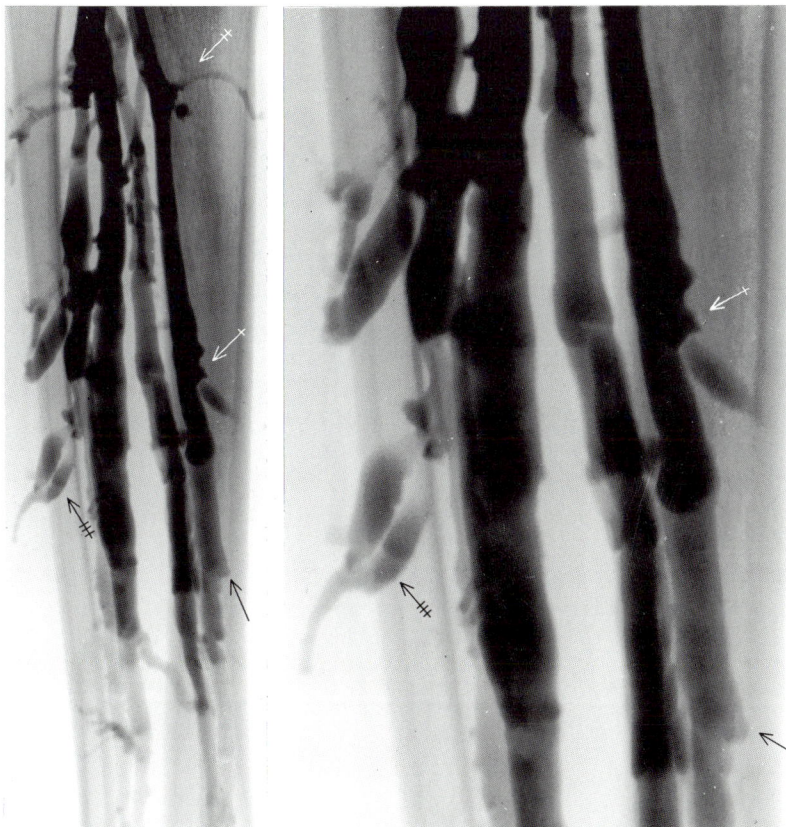

49. Suffiziente Vv. perforantes am Unterschenkel. →Obere Cockettsche Venen; ↔Shermansche Vene; ↮Boydsche Venen; ⇻laterale Perforansvenen. *Links* zufällige Darstellung durch aszendierende Preßphlebographie bei Innenrotation, *rechts* Ausschnitt

dung zum tiefen Venensystem enthält die suffiziente V. perforans eine nach innen gerichtete Venenklappe, die bei rückwärtiger Blutströmung nur eine *stummelförmige Darstellung* des Gefäßes erlaubt. Oftmals sind die Verbindungsvenen aber auch vollständig abgebildet und lassen ihre beiden Venenklappen, die sich im intrafaszialen Raum befinden (Pirner 1957), differenzieren. Selten liegen drei Venenklappen vor. Zwischen den Klappen weist die Vene meistens eine *spindelförmige Erweiterung* mit einem maximalen Durchmesser bis zu 9 mm und *glatte Randkonturen* auf. Im Bereich der Doddschen Venengruppe am Oberschenkel fehlen die Paarigkeit und die Spindelform. Mitunter sind hier auch Kommunikationen mit Muskelvenen nachweisbar. Die zarten Gefäße ziehen in *schräger Richtung* von distal-außen nach proximal-innen. Der Mündungswinkel beträgt im Durchschnitt 29° und liegt immer unter 60° (Hach 1981). Die Eintrittspforte durch die Faszie liegt meistens an einem intramuskulären Septum, seltener direkt über der Muskulatur.

210

51
49

52
67

Röntgenzeichen der Suffizienz von Vv. perforantes am Unterschenkel bei aszendierender Preßphlebographie
Paarigkeit
Verlaufsrichtung nach proximal und innen
Spitzer Mündungswinkel < 60°
Spindelform
Abgrenzbare Venenklappen
Glatte Randkonturen
Antegrade Blutströmung

Vor dem Durchtritt durch die Faszie beschreiben die Vv. perforantes mitunter eine kleine *S-förmige Schleife;* sie soll eine Knickung oder Überdehnung der Vene verhindern, wenn sich Haut und Subkutangewebe bei der körperlichen Bewegung gegen die Faszie verschieben (Gullmo 1964).
Eine diskrete retrograde, also nach außen gerichtete Kontrastmitteldarstellung der V. perforans und ihres extrafaszialen Ursprungsgefäßes darf beim Nachweis alle anderen Kriterien der Funk-

52

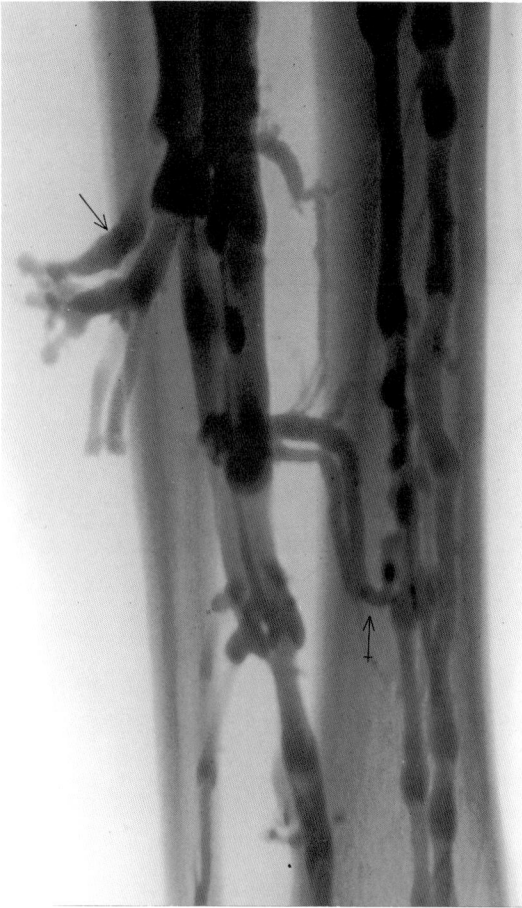
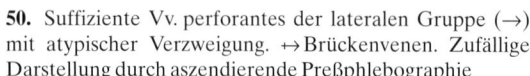

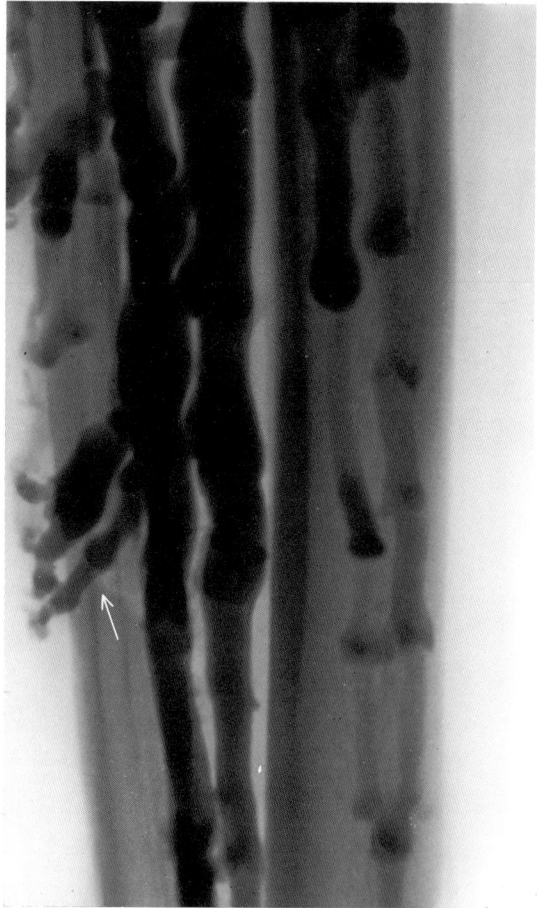

50. Suffiziente Vv. perforantes der lateralen Gruppe (→) mit atypischer Verzweigung. ↔ Brückenvenen. Zufällige Darstellung durch aszendierende Preßphlebographie

51. Suffiziente Vv. perforantes der lateralen Gruppe. → Anomalie mit drei Venenklappen

tionstüchtigkeit nicht im Sinne der Insuffizienz gedeutet werden. Erst die *regelmäßige* Umkehr der Blutströmung verursacht einen morphologischen Umbau des Gefäßes, der sich dann auch röntgenologisch an typischen Merkmalen erkennen läßt (s. S. 129).

Die spindelförmige Ausbuchtung und die retrograde Strömungsrichtung in einer kompetenten V. perforans sind durch das „*critical opening and closure phenomen*" von Burton (1961) zu erklären. Das Gefäß kann dabei insuffizient funktionieren, ohne daß pathologisch-anatomische Veränderungen vorliegen. Die durch eine rückwärtige Druckwelle verursachte maximale Dehnung der Wand einer tiefen Leitvene überträgt sich auf den Anfangsteil der V. perforans und verursacht eine Schlußunfähigkeit ihrer Mündungsklappe *(critical opening)*. Die Blutwelle kann jetzt in das Gefäß retrograd eintreten und es aufweiten, bis sich auch die äußere Venenklappe öffnet. Die Blutwelle fließt in das oberflächliche Venensystem hinaus, und die Klappen in der V. perforans schließen sich *(critical closure)*. Ist aber der Durchmesser der oberflächlichen Vene kleiner als die geöffnete V. perforans und außerdem sein Elastizitätsmodul

größer, dann wird der *critical opening pressure* für die oberflächlichen Venen nicht erreicht. Die Blutwelle bleibt in der V. perforans stehen und bläst sie wie einen Ballon auf.

Von den zahlreichen Vv. perforantes am Ober- und Unterschenkel kommt nur wenigen eine klinische Bedeutung zu. Die Gefäße werden mit dem Namen des Arztes identifiziert, der die nosologischen Beziehungen herausgestellt hat.

Die **Cockettschen Venen** interessieren den Kliniker am meisten. Es handelt sich dabei um drei Gefäßgruppen. Die Insuffizienz der mittleren und oberen Venen ist – insbesondere bei pathologischen Veränderungen im tiefen Venensystem – für die Entstehung des chronisch-venösen Stauungssyndroms verantwortlich.

Die *untere Cockettsche Vene* liegt neben dem Innenknöchel und verbindet die V. saphena magna oder einen oberflächlichen Ast mit den Vv. tibiales posteriores. Ihre klinische Relevanz

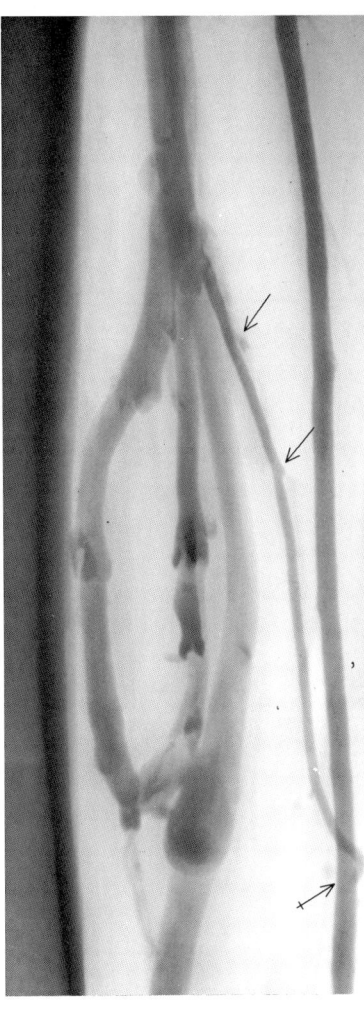

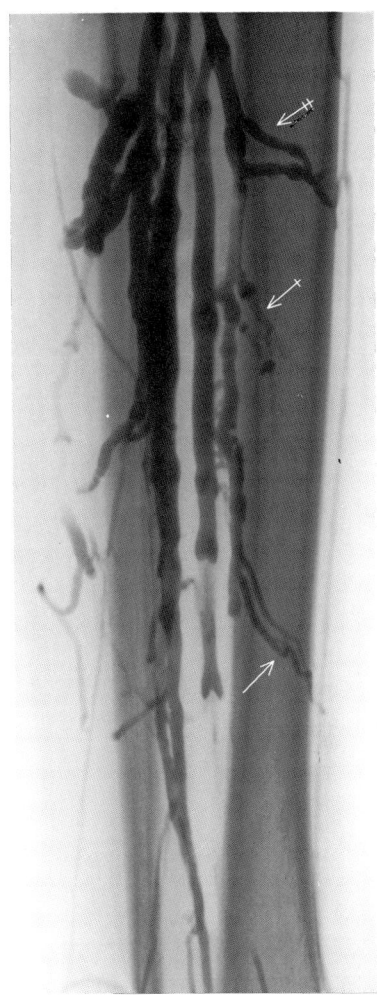

52. Suffiziente Doddsche V. perforans mit kleinen Muskel-gefäßen (→). Schleife am Abgang aus der V. saphena magna (↔). Dreiteilung der V. femoralis superficialis

53. Suffiziente Vv. perforantes am Unterschenkel. Obere Cockettsche Vv. perforantes (→) mit direkter Einmündung in die V. saphena magna. ↔ Shermansche Venengruppe; ↮ Boydsche Venen

erscheint gering. Bei der Röntgenuntersuchung wird sie spontan kaum jemals abgebildet.

Der Sammelbegriff *mittlere Cockettsche Vene* entspricht einer Gruppe von drei Venenpaaren, den anterioren, medialen und posterioren Gefäßen. Die Differenzierung ist nur klinisch und intraoperativ, nicht aber phlebographisch möglich; sie bezieht sich auf die Topographie der Muskelsepten.

Das anteriore Gefäß liegt unmittelbar dem Periost der hinteren Schienbeinfläche auf, das mediale verläuft neben dem Septum intermusculare. Die hintere Vene zieht schrag durch die Muskulatur. Sie ist durch ihren längeren und etwas geschlängelten Verlauf gekennzeichnet; diese Besonderheit wirkt sich bei einer Insuffizienz in günstiger Weise aus; weil retrograde Jet-Effekte abgebremst auf die Haut auftreffen.

53   Die Anatomie der *oberen Cockettschen Venengruppen* zeigt entsprechende Verhältnisse, nur

wurde von uns ein insuffizientes posteriores Gefäß bei Operationen nie gefunden. Der anterioren und der medialen Venengruppe kommt aber eine große klinische Bedeutung zu. Eine topographische Differentialdiagnostik ist durch die Phlebographie nicht möglich.

Meistens liegen die mittleren und oberen Cockettschen Venen zwischen der hinteren Bogenvene und den Vv. tibiales posteriores. Manchmal geht die Verbindung aber auch von der V. saphena magna aus. Die Projektion der sogenannten Faszienlücken auf die Haut entspricht den imaginären Positionslinien (S. 129).   209

Eine vierte Gruppe, die **Shermanschen Venen,** be-   53 findet sich etwa in der Mitte des Unterschenkels. Die Gefäße projizieren sich auf die mittlere Positionslinie (S. 129). In ihrer praktischen Bedeutung treten sie gegenüber den Cockettschen Venen zurück.

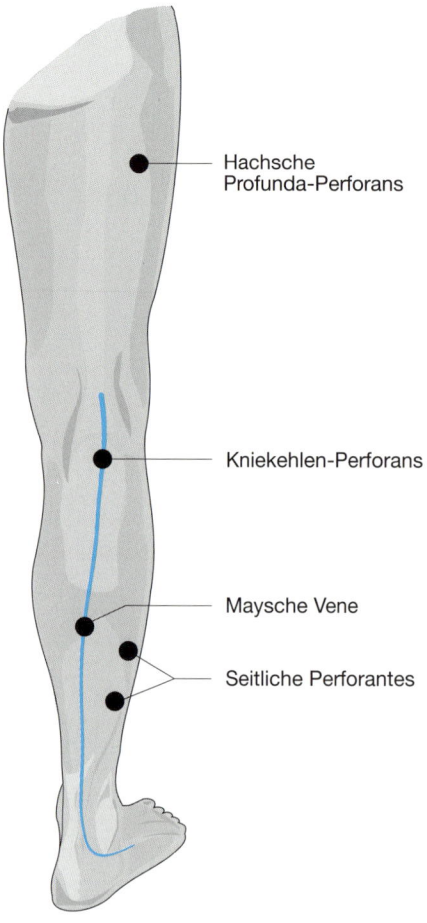

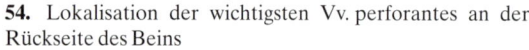

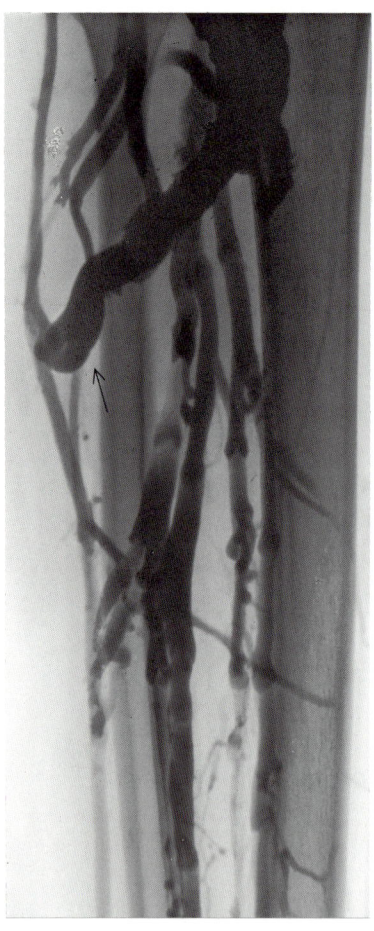

54. Lokalisation der wichtigsten Vv. perforantes an der Rückseite des Beins

55. Suffiziente Maysche V. perforans (→) zwischen V. saphena parva und regressiv veränderten Gastroknemius-venen

Früher wurden die Cockettschen und Sherman-schen Venen von der Fersensohle her in Zentime-terdistanzen angegeben und als 7 cm-, 13,5 cm-, 18,5 cm- und als 24 cm-Perforator-Vein bezeich-net. Staubesand (1987) konnte dieses Dogma auf-grund anatomischer Studien widerlegen. Damit erscheint auch die Anwendung eines Röntgenline-als nicht sinnvoll.

Die *Lateral Perforating Veins* (Dodd u. Cockett 1956) befinden sich zwischen einem seitlichen Ast der V. saphena magna und den Vv. tibiales anterio-res oder Venen des M. gastrocnemius. Sie ziehen an der distalen Drittelgrenze des Unterschenkels dorso-lateral an einem intermuskulären Septum in die Tiefe.

54
55   Bei der *Mayschen Vene* handelt es sich um eine V. perforans zwischen der V. saphena parva und den Venen des M. gastrocnemius in der Mitte der Wade (Gastroknemius-Punkt).

Darstellung suffizienter Vv. perforantes durch kombinierte aszendierende Phlebographie und Ablaufphlebographie
Punktion der V. dorsalis hallucis Kompression in Knöchelhöhe Schräglage des Patienten Kontrastmittelinjektion in entspannter Hängelage Lösung der Kompression Erneute Kontrastmittelinjektion (Ablaufphlebographie) Manuelle Direktion des Kontrastmittels Zielaufnahmen in 2 Ebenen

Die *Mid Crural Veins* (Green et al. 1958) zwischen   56
der vorderen Bogenvene und den Vv. tibiales an-teriores dringen an der antero-lateralen Seite des Unterschenkels zwischen dem M. tibialis anterior und dem M. extensor digitorum longus in den in-trafaszialen Raum ein. Es können eine untere,

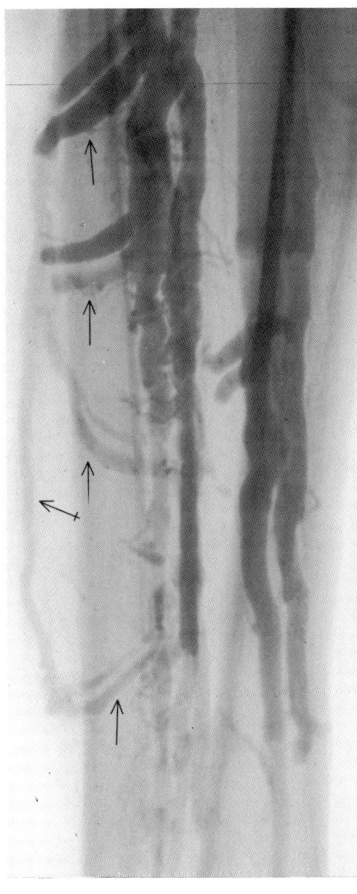 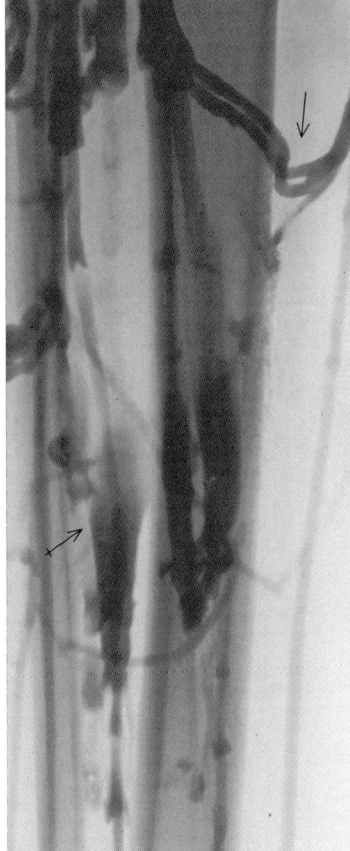 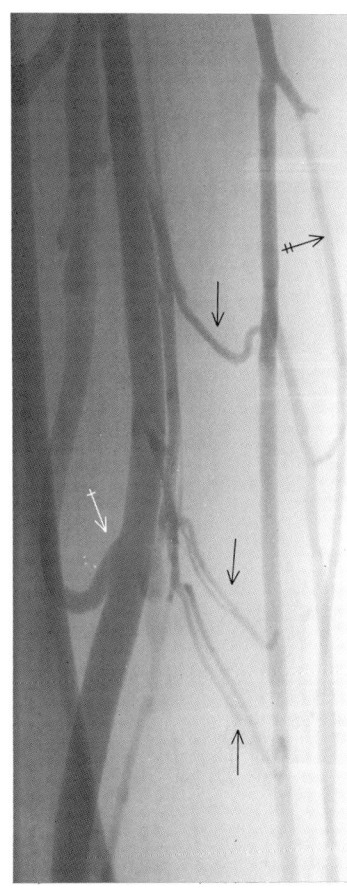

56 *(links).* Mid Crural Veins, Vv. perforantes der vorderen seitlichen Gruppe (→), die von der vorderen Bogenvene (↔) zu den Vv. tibiales anteriores ziehen. Darstellung durch aszendierende Preßphlebographie bei starker Innenrotation des Beins

58 *(rechts).* Vv. perforantes der Doddschen Gruppe (→). Zufällige Darstellung einer distalen Femoralisanastomose (↔). Außerdem Mehrfachteilung der V. saphena magna (⇸)

57 *(Mitte).* Suffiziente Boydsche V. perforans (→) zwischen V. saphena magna und Vv. tibiales posteriores. Regionäre Ektasie der V. fibularis (↔)

mittlere und obere Gruppe unterschieden werden (Fegan 1967).

48 Die **Boysche Vene** verläuft zwischen der V. saphe-
57 na magna und der V. tibialis posterior an der In-
    nenseite der Wade gut handbreit unterhalb des
    Kniegelenkspalts.

8   Zur **Doddschen Venengruppe** gehören 3 bis 5 paa-
48 rige oder einzelne Gefäße zwischen der V. saphena
    magna und der V. femoralis superficialis im un-
    teren Drittel des Oberschenkels. In Höhe des
    Adduktorenkanals liegt an der entsprechenden
48 Stelle die Huntersche Perforans.

54 Die **Kniekehlen-Perforans** (Popliteal-Area-Vein
    von Dodd) ist zwischen oberflächlichen Gefäßen
    und V. poplitea in der Mitte der Kniekehlenraute
    angelegt.

Die **Profunda-Perforans,** von uns erstmals durch   54
die Varikographie untersucht (Hach 1985), befin-   59
det sich am weitesten proximal. Sie führt an der
dorsalen Außenseite des Oberschenkels das Blut
aus den extrafaszialen Gefäßen in die V. profunda
femoris ab (s. S. 136).

Muskelvenen

Die Muskelvenen sind wegen ihrer speziellen
hämodynamischen Funktion, die sich aus der Muskelarbeit ergibt, als eigene Venengruppe zu
betrachten. Sie lassen sich gut auf gezielten Röntgenaufnahmen beurteilen. Von anderen Venen
unterscheiden sie sich durch den dichten Klappen-   68

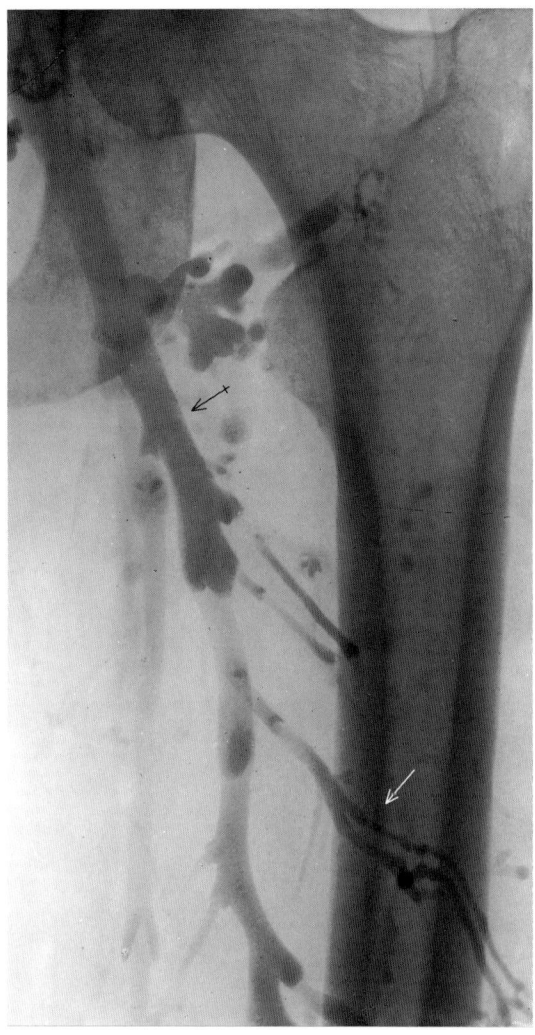

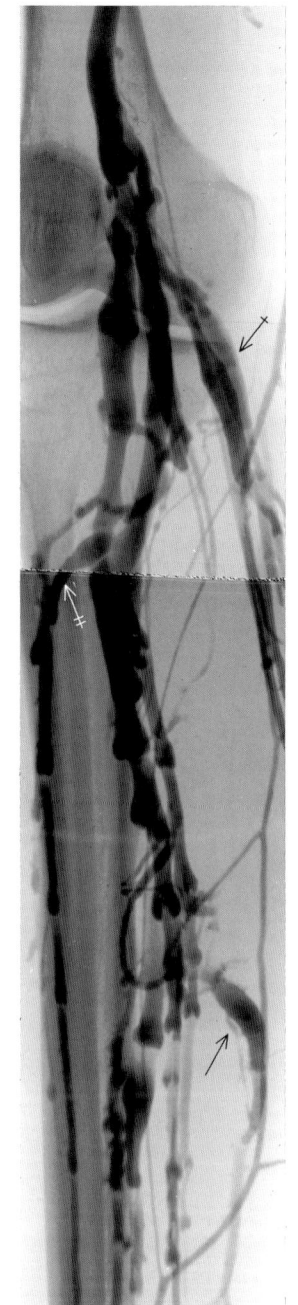

59. Suffiziente Hachsche Profunda-Perforans (→) zwischen seitlichen Oberschenkelvenen und der V. profunda femoris. Zufällige Darstellung bei der aszendierenden Preßphlebographie; 35jährige Patientin mit postthrombotischem Syndrom der Bein- und Beckenvenen

60. Soleusvenen (→) und Gastroknemiusvenen (↔). Dop- ▷ pelung der V. poplitea mit bogenförmiger Einmündung der Vv. tibiales anteriores (↔) in je einen Stamm. Darstellung durch aszendierende Preßphlebographie. Seitliche Aufnahme

besatz und die schnelle Erweiterung des Gefäßstamms infolge der zahlreichen kleinen Zuflüsse.
60 Die **Soleusvenen** münden im mittleren Drittel des Unterschenkels mit einem oder zwei bis drei Stämmen in die V. fibularis ein. Über Vv. perforantes kommunizieren sie mit dem oberflächlichen Venensystem, insbesondere mit der V. saphena parva und ihren Ästen. Häufig bestehen Verbindungen zwischen dem distalen Ende der Soleusvene und

den Vv. tibiales posteriores mit nach proximal gerichteter Blutströmung; sie sind den Brückenvenen zuzuordnen. Zur Beurteilung der Soleusvenen ist am besten die seitliche Aufnahme geeignet. Die Darstellung gelingt durch den retrograden Sedimentations- und Überlaufeffekt des Kontrastmittels bei steiler entspannter Hängelage des Patienten. Schon nach dem 25. bis 30. Lebensjahr treten *regressive Veränderungen* mit unregelmäßiger Er-

62
61
62
96
362

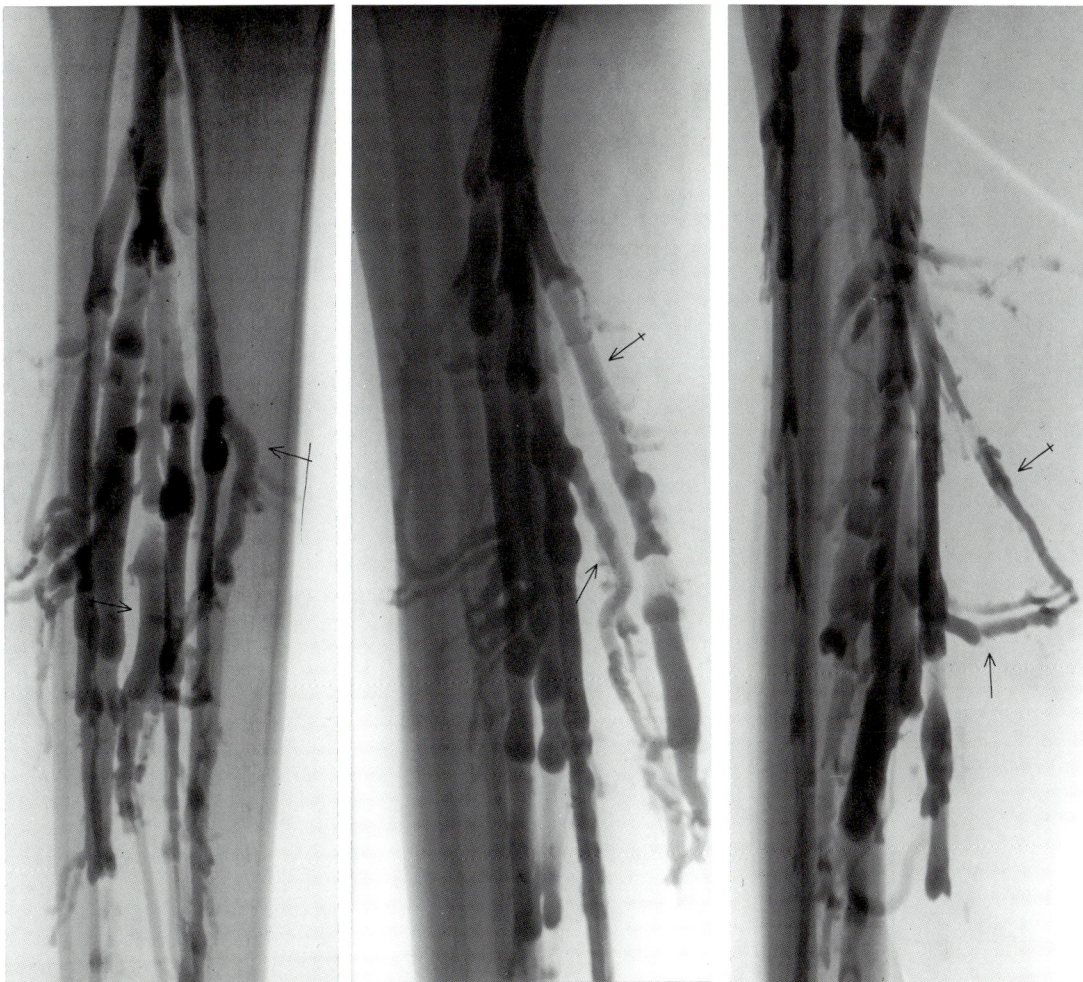

61 *(links, Mitte).* Soleusvenen. Einmündung des unteren Gefäßes in die V. tibialis posterior (→) und des oberen (↔) in die V. fibularis, die an ihrer leichten Phlebektasie erkennbar ist. Darstellung durch aszendierende Preßphlebographie bei Innenrotation *(links)* und seitlich *(Mitte)*

62 *(rechts).* Brückenvenen (→) zwischen der V. tibialis posterior und Soleusvenen (↔). Darstellung durch aszendierende Preßphlebographie

Darstellung der Muskelvenen durch aszendierende Phlebographie
Punktion der V. hallucis dorsalis
Kompression in Knöchelhöhe
Schräglage des Patienten von 30–60°
Kontrastmittelinjektion in entspannter Hängelage
Manuelle Direktion des Kontrastmittels
Ausnutzung des Überlaufeffekts
Zielaufnahmen bei Innenrotation und seitlich

weiterung und Schlängelung der Gefäße sowie Rarefizierung und Insuffizienz der Klappen auf. Ausgeprägte spindelförmige Dilatationen sehen wie Varizen aus („Muskelvarizen") und können Stauungsbeschwerden verursachen.

363

Durch die *B-Bild-Sonographie* sind normale Muskelvenen praktisch nicht abzubilden. Schwere regressive Veränderungen der Soleusvenen mit deutlicher Erweiterung der Lumina lassen sich in Bauchlage des Patienten bisweilen erkennen, aber nur unter Vermeidung eines jeglichen Aufdrucks der Ultraschall-Sonde.

Die *Vv. gastrocnemiae* münden 2 bis 3 cm oberhalb des Kniegelenkspalts mit einem gemeinsamen Stamm in die V. poplitea ein. Meistens liegen zwei, mitunter aber auch mehrere Gefäße in den beiden Muskelköpfen vor. Die Venen im tibialen Gastroknemius-Kopf sind oft etwas kräftiger als im fibularen ausgebildet; sie stellen sich auch kontrastreicher dar. Eine Unterscheidung von der V. saphena parva gelingt in der seitlichen Aufnah-

60

24
25

63

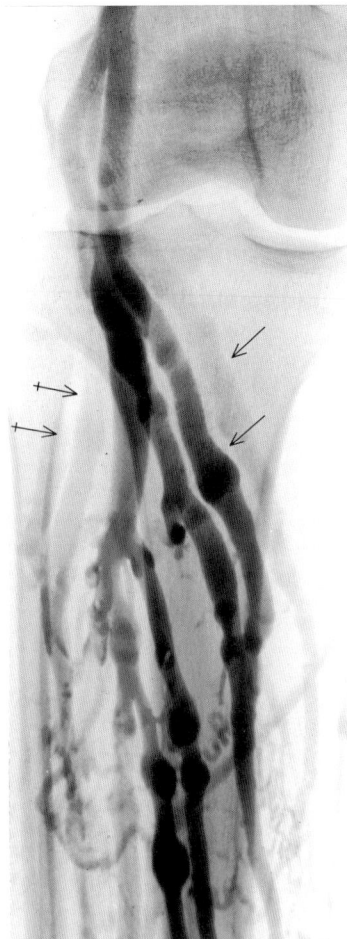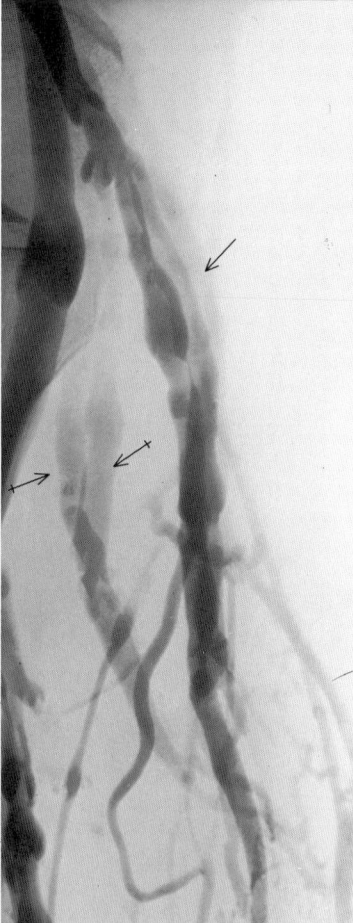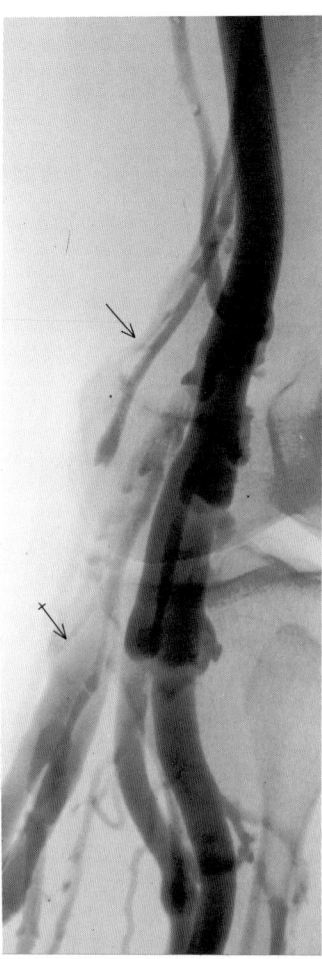

63 *(links, Mitte).* Gastroknemiusvenen mit gemeinsamer Einmündung in die V. poplitea. Kräftigere Ausbildung und kontrastreichere Darstellung der Gefäße des tibialen Muskelkopfes (→) als des fibularen Muskelkopfes (↔). Darstellung durch aszendierende Preßphlebographie bei Innenrotation *(links)* und seitlich *(Mitte)*

64 *(rechts).* Getrennte Einmündung der V. saphena parva (→) und der Gastroknemiusvenen (↔) in die V. poplitea. Differenzierung der Gefäße durch Klappenbesatz und Weite der Lumina

meposition vor allem durch den nach proximal abnehmenden, dichten Klappenbesatz und auf dem Bild bei Innenrotation durch den schrägen, von tibial-distal nach fibular-proximal gerichteten Verlauf.

In der Mitte der Wade befindet sich zwischen der V. saphena parva und den Gastroknemiusvenen die *Maysche V. perforans.* Ihre Projektion auf die Haut entspricht etwa dem statischen Gastroknemius-Punkt, also dem Ansatz der Achillessehne am M. gastrocnemius. Bei der Perforansinsuffizienz kann sich hier eine isolierte Varikose und in seltenen Fällen eine inkomplette Stammvarikose der V. saphena parva ausbilden.

Auch in den Gastroknemiusvenen finden sich häufig schwere regressive Veränderungen mit spindelförmigen Gefäßerweiterungen und rarefiziertem

Klappenbesatz, die leicht mit einer Stammvarikose der V. saphena parva zu verwechseln sind.

Im Bereich des distalen Oberschenkels kommen mitunter die ***Venen des M. vastus medialis*** bei der aszendierenden Phlebographie zur Darstellung. Sie sehen büschelförmig aus und münden direkt in die V. femoralis superficialis, in die V. profunda femoris oder in eine der Doddschen Vv. perforantes ein.

Am Oberschenkel gehört auch die ***V. profunda femoris*** zu den Muskelgefäßen. Sie leitet das Blut aus den Adduktoren und Flexoren sowie aus einem Teil der Streckmuskulatur ab. Wie alle Muskelvenen zeigt sie einen dichteren Klappenbesatz als die Leitvenen und ein schnell zunehmendes Lumen des Gefäßstammes durch zahlreiche Zuflüsse. In Höhe des Canalis adductorius läßt sich in

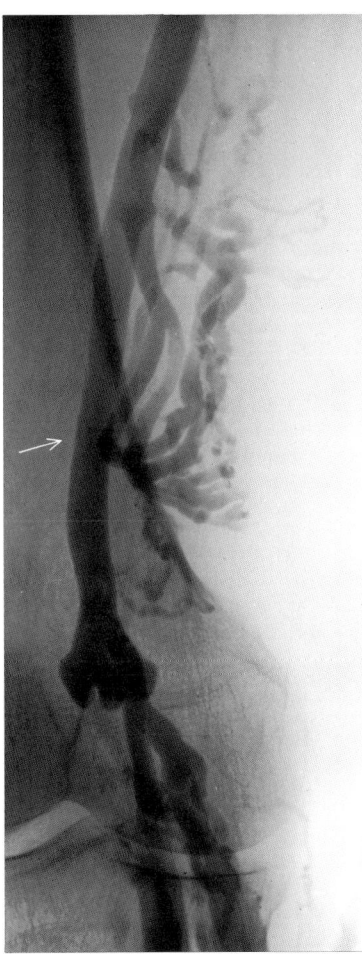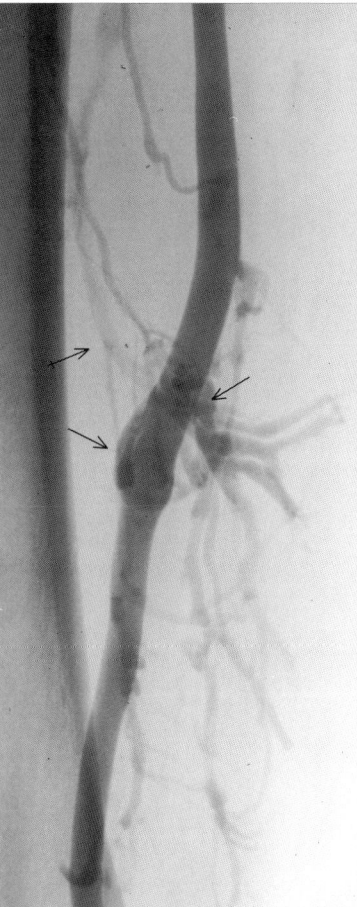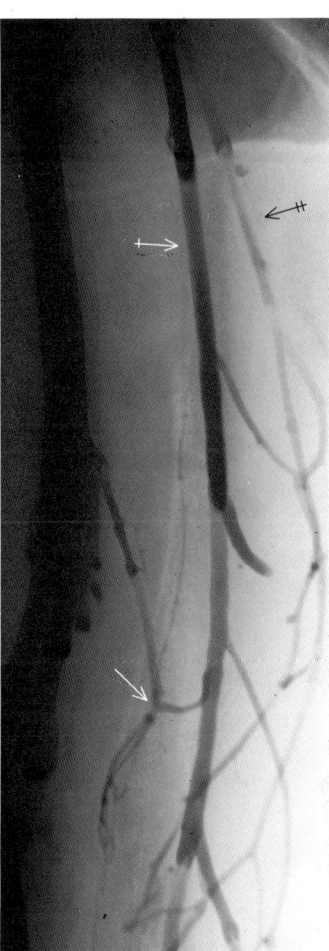

65 *(links).* Venen des M. vastus medialis. Einmündung in die V. femoralis superficialis mit gemeinsamem Stamm (→). Zufällige Darstellung bei der aszendierenden Preßphlebographie

66 *(Mitte).* Venen des M. vastus medialis. Teilweise Einmündung mit größeren Venenstämmen in die V. femoralis superficialis (→); teilweise direkte Verbindung mit der

V. profunda femoris (↔). Zufällige Darstellung bei der aszendierenden Preßphlebographie

67 *(rechts).* Venen des M. vastus medialis (→) mit Einmündung in Doddsche V. perforans. ↔ V. saphena magna; ↔ V. saphena accessoria medialis. Zufällige Darstellung bei der aszendierenden Preßphlebographie

1,1 % der Fälle mit suffizientem Venensystem eine Anastomose zur V. femoralis superficialis nachweisen, die *distale Femoralisanastomose* (S. 23). Die V. profunda femoris stellt sich bei der aszendierenden Phlebographie nur ausnahmsweise dar. Mitunter gelingt die Abbildung ihres proximalen Abschnittes durch den retrograden Überlaufeffekt. Günstige Bedingungen liegen vor, wenn das Kontrastmittel über eine distale Femoralisanastomose in das Profundasystem einfließen kann.

An der Außenseite des proximalen Oberschenkels bestehen mehrere Verbindungen, die das Blut aus den extrafaszialen Gefäßen direkt in die V. profunda femoris ableiten. Es handelt sich dabei um die von uns beschriebenen Profunda-Perforantes. Sie können bei variköser Degeneration ein typisches Krankheitsbild verursachen (S. 136). Unter normalen Bedingungen lassen sie sich phlebographisch nicht darstellen.

41
43
288
46
59
222

Literatur

Burton AC (1961) Hemodynamics and the physics of the circulation. Med Physiol Biophys 18: 643
Cockett FB (1955) Venous ulcers of the leg. Brit J Surg 43: 260
Dodd H, Cockett FB (1956) The pathology and surgery of veins of the lower limb. Livingstone, Edinburgh
Fegan WG (1967) Varicose veins. Heinemann, London

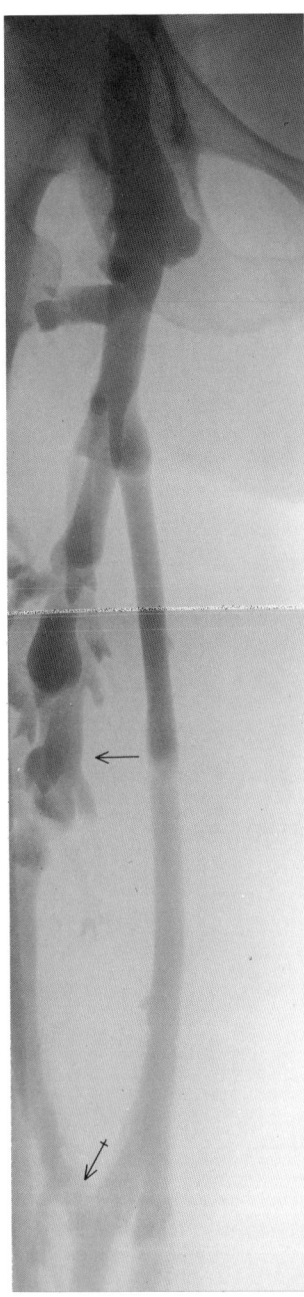

68. V. profunda femoris (→). Spontane Darstellung bei den aszendierenden Preßphlebographie über eine distale Femoralisanastomose (↔). Kennzeichnung der Vene durch schnell zunehmendes Lumen, dichten Klappenbesatz und zahlreiche einmündende Gefäße

Giacomini C (1873) Osservazioni anatomiche per servire allo studio della circulazione venosa dell estremita inferiore Parte I–III. Giornale R Acad Med (Torino) 1: 109

Gillot C (1975) Die intraoperative Phlebographie der V. saphena parva. In: Brunner U (Hrsg) Die Kniekehle. Huber, Bern

Green NA, Griffiths JD, Lavy GA (1958) Venous drainage of anterior tibio-fibular compartment of the leg, with reference to varicose veins. Brit Med J 1: 1209

Gullmo AL (1964) Phlebographie der peripheren Venen. In: Diethelm L (Hrsg) Röntgendiagnostik des Herzens und der Gefäße. Springer, Berlin Göttingen Heidelberg New York (Handbuch der medizinischen Radiologie, Bd X/3)

Hach W (1981) Spezielle Diagnostik der primären Varikose. Demeter, Gräfelfing

Hach W (1985) Die Varikose der Profunda-Perforans – ein typisches phlebologisches Krankheitsbild. Vasa 14: 155

Haeger K (1962) The surgical anatomy of the saphenous-popliteal functions. Cardiovasc Surg 3: 420

Jecht EW (1983) Crosse oder Krosse; zur Etymologie des Wortes. Phlebol Protokol 12: 64

Kosinski G (1926) Observations on the superficial venous system of the lower extremity. J Anat 60: 131

Lanz T von, Wachsmuth W (1972) Praktische Anatomie I/4. Bein und Statik. Springer, Berlin Heidelberg New York

Limborgh J van (1965) Anatomie der Venae communicantes. Zbl Phlebol 4: 268

May R, Nissl R (1973) Die Phlebographie der unteren Extremität. Thieme, Stuttgart

Moosmann A, Hartwell Jr W (1964) The surgical significance of the subfascial course of the lesser saphenous vein. Surg Gynec Obstet 118: 761

Netzer CO (1979) Anatomie. In: Ehringer H, Fischer H, Netzer CO, Schmutzler R, Zeitler E (Hrsg) Venöse Abflußstörungen. Enke, Stuttgart

Pirner F (1957) Der variköse Symptomenkomplex. Enke, Stuttgart

Schäfer K (1981) Verlauf, Fasziendurchtritte und Einteilung der Vv. perforantes. In: May R, Partsch H, Staubesand J (Hrsg) Venae perforantes. Urban & Schwarzenberg, München

Schobinger RA (1975) Bedeutung einer persistierenden V. femoropoplitea. In: Brunner U (Hrsg) Die Kniekehle. Huber, Bern

Sherman RS (1949) Varicose veins, further findings based on anatomic and surgical dissections. Ann Surg 130: 218

Staubesand J (1980) Anmerkungen zur vaskulären Anatomie der Knöchelregion. In: Brunner U (Hrsg) Die Knöchelregion. Huber, Bern

Staubesand J (1987) Kleiner Atlas zur systematischen und topographischen Anatomie der Venae perforantes. In: Cockett F, Klüken N (Hrsg) Die klinische Bedeutung der Venae perforantes. Schattauer, Stuttgart

Extraperitoneale Venensysteme des Beckens und Abdomens

Zur umfassenden Beurteilung der venösen Hämodynamik an der unteren Extremität gehört die Darstellung der Venensysteme im Bereich des Beckens und des retroperitonealen Raums.

Beckenvenen

69 Die Beckenvenen beginnen oberhalb des Leistenbandes mit der *V. iliaca externa,* die aus der V. femoralis communis hervorgeht. Sie liegt zunächst medial von der gleichnamigen Arterie. Rechts wird sie handbreit kranial des Ligamentum ingui-
70 nale von der Schlagader überkreuzt; dadurch kann zuweilen eine leichte Impression entstehen.

Die V. iliaca externa nimmt als wichtiges Gefäß die *V. circumflexa ilium profunda* auf, die am Darmbeinkamm entlangzieht und mit den Lumbalvenen anastomosiert.

Durch die Vereinigung der Vv. iliacae externa und
69 interna entsteht die *V. iliaca communis.* Sie ver-
385 läuft kranial und dorsal von der A. iliaca communis. In Höhe des 5. Lendenwirbelkörpers trifft sie
71 mit dem gegenseitigen Gefäß zur V. cava inferior zusammen. Kurz vorher mündet noch die von oben kommende V. lumbalis ascendens ein, die bereits zu den klappenlosen Gefäßen des paravertebralen Systems gehört. Die linke V. iliaca communis zeigt unmittelbar vor der Bifurkation der V. cava eine bandförmige Aufhellung (unsichtbare
74 Zone, S. 243), die durch die Impression der A. ilia-
385 ca communis dextra verursacht wird. An dieser Stelle befindet sich häufig ein intravasaler Sporn
72 oder gelegentlich eine Atresie.

73 Die *V. iliaca interna* führt das Blut aus den mächtigen venösen Plexus der Beckenorgane ab. Ihr Stamm ist 3 bis 7 cm lang. Die Verbindung mit der V. iliaca externa liegt in Projektion auf das Sakroiliakalgelenk oder weiter kaudal. Als wichtigste
74 Anomalien gelten die Einmündung der rechten V. iliaca interna in die linksseitigen Beckenvenen und umgekehrt.

In den Stamm der V. iliaca interna münden 5 Venengruppen ein; die *Sakralvenen* bilden ein Anastomosen-Netz zur Gegenseite hin; aus dem medialen Bereich des Beckens kommen die *Organvenen* von Rektum, Blase, Vagina und Uterus; am weitesten kaudal befinden sich die Vv. obturatoriae sowie mit Projektion auf das Caput femoris die Vv. ischiadicae und lateral davon die Vv. gluteae.

Das Stromgebiet der V. iliaca interna gehört teil-
293 weise schon zur speziellen Organanatomie und -pathologie. Durch die zahlreichen Anastomosen zur Gegenseite hin kann es für die Ausbildung von
294 Kollateralkreisläufen beim Verschluß der V. iliaca communis und der unteren Hohlvene eine wesentliche Bedeutung erlangen.

75 **Sonographisch** sind die Vv. iliacae externae und communes bei schlanken Menschen gut zu beurteilen. Meistens läßt sich auch die Mündungsregi-

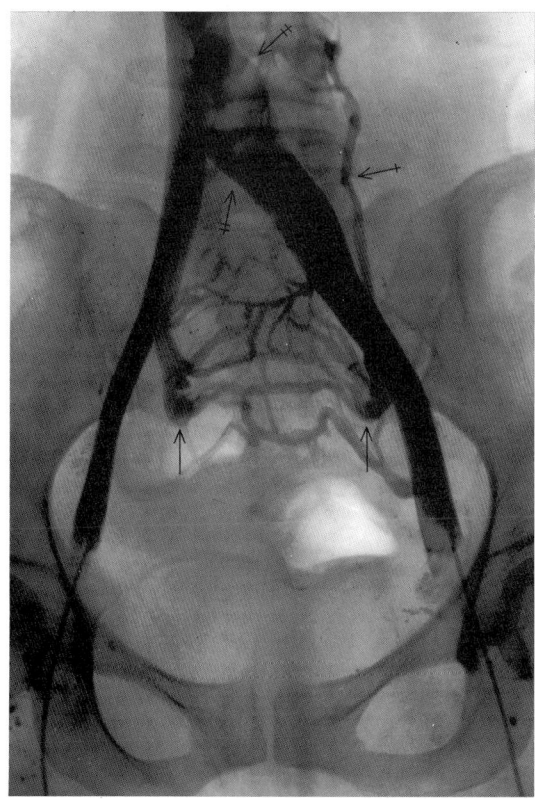

69. Beckenvenen; Darstellung durch Beckenvenenphlebographie mit Seldinger-Technik. → V. iliaca interna und präsakraler Plexus; ↔ V. lumbalis ascendens; ↦ Kompressionseffekt durch die A. iliaca communis dextra

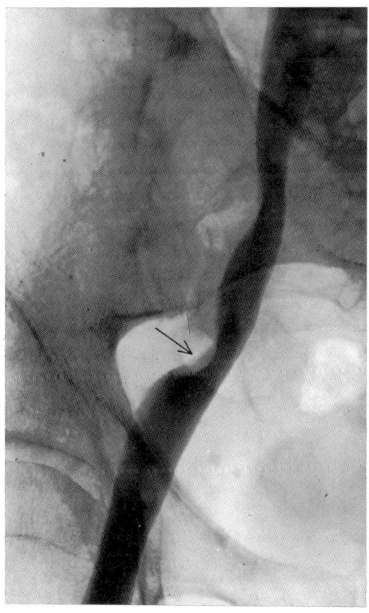

70. Kompressionseffekt an V. iliaca externa dextra durch die kreuzende Arterie (→)

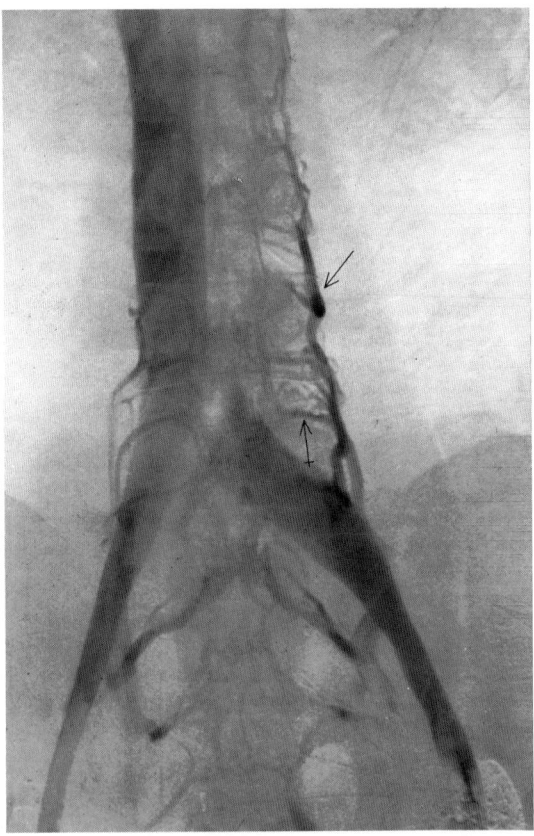

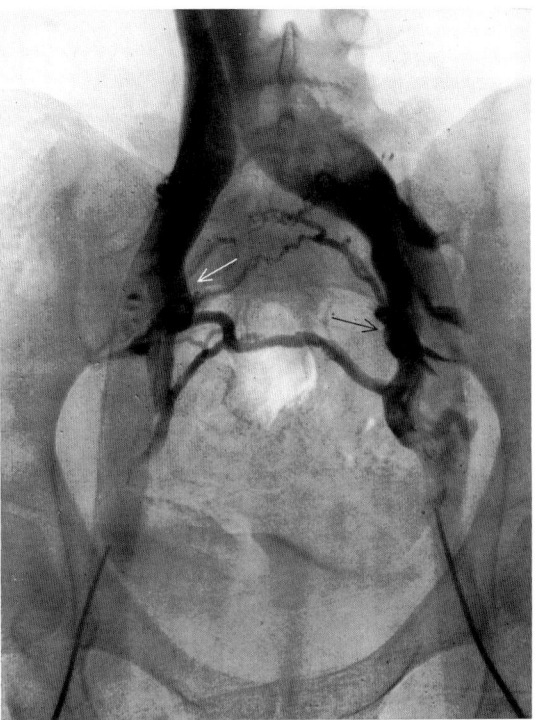

73. Vv. iliacae internae (→) und präsakrale Anastomosen. Darstellung durch Beckenvenenphlebographie mit Seldinger-Technik

71. V. cava inferior und paravertebrale Venen im lumbalen Bereich. Darstellung durch Beckenvenenphlebographie mit Seldinger-Technik und photographischer Subtraktion. → V. lumbalis ascendens; ↔ Vv. lumbales

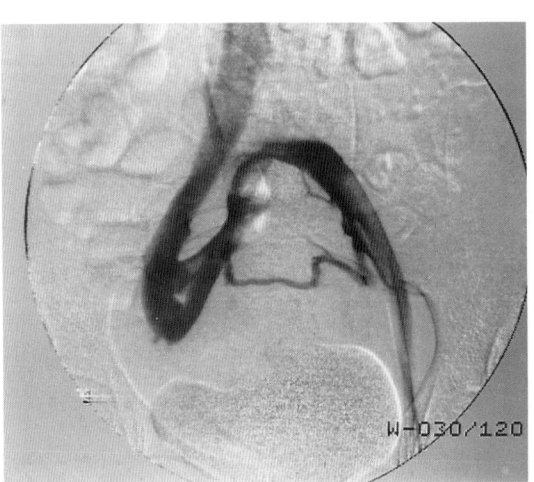

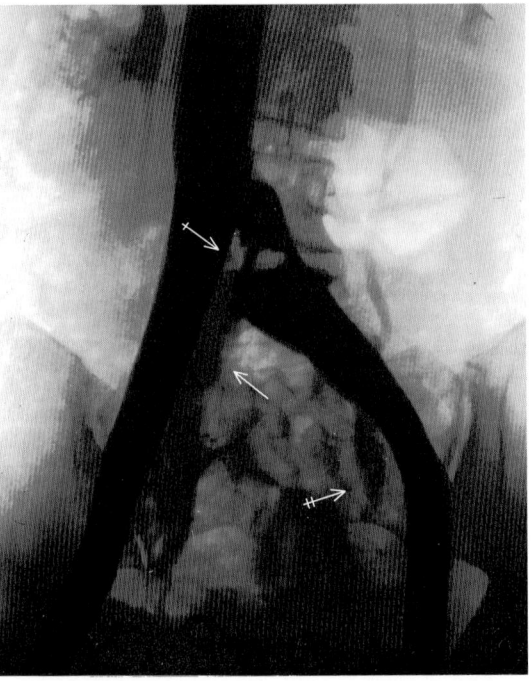

72. Agenesie oder Atresie der V. iliaca communis links bei 52 jähriger Frau. Darstellung durch digitale Subtraktionsphlebographie

74. Fehleinmündung der rechten V. iliaca interna (→) in die linke V. iliaca communis. ↔ Beckenvenensporn; ↦ V. iliaca interna sinistra

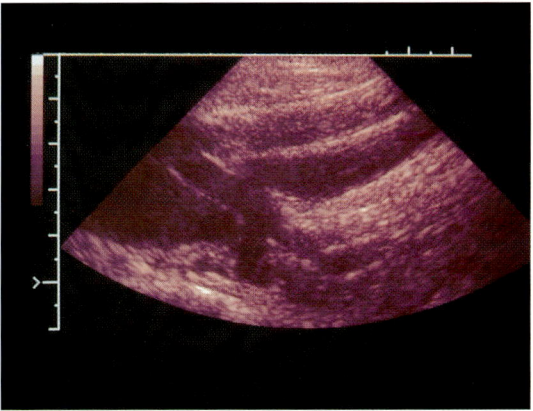

75. Darstellung der Vv. iliacae externae und communes in Höhe der Einmündung der V. iliaca interna durch die B-Bild-Sonographie mit Farbkodierung. Begleitende Arterien jeweils oberhalb der Venen. (Acuson, 3,5 MHz-Sektorschallkopf)

on der V. iliaca interna einsehen. Durch Adipositas und starken Meteorismus werden die Untersuchungsbedingungen limitiert.

V. cava inferior

Die untere Hohlvene zieht rechts unmittelbar vor der Wirbelsäule zum Foramen venae cavae des Zwerchfells. Sie nimmt die Venen der Nieren und Nebennieren, die V. ovarica dextra, die Lebervenen und mehrere parietale Gefäße auf. Über die segmentär angeordneten Vv. lumbales steht sie mit den Wirbelsäulen-Plexus in enger Verbindung. Die V. cava inferior ist klappenlos.

Die **Sonographie** erlaubt eine gute Beurteilung der V. cava inferior sowohl in morphologischer wie in funktioneller Hinsicht. Das Gefäß ist von der Bifurkation bis zum Zwerchfell hin zu verfolgen. Die Einmündungen der Nierenvenen und der Lebervenen sind abzugrenzen. Aus dem typischen Doppelschlagphänomen läßt sich auf eine normale Strömungsdynamik schließen.

Die *ontogenetische Entwicklung* aus paarig angelegten Gefäßen erklärt die große Zahl von anatomischen Variationen und Fehlbildungen. In der dritten Embryonalwoche werden die paarigen Kardialvenen und kurze Zeit später die Subkardialvenen angelegt. Aus der Verschmelzung verschiedener Segmente entsteht dann die unpaare Hohlvene. Die meisten Anomalien lassen sich aus einer isolierten Wachstumshemmung erklären. Relativ am häufigsten findet sich die Doppelung des infrarenalen Cavasegments mit 1% (Luzsa 1972) bis 3% (Milloy et al. 1962). Die Linkslage kommt in etwa 0,2% der Fälle vor (Luzsa 1972).

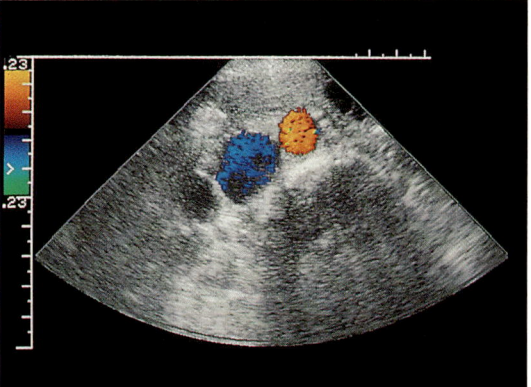

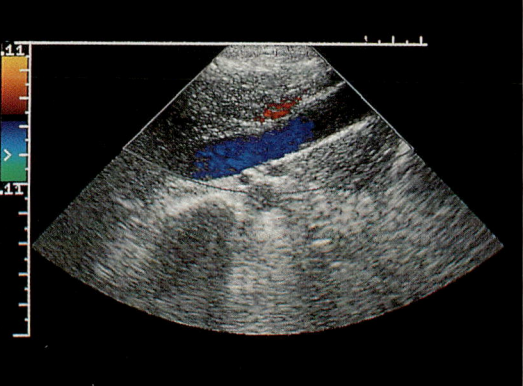

76. Aorta abdominalis und V. cava inferior im Querschnitt *(oben)* sowie V. cava inferior im Längsschnitt *(unten)*. Darstellung durch farbkodierte Duplex-Sonographie. (Acuson, 3 MHz-Sektorschallkopf)

Vertebrale und paravertebrale Venensysteme

Im Bereich der Wirbelsäule werden die *Plexus venosi externi und interni* unterschieden (Clemens 1961). Die äußeren Venengeflechte liegen an der ventralen Seite der Wirbelkörper sowie hinter dem Ligamentum flavum, das die Wirbelbögen dorsal zum Wirbelkanal abschließt (Plexus venosi vertebrales externi ventralis et dorsalis). Der mächtige innere Plexus ist vorwiegend in Längsrichtung an der ventralen und dorsalen Seite innerhalb des Wirbelkanals entwickelt (Plexus venosi vertebrales interni ventralis et dorsalis). Über die segmentär angeordneten Vv. lumbales in der Lendenregion und über die Vv. intercostales im thorakalen Bereich bilden die Venengeflechte mit dem paravertebralen System eine funktionelle Einheit. Zum paravertebralen System gehören die beiden *Vv. lumbales ascendentes,* die neben der Wirbelsäule auf den Querfortsätzen liegen. Sie münden kaudal in die Vv. iliacae communes ein. Außerdem bestehen Kommunikationen mit dem Plexus veno-

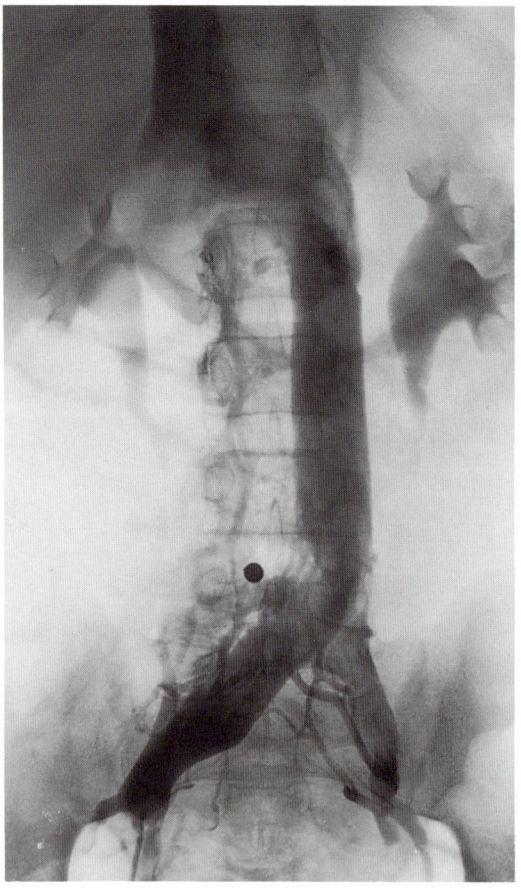

77. Infrarenale Linkslage der V. cava inferior. (Aufnahme Prof. J. Weber, DRK-Krankenhaus Hamburg)

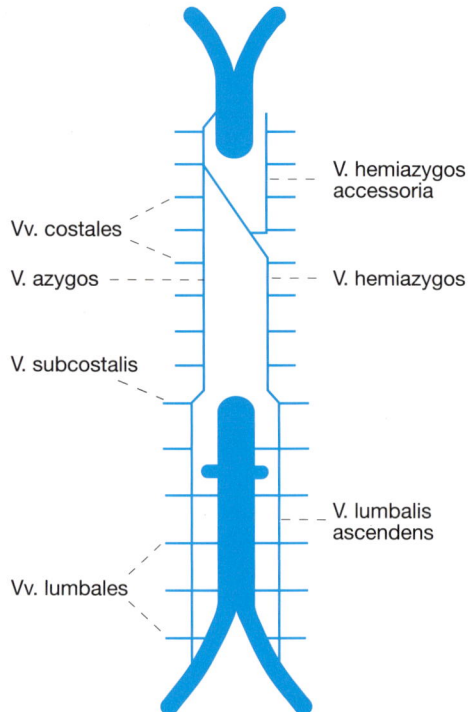

79. Schematische Darstellung der Hohlvenen und der paravertebralen Venensysteme

Beschriftungen (Abb. 79):
- Vv. costales
- V. azygos
- V. subcostalis
- V. hemiazygos accessoria
- V. hemiazygos
- V. lumbalis ascendens
- Vv. lumbales

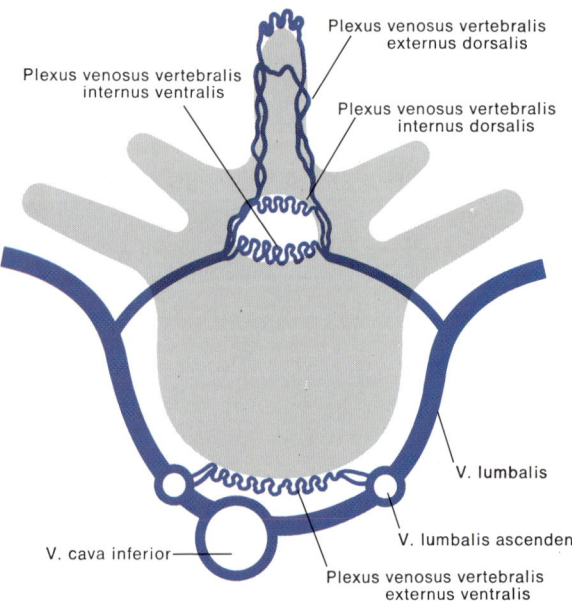

Beschriftungen (Abb. 78):
- Plexus venosus vertebralis externus dorsalis
- Plexus venosus vertebralis internus ventralis
- Plexus venosus vertebralis internus dorsalis
- V. lumbalis
- V. lumbalis ascendens
- V. cava inferior
- Plexus venosus vertebralis externus ventralis

78. Schematische Darstellung der Wirbelsäulenplexus

Darstellung der Beckenvenen und der unteren Hohlvene durch digitale Subtraktionsphlebographie oder Beckenvenenphlebographie
durch direktes Verfahren
Punktion der V. femoralis
Manuelle Injektion des Kontrastmittels
Digitale Subtraktionsphlebographie bzw. Serienangiographie
durch aszendierende Phlebographie
Punktion der V. hallucis dorsalis beiderseits
Kompression in Knöchelhöhe
Horizontallage des Patienten
Injektion von 50 ml Kontrastmittel beiderseits
Manuelle Kontrastmitteldirektion in die Beckenregion
Zielaufnahmen
Digitale oder photographische Subtraktion

sus sacralis, mit der Pfortader und den Organplexus. Kranialwärts setzt sich die V. lumbalis ascendens dextra nach Aufnahme der V. subcostalis in den Thoraxraum als ***V. azygos*** und auf der linken Seite als ***V. hemiazygos*** fort. Die Gefäße biegen in Höhe des 12. Brustwirbels nach ventral um und verlaufen an der Vorderseite der Wirbelkörper. Die V. hemiazygos und die V. hemiazygos

315

accessoria münden entweder gemeinsam oder mit getrennten Stämmen in die V. azygos ein, die sich ihrerseits von hinten mit der V. cava superior verbindet. Das Azygossystem nimmt auch zahlreiche Äste aus den Organen des hinteren Mediastinums auf. Eine ausführliche Beschreibung der Röntgenanatomie findet sich bei Bücheler (1971).

Die V. azygos enthält in 24 % der Fälle schlußfähige Klappen; sie bilden sich mit zunehmendem Alter zurück und lassen sich dann röntgenologisch nicht mehr nachweisen (Bücheler 1971). Die vertebralen Geflechte und die paravertebralen Gefäße sind klappenlos und erlauben den Abstrom des Blutes in alle Richtungen. Eine Ausnahme stellen lediglich noch die Vv. radiculares dar, deren Klappen einen Rückstau in das Rückenmark verhüten (Clemens 1961), sowie die Mündungsregion der V. azygos. Beim Verschluß der unteren oder der oberen Hohlvene stehen die vertebralen und paravertebralen Gefäße als *wichtige Kollateralkreisläufe* zur Verfügung; sie reichen von den Beckenplexus bis zu den Schädelvenen. Darüber hinaus spielen sie als Blutreservoir, zur Druckregulation und bei der hämatogenen Ausbreitung von Metastasen eine Rolle (Batson 1964).

Unter normalen hämodynamischen Bedingungen kommen die vertebralen und paravertebralen Venensysteme bei der Beckenvenenphlebographie nicht zur Darstellung. Für ihre Beurteilung müssen spezielle Methoden, wie die selektive Phlebographie der V. lumbalis ascendens (Clemens 1961), herangezogen werden. – Die Okklusionsphlebographie (Weber 1978) und die intraossäre Phlebographie (Clemens 1961; Fischgold et al. 1952) sind überholt. Bei Verdacht auf einen krankhaften Prozeß an den retroperitonealen und paravertebralen Gefäßen bieten sich die digitale Subtraktionsangiographie, die Computertomographie und die Magnetresonanztomographie an.

Literatur

Batson OV (1964) Vertebral phlebography. In: Schobinger RA, Rudzicka FF (eds) Vascular roentgenology. McMillan, New York

Bücheler E (1971) Die direkte Angiographie der Vertebralplexus, der lumbalen Venen und des Azygosvenensystems. Röntgenanatomie und klinische Anwendung. Ergebn Med Rad, Bd III. Thieme, Stuttgart

Clemens HJ (1961) Die Venensysteme der menschlichen Wirbelsäule. De Gruyter, Berlin

Fischgold H, Clement JC, Talairach J, Ecoiffier J (1952) Opacification des systemes veneux rachidiens et crâniens par voie osseuse. Press Med 60: 599

Luzsa G (1972) Röntgenanatomie des Gefäßsystems. Barth, Frankfurt/M

Milloy FJ, Anson BJ, Cauldwell EW (1962) Variations in the inferior caval veins and their renal and lumbal communications. Surgery 115: 131

Weber J (1978) Phlebographie und Venendruckmessung im Abdomen und Becken. Witzstrock, Baden-Baden

Venenklappen

Die Venenklappen sind so angelegt, daß sie den Rückfluß des Blutes in die Peripherie verhindern. Oft, aber keineswegs immer, sitzen sie distal der Einmündung eines kleineren Seitenastes. Sie bestehen aus zwei, ausnahmsweise auch drei zarten *Segeln,* die mit einem konvexen Rand in das Lumen hineinragen. Hinter den Klappensegeln ist die Venenwand oft sinusartig ausgebuchtet. 80 81 82

Im Gegensatz zu den Muskelvenen, die zahlreiche Äste aufnehmen, lassen die Leitvenen proximal und distal der Klappenregion meistens keine wesentliche Differenz der Gefäßlumina erkennen. Eine Ausnahme findet sich im Mündungsbereich der V. saphena magna; hier erweitert sich das Lumen jeweils proximal der beiden Schleusenklappen erheblich bis zum weiten Saphenatrichter an der Einmündung in die V. femoralis communis. Entsprechende Verhältnisse liegen im Mündungsbereich der V. saphena parva vor. Auf dem Phlebogramm ist die morphologische Situation als *Tele-* 11 12 23

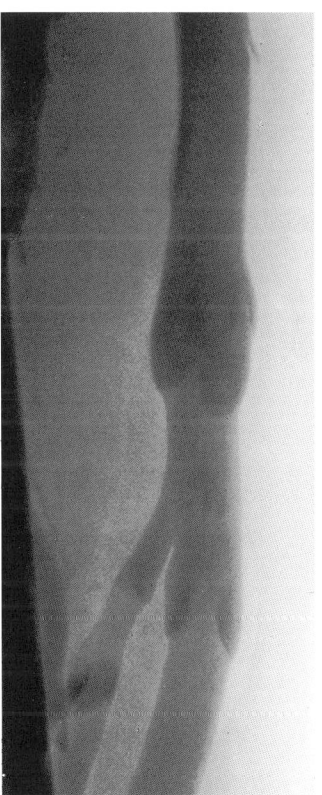

80. Klappen der V. femoralis superficialis in geöffnetem und geschlossenem Zustand. Lokalisation meistens distal von Einmündungen. Darstellung bei aszendierender Preßphlebographie

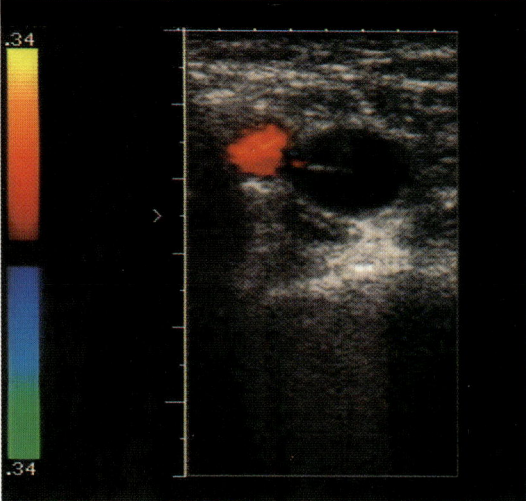

81. Geschlossene Venenklappe bei farbkodierter Duplex-Sonographie (Acuson, 7 MHz-Schallkopf). Arterien *rot* kodiert, Venen infolge fehlender Strömung *schwarz* mit quer verlaufendem Klappensegel

skop-Zeichen zu erkennen und gilt als Kriterium der Klappensuffizienz.

In der Phase des langsamen kontinuierlichen Blutstroms (steady flow), in der die aszendierende Preßphlebographie durchgeführt wird, sind die Venenklappen offen und im Phlebogramm nur an der diskreten Ausbuchtung des Gefäßlumens zu erkennen. Bei tiefer Einatmung und unter dem Valsalvaschen Preßversuch schließen sich die Segel. Die Klappenregion ist jetzt knotenförmig verdickt. Durch die Absetzung des spezifisch schwereren Kontrastmittels in den Klappentaschen sind die anatomischen Einzelheiten bei der Röntgenuntersuchung in Steillage des Patienten gut zu beurteilen. Zu Beginn eines Preßversuchs kann auch bei funktionstüchtigen Klappen eine geringe rückläufige Blutströmung auftreten. Der Nachweis des retrograden Kontrastmittelabstroms allein darf demnach nicht als Zeichen der Insuffizienz gedeutet werden. Beim *Überlaufeffekt* (s. S. 57) kann dieses Phänomen zur Darstellung spezieller Gefäßregionen eine Anwendung finden.

In der Fötalperiode verfügt der Mensch über eine große *Zahl* von Venenklappen. Sie nimmt physiologischerweise von der Geburt bis zum 70. Lebensjahr kontinuierlich auf 19% des ursprünglichen Bestandes ab (Kubik 1982). Auch von den peripheren zu den zentralen Stromgebieten hin ist eine Verminderung des Klappenbesatzes der Venen festzustellen. Über die Anzahl in den einzelnen Gefäßen gibt die nebenstehende Übersicht Auskunft. Muskelvenen sind relativ dicht bestückt.

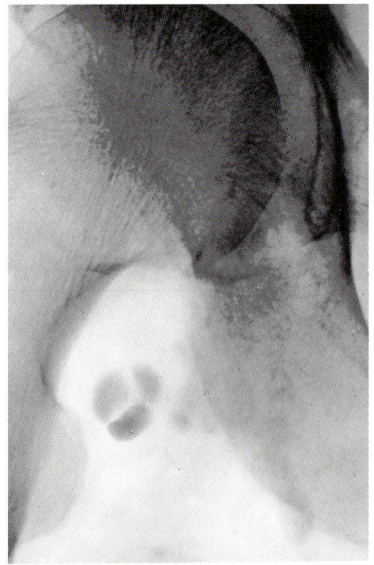

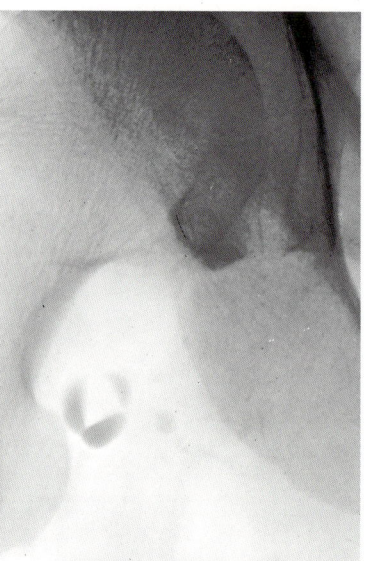

82. Mündungsklappe der V. profunda femoris in geschlossenem *(oben)* und geöffnetem *(unten)* Zustand. Antegrade Projektion von 3 äquivalenten und symmetrisch angelegten Klappensegeln. Zufälliger Befund bei 70jährigem Mann mit Femoralvenenthrombose

Anzahl der Venenklappen (nach Lodin et al. 1961)	
V. femoralis superficialis	4 (1– 9)
V. poplitea	2 (1– 5)
V. tibialis posterior	10 (7–20)
V. tibialis anterior	10 (9–12)
V. fibularis	10 (6–12)
V. saphena magna	10 (7–20)
V. saphena parva	8 (5–15)

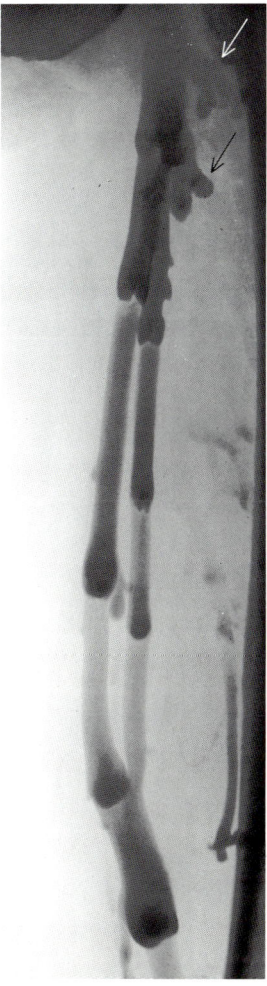

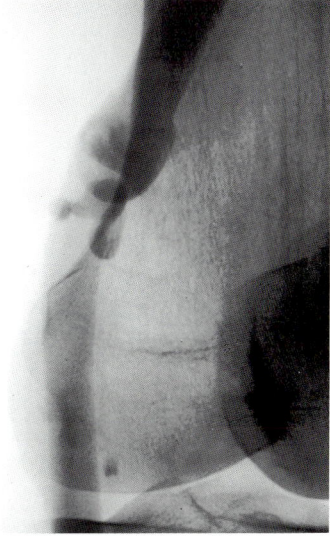

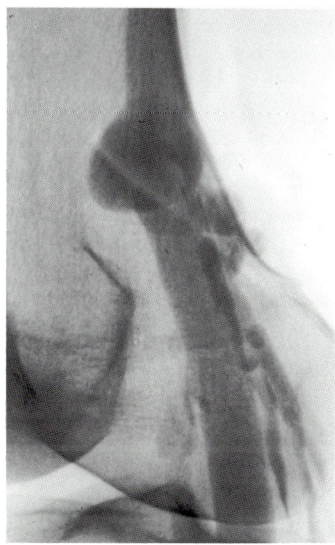

83. Torsion der Klappen in gedoppelten Vv. femorales superficiales. Mündung der V. profunda femoris mit 2 großen Gefäßstämmen (→)

84. Asymmetrische Ausbildung der Klappe im Hunterschen Kanal. Darstellung durch aszendierende Preßphlebographie bei Innenrotation *(oben)* und seitlich *(unten)*

Die entsprechenden Gefäße an den beiden Extremitäten oder in den einzelnen Venengruppen, wie die Vv. tibiales posteriores, zeigen oftmals eine übereinstimmende *Lokalisation* der Klappen. Gelegentlich kann diese Erkenntnis diagnostisch ver-
83 wertet werden. In größeren Leitvenen ist eine spiralförmige Anordnung nachzuweisen.
Gelegentlich zeigt eine Venenklappe angeborene
84 *Deformierungen.* Relativ häufig ist davon die Klappe im Hunterschen Kanal betroffen. Des öfteren kann eine asymmetrische Ausbildung oder
85 eine abnorme Ausweitung der Klappensinus beobachtet werden.

Selektive Darstellung der Venenklappen durch aszendierende Preßphlebographie
Schräglage des Patienten von 30° Kontrastmittelinjektion in entspannter Hängelage Manuelle Direktion des Kontrastmittels Valsalva-Versuch Abwarten bis zur Sedimentation des Kontrastmittels Zielaufnahmen in 2 Ebenen

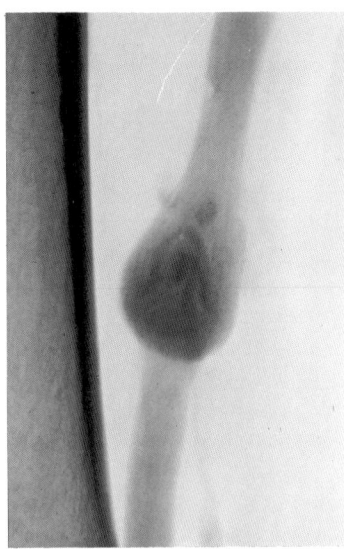

Schlußfähigkeit; erst mehrere hintereinanderliegende Klappen können Gegendruckwellen vollständig neutralisieren. Die Muskelpumpen wirken sich nur bei erhaltener Klappenfunktion in optimaler Weise aus (Schneider u. Fischer 1969).

Als weitere Aufgabe haben die Klappen rückläufige Strömungswellen abzufangen. Diese Funktion ist beim Positionswechsel vom Liegen zum Stehen von wichtiger hämodynamischer Bedeutung.

Sonographisch kann die eine oder andere Venenklappe unter günstigen Bedingungen beobachtet werden. Eine differenzierte morphologische Beurteilung des Klappenapparates einer ganzen Extremität ist bisher nicht möglich. 81

85. Abnorme Ausweitung der Venenklappe im Hunterschen Kanal. Strömungsturbulenzen. Zufälliger Befund bei der aszendierenden Preßphlebographie

Die wesentliche *Funktion* der Klappen besteht darin, retrograde Druckwellen abzublocken (Netzer 1979). Solche Schutzbarrieren erscheinen um so notwendiger, je geringer die antegrade Strömung und die Strömungsdrucke sind. Die einzelne Klappe verfügt dabei über keine absolute

Literatur

Kubik S (1982) Die Anatomie des Fußes unter besonderer Berücksichtigung der Faszien, Faszienräume und der Gefäßversorgung. In: Brunner U (Hrsg) Der Fuß. Huber, Bern

Lodin A, Lindvalla N, Gentele H (1961) Congenital absence of valves in the deep veins of the leg. Acta Derm Venerol (Stockholm) 41: 45

Netzer CO (1979) Die Physiologie des Niederdrucksystems. In: Ehringer H, Fischer H, Netzer CO, Schmutzler R, Zeitler E (Hrsg) Venöse Abflußstörungen. Enke, Stuttgart

Schneider W, Fischer H (1969) Die chronisch-venöse Insuffizienz. Enke, Stuttgart

Hämodynamik des venösen Rückstroms

Die Venen haben im Kreislaufsystem die Aufgabe, das Blut zum Herzen zurückzuführen und das für die aktuelle Zirkulation nicht benötigte Blutvolumen zu speichern. Die Regulation erfolgt über den transmuralen Druck, der die Größe des Gefäßquerschnitts bestimmt, und über den Strömungsdruck; der Strömungswiderstand ist in der venösen Strombahn beim Vergleich mit dem arteriellen System und den Kapillaren sehr klein (Netzer 1979).

Bei horizontaler Körperlage reicht der Druckgradient vom postkapillären Bereich bis zum Herzen aus, um eine langsame Blutströmung als *vis tergo* aufrechtzuerhalten. Der Strömungsdruck beträgt dabei in den Venolen 15–25 mm Hg, in der V. femoralis communis 8–20 mm Hg und im rechten Vorhof noch 5–7 mm Hg (Burton 1960).

Die Atmung wirkt durch die gegensinnigen intrathorakalen und intraabdominellen Druckschwankungen wie eine Druck-Saug-Pumpe (*vis a fronte*). Durch die *Herzaktion* wird der venöse Blutstrom in zweifacher Hinsicht beschleunigt, durch den Abfluß des im Vorhof und in den herznahen Gefäßen angesammelten Blutes in die entspannte rechte Kammer und während der Austreibungsphase durch die Verschiebung der geschlossenen Ventilebene. Bei der Sonographie können diese beiden Phänomene am Doppelschlageffekt der V. cava inferior nachvollzogen werden.

In liegender Körperhaltung ist der *Cut-off-Effekt* an der unteren Hohlvene zu beobachten; bei tiefer Inspiration wird das Gefäß in Höhe des Zwerchfells verschlossen, und das Blut fließt während dieser Zeit über das Azygossystem ab (Gardener u. Fox 1989). Das Cut-off-Phänomen kann gelegentlich den Anlaß zu einer Fehldiagnose geben.

In aufrechter Körperhaltung kommt zum postkapillären Strömungsdruck der *hydrostatische Druck* hinzu. Er beträgt je nach Körpergröße 80–90 mm Hg und wirkt sich sowohl auf den arteriellen als auch auf den venösen Schenkel des Kreislaufsystems der unteren Extremität aus; die arterio-venöse Druckdifferenz ändert sich somit unter Ruhebedingungen nicht, steigt aber bei Muskelarbeit an (Pentecost et al. 1963).

Im Sitzen und im Stehen kommt es zur Verlagerung eines Blutvolumens von 300–350 ml aus dem Thoraxraum in die Peripherie und damit zu einer Dilatation der venösen Kapazitätsgefäße (Kappert 1976). Beim passiven Herabhängen ist der Venenpool in den Beinen größer als beim aktiven Stehen. Diese Tatsache hat Einfluß auf das Erscheinungsbild der Venen bei der aszendierenden Preßphlebographie.

Durch verschiedene periphere Mechanismen mit synergistischer Effektivität kann der venöse Rückstrom zum Herzen gesteigert werden. Der *arterio-venösen Koppelung,* also der Übertragung von arteriellen Pulsationen auf die begleitenden Venen innerhalb der Gefäßscheide, wird heute wieder eine gewisse hämodynamische Wirksamkeit zugesprochen (Gardener u. Fox 1989). Eine wesentlich größere Bedeutung haben die *Muskelpumpen,* insbesondere die Wadenmuskelpumpe (Schneider u. Fischer 1969). Im M. soleus nimmt der Druck bei der Kontraktion von 13 auf 87 mm Hg zu. Dadurch werden die Muskelvenen wie ein Schwamm ausgepreßt. Der M. gastrocnemius erreicht beim Arbeitsversuch einen Druckanstieg von 11 auf 23 mm Hg und der M. quadriceps femoris als Aktivator der Muskelpumpe am Oberschenkel von 0 auf 15 mm Hg (Ludbrook 1966).

Durch die Umfangszunahme der Muskelbäuche bei der Kontraktion werden die intrafaszialen Leitvenen zusammengepreßt. Der hierdurch entstehende Verdrängungsdruck wird im Bereich des Unterschenkels auf 70 mm Hg geschätzt (Netzer 1979). Der stärkste Effekt soll dabei vom M. soleus ausgehen.

Distal und proximal von den komprimierten Venensegmenten erweitern sich die Gefäßlumina. Bei der Entspannung des Muskels kehren sich die Verhältnisse um; das Blut fließt aus dem oberflächlichen System über die Vv. perforantes in die tiefen Venen ein. In Kombination mit der Funktion der Venenklappen wird auf diese Weise beim Gehen eine starke Beschleunigung des Blutstroms erreicht.

Die Kontraktion der Wadenmuskulatur kann sich bei der röntgenologischen Beurteilung der V. poplitea als störend erweisen. Wir haben das Phänomen durch phlebographische Untersuchungen aufgedeckt und als *Kniekehlenpumpe* bezeichnet. Sobald der Proband seine Beinmuskeln anspannt, wird das Lumen der V. poplitea durch die anschwellenden Muskelbäuche des M. gastrocnemius auf einen schmalen Spalt eingeengt. Bei Entspannung der Muskulatur nimmt das Gefäß sofort wieder eine normale Weite ein. Offenbar hat die Kniekehlenpumpe bei periodischen Bewegungsabläufen eine erhebliche hämodynamische Effektivität, zum Beispiel beim Gehen und Fahrradfahren.

Ein *lageabhängiger Kompressionseffekt* auf die V. poplitea ist dagen schon lange bekannt (Rabi-

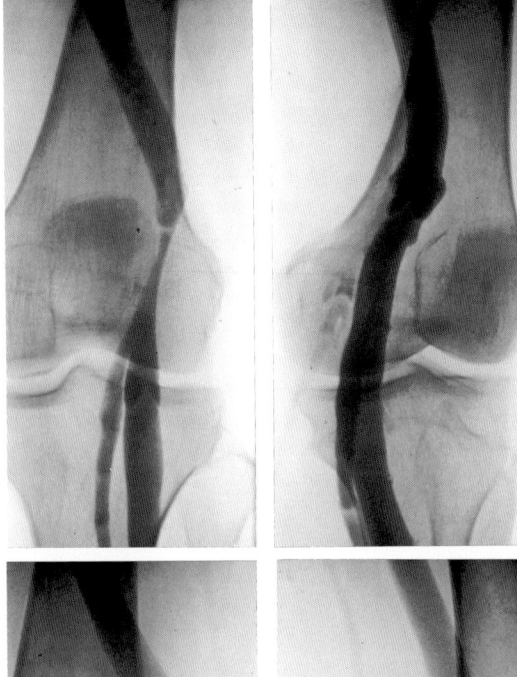

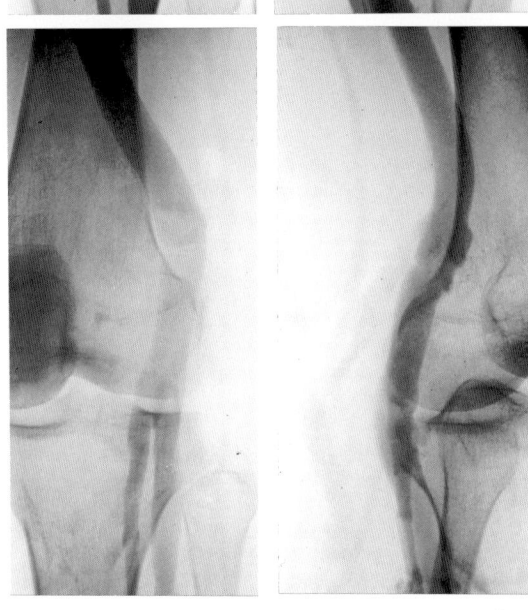

86. Kniekehlenpumpe. *Oben* Kompression der V. poplitea von beiden Seiten bis auf schmalen Spalt durch Anspannung der Mm. gastrocnemii. Darstellung durch aszendierende Preßphlebographie bei Innenrotation und seitlich. *Unten* normale Weite der V. poplitea am entspannten Bein

nov u. Paulin 1972) und wurde auf den Druck der Condyli femoris oder des M. popliteus (Britton 1964; Thomas u. Carty 1975) beziehungsweise auf die Haltung des Kniegelenks zurückgeführt (Robertson et al. 1974). Die Wirkung der anderen peripheren Venenpumpen läßt sich röntgenmorphologisch nicht abbilden. Ihre Kenntnis ist aber wichtig, weil sie den Verlauf der Untersuchung stören können.

Bei der *Fußmuskelpumpe* wirken sich die Kontraktionen der Muskeln im Bereich der Fußsohle auf die Plantarvenen aus (Pegum u. Fegan 1967). Wenn die Leitvenen des Unterschenkels durch die Kontraktur der Wadenmuskulatur gerade verschlossen sind, erfolgt der Abstrom des Blutes über die klappenlosen Vv. perforantes zunächst in das Venennetz am Fußrücken und von hier in die Vv. saphenae magna und parva (Netzer 1979; Ochsner et al. 1951). Nach phlebographischen Studien (Gardener u. Fox 1989) werden die Vv. plantares bei Belastung des Fußes wie eine Bogensehne angespannt (stretching) und entleeren sich dadurch ohne aktive Mitarbeit der Fußmuskulatur.

Beim Abrollen des Fußes wird die Muskelpumpe durch das Auspressen des Rete venosum plantare unterstützt. Weiterhin entsteht durch die Aufweitung der Intermetatarsalräume unter der Belastung ein Sog in den Vv. plantares, die den Abstrom aus den umliegenden Geweben und aus den Zehen erleichtern (Netzer 1979).

Die Anatomen haben auf die hohe Effektivität der *Sprunggelenkpumpe* aufmerksam gemacht (Braune u. Müller 1889; Staubesand 1980). Bei jeder Bewegung werden die Haut, die Faszien und der Bandapparat angespannt und die Venenplexus der Knöchelregion, der Fußwurzel sowie des Mittelfußes entleert. Andererseits führt die Beanspruchung des Sprunggelenks durch die Verschiebung von Faszien und Sehnen zur Aufweitung der intrafaszialen Gewebsräume („Lüftung"), zur Auffüllung darin gelegener Venenplexus und zur Dilatation der V. saphena parva.

Am Bein beteiligen sich auch die *großen Faszien* an der Beschleunigung des zentripedalen Blutstroms. Die Richtungsänderung der schräg angeordneten Fasern wirkt im Bereich des Unterschenkels wie ein elastischer Strumpf, der sich beim Strecken des Kniegelenks verengt und beim Beugen erweitert (O. Askar, zit. nach Schneider u. Fischer 1969).

Der *Saugherzmechanismus von Knauer* funktioniert sowohl bei der aktiven als auch bei der passiven Beugung des Kniegelenks (Lanz u. Wachsmuth 1972). Durch Anspannung der Fascia poplitea wird auf die Fossa poplitea und damit auf die V. poplitea ein Sog ausgeübt. In entsprechender Weise bewirkt die Dehnung der Fascia cruris über der kontrahierten Wadenmuskulatur eine Entspannung der Faszie oberhalb der Knöchel und einen Sog auf die distalen Unterschenkelvenen.

Am Oberschenkel wird die V. femoralis superficialis durch die Anspannung des *M. quadriceps femoris* komprimiert, was zu einer Strömungsbeschleunigung des Blutes führt. Eine größere Wirksamkeit ist aber der *Sartoriusmuskelpumpe* zuzusprechen. Sie soll besonders bei Radrennfahrern durch die Muskelhypertrophie stark ausgeprägt sein (Gardener u. Fox 1989).

Eine ähnliche Saugpumpe wie die Sprunggelenkspumpe und das Knauersche Saugherz existiert auch im Bereich des *Hiatus saphenus* (Staubesand 1980). Die V. femoralis ist unter dem Ligamentum inguinale und in der Fossa iliopectinea so in das bindegewebige Verspannungssystem eingebaut, daß sich ihr Lumen bei aktiven und passiven Bewegungen im Hüftgelenk erweitert und damit ein Sog ausgeübt wird.

Einen gegensätzlichen Effekt auf den zentripedalen Blutfluß löst die Erhöhung des *Strömungswiderstandes* aus. Normalerweise ist dieser Widerstand sehr klein; er beträgt auf

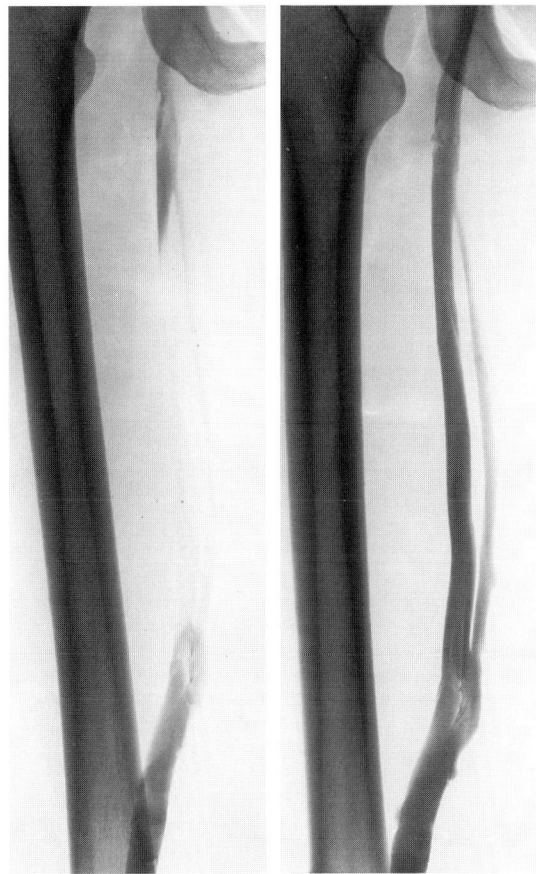

87. Sartoriusmuskelpumpe. Impression der V. femoralis superficialis etwa an der oberen Drittelgrenze von medial her bei starker Anspannung der Beinmuskulatur *(links)*. Normale Lumina der gedoppelten V. femoralis superficialis bei Entspannung *(rechts)*. Zufallsbefund bei einer 29jährigen sportlichen Frau

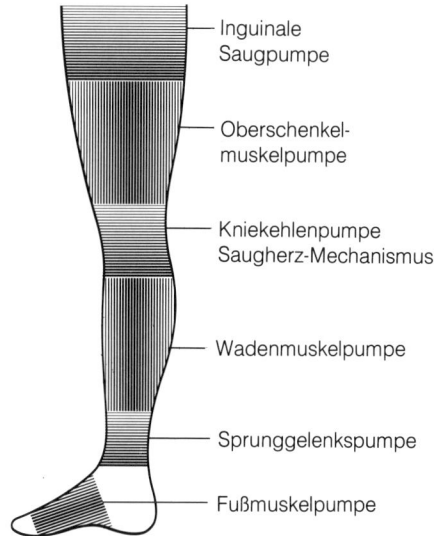

Inguinale Saugpumpe

Oberschenkel-muskelpumpe

Kniekehlenpumpe Saugherz-Mechanismus

Wadenmuskelpumpe

Sprunggelenkspumpe

Fußmuskelpumpe

88. Schematische Darstellung der Druck-Saug-Pumpen am Bein

Die *Strömungsgeschwindigkeit* des Blutes hängt vom Volumen und vom Querschnitt der Vene ab. Demnach ist der Blutstrom zum Herzen hin in horizontaler Körperlage schneller als bei aufrechter Haltung. Am liegenden Probanden wurde eine Durchschnittsgeschwindigkeit von 7,7 cm/s im Bereich des Oberschenkels gemessen, in entspannter Hängelage von 1,6 cm/s und beim aktiven Stand von 2,1 cm/s (Rieckert 1970). Diese Befunde sprechen dafür, daß die Röntgenuntersuchung des Venensystems am passiv herabhängenden Bein die günstigsten Voraussetzungen bietet.

der Gefäßstrecke vom Fuß bis zum Herzen nur 4,5 mm Hg (Ochsner et al. 1951). In den herznahen Gefäßen wird eine Verminderung der Blutströmung durch die Kontraktion des rechten Vorhofs und durch eine vertiefte Atmung induziert, in den peripheren Venen durch die Einatmung und den Valsalvaschen Preßversuch.

88 Die genannten Mechanismen sind – gewollt oder ungewollt – dazu geeignet, den Blutstrom bei der Phlebographie zu beschleunigen und damit den *Ablauf der Untersuchungen zu beeinflussen.* Bei der aszendierenden Preßphlebographie bewirkt schon der leichte Fingerdruck auf die Planta pedis oder auf den Soleusdruckpunkt einen Weitertransport der Kontrastmittelsäule in die proximalen Venenabschnitte.

Auch die wichtige Bedeutung der aktiven und passiven Bewegungen in den Fuß- und Sprunggelenken zur Thromboseprophylaxe läßt sich aus der Physiologie ableiten.

Literatur

Britton RC (1964) Phlebography. In: Schobinger RA, Rudzicka FF (eds) Vascular roentgenology. McMillan, New York

Braune W, Müller P (1889) Die Venen des Fußes und des Unterschenkels. In: Braune W (Hrsg) Das Venensystem des menschlichen Körpers. Veit, Leipzig

Burton AC (1960) Medical physiology and biophysics, 18th edn. Saunders, Philadelphia

Gardener AMM, Fox RH (1989) The return of blood to the heart. Libbey, London

Kappert A (1976) Lehrbuch und Atlas der Angiologie. Huber, Bern

Lanz J von, Wachsmuth W (1972) Praktische Anatomie, Bd I/4. Bein und Statik. Springer, Berlin Heidelberg New York

Ludbrook J (1966) Aspects of venous function in the lower limbs. Thomas, Springfield

Netzer CO (1979) Hämodynamik des Niederdrucksystems. In: Ehringer H, Fischer H, Netzer CO, Schmutzler R,

Zeitler E (Hrsg) Venöse Abflußströmungen. Enke, Stuttgart

Ochsner A, Colp Jr R, Burch GE (1951) Normal blood pressure in the superficial venous system of man at rest in the supine position. Circulation 3: 674

Pegum JM, Fegan WG (1967) Anatomy of the venous return from the foot. Cardiovasc Res 1: 241

Pegum JM, Fegan WG (1967) Physiology of the venous return from the foot. Cardiovasc Res 1: 249

Pentecost BL, Irving DW, Shillingford JP (1963) The effects of posture on the blood flow in the inferior vena cava. Clin Sci 24: 149

Rabinov K, Paulin S (1972) Roentgendiagnosis of venous thrombosis in the leg. Arch Surg 104: 134

Rieckert H (1970) Die Hämodynamik des venösen Rückflusses aus der unteren Extremität. Arch Kreislaufforschung 62: 293

Robertson K, Bergquist D, Hallböök T (1974) Constriction of the popliteal vein related to the position of the knee-joint. Vasa 8: 329

Schneider W, Fischer H (1969) Die chronisch-venöse Insuffizienz. Enke, Stuttgart

Staubesand J (1980) Die anatomischen Grundlagen der sog. Sprunggelenkspumpe. Swiss Med 2: 48

Thomas ML, Carty H (1975) The appearance of artefacts on lower limb phlebograms. Clin Radiol 26: 527

Methoden und Technik der Phlebographie

Die Röntgenuntersuchung des Venensystems der unteren Extremität muß eine *umfassende Beurteilung* der hämodynamischen Verhältnisse erlauben und dem behandelnden Arzt detaillierte Befunde zur Aufstellung eines differenzierten Therapieplans vermitteln. Dafür stehen mehrere phlebographische Methoden zur Verfügung. Ihre Auswahl richtet sich nach der speziellen Fragestellung sowie der Art und Lokalisation der Krankheit; sie wird vorwiegend von klinischen Gesichtspunkten bestimmt.

Die methodische Entwicklung der peripheren Phlebographie darf mit Einführung der risikoarmen nicht-ionischen Kontrastmittel und einer ausgefeilten Röntgentechnik zunächst als abgeschlossen gelten. Mit der digitalen Bildverarbeitung und der Randverstärkung werden Fehlbelichtungen vermieden. Prinzipielle Probleme, die sich aus der Anatomie des Venensystems ergeben, sind nicht lösbar. So besteht ein wesentlicher Nachteil in der bisweilen unkontrollierten Darstellbarkeit bestimmter Gefäßregionen, vor allem in den Nebenschlußgebieten. Man muß sich vergegenwärtigen, daß die Kontrastmittelinjektion bei der Phlebographie in die periphere Wurzel eines weit verzweigten Gefäßbaums erfolgt und damit parallel angeordnete Venen bei orthograder Strömungsrichtung ausgespart bleiben. Darin liegt der Unterschied zur Arteriographie, bei der die Gefäßdarstellung vom Gefäßstamm ausgeht.

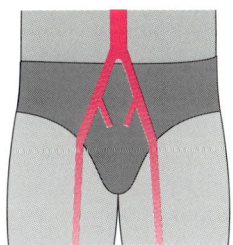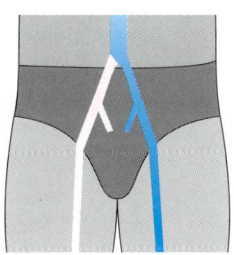

89. Prinzipielle Unterschiede bei der röntgenologischen Darstellung von Arterien und von Venen. *Links* Röntgenuntersuchung des Arteriensystems; vollständige Abbildung aller Gefäße durch Kontrastmittelverteilung in den einzelnen Ästen. *Rechts* Röntgenuntersuchung des Venensystems. Abbildung der Gefäße nur im direkten Stromgebiet, fehlende Darstellung von Nebenschlußregionen

Die Röntgenuntersuchung der großen Körpervenen und der Organvenen hat durch die Einführung der digitalen Subtraktionsangiographie neue Indikationen erschlossen. Befunderweiterungen sind in diesen Gefäßregionen auch durch die Computertomographie und die Magnetresonanztomographie ermöglicht worden. Einen wesentlichen Fortschritt haben die sonographischen Untersuchungsverfahren, die B-Bild-Sonographie und vor allem die farbkodierte Duplex-Sonographie gebracht; sie erlauben über die morphologische Betrachtung des Gefäßes und seiner Umgebung hinaus auch den Einblick in funktionelle Bereiche.

Allgemeine Richtlinien

Vor der Untersuchung wird der Patient nach bereits durchgeführten Röntgenuntersuchungen und nach einer allergischen Diathese befragt. Patienten mit allergischen Krankheiten erleiden nach Katayama et al. (1990) fast dreimal so häufig eine leichte oder schwere Kontrastmittelreaktion wie gesunde Probanden.

Insbesondere interessieren *anamnestische Angaben* über die Verträglichkeit vorausgegangener Kontrastmittelinjektionen. Bei bekannter Reaktionsbereitschaft ist das Risiko der Unverträglichkeit sogar fünfmal so hoch. Offenbar nimmt die Gefahr von Nebenreaktionen nach dem 60. Lebensjahr deutlich ab.

In den letzten Jahren gelang die Entwicklung neuer *Kontrastmittel* mit geringen Nebenwirkungen, so daß gegebenenfalls auch Einzelheiten über die Art des verwendeten Präparates zu erkunden sind. Ein Zwischenfall bei einer Gallengangsdarstellung oder bei einer Urographie vor 20 Jahren ist anders zu bewerten als nach einer kürzlich vorgenommenen Venendarstellung. Bei den ionischen Kontrastmitteln waren allergische Reaktionen nach Katayama et al. (1990) rund viermal so oft zu beobachten wie bei den nicht-ionischen Präparaten.

Bei Frauen muß eine *Gravidität* ausgeschlossen sein; gegebenenfalls wird die Patientin nach den nächsten Menses wiederbestellt. Bei dringlicher Indikation zur Phlebographie während der Schwangerschaft ist von Fall zu Fall unter Berücksichtigung der therapeutischen Konsequenz zu entscheiden.

Die *Aufklärung* über Durchführung und Risiken der Phlebographie wird mit einem Informationsblatt, das sich der Proband durchliest, eingeleitet und durch mündliche Instruktionen ergänzt. Die Zustimmung der Untersuchung muß der Patient durch seine Unterschrift dokumentieren. Bei einer gutachterlichen Indikation ist darauf hinzuweisen, daß es sich um einen nicht duldungspflichtigen Eingriff handelt. Es empfiehlt sich, die Aufklärung regelmäßig in Gegenwart einer Mitarbeiterin des Röntgenpersonals durchzuführen.

Die *routinemäßige Phlebographie* umfaßt die Darstellung der tiefen Bein- und Beckenvenen sowie die Beurteilung der Mündungsklappen der Stammvenen. Wenn es aber um die präoperative Abklärung einer Krampfaderkrankheit geht, darf die Beckenetage aus Gründen des Strahlenschutzes ausgelassen werden. Dem erfahrenen Untersucher gelingt es auch ohne zusätzlichen Zeitaufwand, die Phleboskopie und damit den Eindruck von funktionellen Aspekten in den Befund einzubeziehen.

Im *Röntgenauftrag* soll angegeben sein, auf welche Gefäßregion es dem Kliniker speziell ankommt. Unabhängig davon wird sich der Röntgenologe über das Beschwerdebild, den Lokalbefund und vorgesehenen therapeutischen Maßnahmen orientieren, was weder Zeit noch Aufwand erfordert. Regelmäßig muß nach einer abgelaufenen Thrombose gefragt werden. Dabei ist dem Laien der gravierende Unterschied zwischen der Lokalisation im tiefen und im oberflächlichen Venensystem in der Regel nicht bewußt; die Anamnese wird deshalb durch gezielte Fragen nach Symptomen der Krankheit vervollständigt.

Röntgenapparatur

Die Phlebographie der Beinvenen sollte grundsätzlich an einem Durchleuchtungsgerät mit Fernsehkette durchgeführt werden. Da der Abfluß des Kontrastmittels im Venensystem nicht vorauszusagen ist, gelten alle Verfahren mit blinder Aufnahmetechnik im Bereich der Extremitäten als unzulänglich.

Zur Durchführung der Untersuchung erscheint jeder *Arbeitsplatz* mit Kipptisch geeignet. Um den Unterschenkel abzubilden, muß der Patient auf der Röntgenplatte weit nach oben gelagert werden; zur Abstützung des Kopfes empfiehlt es sich, eine Verlängerungsplatte, die gegebenenfalls speziell anzufertigen ist, an der Röntgenplatte einzuschieben.

Der geringe *Fokus-Film-Abstand* des Durchleuchtungsgerätes führt zu einer leichten Verzerrung der Größenverhältnisse, die aber in der Praxis keine Rolle spielt. Auf einen Distraktor darf deshalb verzichtet werden. Auch die Verwendung eines Röntgenlineals bringt für die präoperative Interpretation des Phlebogramms keinerlei Vorteile.

Die *Fernsteuertechnik* konnte sich bei der peripheren Phlebographie nicht durchsetzen. In der halbschrägen Hängelage besteht immer einmal die Gefahr, daß der Patient seinen Halt verliert oder zu kollabieren droht, worauf der Arzt sofort reagieren muß. Außerdem ist die unmittelbare Gegenwart des Röntgenologen für die Anwendung der manuellen Untersuchungstechnik erforderlich.

Die Phlebographie der großen Körper- und Organvenen wird nach dem Prinzip der Arteriographie am liegenden Patienten vorgenommen. Nach Einführung der Punktionsnadel oder des Katheters erfolgt die Einbringung des Kontrastmittels von Hand oder über eine automatische Injektionspumpe mit determiniertem Flow.

Die *Dokumentation* wird bei der digitalen Subtraktionstechnik auf Magnet- oder Videoband und bei konventionellen Apparaturen am Blattfilmwechsler durchgeführt. In einzelnen Instituten ist bereits die digitale Registrierung mit einem Picture Archiving and Communication System (PACS) möglich. Wenn es um die Kontrolle von interventionellen Eingriffen am Venensystem geht, können auch Aufnahmen am Zielgerät geschossen werden.

Strahlenbelastung und Strahlenschutz

Zur aszendierenden Preßphlebographie sind *Röhrenspannungen* von 65 bis 70 KV im Bereich des Unterschenkels, 80–90 KV am Oberschenkel und 100 KV in der Beckenregion erforderlich. Mellmann (1979) berechnete bei Durchleuchtungszeiten von $1/2$ bis $1 1/2$ Minuten seine *Flächendosisprodukte* zwischen 650 und 2000 R × cm^2 (ca. 565–1740 cGy × cm^2), bei einer Aufnahme der Beckengefäße zwischen 140 und 400 R × cm^2 (ca. 122–350 cGy × cm^2. Daraus ließ sich eine *Gonadenbelastung* von 30 bis 100 mrem (0,03–0,1 mSv) ableiten. Durch Auslaß der Beckenaufnahme ist bei Frauen die Gonadenbelastung auf ein Drittel zu reduzieren. Aus diesem Grunde wird eine Phlebographie, die ausschließlich zur präoperativen Beurteilung des extrafaszialen Venensystems indiziert ist, routinemäßig am femoro-iliakalen Übergang abgeschlossen.

Der wirksamste Strahlenschutz besteht in der Minimierung der Durchleuchtungszeit und in der Rationalisierung des Aufnahmeprogramms.

Die *Durchleuchtung* dient in erster Linie zur Einstellung der Zielaufnahme und zur Beurteilung der Kontrastmitteldichte im untersuchten Gefäßabschnitt. Darüber hinaus erlaubt die Phleboskopie einen guten Einblick in die hämodynamischen Bedingungen. Der erfahrene Röntgenologe braucht nur einen Blick, um eine sekundäre Popliteal- und Femoralveneninsuffizienz zu erkennen und durch den Leitvenentest zu quantifizieren. Ähnliche Informationen sind auch beim postthrombotischen Syndrom zu erhalten. Auf die Bedeutung des *Second Look* in der Diagnostik der primären Varikose wird schon hier verwiesen. Unter Berücksichtigung dieser Maßgaben betragen die routinemäßigen Durchleuchtungszeiten für die phlebographische Untersuchung eines Beines mit 6 Aufnahmen bei einem erfahrenen Untersucher 30 bis 50 Sekunden.

Kontrastmittel

Mit den nicht-ionischen Kontrastmitteln konnte das Risiko der Phlebographie gegenüber den ionischen Präparaten deutlich gesenkt werden (s. auch S. 260). Deshalb hat sich die Anwendung der nicht-ionischen Verbindungen in den letzten Jahren weltweit durchgesetzt.

Die *ionischen Kontrastmittel* leiten sich von der trijodierten Benzoesäure ab. Zu ihnen gehören Substanzen wie Iotolamat (Conray), Ioxitalamat (Telebrix) und Diatrizoat (Angiografin). Die Präparate weisen eine relativ hohe Osmolalität von 1500 mOsmol/kg H_2O auf, haben also einen siebenmal so hohen Wert wie das Blut mit 300 mOsmol. Eine Reihe von Nebenwirkungen war vor allem auf diese physikalische Eigenschaft zurückzuführen. Nur Ioxaglat (Hexabrix) liegt mit 490 mOsmol deutlich günstiger, besitzt aber durch seine Dimer-Struktur die höchste Viskosität der heute verwendeten Präparate.

Die *nicht-ionischen Kontrastmittel* können durch die Strukturumwandlung der Carboxylgruppe des Derivats der trijodierten Benzoesäure nicht mehr dissoziieren und haben demzufolge keine elektrische Ladung. Deshalb verfügen sie nur über eine geringe Proteinbindung und Enzymhemmung, was sich auf die bessere Toleranz an biologischen Membranen auswirkt. Sie sind hydrophiler als die

Osmolalität und Jodgehalt vergleichbarer Kontrastmittel				
Chemische Kurzbezeichnung	Handelspräparat	Osmolalität b. 37° (mosmol/kg H_2O)	Jodgehalt (mg/ml)	Viskosität (mPa·s)
Ionische Kontrastmittel				
Iotalamat	Conray 60	1540	282	3,5
Diabrizoat	Angiografin	1530	306	
Ioxitalamat	Telebrix 300	1600	300	5,5
Amidotrizoat	Peritrast	1500	300	
Ioxaglat	Hexabrix	490	320	7,0
Nicht-ionische Kontrastmittel				
Metrizamid	Amipaque	470	300	6,2
Iohexol	Omnipaque	720	300	5,7
Iopromid	Ultravist	610	300	4,9
Iopamidol	Solutrast 300	616	300	4,5
Iomeprol	Imeron 300	521	300	4,5
Vergleich				
Blut	–	300		

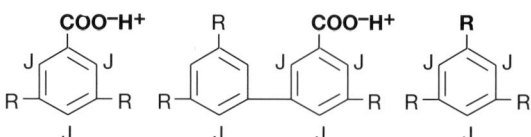

90. Chemische Grundformeln der Kontrastmittel. *Links* Grundformel der ionischen Kontrastmittel vom Typ der trijodierten Benzoesäure (monomer). *Mitte* Grundformel der ionischen Kontrastmittel vom Typ Ioxaglat (dimer). *Rechts* Grundformel der nicht-ionischen Kontrastmittel vom Typ Iopamidol, Iohexol und Iopromid (monomer)

ionischen Präparate. Bei gleichem Jodgehalt haben sie eine wesentlich bessere Verträglichkeit. Hervorzuheben bleibt eine leichte Nephrotoxität, so daß sich ab dem Kreatinin-Spiegel von 2 mg% eine relative Kontraindikation ergibt.

Die nicht-ionischen Kontrastmittel induzieren infolge ihres relativ geringen osmotischen Drucks nur geringe *biochemische Veränderungen* am Endothel, was als wesentlicher Grund für die verminderte Inzidenz von Schmerzreaktionen bei der Gefäßdarstellung angesehen wird. Auch die Frequenz von oberflächlichen und leichten tiefen Venenthrombosen nach Phlebographie ist klinisch kaum mehr relevant. Das deckt sich mit tierexperimentellen Befunden an der Ratte bezüglich der Endothelschädigung und der endothelialen Permeabilität. Darüber hinaus sind geringere chemotoxische Einwirkungen auf das Endothel anzunehmen, was die Unterschiede der Reagibilität von einzelnen nicht-ionischen Präparaten bei gleicher Osmolalität erklärt (ausführliche Literatur bei Weber u. May 1990).

90

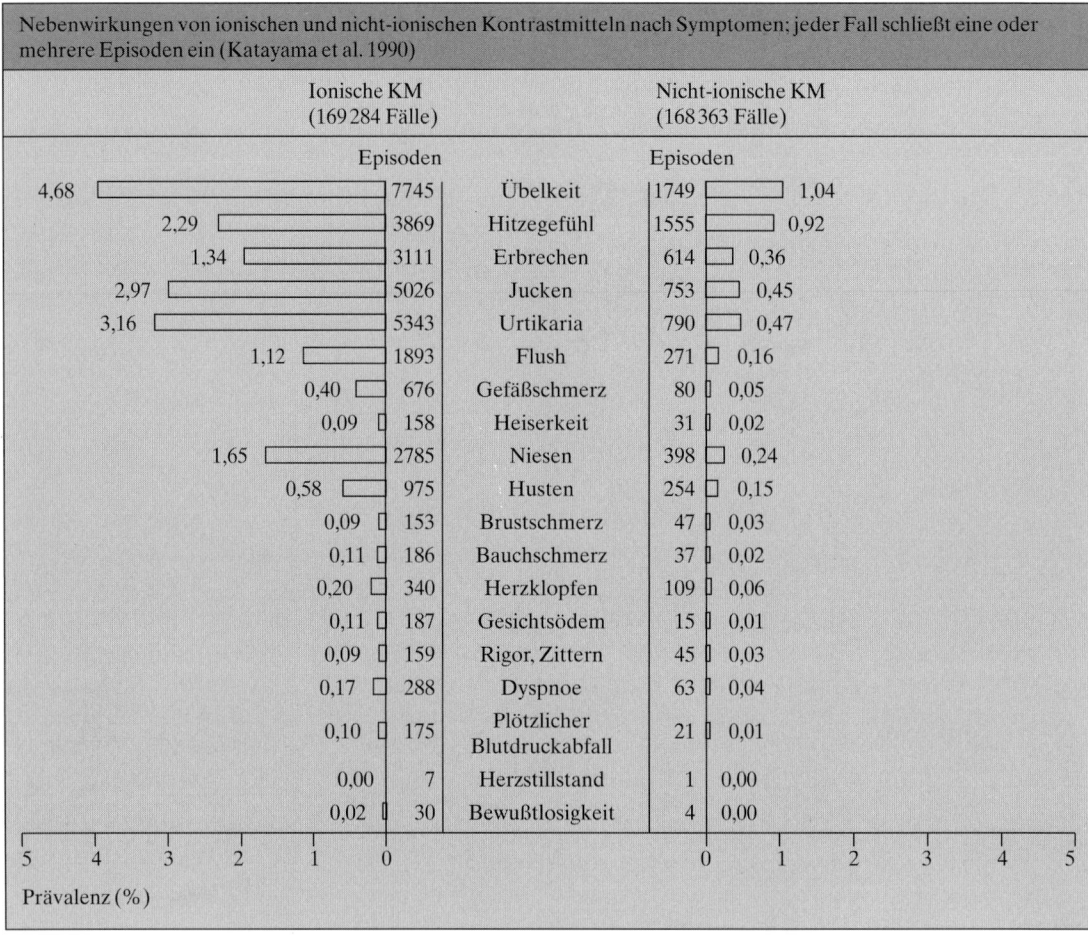

Nebenwirkungen von ionischen und nicht-ionischen Kontrastmitteln nach Symptomen; jeder Fall schließt eine oder mehrere Episoden ein (Katayama et al. 1990)

	Ionische KM (169 284 Fälle)			Nicht-ionische KM (168 363 Fälle)	
	Episoden			Episoden	
4,68	7745	Übelkeit	1749	1,04	
2,29	3869	Hitzegefühl	1555	0,92	
1,34	3111	Erbrechen	614	0,36	
2,97	5026	Jucken	753	0,45	
3,16	5343	Urtikaria	790	0,47	
1,12	1893	Flush	271	0,16	
0,40	676	Gefäßschmerz	80	0,05	
0,09	158	Heiserkeit	31	0,02	
1,65	2785	Niesen	398	0,24	
0,58	975	Husten	254	0,15	
0,09	153	Brustschmerz	47	0,03	
0,11	186	Bauchschmerz	37	0,02	
0,20	340	Herzklopfen	109	0,06	
0,11	187	Gesichtsödem	15	0,01	
0,09	159	Rigor, Zittern	45	0,03	
0,17	288	Dyspnoe	63	0,04	
0,10	175	Plötzlicher Blutdruckabfall	21	0,01	
0,00	7	Herzstillstand	1	0,00	
0,02	30	Bewußtlosigkeit	4	0,00	

Prävalenz (%)

Die größte Untersuchungsserie zum *Vergleich* von ionischen und nicht-ionischen Kontrastmitteln wurde 1990 vom „Japanischen Komitee für Sicherheit von Kontrastmitteln" veröffentlicht (Katayama et al. 1990). Sie umfaßte insgesamt 337 647 Fälle, davon 50,1 % mit Anwendung von ionischen und 49,9 % von nicht-ionischen Präparaten zur Urographie, Computertomographie und digitalen Subtraktionsangiographie. Die Prävalenz von Nebenwirkungen betrug in der ersten Gruppe 12,60 % und in der zweiten 3,13 %; davon entfielen auf schwere Zwischenfälle 0,22 bzw. 0,04 %. Je ein Todesfall in jedem Kollektiv konnte nicht sicher mit der Kontrastmittel-Applikation in ursächliche Beziehung gebracht werden.

Wichtig erschien die Frage, welche Auswirkungen die Injektion bei Patienten mit einer *bekannten allergischen Diathese* haben. Eine Literaturrecherche (Schmiedel 1989) ergab, daß allergische Nebenwirkungen bei 52 % der Probanden unter Applikation von ionischen Präparaten und bei 5 % unter Applikation von nicht-ionischen Verbindungen auftraten.

Benness und Fischer (1989) haben in ihrer Studie mit insgesamt 119 621 Patienten die High-Risk-Gruppen abgesondert; hier führten die ionischen Kontrastmittel in 0,3 % und die nicht-ionischen in 0,03 % der Fälle zu schweren Komplikationen. Nur in der ersten Gruppe war ein Todesfall zu verzeichnen.
Nach phlebographischen Untersuchungen haben Bettmann et al. (1987) die Auswirkung des Kontrastmittels auf das tiefe Beinvenensystem mit dem Jod[125]-Fibrinogen-Uptaketest überprüft. Dabei ließ sich bei Verwendung von ionischem Kontrastmittel in 26 % der Fälle ein positiver Befund feststellen, dagegen nur bei 4 % der Probanden mit Applikation der nicht-ionischen Verbindung Iopamidol.

Zur routinemäßigen Darstellung der intra- und extrafaszialen Gefäße im Rahmen der aszendierenden Preßphlebographie sind im Durchschnitt *30 ml eines 60%igen Kontrastmittels* erforderlich. Bei Anwendung der dosierten manuellen Kompressionstechnik lassen sich damit individuelle Verdünnungsgrade in den einzelnen Gefäßen herstellen, um eine optimale Dokumentation auch diskreter Befunde zu erreichen. Die relativ hohe Kontrastmittelkonzentration in der V. poplitea und in der V. femoralis communis erlaubt darüber hinaus die einwandfreie transfasziale Abbildung einer Stamm- oder Seitenastvarikose.

Mellmann (1979) sowie Schmitt (1977) ziehen eine *40- bis 45%ige Kontrastmittellösung* zur Phlebographie vor und injizieren davon bis 150 ml. Bei dieser Technik sind feinste Wandveränderungen oder kleine Thromben in den tiefen Venen routinemäßig gut zu erkennen, die Beurteilung der extrafaszialen Gefäße bei der primären Varikose gelingt aber nicht mehr. Konzentrationen von 32 % und 20 %, wie sie von Alison et al. (1985) verwendet werden, sind für die aszendierende Preßphlebographie nicht geeignet. Als Methode der Wahl würde sich die Verwendung einer größeren Kontrastmittelmenge mit geringerem Jodgehalt empfehlen, wenn es von vornherein allein auf eine differenzierte Diagnostik der *tiefen Venen* ankommt; ein kleineres Kontrastmittelvolumen mit höherer Konzentration erscheint dagegen für die umfassende Beurteilung *aller Venensysteme* einschließlich der extrafaszialen Gefäße vorteilhaft.

Thromboseprophylaxe nach Phlebographie

Die routinemäßige Anwendung der Phlebographie mit einer breiten Indikation und unter ambulanten Bedingungen setzt voraus, daß unerwünschte Nebenwirkungen durch prophylaktische Maßnahmen weitgehend ausgeschaltet werden. Die intravenöse Injektion einer hochprozentigen Lösung, wie sie das Kontrastmittel darstellt, führt zur *Schädigung des Endothels,* wenn die Kontaktzeit lange genug dauert (Gottlob u. Zinner 1959). In Varizen kann das Blut unter ungünstigen Umständen bis zu Minuten liegen bleiben. McLachlin et al. (1960) berichteten sogar über den Nachweis von Kontrastmittelresten in den Klappentaschen bis zu 27 Minuten. Auch beim schweren postthrombotischen Syndrom ist der spontane Abfluß erheblich verzögert.

Der Einfluß des Kontrastmittels auf das Risiko einer iatrogenen Thrombose der tiefen Beinvenen wurde in zahlreichen Untersuchungen belegt. In der Regel handelt es sich in den betroffenen Fällen um kleinste Gerinnsel ohne klinische Relevanz.

So zeigte die Sammelstatistik von Hach, Helmig, May und Schmidt (Hach 1985) mit der Besetzung von 86 000 Probanden bei vier Patienten eine entsprechende Symptomatik nach Verwendung von ionischen Kontrastmitteln (S. 260). Beachtenswerte Befunde sind aber mit dem [125]Jod-Fibrinogentest von mehreren Autoren mitgeteilt worden (ausführliche Literatur bei Weber u. May 1990); die Injektion von ionischen Kontrastmitteln ergab Thromboseraten von 21 bis 53 %. Unter Verwendung der nicht-ionischen Präparate sank das Risiko in fast allen Studien auf unter 5 % herab.

Ein Risikoprofil der kontrastmittelinduzierten Venenthrombose läßt sich nicht definieren. Venöse Abflußstörungen, die verminderte Motilität, eine inadäquate Thromboseprophylaxe sowie vor allem die Unerfahrenheit des Untersuchers mit bedächtiger Arbeitsweise und der Erfordernis von hohen Kontrastmitteldosen sind schwer erfaßbare Faktoren. Deshalb wird heute prinzipiell die Verwendung von *nicht-ionischen Kontrastmitteln als erstes Prinzip* der Thromboseprophylaxe empfohlen.

Die iatrogene Thrombose kann sehr selten einmal in den tiefen Gefäßen als Phlebothrombose der Bein- und Beckenvenen ablaufen und damit ein schweres Krankheitsbild verursachen. Gelegentlich wird sie in den oberflächlichen Venen des Fußes, wo die Kontrastmittelinjektion erfolgte, gesehen. Hier geben mechanische Irritationen den Anlaß zu einer strangförmigen Thrombophlebitis oder zur Varikophlebitis. Zur Verursachung gehören natürlich die Verletzungen des Endothels durch die Kanüle und vor allem eine *Überdehnung* des zarten Gefäßes durch die druckvolle Instillation der Flüssigkeit. Eine Schädigung ist am besten zu vermeiden, indem der untersuchende Arzt seine Fingerspitzen auf die Vene legt und das Gefäß damit vor einer übermäßigen Aufweitung bewahrt; außerdem gewinnt der Arzt das Gefühl dafür, wie stark die manuelle Kontrastmittelinjektion sein darf, und merkt auch sofort, wenn eine paravasale Komplikation beginnt.

Die beste Thromboseprophylaxe besteht in der schnellen und zielgerichteten Durchführung der Phlebographie. Die Berührung des Kontrastmittels mit der Venenwand soll insgesamt nicht länger als 2 Minuten anhalten. Für den einzelnen Venenabschnitt können durch Anwendung des Bolusprinzips (S. 57) wesentlich *kürzere Kontaktzeiten* (unter 1 Minute) erreicht werden.

Unmittelbar nach Beendigung der Untersuchung erfolgt die *Eliminierung des Kontrastmittels* aus dem Venensystem. Der Patient wird in die Horizontallage gefahren und das Bein in angehobener Position kräftig herzwärts ausgestrichen. Dann streckt der Proband das angebeugte Knie wiederholt gegen den Widerstand des Untersuchers und führt anschließend bis zur Entfernung der Kanüle kräftige Rollübungen des Fußes in Hochlagerung durch. Auf eine Kontrolldurchleuchtung zum Ausschluß verbliebener Kontrastmittelreste in den Klappentaschen kann unter diesen Bedingungen verzichtet werden.

Nach der Phlebographie empfiehlt sich die Anlegung eines Kompressionsstrumpfes oder eines *ela-*

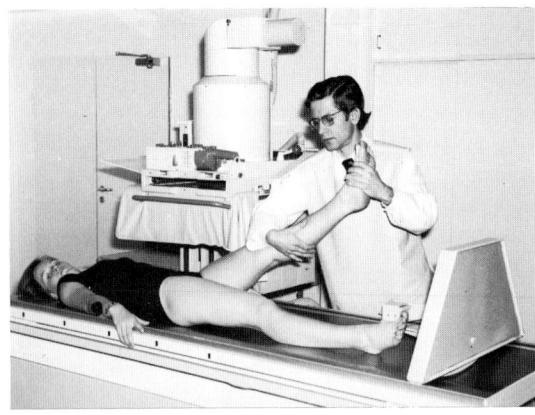

91. Ausstreichen der oberflächlichen Venen am angehobenen Bein zur Eliminierung des Kontrastmittels

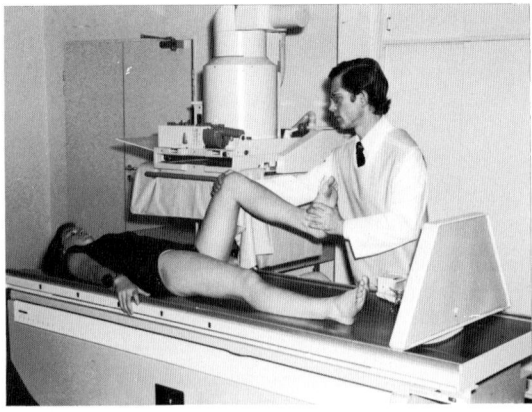

92. Anspannung der Streckmuskulatur gegen den Widerstand der Hand des Untersuchers zur Beschleunigung des venösen Abstroms

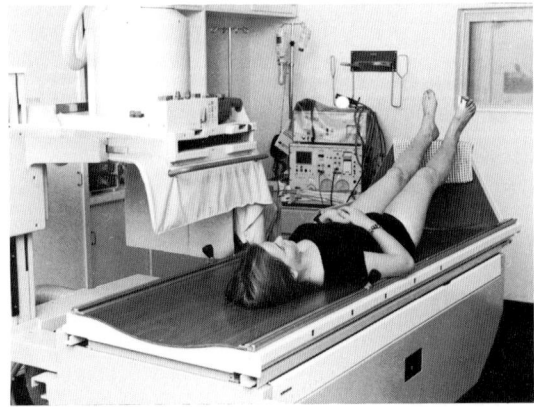

93. Aktive Rollübungen der Füße mit angehobenen Beinen zur Beschleunigung der venösen Zirkulation

stischen Druckverbandes vom Fuß bis zum Knie. Bei normalem Venensystem und schneller Durchführung der Untersuchung darf aber darauf verzichtet werden; bei pathologischen Verhältnissen ist er 1 Tag oder gegebenenfalls länger zu belassen.

Für den Kompressionsverband eignen sich zwei elastische Kurzzugbinden von 10 cm Breite (Ideal, Rhena-Varidress, Comprilan). Schlechtsitzende Verbände oder die Verwendung von Langzugbinden verursachen Schnürfurchen und beschwören die Gefahr einer Venenentzündung herauf, die dann fälschlicherweise der Phlebographie angelastet wird. Die einzelnen Lagen des Druckverbandes müssen dreifach übereinander liegen; die Zehen bleiben frei, und die Ferse ist eingeschlossen. Beim röntgenologischen Nachweis einer akuten Thrombose ist ein Kompressionsverband bis zur Leiste erforderlich. Für den Oberschenkel werden drei 12 cm breite Binden verwendet; einen zusätzlichen Halt gewährt hier die Unterpolsterung mit einer Schaumstoffbinde (Autosana) oder die Fixierung durch Haft- und Klebebinden.

Zuletzt wird der Patient aufgefordert, 10 Minuten lang im flotten Tempo umherzulaufen. Mit den *Gehübungen* kann schon auf dem Flur der Röntgenabteilung begonnen werden.

Lokale phlebitische Reaktionen treten meistens nur bei Patienten mit einem postthrombotischen Syndrom oder mit einer schweren Varikose auf. Offenbar besteht hier eine erhöhte Reaktionsbereitschaft des vorgeschädigten Gefäßsystems. Von einigen Autoren (May u. Nissl 1973; Schmitt 1977) wird deshalb eine zusätzliche medikamentöse Thromboseprophylaxe durch die Injektion von 5000 E *Heparin* in 100 ml physiologischer Kochsalzlösung empfohlen. Wir verfahren nur ausnahmsweise so, wenn die Untersuchung bei ungünstigen Abflußbedingungen ungewöhnlich lange gedauert hat oder wenn mehrfache Kontrastmittelinjektionen vorgenommen werden mußten. Sonst gilt die *schnelle Untersuchungstechnik* als der wirksamste Thromboseschutz. Bei Patienten, die unter der Antikoagulation mit Cumarinpräparaten (Marcumar, Sintrom) stehen, ist eine zusätzliche antithrombotische Medikation kontraindiziert.

Die Erkenntnisse der Thromboseforschung haben gezeigt, daß Thrombozytenfunktionshemmer vom Typ Acetylsalicylsäure oder Pyrimidamol im venösen Bereich nur einen unzureichenden Schutz vor Thrombose gewährleisten (Breddin 1974). Ihre Indikation zur Prophylaxe nach Phlebographie erscheint deshalb eingeschränkt.

Wenn sich bei der Röntgenuntersuchung die Diagnose einer *akuten Thrombose* herausstellt, muß unverzüglich mit der *spezifischen Therapie* begonnen werden. Unter ambulanten Bedingungen erhält der Patient 5000 E Heparin subkutan, intravenös in eine Armvene oder – mit physiologischer

Thromboseprophylaxe nach aszendierender Preß-phlebographie
Ausstreichen der Vene am gehobenen Bein Aktive Beinbewegungen gegen Widerstand Rollbewegungen des Fußes in Hochlagerung Gehübungen für 10 Minuten Kompressionsverband Injektion von 5000 E Heparin intravenös (nur in besonderen Fällen)

Kochsalzlösung verdünnt – durch die Phlebographie-Kanüle injiziert. Die erkrankte Extremität wird bis zur Leiste mit einem Kompressionsverband versorgt. Reichen die Thromben bis in die V. femoralis communis oder in die Beckenvenen hinein, dann besteht die erhöhte Gefahr einer Embolisation. Der Patient muß sofort immobilisiert und mit dem Krankenwagen in eine entsprechende Klinik transportiert werden.

Jodinduzierte Hyperthyreose nach Kontrastmittelapplikation

Die gesunde Schilddrüse kann sich auf verschiedene Weise an eine hohe Jodzufuhr anpassen. Sie reagiert mit erhöhter Hormonretention, Blockade der Jodaufnahme, mit einer verminderten Hormonsekretion und der Neutralisation von Jod (ausführliche Literatur bei Steidle 1989). Bei einer *Störung der Autoregulation* besteht jedoch die Gefahr der dekompensierten Hyperthyreose oder der thyreotoxischen Krise. Dafür müssen autonome Gewebsstrukturen oder funktionelle Analoga vorliegen, wie sie häufig in der endemischen Knotenstruma anzutreffen sind.

Steidle (1989) berichtete in einer retrospektiven Studie über 89 Fälle mit Hyperthyreose nach Kontrastmittelinjektion innerhalb eines Kollektivs von 663 Probanden aus der Tübinger Gegend. Die Krankheit trat 6 bis 12 Wochen nach der Gabe von ionischem Kontrastmittel auf. Von den Betroffenen hatten 63 % eine Struma nodosa.

Patienten mit einer manifesten *Hyperthyreose* müssen auf jeden Fall von der Kontrastmitteluntersuchung ausgeschlossen werden. Aber auch bei normalen biochemischen Parametern der Schilddrüsenfunktion kann sich auf die Kontrastmittelgabe eine Hyperthyreose entwickeln; hier weisen die verminderte TSH-Sekretion auf die TRH-Stimulation bei älteren Menschen sowie der Nachweis von antimikrosomalen und von antithyreoidalen Antikörpern auf das erhöhte Risiko hin. Im Molekül der handelsüblichen Kontrastmittel ist

das Jod-Atom zwar fest eingebunden, kleinste Jodmengen können vom Organismus offenbar aber doch abgespalten werden und dann zu Nebenreaktionen führen.

Vor der Phlebographie muß eine sorgfältige *Anamnese zur Schilddrüsenfunktion* erhoben werden. Alle Patienten mit bekannter Hyperthyreose oder Thyreoiditis sind auszuschließen. Beim älteren Menschen geht eine latente Hyperthyreose mit einer atypischen Symptomatik einher und läßt sich nur schwer diagnostizieren. Gegebenenfalls wird deshalb vor der Kontrastmittelgabe eine sorgfältige endokrinologische Abklärung angeordnet. Das gilt im besonderen für Patienten mit einer Struma nodosa in endemischen Jodmangelregionen.

Literatur

Albrechtsson U, Olsson CG (1979) Thrombosis following phlebography with ionic and non-ionic contrast media. Acta Radiol Diagn 20: 46

Benness GT, Fischer HW (1989) Reactions to ionic and nonionic contrast media. Radiology 170: 282

Berge T, Bergquist D, Efsing HO, Hallbook T, Lindblad D, Lindhagen A (1981) Complications of phlebography. A randomized comparison between an ionic and non-ionic contrast medium. Clin Radiol 32: 595

Bettmann M, Robbins A, Braun SD, Wetzner S, Dunnik NR, Finkelstein J (1987) Contrast venography of the leg: Diagnostic efficacy, tolerance, and complication rates with ionic and nonionic contrast media. Radiology 165: 113–116

Breddin K (1974) Medikamentöse Röntgenprophylaxe nach Operationen am Venensystem. Phlebol Proktol 3: 284

Gottlob R (1980) Lokale Kontrastmittelschäden – Ursachen, Testmethoden, Ergebnisse. Krankenhausarzt 53: 549

Gottlob R (1990) Kontrastmittel und Venenschäden. In: Weber J, May R (Hrsg) Funktionelle Phlebographie. Thieme, Stuttgart

Gottlob R, Zinner G (1959) Über die Schädigung des Venenendothels durch verschiedene Noxen. Wiener Klin Wochenschr 71: 482

Hach W (1985) Phlebographie der Bein- und Beckenvenen. Schnetztor, Konstanz

Hagen B (1983) Unerwünschte Nebenwirkungen bei und nach der Bein-Beckenvenenphlebographie. Ergebnisse kontrollierter Untersuchungen mit ionischen und nichtionischen Kontrastmitteln. Röntgenpraxis 36: 382

Holtas S, Almen T, Tejler L (1976) Proteinuria following nephroangiography. Acta Radiol Diagn 19: 401

Katayama H, Yamaguchi K, Kozuka T, Takashima T, Seez P, Matsuura K (1990) Adverse reactions to ionic and nonionic contrast media. Radiology 175: 621–628

Laerum F, Holm HA (1981) Postphlebographic thrombosis. A double blind study with Methylglucamine, Metrizoate and Metrizamide. Radiology 140: 651

May R, Nissl R (1973) Die Phlebographie der unteren Extremität. Thieme, Stuttgart

Mellmann J (1979) Technik der aszendierenden Beinphlebographie. Radiol Praxis 2: 51

Raininko R (1979) Endothelial permability increase produced by angiographic contrast media. Fortschr Röntgenstr 131: 433

Schmiedel E (1989) Reduzieren nicht-ionische Kontrastmittel das Untersuchungsrisiko? Röntgenpraxis 42: 335–337

Schmitt HE (1977) Aszendierende Phlebographie bei tiefer Venenthrombose. Huber, Bern

Steidle W (1989) Iodine-induced hyperthyreoidesm after contrast-media: Animal experimental and clinical studies. In: Taenzer V, Wende S (eds) Recent developments in nonionic contrast-media. Thieme, Stuttgart

Törnquist C, Almen T, Gohman K, Holtas S (1980) Proteinuria following nephroangiography. Acta Radiol 362 [Suppl]: 49

Weber J, May R (Hrsg) (1990) Funktionelle Phlebographie. Thieme, Stuttgart

Phlebographie der Beinvenen

Zur röntgenologischen Darstellung der Beinvenen sind verschiedene Methoden bekannt. Nur wenige haben aber heute eine generelle praktische Bedeutung. Die am häufigsten vorgenommene Untersuchung ist die aszendierende Preßphlebographie. Ihr wird deshalb in theoretischer und praktischer Hinsicht ein größerer Raum zugeteilt. Die anderen Röntgenverfahren kommen gelegentlich bei speziellen Fragestellungen zur Anwendung.

Aszendierende Preßphlebographie nach Hach (1974)

Die asendierende Preßphlebographie eignet sich zur *umfassenden Beurteilung* der tiefen Leit- und Muskelvenen, zum Nachweis inkompetenter Vv. perforantes sowie zur speziellen Diagnostik der Stamm- und Seitenastvarikose. Die Anwendung des Überlaufeffekts in der entspannten Hängelage erlaubt am normalen Venensystem und bei pathologischen Veränderungen auch eine verläßliche Beurteilung der Nebenschlußgebiete, insbesondere der wichtigen Muskelvenen. Dadurch hat die aszendierende Preßphlebographie für alle anderen phlebologischen Untersuchungsmethoden den Wert des Referenzverfahrens erlangt.

Durchführung der Untersuchung

Die Vorbereitung des Patienten beginnt mit einem warmen *Fußbad* von fünf Minuten; dadurch treten die Venen stärker hervor, die Haut wird weicher und ist für die *Punktionsnadel* leichter zu durchstechen. Am besten erscheint die scharf angeschliffene und etwas abgebogene Einmalkanüle Nr. 2 geeignet.

Wenn aber kombinierte Untersuchungen wie die digitale Subtraktionsphlebographie der Beckenvenen und der V. cava inferior oder die Phlebodynamometrie (Weber 1978) vorgesehen sind, empfiehlt sich die Verwendung einer Butterfly-Kanüle mit kurzem Anschliff.

Durch die Anbringung einer *Scandicain-Quaddel* mit der Impfpistole (Dermojet) wird der Stich durch die Haut unempfindlich gemacht. Die V. hallucis dorsalis tibialis ist auch am ödematösen Fuß in der Regel leicht zu finden und garantiert einen gleichmäßigen Abfluß des Kontrastmittels über die drei tiefen Unterschenkelvenen. Je weiter proximal die Injektion erfolgt, desto unvollständiger wird die Darstellung der Vasa cruris und um so eher sind Fehldeutungen des Phlebogramms möglich.

Nach Anschluß eines Verbindungsschlauches (Perfusor-Infusionsleitung) an die Kanüle und Fixierung durch Heftpflasterstreifen legt sich der Patient flach auf den Röntgentisch. Das Gerät wird dann bis zu einem Winkel von 20–40 Grad aufgerichtet. Der Proband steht dabei nicht aktiv auf einem Fußbrett, sondern er stützt sich mit den Händen an seitlichen Haltegriffen ab und läßt die *Beine völlig entspannt und frei herabhängen.* Um hypotone oder vagovasale Kreislaufreaktionen zu verhüten, muß er sich mit dem Kopf und dem ganzen Körper an die Röntgenplatte anlehnen. Dabei kann er den Untersuchungsgang auf dem Fernsehmonitor verfolgen und sich durch erklärende Worte des Röntgenologen ablenken lassen.

In der *entspannten Schräglage* kommt es nur selten zur Verlagerung der Punktionsnadel mit Perforation der Venenwand. Der Kontrastmittelbolus wird nicht durch unwillkürliche Bewegungen, wie sie beim aktiven Stand auf fester Unterlage unvermeidlich sind, ausgeschwemmt. Die Gefäßlumina

Maßnahmen zur schmerzlosen Phlebographie
Warmes Fußbad
Lokalanästhesie (Dermojet)
Verwendung einer scharf angeschliffenen Kanüle
Auflegung der Fingerspitzen auf Injektionsvene
Untersuchung am entspannt herabhängenden Bein
Zügige und zielstrebige Untersuchungstechnik
gegebenenfalls Kompressionsverband

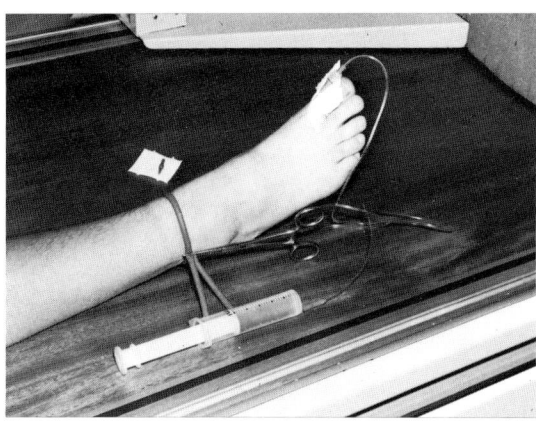

94. Anschluß eines Verbindungsschlauchs an die Kanüle; Kompression in Knöchelhöhe

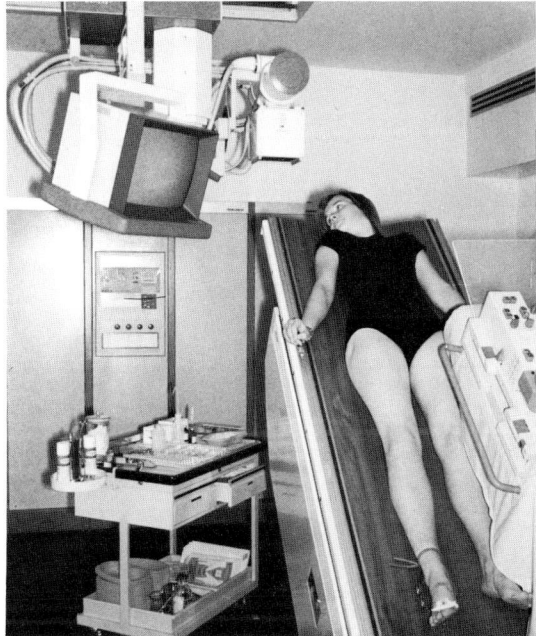

95. Entspannte Hängelage des Patienten zur aszendierenden Preßphlebographie. Röntgentisch ist durch eingeschobene Platte verlängert

erscheinen optimal erweitert; dadurch ist die Kontrastmittelinjektion offensichtlich auch schmerzlos. Die Venenklappen sind geöffnet und schließen sich sofort unter Anwendung eines kurzen Preßversuchs. Unterschichtungsphänomene des Kontrastmittels, die zu Fehldiagnosen führen können, treten nicht auf; im Gegenteil, bei geöffneten Venenklappen sinkt das spezifisch schwerere Kontrastmittel gegen den langsamen zentripedalen Blutstrom in parallel verlaufende venöse Zuflüsse ab und erlaubt durch diesen *Überlaufeffekt* eine re- 96

trograde Darstellung aller Gefäßregionen. Bei allgemeiner körperlicher Schwäche oder Behinderungen an den oberen Extremitäten, die eine sichere Abstützung an den Haltegriffen nicht zulassen, braucht die Anhebung des Röntgentisches *nur um 10 Grad* zu erfolgen; das reicht für einen Sedimentationseffekt des Kontrastmittels auf den Venenklappen und zur Vermeidung der Unterschichtungsphänomene aus. Die Untersuchung kann unter diesen Bedingungen praktisch bei jeder schweren Begleitkrankheit durchgeführt werden. Durch die dosierte Anlegung eines *Stauschlauchs* oberhalb des Knöchels wird der Abstrom des Kontrastmittels direkt in die tiefen Unterschenkelvenen gelenkt. Bei der orientierenden Durchleuchtung zu Beginn der Untersuchung ist leicht zu erkennen, ob die Vv. saphenae magna und parva vollständig abgedrückt sind. Gegebenenfalls muß 97 die Kompression nachgezogen werden, um überlagerungsfreie Aufnahmen zu erhalten. Am besten sind hierfür ein Gummischlauch und eine große Kocherklemme geeignet. Bei einer starken Schwellung der Fesselregion ist in der Regel keine ausreichende Abschnürung möglich.

Das Kontrastmittel wird so schnell wie möglich von Hand injiziert, um einen dichten *Bolus* zu erhalten. Dabei legt der Radiologe die Finger seiner linken Hand zart auf die Spitze der Kanüle und auf die Injektionsvene. Die Venenwand wird bei der Instillation vor einer mechanischen Überdehnung geschützt, und der Patient empfindet keinerlei Schmerzen. Außerdem können schon die geringsten Mengen eines Paravasats erkannt und ernsthafte Schäden mittels einer Korrektur der Kanüle vermieden werden. Diese Technik hat noch einen weiteren Vorteil; der manuelle Injektionsdruck läßt sich individuell dosieren, denn ein zu forsches Vorgehen wird an der Aufweitung des Gefäßes sofort wahrgenommen.

Bei der entspannten Hängelage fließt das Kontrastmittel unter normalen Verhältnissen nur sehr langsam oder überhaupt nicht in die kruralen Leitvenen ab. Eine Beschleunigung des Blutstroms ist durch einen leichten Fingerdruck auf die Planta pedis oder eine behutsame *manuelle Kompression* des queren Fußgewölbes zu erzielen. Die Entleerung der spindelförmigen Vv. plantares und der Muskelvenen führt zur Darstellung der Leitvenen des Unterschenkels. Ein dosierter Druck auf den Soleuspunkt, einem Druckpunkt über dem Sehnenansatz des M. gastrocnemius in der Mitte der Wade, bewirkt eine selektive Entleerung der Wadenmuskelsinus und damit den Abfluß des venösen Blutes zum Oberschenkel. Sofort nach Ablas-

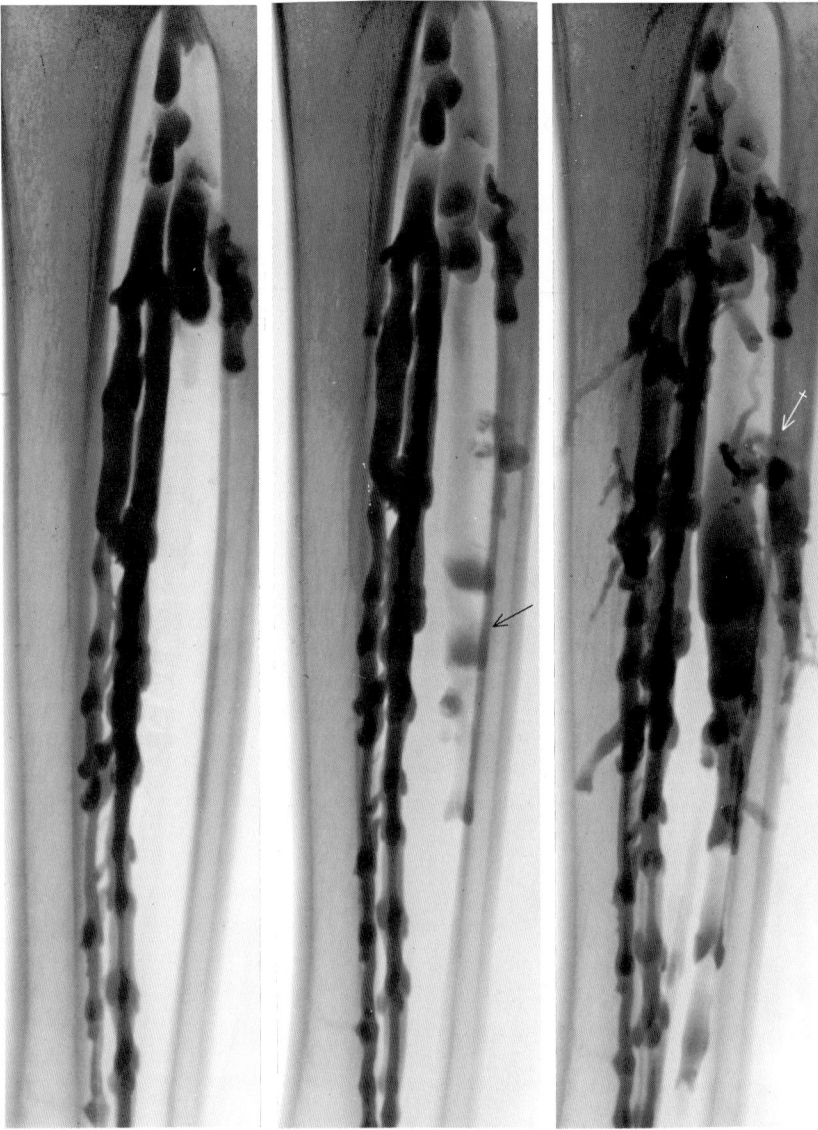

96. Überlaufeffekt bei aszendierender Preßphlebographie in entspannter Hängelage des Patienten von 20–60°. Verwendung von 30 ml eines 60%igen Kontrastmittels. *Links* Darstellung der Vv. tibiales posteriores zu Beginn der Untersuchung. *Mitte, rechts* zunehmende retrograde Darstellung der V. fibularis mit regionärer Ektasie (→) sowie der Soleusvenen (↔). Noch fehlende Darstellung der Vv. tibiales anteriores

sen des Drucks nimmt die Blutstromgeschwindigkeit wieder ab. Dadurch ist genügend Zeit für die Einstellung der Röntgenaufnahme vorhanden. Durch die abwechselnde Anwendung von gezielter Kompression mit antegradem Blutfluß, durch die Ausnutzung des Überlaufeffekts mit Absinken des Kontrastmittels in retrograder Richtung sowie durch Erzeugung eines Strömungsstopps mit Klappenschluß bei tiefer Einatmung oder kurzem Preßversuch lassen sich alle Gefäßregionen gezielt abbilden.

Die manuelle Untersuchungstechnik bietet den Vorteil, die *Kontrastmitteldichte im Gefäß* individuell zu variieren. Durch die Verdünnung mit dem Blut lassen sich auf diese Weise auch mit 60%igem Kontrastmittel feinste morphologische Strukturen erkennen.

Die selektive Betrachtung jeweils begrenzter Venenabschnitte erlaubt es, mit 30 ml Kontrastmittel für die gesamte Darstellung der Beinvenen und gegebenenfalls für eine orientierende Betrachtung der Abflußbedingungen in der Beckenregion auszukommen.

98

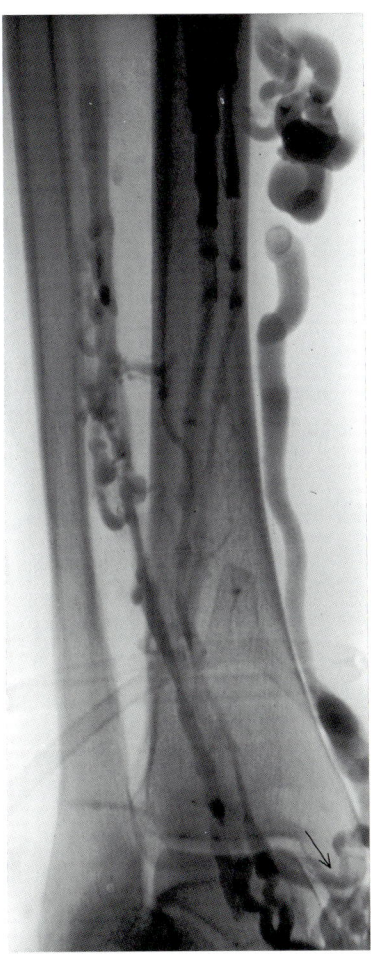

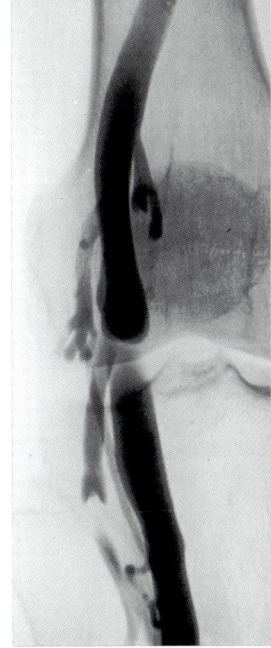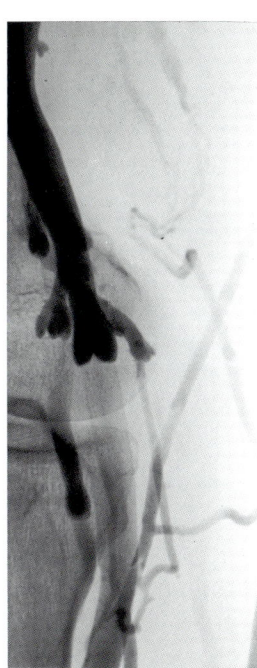

98. Beurteilung feinster morphologischer Strukturen durch individuelle Anwendung des Verdünnungseffekts mit manueller Kompressionstechnik. Aufnahmen der V. poplitea durch aszendierende Preßphlebographie bei Innenrotation *(links)* sowie seitlich *(rechts)*

97. Unzureichende Kompression in Knöchelhöhe. Mangelhafte Darstellung der tiefen Leitvenen. Abfluß des Kontrastmittels über die variköse V. saphena magna. → V. malleolaris interna

Die Beurteilung der *Venenklappen* ist nur in geschlossenem Zustand möglich. Der Patient wird zur tiefen Inspiration oder zu einem Valsalvaschen Preßversuch aufgefordert. Um eine schnelle und ausreichende Sedimentation des Kontrastmittels in den Klappensinus zu erreichen, kann der Röntgentisch vorübergehend etwas stärker aufgerichtet werden.

Auch beim Nachweis von *insuffizienten transfaszialen Kommunikationen* als Ursache der primären Varikose geht es letztendlich um die Beurteilung von Venenklappen, den Mündungsklappen der Vv. saphenae magna und parva oder der Vv. perforantes. Sobald der Kontrastmittelbolus die Mündungsregion der Stammvenen passiert, wird der Patient zum Anspannen der Bauchpresse aufgefordert. Dabei soll aber die Beinmuskulatur auf gar keinen Fall kontrahiert werden.

Die routinemäßige Anwendung des *Valsalvaschen Preßversuchs* gilt als Kernpunkt der aszendierenden Preßphlebographie; sie führt zum Schluß aller Venenklappen in den unteren Extremitäten. Durch die Sedimentation des Kontrastmittels auf den Klappensegeln wird in der entspannten Hängelage des Patienten eine optimale Abbildung der feinen morphologischen Strukturen möglich. Bei einer Thrombose der tiefen Bein- und Beckenve-

Technik der aszendierenden Preßphlebographie
Punktion der V. hallucis dorsalis oder einer Vene am Fußrücken
Dosierte Kompression in Knöchelhöhe
Kontrastmittelinjektion in entspannter Hängelage
Manuelle Direktion des Kontrastmittels
Abwarten von Überlaufeffekten
Phleboskopische Beurteilung der Hämodynamik
Zielaufnahmen des tiefen Venensystems
Valsalvascher Preßversuch bei Passage des Kontrastmittels durch V. poplitea und V. femoralis communis
Zielaufnahmen der Mündungs- und Schleusenregionen der Stammvenen
Abschließende Phleboskopie (Second Look)

nen darf der Preßversuch wegen der Gefahr einer
Lungenembolie nicht durchgeführt werden. Gege-
benenfalls läßt sich der Effekt aber durch die tiefe
Inspiration simulieren.

Wenn eine *Stammvarikose* vorliegt, dann fließt das
Kontrastmittel unter der angespannten Bauchpresse über die insuffiziente transfasziale Kommunikation in die oberflächliche Vene zurück. In der V. saphena magna reicht die retrograde Strömung unter
anhaltendem Druck bis über das Knie hinaus, in der
V. saphena parva bis zum distalen Bereich des Unterschenkels. Dadurch gelingen die Bestimmung
des distalen Insuffizienzpunktes an der variкösen
Stammvene und die Festlegung des Krankheitssta-
diums. Sie erlauben dem Chirurgen die Aufstellung
eines differenzierten Operationsplans.

Die Röntgenuntersuchung der tiefen Leitvenen
und der Muskelvenen wird prinzipiell in *zwei Ebenen* durchgeführt, um pathologische Veränderungen gegenüber Strömungsphänomenen sicher abgrenzen zu können. Auch die V. saphena parva
muß im zweiten Strahlengang abgebildet werden,
damit Verwechslungen mit den Gefäßen des
M. gastrocnemius vermieden werden. Bei den
Oberschenkelvenen reicht dagegen die Darstellung in leichter Außenrotation des Beins aus; Strömungsphänomene lassen sich hier besser mit einer
zweiten Aufnahme, also in *zeitlicher Verschiebung*
ausschließen.

Alle *Positionsänderungen* der Gliedmaße nimmt
der untersuchende Arzt selber vor; auf die aktive
Mitarbeit des Patienten wird verzichtet, denn bei
Anspannung der Beinmuskulatur fließt das Kontrastmittel unter physiologischen Bedingungen sofort ab.

Phleboskopie

Eine längere Beobachtung der Strömungsverhältnisse am Monitor durch die Phleboskopie wird aus
Gründen des Strahlenschutzes vermieden, jedoch
sollte der Radiologe seinen *Eindruck von den dynamischen Verhältnissen* durchaus in die Beurteilung einbeziehen. Bei der sekundären Popliteal-
und Femoralveneninsuffizienz kann sich die Kontrastmittelsäule unter dem Wadenkompressionstest nicht mehr schwallartig entleeren; es ist deshalb von einer antegraden Strömungsinsuffizienz –
im Gegensatz zur vorwiegend retrograden Insuffizienz beim postthrombotischen Syndrom – die
Rede. Eine approximative Quantifizierung erscheint durch den Leitvenen-Funktionstest möglich (S. 62).

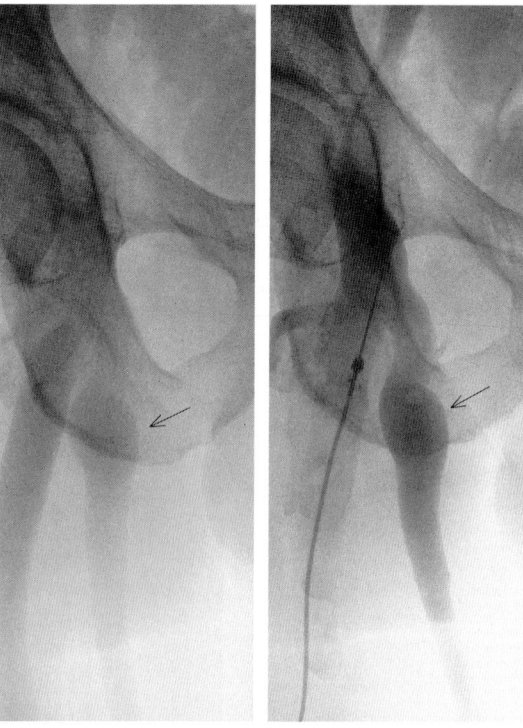

99. Sekundäre Popliteal- und Femoralveneninsuffizienz bei
schwerer Stammvarikose der V. saphena magna im Stadium III. *Links* aszendierende Preßphlebographie. Verwaschungseffekt bzw. unzureichende Darstellung der V. femoralis communis beim Wadenkompressionstest unter dem
Valsalva-Preßversuch. V. saphena magna auf Daumendicke
erweitert (→). *Rechts* retrograde Preßphlebographie. Beim
Valsalva-Test kontrastreiche Darstellung der V. saphena
magna, jedoch nur minimaler Rückfluß in die V. femoralis
superficialis

Bei schweren Zirkulationsstörungen in den tiefen
Leitvenen, z. B. also bei der sekundären Popliteal-
und Femoralveneninsuffizienz oder beim postthrombotischen Syndrom, tritt im Verlauf der Untersuchung eine *diffuse Vermischung des Kontrastmittels* mit dem Blut ein; die Gefäße stellen sich
nur noch unscharf dar, das Phlebogramm macht
einen verwaschenen Eindruck. Gegebenenfalls ist
die Phlebographie mit einem größeren Kontrastmittelbolus und schnellerer Untersuchungstechnik zu wiederholen. Auch die Anlegung eines
Kompressionsverbandes am Unterschenkel kann
zur besseren Beurteilung beitragen.

Neben diesen Eindrücken zur Strömungsdynamik
dient die Phleboskopie lediglich einer optimalen
Einstellung und Abbildung der gewünschten Gefäßregion. In der Hauptsache ergibt sich die Diagnose aus der Beurteilung der Röntgenbilder.

99

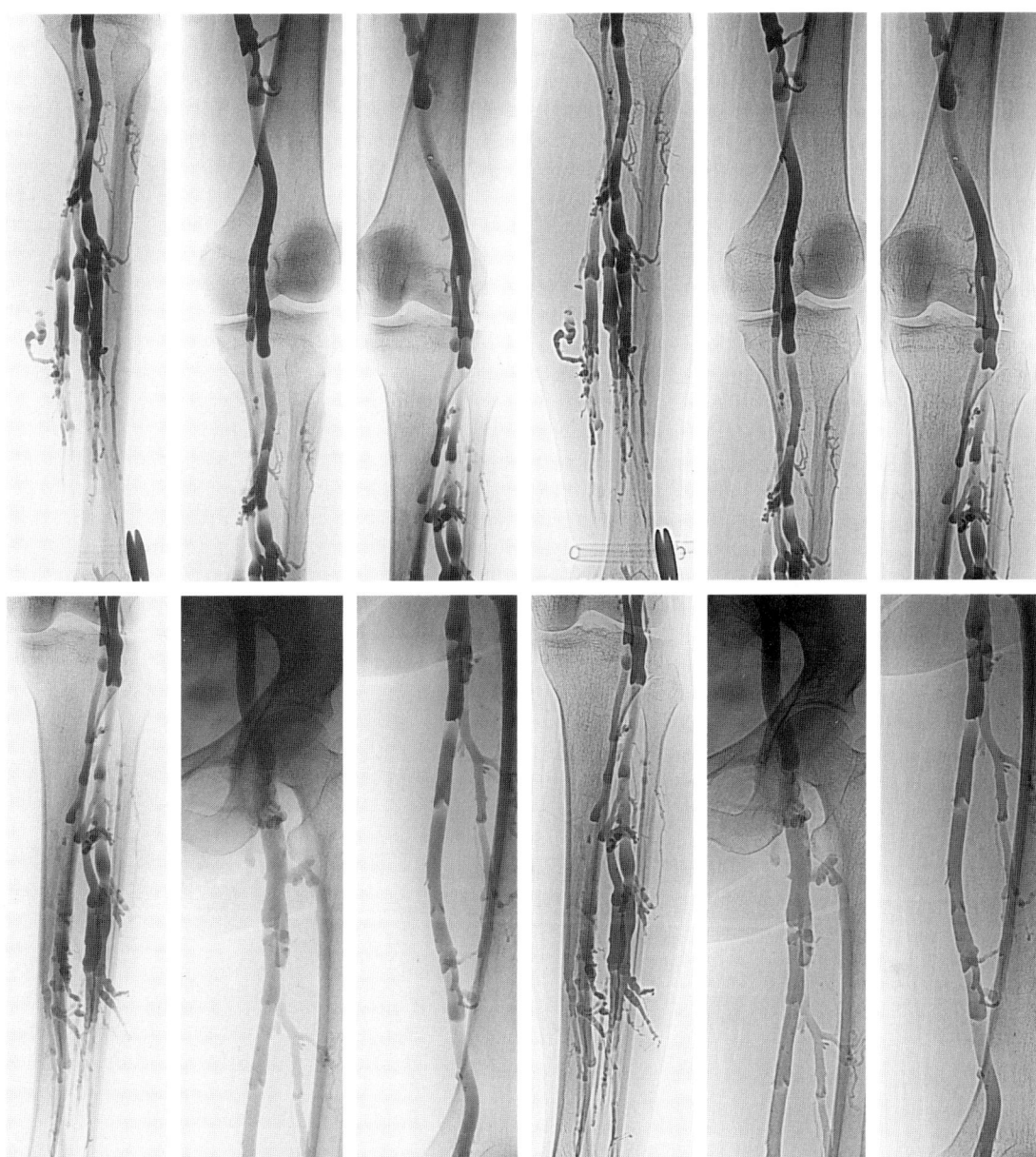

100. Normales Aufnahmeprogramm bei der aszendierenden Preßphlebographie. *Linke drei Aufnahmen oben und unten* jeweils in konventioneller Technik, *rechte drei Auf-* *nahmen oben und unten* mit elektronischer Kantenverstärkung. (Reihenfolge des Aufnahmeprogramms s. Text)

Aufnahmeprogramm

Die Standardisierung der Technik erlaubt bei der aszendierenden Preßphlebographie ein feststehendes, routinemäßiges Röntgenprogramm, das 6 Aufnahmen im Format 24/30 cm zweigeteilt oder 35/35 cm dreigeteilt umfaßt. Nach Injektion des Kontrastmittels und Darstellung der tiefen Unterschenkelvenen bei Außenrotation des Beins von 30 Grad (*Aufnahme 1*) wird das Kontrast-

mittel in die V. poplitea gelenkt, und der Patient muß den Valsalva-Test ausführen. Bei der Durchleuchtung ist eine Insuffizienz der V. saphena parva am auswärts gedrehten Bein medial dargestellt (*Aufnahme 2*). Während der Patient noch preßt und damit einen vorzeitigen Abfluß des Kontrastmittels verhindert, lagert der Arzt das Bein in die Innenrotation um und nimmt die V. poplitea in der zweiten Ebene auf (*Aufnahme 3*). Dann erst erfolgt die Abbildung der tiefen Unterschenkelve-

100

nen bei Einwärtsdrehung, gegebenenfalls zusammen mit der varikös degenerierten und retrograd aufgefüllten V. saphena parva (*Aufnahme 4*); das Gefäß projiziert sich gegebenenfalls auf die Fibula. Bei einer schweren Perforansinsuffizienz werden die Phlebogramme der Vasa cruris in den beiden Ebenen nacheinander geschossen, um eine zu starke Überlagerung durch die extrafaszialen Venen zu verhindern (Austausch der Aufnahme 2 und 4). Bis zum Beginn der nächsten Untersuchungsphase kann der Patient normal atmen. Das Bein bleibt in der Außenrotation liegen. Nach Zentrierung des Röntgenzielgeräts auf die Leistenregion werden die Wadenmuskulatur mit umgreifender Hand maßvoll komprimiert und die Passage des Kontrastmittelbolus in die V. femoralis communis abgewartet. Der Patient erhält wieder die Aufforderung zum Preßversuch. Sowohl die schlußfähige Mündungsklappe der V. saphena magna als auch ein Rückstrom des Kontrastmittels in das insuffiziente Gefäß sind bei der Durchleuchtung leicht zu erkennen (*Aufnahme 5*). Das letzte Bild (*Aufnahme 6*) wird dann von den Oberschenkelvenen angefertigt, und zwar bei gleichzeitiger Darstellung der V. femoralis superficialis in antegrader und gegebenenfalls einer insuffizienten V. saphena magna in retrograder Richtung. Abschließend ist mit der Durchleuchtung festzustellen, wo sich der distale Insuffizienzpunkt befindet und ob insuffiziente transfasziale Kommunikationen an atypischer Stelle vorliegen.

Über das standardisierte Aufnahmeprogramm hinaus können noch *zusätzliche Aufnahmen* angefertigt werden, zum Beispiel unter intermittierendem Preßversuch zur besseren Beurteilung der Venenklappen oder nach Abnahme der Staubinde zur Darstellung des oberflächlichen Venensystems (Ablaufphlebographie). Bei krankhaften Veränderungen in den Oberschenkelvenen sind weitere Aufnahmen in der zweiten Ebene bei veränderter Rotation des Beins oder nach kurzem zeitlichen Intervall angezeigt.

Bei der Beurteilung der Röntgenbilder muß den *Venenklappen* eine besondere Aufmerksamkeit geschenkt werden. Es empfiehlt sich deshalb, den Patienten vor jeder Aufnahme prinzipiell zu einer tiefen Inspiration oder zu einem kurzen Preßversuch anzuhalten, damit sich die Segel schließen.

Sofort nach Beendigung der Untersuchung erfolgt die Umlagerung des Röntgengerätes in die Horizontale, um mit den Übungen zur Thromboseprophylaxe zu beginnen.

Phleboskopischer Leitvenenfunktionstest nach Hach

Mit dem phleboskopischen Leitvenenfunktionstest wird eine approximative Quantifizierung der sekundären Popliteal- und Femoralveneninsuffizienz in drei Schweregrade möglich. Dazu ist eine *standardisierte Technik* erforderlich. Die Extremität befindet sich in Außenrotation bei absolut entspannter Hängelage von 30 Grad. Ein Bolus von 30 ml des 60%igen Kontrastmittels muß innerhalb von 25 s injiziert sein. Unter Phleboskopie wird die Kontrastmittelsäule zunächst manuell bis in die Unterschenkelgefäße dirigiert. Dann umfaßt der Untersucher die Wade des Patienten von hinten mit seiner gleichseitigen Hand (rechtes Bein des Patienten und rechte Hand des Untersuchers) und übt eine *kurze,* kräftige Kompression aus. Normalerweise stellen sich die Oberschenkelvenen spontan oder gleich nach dem ersten Druckversuch dar. Wenn hierzu zwei Kompressionen notwendig sind, wird von einer leichten Insuffizienz gesprochen, bei drei oder mehr Tests von einer mittelgradigen bzw. schweren Funktionsstörung. Die einzelnen Wadendruckversuche erfolgen aus Gründen des Strahlenschutzes rasch aufeinander, die Abstände liegen nicht länger als 2 s auseinander.

Der Leitvenenfunktionstest wird hauptsächlich für die Beurteilung der Rezirkulationskreise bei der Stammvarikose eingesetzt; die sekundäre Popliteal- und Femoralveneninsuffizienz geht mit einer *antegraden Abflußstörung* einher. Ähnlich verhalten sich schwere regressive Veränderungen. Aber auch das postthrombotische Syndrom oder die venöse Dysplasie können neben der vorwiegend retrograden auch eine antegrade Komponente der Strömungsinsuffizienz aufweisen.

Approximativer Leitvenenfunktionstest nach Hach
Absolut entspannte Hängelage von 30 Grad Kontrastmittel in 60%iger Konzentration Kontrastmittelbolus von 30 ml Injektion innerhalb von 25 s Manuelle Direktion des Bolus in Unterschenkelgefäße Wadenkompressionstest Phleboskopie der Oberschenkelvenen

Besonderheiten und Fehlerquellen

Abweichungen von der standardisierten Aufnahmetechnik können das Röntgenbild in vielfältiger Weise verfälschen. Daraus ergeben sich Gelegenheiten zu einer fehlerhaften Interpretation.

Bei anderen Röntgenmethoden des peripheren Venensystems befindet sich das untersuchte Bein *im passiven Stand* und wird nach entsprechender Aufforderung durch eine aktive Bewegung des Patienten *selbst* in eine andere Position gebracht. Aber nicht nur die Kontraktion der Muskulatur, sondern schon der feste Stand auf der Bodenplatte und die Gewichtsbelastung des Beins führen zu einer *unkontrollierten Beschleunigung des Blutstroms* und damit zu einer unzureichenden Darstellung der tiefen Venen. Bei der aktiven Muskelanspannung wird auch der Kompressionseffekt der V. poplitea durch die anschwellenden Bäuche des M. gastrocnemius verursacht (S. 46). Der einseitige Stand mit dem nichtuntersuchten Bein auf einer rotierenden Plattform (Grollmann u. Straede 1977) oder auf einem kleinen Kasten (Rabinov u. Paulin 1972) bietet gegenüber der passiven Hängelage keine Vorteile; im Gegenteil, der Stand auf einem Bein ist für die meisten Patienten schwieriger durchzuführen, als sich mit den Armen abzustützen (Hach 1981).

Die Untersuchung in passiver Hängelage erlaubt die Verwendung einer scharf angeschliffenen Kanüle für die Punktion. Der Einstich gelingt damit mühelos und ist für den Patienten praktisch schmerzlos (Hach 1976).

Müssen aber nach der Phlebographie noch eine Venendruckmessung oder die digitale Subtraktionsangiographie angeschlossen werden, dann empfiehlt sich die Einführung einer kurz angeschliffenen Nadel vom Typ Butterfly.

Eine *fehlerhafte Injektion* kann vom Radiologen durch die Auflegung seines Zeigefingers auf die Kanülenspitze sofort festgestellt werden. Nach einer geringen Veränderung der Nadelposition und durch die Abstützung der Injektionsvene (S. 57) mit den Fingerspitzen ist die Fortsetzung der Untersuchung in der Regel möglich.

Der *Injektionsort* des Kontrastmittels ist für die Darstellung der tiefen Venen des Unterschenkels nicht gleichgültig. Bei der Einspritzung in eine Vene am lateralen Fußrand kommt es mitunter zu einer unvollständigen oder fehlenden Abbildung der hinteren tibialen Venengruppe, denn die Venen des äußeren Fußrandes gehören zum hauptsächlichen Einstromgebiet der Vv. tibiales anteriores. Als ideales Gefäß für die Punktion gilt die *V. hallucis dorsalis tibialis,* die infolge ihrer dicken Wand auch eine höhere Druckbelastung bei der Injektion aushält. Von hier aus fließt das Kontrastmittel zum Arcus venosus dorsalis, verteilt sich gleichmäßig über die Mittelfußvenen und tritt zwanglos in die Hauptabflußwege ein.

Bei einer unzureichenden Darstellung der tiefen Unterschenkelvenen muß durch den *Überlaufeffekt* des Kontrastmittels die Abbildung in einer späteren Untersuchungsphase abgewartet werden. Dieses Untersuchungsprinzip ist ausnahmsweise auch anzuwenden, wenn am Fußrücken einmal keine Vene punktiert und der Patient nicht zu einem anderen Untersuchungstermin einbestellt werden kann; in diesem Fall gelingt oftmals die retrograde Darstellung der peripheren tiefen Venenabschnitte durch Injektion des Kontrastmittels in eine Varize am Unterschenkel. Bei völlig entspannt herabhängender Extremität muß der Patient dabei auf dem Röntgentisch so weit wie möglich aufgerichtet werden, damit der Kontrastmittelbolus schneller sedimentiert.

Durch die Anlegung eines *Stauschlauches* in der Knöchelregion wird das Kontrastmittel in die tiefen Venen dirigiert. Der Ablauf über das oberflächliche Venensystem ist – abgesehen von speziellen Fragestellungen – nicht erwünscht; wenn sich auf dem Phlebogramm mehrere Gefäßsysteme ineinander projizieren, sind die Aufnahmen unübersichtlich und schwerer zu deuten. Außerdem ergibt sich die Diagnose einer Klappeninsiffizienz auch in den extrafaszialen Gefäßen am besten aus dem *Nachweis des retrograden Blutstroms.*

Proximal von der Knöchelgabel lassen sich die oberflächlichen Venen gegen den Knochen abdrücken. Wird das Kontrastmittel direkt in die V. saphena magna injiziert, dann kann – insbesondere bei fehlender oder rudimentär ausgebildeter V. malleolaris interna – der Abstrom über die tiefen Gefäße stark verzögert sein oder unvollständig bleiben; der Patient empfindet die Untersuchung auch als unangenehm.

Ein zu fest angelegter Stauschlauch wirkt sich auch auf die intrafaszialen Gefäße aus. Der methodische Fehler kann aber bei der Phlebographie sofort erkannt und behoben werden. Eine langstreckige Einengung der Gefäßlumina ist nicht unmittelbar auf den ringförmigen Stauschlauch, sondern vielmehr auf die den Muskeln und Sehnen übertragene Kompression zurückzuführen.

Von einzelnen Autoren (Höjensgard 1949; Thomas u. Lea 1972) wird ein *zweiter Tourniquet* oberhalb oder unterhalb vom Knie unter der Vorstel-

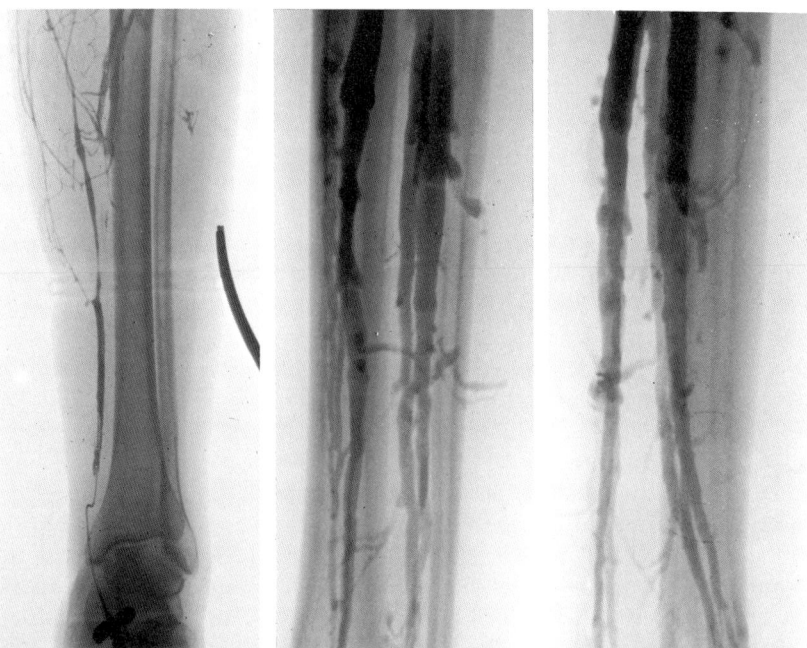

101. Fehlerhafte Phlebographie. *Links* fehlende Darstellung der intrafaszialen Venen bei Injektion des Kontrastmittels direkt in die V. saphena magna über intravasalen Katheter. Zu hoch angelegter Tourniquet. Fehldiagnose: Akute tiefe Beinvenenthrombose. *Mitte, rechts* unauffälliges tiefes Venensystem bei aszendierender Preßphlebographie am folgenden Tag; Aufnahmen bei Innenrotation *(links)* und seitlich *(Mitte)*

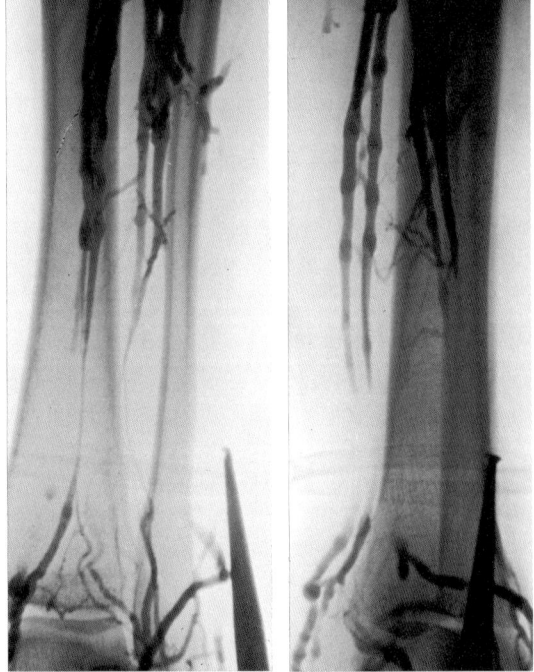

102. Fehlerhafte Kompression der tiefen Leitvenen durch zu straff angezogenen Stauschlauch. Aszendierende Preßphlebographie bei Innenrotation *(links)* und seitlich *(rechts)*

lung angelegt, daß hierdurch die tiefen Venen besser zu beurteilen sind. Bei vergleichenden Untersuchungen mit und ohne diese Stauung ließen sich aber keine wesentlichen Unterschiede feststellen (Rabinov u. Paulin 1972). Eine radiologische Diagnostik der Stammvarikose ist bei Verwendung eines zweiten Stauschlauchs nicht mehr möglich, und die ringförmige Einschnürung eines flottierenden Thrombus im tiefen Venensystem erscheint dadurch hinsichtlich der Embolisierung nicht ohne Risiko.

Normalerweise fließt das Blut in der passiven Hängelage nur sehr langsam oder überhaupt nicht ab. Der *Fingerdruckversuch* an der Planta pedis oder am Wadendruckpunkt sowie die leichte Kompression des queren Fußgewölbes oder der Wade beschleunigen die Strömungsgeschwindigkeit in kontrollierter Weise. Ein häufiger Fehler liegt darin, daß der Patient die Aufforderung zum Valsalvaschen Test falsch versteht und anstatt der Bauchpresse die Beinmuskeln anspannt. Sofort wird das kontrastmittelhaltige Blut aus der Extremität abgeschwemmt. Auch eine Darstellung der Mündungsregion der Stammvenen gelingt nicht; auf diese Weise kann eine schwere Insuffizienz der V. saphena magna oder parva übersehen werden. Für den Venenchirurgen sind deshalb Phlebogramme wertlos, aus denen weder die Schlußfähigkeit noch die Insuffizienz der Mündungsregion einwandfrei zu ersehen sind.

Bei der Betrachtung am Bildschirm wird eine inkomplette Stammvarikose der V. saphena magna, die sich nicht über die schlußunfähigen Schleusenklappen, sondern über eine insuffiziente Doddsche V. perforans oder über eine Seitenastvarikose darstellt, leicht übersehen. Sie ist meistens erst am Ende der Untersuchung festzustellen. Der Röntgenologe sollte es sich deshalb zum Prinzip machen, in jedem Fall die medialen Weichteile des Oberschenkels auf *abnorme Gefäßverbindungen* abzusuchen. Bisweilen ist diese Gefäßregion am Monitor überstrahlt, oder sie liegt außerhalb der Formateinblendung.

Durch den Überlaufeffekt bilden sich die Muskelvenen meistens erst in einer späteren Untersuchungsphase ab. Bei Verdacht auf eine tiefe Venenthrombose empfiehlt sich deshalb die Anfertigung einer *Spätaufnahme*. Oftmals sitzen die Thromben in den Sinus der Muskelvenen oder in ihren Klappentaschen verborgen. Zu ihrem Nachweis erscheint eine optimale Transparenz der Kontrastmitteldichte besonders wichtig.

Auch eine *Stammvarikose der V. saphena parva* bildet sich mitunter erst gegen Ende der Untersuchung gut ab. Das Gefäß kann ja beim Preßversuch immer nur *die* Menge kontrastmittelhaltigen Blutes aufnehmen, die sich in dieser Zeit zwischen zwei Klappen der V. poplitea befindet, und das sind im ungünstigen Falle nur wenige Milliliter. Erst im Laufe der Untersuchung kommt die variköse Stammvene nach und nach durch retrograde Sedimentation und Blutströmung zur Darstellung. Bei einer schweren extrafaszialen Varikose, insbesondere bei einem dekompensierten Rezirkulationskreis mit ausgeprägter Perforansinsuffizienz, gelingt es bisweilen nicht, die tiefen Venen übersichtlich aufzunehmen. Durch die vielfache *Überlagerung von Gefäßkonvoluten* erscheint die Beur-

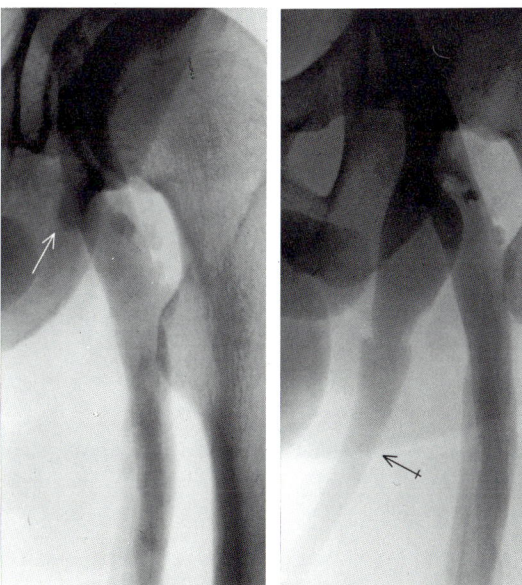

103. Falsche Technik der aszendierenden Preßphlebographie. *Links* unvollständiger Valsalvascher Preßversuch. Scheinbare (!) Darstellung einer Mündungsklappe der V. saphena magna mit unscharfen Konturen (→). *Rechts* beim kräftigen Valsalva-Test Darstellung einer schweren Stammvarikose der V. saphena magna (↔)

teilung des Phlebogramms unmöglich. Hier empfiehlt es sich, die Röntgenuntersuchung nach Anlegung eines festen Kompressionsverbandes am Unterschenkel zu wiederholen.

Hämodynamische Aspekte

Die Kenntnisse über die Strömungsverhältnisse in den Beinvenen sind für das Verständnis der aszendierenden Preßphlebographie von grundlegender Bedeutung. Arnoldi (1964) unterscheidet im *hämodynamischen Zyklus* die Systole, die Diastole I und die Diastole II.

Bei der aszendierenden Preßphlebographie mit Injektion des Kontrastmittels in die völlig entspannt herabhängende Extremität liegen die hämodynamischen Bedingungen der *Diastole II* vor. In den tiefen Leitvenen erfolgt eine langsame kontinuierliche Blutströmung, der *Steady Flow*. Er beträgt in Horizontallage 1 bis 2 cm/s und fällt mit zunehmender Aufrichtung des Patienten in die Schräglage durch den ansteigenden hydrostatischen Druck weiter ab. Alle Klappen sind geöffnet. Die Blutströmung wird allein durch die vis a tergo aufrechterhalten. In dieser Phase findet auch der *Überlaufeffekt* statt, der zur Darstellung suffizienter peripherer Gefäßabschnitte von proximal her geeignet ist. Das Kontrastmittel fließt dabei infolge seines höheren spezifischen Gewichts an einer Gabelung retrograd in die bisher nicht abgebildeten Venen ein.

96

Wahrscheinlich ist der Druck während der Diastole II in den tiefen Venen etwas höher als in den oberflächlichen Gefäßen. Die Klappen in den Vv. perforantes sind demzufolge geschlossen; nur insuffiziente Gefäße können sich durch einen retrograden, also nach außen gerichteten Blutstrom darstellen.

Bei rhythmischen Anspannungen der Wadenmuskulatur, die also der *Systole* entsprechen, steigt der Druck in den Muskelvenen stark und in der V. poplitea leicht an, während er in der V. saphena magna stufenweise abfällt. Die Vv. perforantes bleiben deshalb weiterhin geschlossen. Bei einer maximalen Muskelkontraktion fließen 50 bis 75 ml Blut im Schuß aus dem tiefen Venensystem in die Beckenetage ab (Ludbrook 1972). Dieser Vorgang ist auch bei einer Phleboskopie zu beobachten: im aktiven Stand oder bei willkürlicher Bewegung des Beins strömt das Kontrastmittel schlagartig weg, so daß zur Fortsetzung der Untersuchung eine erneute Injektion erfolgen muß.

Während der *Diastole I* fällt der Druck in den Wadenmuskelvenen steil ab. Dadurch entsteht ein aus den extrafaszialen Gefäßen nach innen gerichteter Blutstrom über die Vv. perforantes. Mit dem Einfluß aus oberflächlichen und nutritiven Venen in die Sinus der Wadenmuskulatur steigt der Venendruck langsam an. Sobald der Druck innerhalb der V. poplitea überschritten wird, ist wieder die Diastole II mit ihrem Steady Flow erreicht.

Die Diastole I spielt bei der aszendierenden Preßphlebographie keine Rolle, weil durch die Anlegung der Kompression ein Übertritt des Kontrastmittels in das oberflächliche Venensystem verhindert wird; demnach könnte nur kontrastmittelfreies Blut in den intrafaszialen Raum gelangen und hier den Ablauf der Röntgenuntersuchung beeinträchtigen.

Die differenzierte Hämodynamik der Wadenmuskelpumpe erklärt, warum die routinemäßige Beurteilung des extrafaszialen Venensystems und der wichtigen transfaszialen Kommunikationen *am besten während der Diastole II* erfolgt. In dieser Phase kommen die Leitvenen durch das im Steady-flow langsam abströmende Kontrastmittel gut zur Darstellung; normale Vv. perforantes und die Stammvenen bilden sich durch den Sedimentationseffekt allenfalls bis zur inneren beziehungsweise bis zur Schleusenklappe, also stummelförmig ab. Die Muskelvenen sind bei halb aufrechter Position des Patienten routinemäßig durch den retrograden Überlaufeffekt zu sehen.

Die Vorbereitung des Patienten und die Venenpunktion erfolgen in gleicher Weise wie für die aszendierende Preßphlebographie. In eine Vene am Fußrücken werden 30 ml eines 60%igen Kontrastmittels von Hand eingespritzt. Wenn eine globale Darstellung des Venensystems angestrebt, also auf die etagenweise Untersuchungstechnik verzichtet wird, dann empfiehlt sich die Verwendung von 100 ml oder mehr einer 40- bis 45%igen Kontrastmittellösung. Dabei kann die Injektion mit einem Hochdruckinjektor erfolgen (Schmitt 1977).

Die Untersuchung findet in Schräglage statt. Der Patient steht auf dem erhöhten Fußbrett der Röntgenplatte und entlastet das betreffende Bein. Der Abstrom des Kontrastmittels wird durch manuelle Wadenkompression oder durch aktive Bewegungen der Zehen erreicht. Entsprechend der zentripedalen Flußrichtung des venösen Blutes ist auch das Aufnahmeprogramm von distal nach proximal vorgesehen. Unter Durchleuchtungskontrolle an der Bildverstärkerfernsehkette werden 6 Aufnahmen im Format 24/30 cm zweigeteilt oder 35/35 dreigeteilt in folgenden Positionen angefertigt: 1. Unterschenkelvenen bei Innenrotation von 30°, 2. Unterschenkelvenen im seitlichen Strahlengang, 3. V. poplitea im seitlichen Strahlengang, 4. V. poplitea bei Innenrotation von 30°, 5. V. femoralis superficialis im posterior-anterioren Strahlengang, 6. V. femoralis communis und Vv. iliacae im posterior-anterioren Strahlengang.

Die aszendierende Phlebographie mit einer hohen Dosis von Kontrastmittel in niedrige Konzentration erlaubt eine gute Beurteilung der intrafaszialen Leitvenen und der Muskelvenen. Die Untersuchungsmethode hat deshalb bei einem klinischen *Verdacht auf tiefe Venenthrombose* ihre Indikation. Sie garantiert durch Anwendung des Valsalva-Tests oder bei tiefer Inspiration auch eine präzise Abbildung der Venenklappen. Beim Nachweis von Thromben sind Preßversuche und Kompressionsteste wegen der Gefahr einer Embolie auszulassen.

Im Rahmen des Strahlenschutzes ist heute bei der Untersuchung auf Thrombose in der Regel auf eine zeitraubende Phleboskopie zu verzichten. Der erfahrene Radiologe vermag aber aus der dynamischen Betrachtung des Kontrastmittelabstroms seine diagnostischen Schlüsse zu ziehen und in die Gesamtbeurteilung einzubringen.

Aszendierende Phlebographie mit Phleboskopie nach May und Nissl 1973

Die aszendierende Phlebographie eignet sich zur Beurteilung der tiefen Bein- und Muskelvenen sowie der Beckenvenen. Sie gilt deshalb als wichtige Untersuchungsmethode zur Erkennung der Phlebothrombose. Die Technik wurde von May und Nissl (1973) erarbeitet und an einem großen Krankengut zu der heute gültigen Form standardisiert.

Aszendierende Preßphlebographie mit blinder Aufnahmetechnik (Almen u. Nylander 1962; Haeger u. Nylander 1967)

Wenn die Möglichkeit zur Phleboskopie an der Bildverstärkerfernsehkette nicht gegeben ist, können Aufnahmen auch mit einer Übertischröhre auf dem Buckytisch geschossen werden. Durch die Vergrößerung des Fokus-Film-Abstandes erhalten die Bilder eine größere Schärfe und weisen keine Verzerrung der Dimensionen auf. Der entscheidende *Nachteil* dieser Methode besteht darin, daß die Darstellung der einzelnen Gefäßregionen mehr oder minder dem Zufall überlassen bleibt, weil die Abflußgeschwindigkeit des Kontrastmittels unter normalen und pathologischen Bedingungen nur schwer abzuschätzen ist. Das Verfahren kommt deshalb heute nur noch ausnahmsweise zur Anwendung.

Die Vorbereitung des Patienten erfolgt wie bei der aszendierenden Preßphlebographie. Am besten werden Filme des Formats 96/20 cm verwendet. Eine Reduzierung der Röhrenspannung entsprechend dem Umfang der Weichteile ist durch ein Keilfilter zu erreichen. Die erste Aufnahme erfolgt nach Beendigung der Injektion von 20–60 ml Kontrastmittel, drei weitere werden im Abstand von 15 s nach aktiver Plantarflexion des Fußes oder manueller Kompression der Wade belichtet. Bei schwerer Varikose, akuter tiefer Venenthrombose, bei Mißbildungen des Gefäßsystems oder beim postthrombotischen Syndrom lassen sich keine verbindlichen Angaben über den besten Aufnahmemodus machen.

Die Horizontallage des Patienten ergibt spezielle Abflußbedingungen im intrafaszialen Venensystem mit Unterschichtungsphänomenen des Kontrastmittels und Strömungseffekten. Infolge des ungünstigen Sedimentationseffekts stellen sich die Venenklappen schlecht dar. Daraus entstehen *Fehlerquellen* bei der Beurteilung des Röntgenbildes. Besser erscheint noch die Durchführung der Untersuchung auf einem Kipptisch. Auch hier können lange Kassetten verwendet werden. Ihr Austausch erfolgt entweder manuell oder mit einem Gärtner-Reisser-Wechsler. Auch dieses Verfahren ist heute überholt.

Aszendierende Ablaufphlebographie

Die Ablaufphlebographie (Schneider u. Fischer 1979) eignet sich vor allem zur Beurteilung des extrafaszialen Venensystems. Die Injektion des Kontrastmittels erfolgt ähnlich wie bei der aszendierenden Preßphlebographie über einen Verbindungsschlauch in die Vene an der Großzehe oder am Fußrücken. Wenn es auf die selektive Darstellung der V. saphena magna oder parva ankommt, werden die entsprechenden Vv. marginales am Fuß punktiert. Der Patient befindet sich in einer Schräglage von 20–40°. Bei fehlender Kompression fließt das Kontrastmittel größtenteils über die Stammvenen, aber auch über die Vv. perforantes am Fuß und am Unterschenkel in die tiefen Venen ab. Die Beurteilung der intrafaszialen Gefäße und der Mündungsklappen der Vv. saphenae ist nur mit Vorbehalt möglich. In bestimmten Fällen wird die wiederholte Kontrastmittelapplikation mit und ohne Kompression eine umfassende Diagnostik erlauben. Heute ergeben sich nur wenige Indikationen für die Methode.

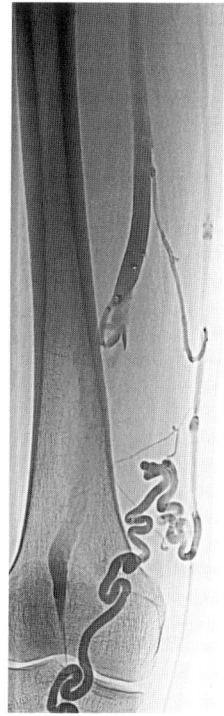

104. Varikographie. Darstellung von retikulären Varizen und einer suffizienten Doddschen V. perforans. Phlebographie mit elektronischer Kantenverstärkung

Varikographie nach May und Nissl (1973)

Die Varikographie eignet sich zur genauen Lokalisation von insuffizienten Vv. perforantes und zur Abklärung der Zuflußbedingungen von größeren Varizen vor einem chirurgischen Eingriff. In speziellen Fällen bringt das Verfahren eine *Ergänzung des Befundes* der aszendierenden Preßphlebographie. So erscheint die Indikation zum Nachweis einer Varikose der Profunda-Perforans oder von atypischen Verbindungen bei kongenitalen Malformationen des Venensystems gegeben.

Nach der Punktion der Krampfader und Fixierung der Kanüle mit einem Heftpflasterstreifen wird der Patient auf dem Röntgentisch in Horizontal- oder Kopftieflage von 20° gebracht. Über einen Verbindungsschlauch erfolgt die Injektion von 5 ml Kontrastmittel, das unter Röntgenfernsehkontrolle durch manuelle Palpation in die gewünschte Richtung gelenkt wird.

Bei längerem Kontakt des Kontrastmittels mit der Venenwand besteht die Gefahr einer lokalen Thrombophlebitis. Deshalb sollte die Untersuchung möglichst am Vortage der Operation durchgeführt werden. Die Beurteilung der tiefen Venen ist bei dieser Methode nur mit großem Vorbehalt erlaubt, denn Fehldeutungen sind leicht möglich.

104

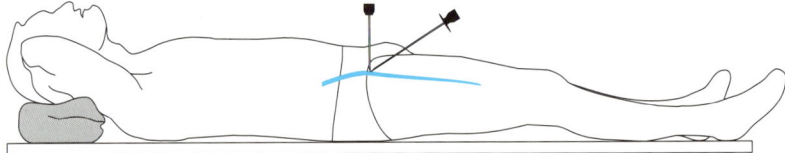

105. Schematische Darstellung der Probepunktion in senkrechter Richtung und der schrägen Punktionstechnik zur re-
troraden Preßphlebographie und Beckenvenenphlebographie

Retrograde Preßphlebographie
nach Gullmo (1956)

Die retrograde Preßphlebographie wird heute nur
noch bei *spezieller Fragestellung* vorgenommen.
Meistens erfolgt sie in Verbindung mit der Beckenvenenphlebographie zum Nachweis postthrombotischer Veränderungen in der V. femoralis superficialis und der V. profunda femoris. Eine relative
Indikation ergibt sich für die Erkennung der
primären und sekundären Femoralveneninsuffizienz. Zur Diagnostik einer Stammvarikose der
V. saphena magna erscheint die aszendierende
Preßphlebographie besser geeignet.

Zur *Lokalanästhesie* wird am liegenden Patienten 6 cm unterhalb der Leistenbeuge und $1^1/_2$ cm medial der A. femoralis communis eine Hautquaddel mit der Impfpistole Dermojet angebracht und anschließend ein 2 cm breiter Bezirk
über der V. femoralis bis zum Leistenband mit etwa 8 ml
0,5%igem Mepivacain (Meaverin, Scandicain) infiltriert.
Bei der Umspritzung mit einem größeren Volumen kann die
Vene von außen komprimiert werden, so daß die Punktion
mißlingt.
Der Zusatz von Adrenalin zum Anästhetikum ist kontraindiziert, weil bei einer versehentlichen intraarteriellen Injektion schwere Kreislaufstörungen auftreten. Die Lokalanästhesie soll nicht fächerförmig, sondern streifenförmig
entsprechend dem Verlauf des Gefäßes angelegt werden.
Andernfalls besteht die Möglichkeit einer vorübergehen-
den *Lähmung des N. femoralis,* der lateral von der Arterie
liegt und die Streckmuskulatur des Oberschenkels versorgt.
Der Patient kann das Bein nicht mehr heben und knickt
beim Gehen ein. Die Symptomatik klingt nach drei Stunden
spontan ab. Eine spezielle Therapie ist nicht erforderlich.

Zur Punktion erscheint ein *Introducer-System* geeignet. Die Kanüle wird in sehr schräger Richtung
zur Oberfläche des Beins eingeführt. Diese Technik ist zwar schwieriger und erfordert einige
Übung; wenn die Kanüle aber richtig liegt, treten
beim Preßversuch kaum jemals Verschiebungen
beziehungsweise eine paravenöse Injektion auf,
was bei senkrechter Punktionstechnik nicht immer
zu vermeiden ist. Über die genaue Topographie
der Vene kann sich der Untersucher durch senk-
rechte Probepunktionen mit der Einmalkanüle
Nr. 1 informieren.

Die Kanalisierung der Vene gelingt nur bei ge-
strecktem Hüftgelenk. Sobald der Patient das Bein
anzieht, wird die Punktion unmöglich. Gelegentlich kann bei Überstreckung der Hüfte durch ein
flaches Kissen, das unter das Gesäß geschoben
wird, die Vene leichter gefunden werden.

Die *versehentliche Punktion der Arterie* ist am spritzenden
und pulsierenden Blutaustritt zu erkennen. Die Nadel wird
sofort entfernt. Für 3 bis 4 Minuten ist eine manuelle Kompression notwendig. Dann kann die Untersuchung fortgesetzt werden. Sicherheitshalber legen wir in diesem Fall zuletzt einen Kompressionsverband mit einer elastischen
Klebebinde an und verordnen für 2 bis 4 Stunden die Immobilisation.

Bei einer Obliteration der Beckenvenen erfolgt
der *Rückfluß des Blutes* aus der Kanüle unter einem so hohen Druck, daß auf den ersten Blick die
Verwechslung mit einer Punktion der Arterie
möglich ist. Umgekehrt fließt das Blut aus der
V. femoralis communis unter normalen Bedingungen so langsam ab, daß bei jedem Punktionsver-
such einen Augenblick gewartet oder mit einer
kleinen Spritze angezogen werden muß, um die
richtige Lage der Kanüle nicht zu übersehen.

Zur retrograden *Darstellung der Oberschenkelve-*
nen reichen 20 ml Kontrastmittel aus. Während
der Injektion muß der Patient kontinuierlich die
Bauchpresse anspannen. Bei normalen Verhältnissen kann das Kontrastmittel in den oberflächlichen und tiefen Beinvenen bis zur nächsten
geschlossenen Venenklappe zurückfließen. Bei
insuffizientem Klappenapparat ist ein retrograder
Abstrom bis über das Knie hinaus möglich. In der
Regel läßt sich der Befund durch 1 bis 2 Aufnahmen des Formats 24 × 30 cm, die am Zielgerät
geschossen werden, dokumentieren. Die Untersuchung kann aber auch in digitaler Subtraktionstechnik erfolgen.
Nach komplikationslosem Ablauf der Untersuchung wird lediglich ein Pflasterverband in der
Leiste angelegt. Zirkuläre Touren sind wegen der
Gefahr einer peripheren Stauung zu vermeiden.
Nach einer Beobachtungszeit von 10 bis 15 Minuten darf der Patient das Institut verlassen.

99

105

106

107

108

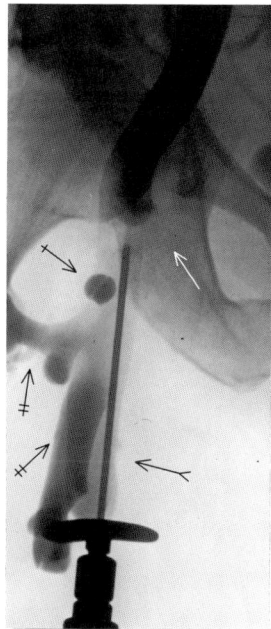 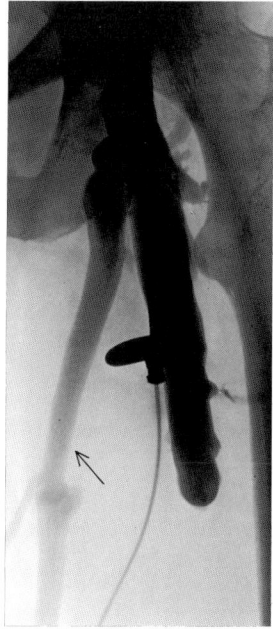 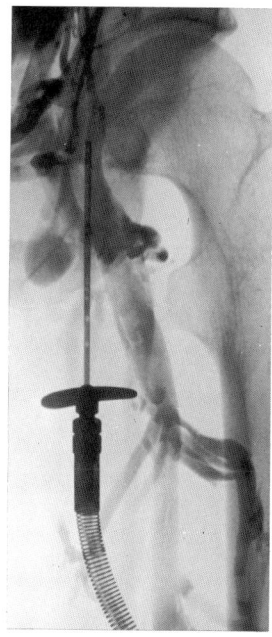

106 *(links).* Darstellung einer suffizienten V. femoralis communis und ihrer Verzweigungen durch retrograde Preßphlebographie. →Mündungsklappe der V. saphena magna; ↔Mündungsklappe der V. circumflexa ilium superficialis; ↦Muskelvenen und V. profunda femoris; ⇸V. femoralis superficialis

107 *(Mitte).* Stammvarikose der V. saphena magna (→). Darstellung durch retrograde Preßphlebographie

108 *(rechts).* Postthrombotisches Syndrom der Bein- und Beckenvenen. Rückfluß des Kontrastmittels beim Valsalvaschen Versuch in die tiefen Venen des Oberschenkels. Septierung der Gefäßlumina. Darstellung durch retrograde Preßphlebographie

Literatur

Almen T, Nylander G (1962) Serial phlebography of the normal lower leg during muscular contraction and relaxation. Acta Radiol (Stockholm) 57: 264

Arnoldi CC (1964) The venous return from the lower leg in health and chronic venous insufficiency. Acta Orthop Scand Suppl 64: 7

Arnoldi CC, Bauer G (1960) Interosseous phlebography. Angiology 11: 44

Chambraud R (1951) La phlebographie pelvienne par voie transosseuse. Gynéc Obstét 50: 477

Grollmann JH, Straede PD (1977) Rotating platform for ascending phlebography. Am J Roentgenol Radium Ther Nucl Med 129: 941

Gullmo AL (1956) On the technique of phlebography of the lower limb. Acta Radiol (Stockholm) 46. 603

Hach W (1974) Die aszendierende Preßphlebographie, eine Routinemethode zur Beurteilung der oberflächlichen Stammvenen. In: Friedrich HC, Hamelmann H (Hrsg) Ergebnisse der Angiologie, Bd 8. Schattauer, Stuttgart New York

Hach W (1976) Die schmerzlose Phlebographie. Fortschr Röntgenstr Nuklearmed 125: 98

Hach W (1981) Spezielle Diagnostik der primären Varikose. Demeter, Gräfelfing

Haeger K, Nylander G (1967) Die Phlebographie im akuten Stadium der Thrombose. Triangel 8: 18

Höjensgard IC (1949) Phlebography in chronic venous insufficiency. Acta Radiol (Stockholm) 32: 375

Lea Thomas M (1972) Phlebography. Arch Surg 104: 145

Ludbrook J (1972) The analysis of the venous system. Huber, Bern

May R, Nissl R (1973) Phlebographie der unteren Extremität. Thieme, Stuttgart

Rabinov K, Paulin S (1972) Roentgendiagnosis of venous thrombosis in the leg. Arch Surg 104: 134

Schmitt HE (1977) Aszendierende Phlebographie bei tiefer Venenthrombose. Huber, Bern

Schneider H, Fischer H (1979) Die chronisch-venöse Insuffizienz. Enke, Stuttgart

Weber G (1978) Phlebographie und Venendruckmessung im Abdomen und Becken. Witzstrock, Baden Baden

Zeitler E (1973) Phlebographie. In: Haid-Fischer F, Haid H (Hrsg) Venenerkrankungen. Thieme, Stuttgart

Phlebographie der Beckenvenen und der unteren Hohlvene

Im Gegensatz zu den Beinvenen spielen bei der Röntgenuntersuchung der Beckenvenen nicht nur die diagnostischen Probleme an den Gefäßen selbst eine Rolle; mehr und mehr kommen *therapeutische Aspekte* der interventionellen Radiologie hinzu. Es werden Cava-Schirme und Stents implantiert, Fremdmaterialien mit speziellen Instrumenten entfernt und bestimmte Organvenen

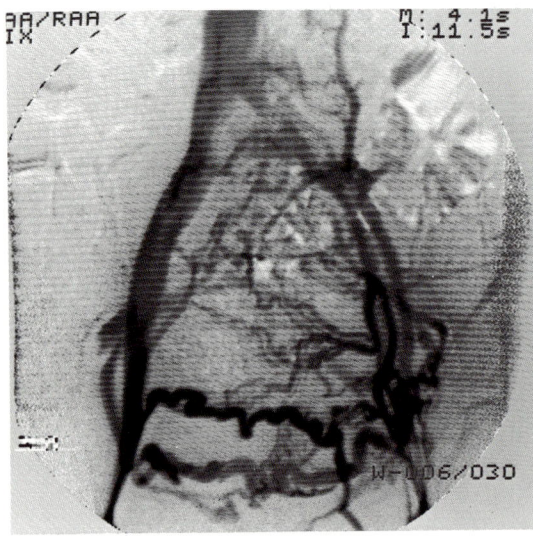

109. Digitales Subtraktionsphlebogramm der Beckenvenen bei postthrombotischem Syndrom. Simultane Injektion von je 20 ml des 60%igen Kontrastmittels beiderseits in eine Fußvene

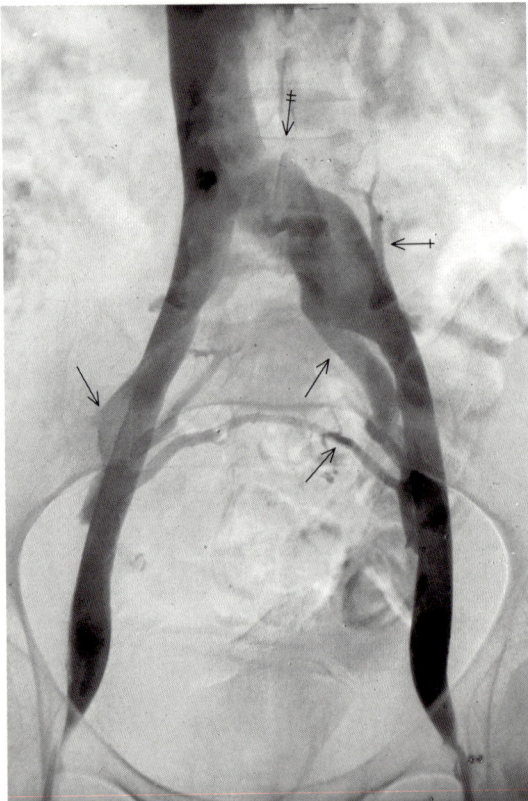

110. Darstellung der Beckenvenen durch Seldinger-Technik. Photographische Subtraktion. → V. iliaca interna und präsakrale Venen; ↔ V. lumbalis ascendens; ↦ diskreter Kompressionseffekt durch kreuzende A. iliaca communis dextra

zur Sklerosierung oder zur Entnahme von Blutproben für differenzierte biochemische Untersuchungen selektiv katheterisiert. Dagegen ist die spezielle Organdiagnostik vom Venensystem her durch die modernen bildgebenden Verfahren der Röntgen- und Ultraschalltechnik vollkommen abgelöst worden. Für die Auswahl des adäquaten Untersuchungsverfahrens muß dem Radiologen eine genaue Fragestellung vorliegen.

Übersichtsphlebographie der Beckenvenen

Die Phlebographie der Beckenvenen und unteren Hohlvene (Helander u. Lindbom 1959 a) hat seit Einführung der Thrombolyse und mit Entwicklung der rekonstruktiven Venenchirurgie große Bedeutung gewonnen. Wenn möglich wird heute die *digitale Subtraktionsphlebographie* eingesetzt. 109 Als Alternative bietet sich die Verwendung eines *Filmblattwechslers* mit nachfolgender photographischer Subtraktion an. Dazu werden auf beiden 110 Seiten simultan jeweils 40 ml Kontrastmittel manuell über einen Verbindungsschlauch in die V. femoralis communis injiziert. Die maschinelle Applikation durch eine Hochdruckpumpe läuft mit einem Flow von 8 ml/s ab. Die Aufnahmen werden am Filmblattwechsler belichtet. Meistens reichen vier Bilder im Abstand von $1^{1}/_{2}$ s aus. Der erste Schuß fällt, sobald 15 ml eingespritzt sind. Beim Kommando zur Atempause ist darauf zu achten, daß der Patient nicht versehentlich die Bauchpresse anspannt; er atmet während der Untersuchung oberflächlich. Der Preßversuch bringt hinsichtlich einer besseren Beurteilung von Organgefäßen oder der V. iliaca interna keine Befunderweiterung. Zur Diagnostik von extravasalen Kompressionssyndromen im Bereich des iliokavalen Übergangs ist gelegentlich eine Schrägaufnahme angezeigt.

Bei der akuten Thrombose oder beim postthrombotischen Verschluß der V. femoralis communis 111 kann mitunter auch eine Darstellung der Leitve-

Technische Fehler bei der retrograden Preßphlebographie und der Beckenvenenphlebographie
Beugung des Beins im Hüftgelenk
Ungünstige Lokalisation der Punktionsstelle
Falsche Punktionsrichtung der Nadel
Kompression der Vene durch Deponierung von Lokalanästhetikum
Zusatz von Adrenalin zum Lokalanästhetikum
Punktion der Arterie
Unzureichender Valsalvascher Preßversuch

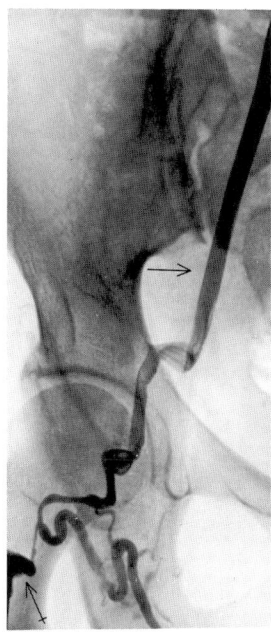

111. Darstellung der V. iliaca externa (→) durch Injektion des Kontrastmittels in eine Kollateralvene an der Hüfte (↔). Postthrombotischer Verschluß der V. femoralis

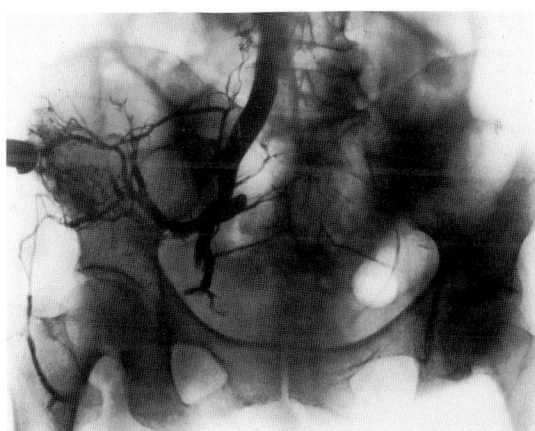

112. Historisches Phlebogramm mit transossärer Darstellung der V. iliaca interna und V. iliaca communis rechts vom Beckenkamm aus. (Prof. Dr. Süsse, Frankfurt 1972)

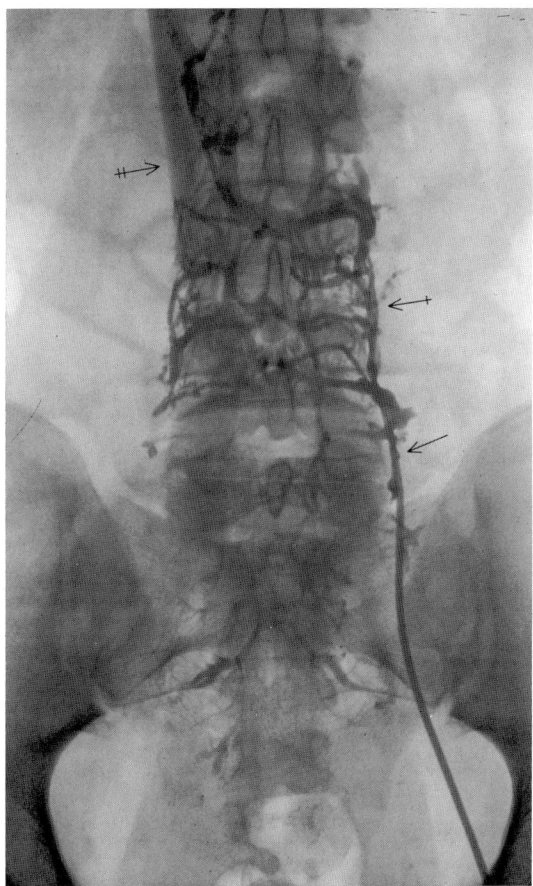

113. Selektive Phlebographie der V. lumbalis ascendens (→). Vv. lumbales (↔) und Plexus vertebrales; ↔ V. cava inferior

nen des Beckens über oberflächliche Kollateralen erzielt werden *(Einkreisungstechnik)*. Die transossäre Phlebographie hat auch in der Beckenetage heute keine praktische Bedeutung mehr.

Selektive Methoden

Die selektive Phlebographie hat in den letzten Jahren völlig neue Indikationen erfahren. Die klassischen diagnostischen Aspekte wurden durch die Computertomographie und die Magnetresonanztomographie sowie durch die Sonographie völlig verdrängt. Dagegen konnten sich einzelne Verfahren der interventionellen Radiologie fest etablieren; spezielle Informationen sind in den Lehrbüchern von Günther und Thelen (1988) sowie von Weber und May (1990) nachzulesen.

Selektive Phlebographie der V. lumbalis ascendens

Die Untersuchungsmethode (Bücheler 1971; Bücheler et al. 1968) wurde früher für die Diagnostik von retroperitonealen, insbesondere auch von vertebralen und spinalen Krankheitsprozessen herangezogen. Heute gibt es nur noch wenige Indikationen.

Die Sondierung der linken V. lumbalis ascendens gelingt relativ einfach von der V. femoralis communis aus. Sie erlaubt die Darstellung der vertebralen und paravertebralen Venengeflechte.

> **Phlebographie der vertebralen und paravertebralen Venensysteme durch selektive Phlebographie der V. lumbalis ascendens**
>
> Punktion der V. femoralis
> Katheterisierung der V. lumbalis ascendens
> Manuelle Injektion von 30 ml Kontrastmittel
> Serienangiographie
> Photographische oder digitale Subtraktion

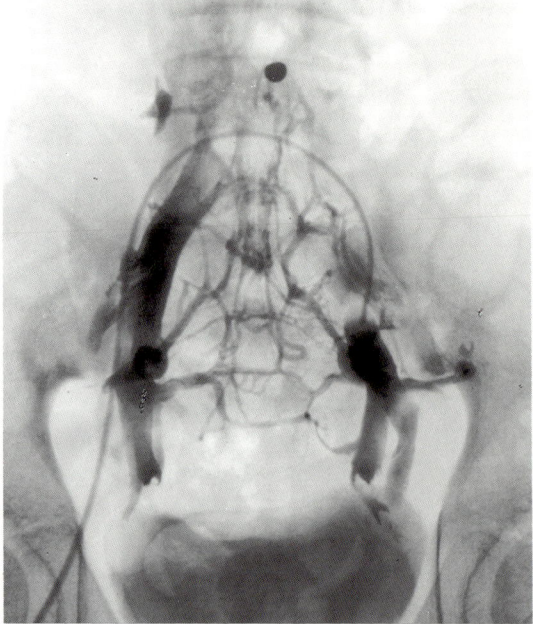

114. Okklusionsphlebographie der linken V. iliaca interna mit Swan-Ganz-Katheter. (Aufnahme Prof. Dr. J. Weber, Hamburg)

113   Der Abgang der V. lumbalis ascendens sinistra befindet sich an der lateralen Seite der V. iliaca communis kurz hinter der Einmündung der V. iliaca interna etwa in Projektion auf die seitliche untere Kante des fünften Lendenwirbelkörpers. Die Verlaufsrichtung des Gefäßes liegt direkt in der Fortsetzung der V. iliaca externa, während rechts die Einmündung spitzwinklig erscheint.

Die selektive Phlebographie erfolgt nach dem Hettler-Prinzip über eine Schleuse mit handelsüblichen Einmalkathetern.

Auf eine vorsichtige und sorgfältige Untersuchungstechnik ist besonderer Wert zu legen; die zartwandigen Körpervenen lassen sich leicht perforieren, und die Endothelschädigung kann eine Thrombose verursachen. Aus diesem Grunde werden während der Untersuchung regelmäßig Spülungen mit heparinhaltiger Kochsalzlösung vorgenommen.

Die Phlebographie der V. lumbalis ascendens erfolgt mit 30 ml 60%igem Kontrastmittel von Hand und vier Serienaufnahmen im Filmblattwechsler mit einer Frequenz von 1 Bild/s. Wenn die Möglichkeit gegeben ist, wird die digitale Subtraktionsangiographie angewandt. Infolge der zahlreichen Verbindungen und der fehlenden Venenklappen gelingt es in der Regel, das ganze vertebrale und paravertebrale Gefäßnetz bis zum Azygos-Hemiazygossystem von der linken V. lumbalis ascendens aus kontrastreich darzustellen (Bücheler 1971; Weber 1978).

Selektive Phlebographie der V. iliaca interna (Helander u. Lindbom 1959 b)

Das Stromgebiet der V. iliaca interna kann gelegentlich der Ursprungsort von Thromboembolien sein. Die Diagnostik der Interna-Thrombose bereitet bis heute große Schwierigkeiten (Lea Thomas et al. 1972). Die retrograde Phlebographie vom femoralen Zugang aus führt durch den Auswascheffekt des Kontrastmittels infolge des gegenläufigen Blutstroms und wegen der ausgedehnten präsakralen Kollateralen zur Gegenseite hin zu unbefriedigenden Ergebnissen. In ausgewählten Fällen gelingt eine selektive Gefäßdarstellung durch die Okklusionstechnik mit zweilumigen Kathetern nach Swan-Ganz oder nach Dotter-Lukas (Gillot 1974; Weber 1978). Die Sonographie erlaubt einen Einblick in das Venensystem.

114

Selektive Phlebographie der Nieren, Nebennieren und der Leber

Die retrograde Phlebographie der großen Organvenen (Gillot et al. 1965; Gillot u. Stuhl 1966; Weber 1978) wurde durch die Computertomographie, die Magnetresonanztomographie und Sonographie weitestgehend ersetzt. Im Bereiche des Nierenbeckens und der Ureteren können selten einmal Varizen die Ursache eines Kompressionssyndroms mit Hämaturie sein und dann eine direkte Darstellung erfordern. Für spezielle laborchemische Untersuchungen mit einer selektiven Blutentnahme aus den Organvenen steht die Phlebographie nach wie vor zur Verfügung.

115

Die Untersuchung erfolgt nach der Hettler-Technik von der V. femoralis communis aus. Günstig wirkt sich die Verwendung von Okklusionskathetern aus. Die vulnerable Wand der Organvenen erfordert eine subtile Arbeitsweise.

Selektive Phlebographie der V. spermatica

Seitdem die *Varikozele* als Ursache der Impotenz erkannt ist, hat die röntgenologische Darstellung der Vv. spermaticae eine praktische Bedeutung erlangt. Die selektive Katheterisierung erfolgt im Rahmen einer präoperativen Diagnostik oder zur

116

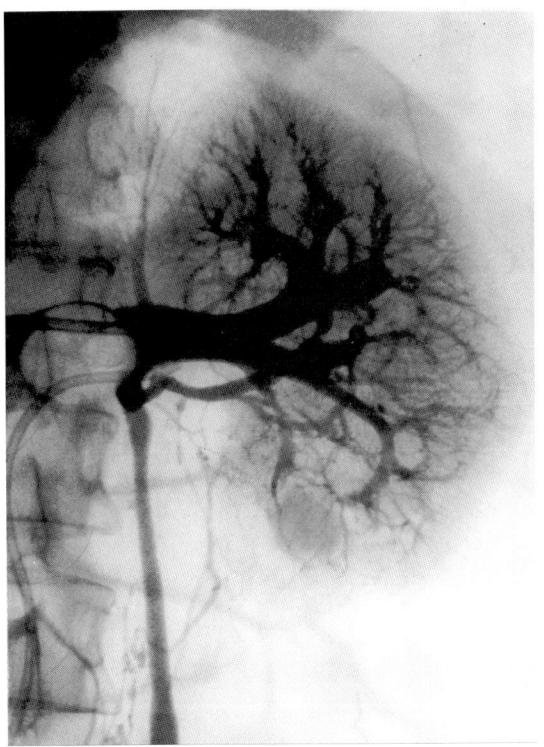

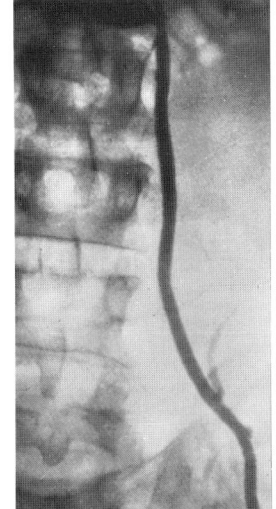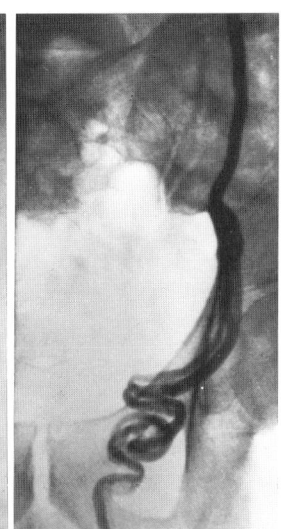

116. V. spermatica sinistra; Darstellung durch selektive Phlebographie. *Links* kranialer Abschnitt, *rechts* kaudaler Abschnitt. (Aufnahme Prof. Dr. med. E. Zeitler, Nürnberg)

115. Okklusionsphlebographie der linken Niere mit Dotter-Lucas-Ballon-Katheter. 45jährige Frau mit chronischer Pyelonephritis. (Aufnahme Prof. Dr. J. Weber, Hamburg)

Sklerosierung (Seyfarth et al. 1980). Die Darstellung eignet sich auch für die Differentialdiagnostik der Hodenagenesie und des fehlenden Descensus testis.

In der Regel münden die rechte V. spermatica in die V. cava inferior und die linke in die V. renalis ein. Die Einführung des Katheters erfolgt über ein Introducer-System nach dem Hettler-Prinzip von der rechten V. femoralis communis aus unter Kontrolle am Fernsehmonitor. Bisweilen bereitet die Sondierung der rechten V. spermatica Schwierigkeiten. Gegebenenfalls müssen Katheter mit verschiedenen Krümmungen ausprobiert werden. Die Injektion von 10 bis 20 ml eines 60%igen Kontrastmittels wird innerhalb 7 s von Hand vorgenommen. Am Ende der Einspritzung werden 1 bis 2 Zielaufnahmen geschossen, jeweils vom zentralen und vom peripheren Abschnitt der Vene. Dabei erweisen sich die Aufrichtung des Patienten in eine schräge Position und die Anwendung des Valsalva Tests als günstig. Die Sklerosierung der Varikozele erfolgt mit 2 ml der 3%igen Lösung von Polidecanol (Aethoxysklerol).

Literatur

Ahlberg NE, Bartley O, Chidekel N, Frijesson A (1966) Phlebography in varicocele scroti. Acta Radiol [Diagn] 4: 517

Bücheler E (1971) Die direkte Angiographie der Vertebralplexus, der lumbalen Venen und des Azygosvenensystems. Röntgenanatomie und klinische Anwendung. Ergebn Med Radiol 3: 1

Bücheler E, Düx A, Venbrocks HP (1968) Die direkte vertebrale Venographie bei lumbalen Bandscheibenhernien. Fortschr Röntgenstr 109: 593

Chermet J, Bigot JM (1980) Venography of the inferior vena cava and its branches. Springer, Berlin Heidelberg New York

Gillot C, Stuhl H, Ecoiffier J (1965) La phlébographie rénale occlusive; technique et résultats normaux. Presse Med 73: 2215

Gillot C, Stuhl L (1966) La phlébographie rénale occlusive; documents pathologiques obtenu en sériographie. Presse Med 74: 1041

Gillot C (1974) Die Beckenvenenphlebographie mit Okklusion. Vasa 3: 126

Günther RW, Thelen M (1988) Interventionelle Radiologie. Thieme, Stuttgart

Helander CG, Lindbom A (1959a) Venography of the inferior vena cava. Acta Radiol (Stockholm) 52: 257

Helander CG, Lindbom A (1959b) Retrograde pelvic venography. Acta Radiol (Stockholm) 51: 401

Lea Thomas M, Browse NL (1972) Internal iliac thrombosis. Acta Radiol (Stockholm) 2: 660

Seyfarth W, Richter EI, Grosse-Vorholt R (1980) Phlebographie der Vena spermatica interna. Radiologe 20: 440

Weber J (1978) Phlebographie und Venendruckmessung im Abdomen und Becken. Witzstrock, Baden-Baden

Weber G, May R (Hrsg) (1990) Funktionelle Phlebographie. Thieme, Stuttgart

Zusätzliche Methoden der Venendiagnostik

Das diagnostische Programm zur Abklärung von Venenkrankheiten hat sich in den letzten Jahren grundlegend gewandelt. Mit der aszendierenden Preßphlebographie als *Referenzverfahren* (Hach 1974) ließen sich alle klinischen Tests und apparative Verfahren bezüglich ihrer Sensibilität und Spezifität für venöse Durchblutungsstörungen überprüfen. Dabei haben sich für scheinbar bewährte Methoden hohe Prozentsätze von falsch-negativen und falsch-positiven Befunden ergeben. Das trifft für die tiefe Bein- und Beckenvenenthrombose genauso zu wie für die primäre Varikose.

Trotz jeder Relativierung wird aber auch zukünftig ein *diagnostisches Stufenprogramm* immer vom klinischen Status und von einem nicht-invasiven Untersuchungsscore ausgehen müssen (Hach-Wunderle 1995).

117

Klinische Untersuchung

Die Erhebung der Anamnese bringt vor allem bei den *akuten Venenkrankheiten* die entscheidenden Informationen. Dem Arzt kommt die mitunter recht schwierige Aufgabe zu, die vom Patienten geschilderten Beschwerden zu bewerten und zu einer Verdachtsdiagnose zusammenzufügen. Im Bewußtsein des medizinischen Laien können Symptome wie *Krampfader* oder *Beinschmerz* oftmals nicht weiter differenziert werden. Auch die gravierenden Unterschiede zwischen Phlebothrombose und Thrombophlebitis vermag der Laie in der Regel nicht abzugrenzen.

Bei *chronischen Venenkrankheiten* gibt die Anamnese ebenfalls wichtige Hinweise. Vorausgegangene therapeutische Maßnahmen wirken sich auf das aktuelle klinische Erscheinungsbild aus. So bleibt beispielsweise eine schwere Stammvarikose der V. saphena magna völlig verborgen, wenn kleinere Seitenäste wiederholt sklerosiert wurden. Der zeitliche Zusammenhang des Beginns von venösen Durchblutungsstörungen mit einem schweren Unfall läßt an ein postthrombotisches Syndrom denken.

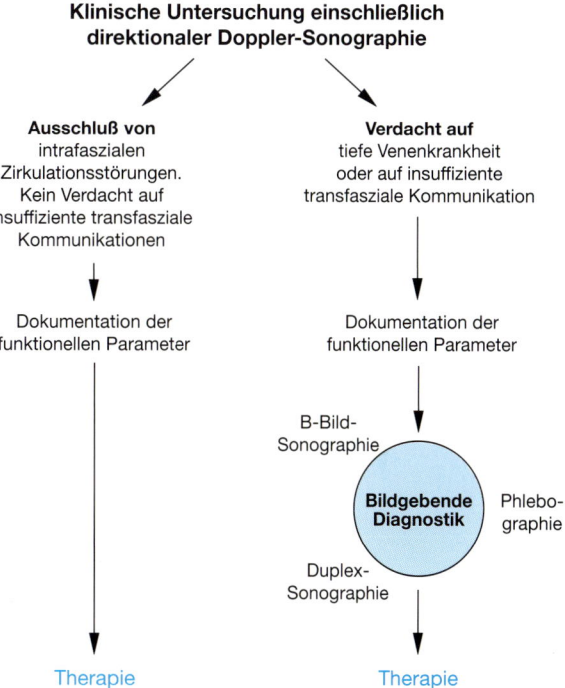

117. Stufenweiser Untersuchungsscore bei peripheren Venenkrankheiten

Die *körperliche Untersuchung* beginnt mit der Inspektion. Gelegentlich ergibt sich eine Blickdiagnose, etwa bei typischen Formen der primären Varikose, bei der schweren Bein- und Beckenvenenthrombose oder bei der postthrombotischen Krankheit mit arthogenem Stauungssyndrom. Es ist auf die Anordnung und Lokalisation von Krampfadern zu achten, auf diskrete Farbunterschiede an den Unterschenkeln sowie auf Ödeme in der retromalleolären Bisgaardschen Kulisse. Veränderungen der Haut und des subkutanen Gewebes in der supramalleolären Region mit Pigmentierungen, Indurationen, Narben und Atrophie blanche sind für das chronisch-venöse Stauungssyndrom typisch; sie finden sich nur bei Abflußstörungen in den tiefen Leitvenen.

Die *palpatorische Untersuchung* wird sowohl im Liegen als auch im Stehen vorgenommen. Die verschiedenen Formen der peripheren Ödeme sind durch ihren typischen Gewebsturgor gegeneinander abzugrenzen. Der erfahrene Arzt vermag auch aus der fühlbaren Spannung in den tiefen Kompartimenten den Verdacht auf eine Phlebothrombose zu begründen. Die Stammvarikose der V. saphena magna und parva ist oftmals an ihrem typischen Tastbefund zu erfassen. Bei der Beurteilung der Cockettschen Venen nimmt die gleitende Palpation mit dem Zeigefinger entlang den Positionslinien den ersten Platz unter anderen diagnostischen Maßnahmen ein. Die Begrenzung einer Thrombophlebitis oder von subkutanen Indurationen ist durch die Abtastung festzulegen.

Bei einer ungewöhnlich schweren Venenkrankheit mit ausgedehnter Varikose empfiehlt sich auch die *Auskultation* der großen Leitvenen in der Kniekehle, am Oberschenkel und in der Leiste. Laute kontinuierliche Gefäßgeräusche führen sofort zur Diagnose einer arterio-venösen Fistel.

Eine sorgfältige klinische Untersuchung hat auch die *Organe der Umgebung* regelmäßig mit einzubeziehen, also die arterielle Strombahn und das Lymphgefäßsystem. Häufig geben die myostatische Insuffizienz, neurologische Ausfälle oder dermatologische Affektionen den Anlaß zur phlebographischen Ausschlußdiagnostik.

Apparative Untersuchungen

Die letzten zwei Jahrzehnte brachten in der apparativen Venendiagnostik wesentliche Fortschritte. Dabei werden zwei Prinzipien verfolgt. Erstens kommt es darauf an, Informationen über das funktionelle Verhalten und die Morphologie *eines definierten Gefäßes* oder *Venensystems* zu erhalten; hierzu erscheinen die sonographischen B-Bild-Verfahren und die Ultraschall-Doppler-Untersuchung geeignet. Zum zweiten sind die Verhältnisse der *globalen venösen Zirkulation* in Abhängigkeit von den Parametern *Druck, Volumen* und *Strömungsverhalten* zu beurteilen. Das gelingt vor allem durch die periphere Plebodynamometrie, die Photoplethysmographie und die Venenverschlußplethysmographie. Andere Meßverfahren wie die Thermographie und die nuklearmedizinischen Methoden bleiben besonderen Fragestellungen vorbehalten.

Die apparativen Untersuchungsergebnisse erweitern einen phlebographischen Befund um zusätzliche Informationen. In speziellen Bereichen läßt sich die Phlebographie heute auch schon durch die Ultraschalldiagnostik ersetzen (Rabe 1994).

Ultraschalldiagnostik

Zur Ultraschalluntersuchung der Gefäße stehen prinzipiell zwei verschiedene Methoden zur Verfügung, die B-Bild-Sonographie und das Doppler-Verfahren. Die Kombination von beiden wird als Duplex-Sonographie bezeichnet. Das Doppler-Signal läßt sich dabei farbig darstellen; so entsteht die farbkodierte Duplex-Sonographie.

B-Bild- oder Real-time-Sonographie

Die *B-Bild-Sonographie* beruht auf dem Impuls-Echo-Verfahren. Vom Ultraschallsender aus dringen Ultraschallwellen in den Körper ein. Da es sich um gepulste Wellen handelt, wird vom *pw(pulsed wave)*-Betrieb gesprochen. Die Ultraschallwellen reflektieren an den Gewebsgrenzen von unterschiedlicher Impedanz und werden vom Ultraschallempfänger wieder aufgenommen. Nach der Umwandlung der Impulse in ein elektrisches Signal entsteht auf dem Monitor ein heller Punkt, und aus vielen Punkten setzt sich dann das B-Bild zusammen (B = Brightness). Heute lassen sich anstelle der abgestuften Grautöne auch verschiedene farbige Umsetzungen anbieten, die dem Auge eine individuelle Differenzierung erlauben. Es handelt sich hierbei um eine farbige Kodierung der Echo-Impuls-Intensität.   118

Mit dem B-Bild lassen sich intravasale Strukturen bei der Thrombose gut erkennen. Die Gefäßwand und die perivaskulären Gewebe sind zu beurteilen, ebenso die Größe des Gefäßes, Verlaufsanomalien oder Aneurysmen. Ein wichtiger Teil der sonographischen Thrombosediagnostik läuft über die B-Bild-Sonographie (Habscheid 1991).

Nicht-direktionale und direktionale Doppler-Sonographie

Die Ultraschallwellen werden beim *cw(continuous wave)*-Betrieb kontinuierlich von einem Sender ausgestrahlt und von einem Empfänger aufgenommen.

Bewegt sich dabei das reflektierende Objekt gegen den Sender zu oder von ihm weg, dann haben die reflektierten Ultraschallwellen eine höhere bzw. niedrigere Frequenz als der Sendestrahl. Die Differenz wird als *Doppler-Verschiebung* oder *Frequenzmodulation* bezeichnet und liegt im hörbaren Bereich (Hennerici u. Neuerburg-Heusler 1988).

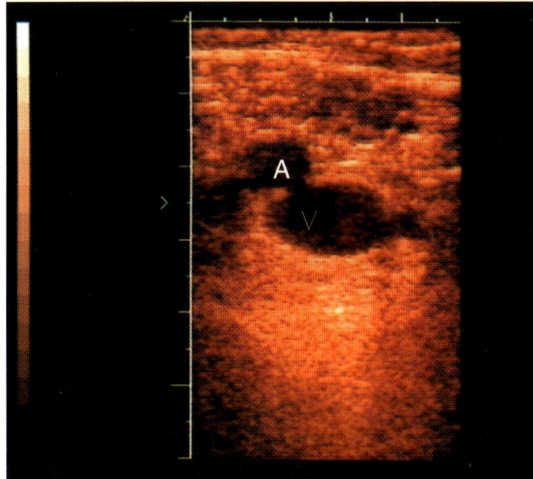

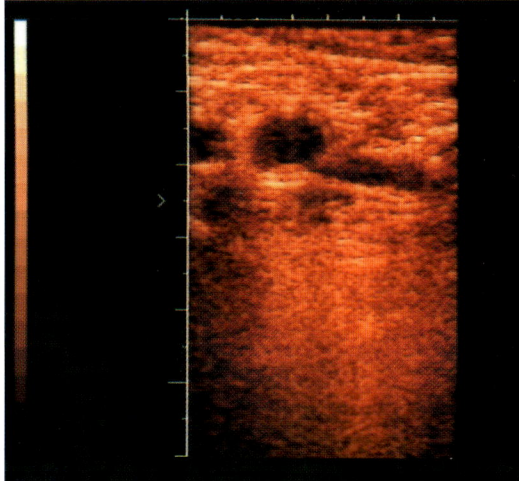

118. B-Bild-Sonogramm mit farbiger Kodierung. Acuson 128 XP/10, Color Imaging Sepia. Darstellung der rechten Leiste. *Oben* A. und V. femoralis communis im Querschnitt. Gute Beurteilbarkeit der Venenwand. *Unten* Komprimierbarkeit der Vene. Normale perivaskuläre Gewebsstrukturen

Im strömenden Blut geht die Reflexion von den Erythrozyten aus. Die Frequenz der Doppler-Shift ist entsprechend der Dopplerformel von der *Sendefrequenz* und der *Blutstromgeschwindigkeit* sowie vom *Winkel α* abhängig. Zu langsame Strömungen unter 3 cm/s lassen sich mit den üblichen Sonden von 4 bis 8 MHz nicht mehr erfassen.

Für die Doppler-Untersuchung stehen zwei Gerätetypen zur Verfügung. Der einfache *nicht-direktionale* Taschendoppler vermittelt die Strömungssignale allein auf akustische Weise, Rückschlüsse auf die Strömungsrichtung ergeben sich nur aus theoretischen Kombinationen. Die aufwendigeren *direktionalen* Geräte erlauben dagegen eine Registrierung der Strömungsmodalitäten und der Strömungsrichtung als Analogkurve.

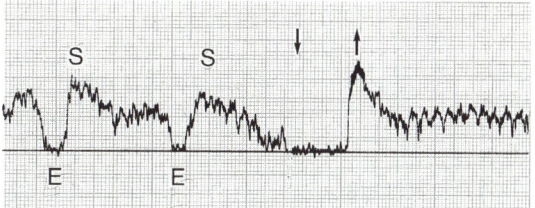

119. Direktionale Dopplersonographie. Normale Atemmodulationen (S-Sounds) über der V. femoralis communis *(S)*. Bei Expiration *(E)* kurzer Strömungsstopp. Valsalva-Test mit anhaltendem Strömungsstopp (↓). Overshoot-Phänomen (↑)

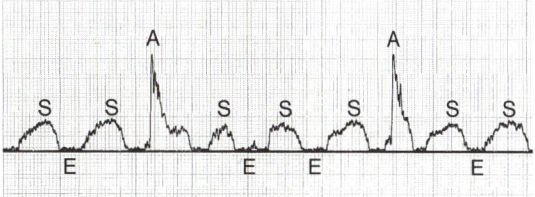

120. Direktionale Doppler-Sonographie. Normale Atemmodulationen (S-Sounds) über der V. femoralis communis *(S)*. Kurzer Strömungsstopp bei Expiration *(E)*. Augmented Sounds (A-Sounds) bei Wadenkompression *(A)*

Durch die Doppler-Untersuchung wird zunächst festgestellt, ob in einer Vene das Blut überhaupt *fließt* oder ob das Gefäß verschlossen ist. Mit der direktionalen Methode läßt sich aber auch die Strömungsrichtung des Blutes erkennen. Durch die Anwendung bestimmter Provokationstests werden Rückschlüsse auf die Funktionstüchtigkeit der Venenklappen vermittelt.

In den großen Leitvenen des Beins ist der venöse Blutstrom normalerweise von der Atmung abhängig. Am Ende der Inspiration tritt infolge einer Erhöhung des intraabdominellen Drucks ein Strömungsstopp auf; bei der Ausatmung sind dann wieder laute Strömungssignale wahrzunehmen. Die Geräusche werden als *S-Sounds* (Spontaneous Sounds) bezeichnet. Bei erhaltener Atemmodulation beweisen sie den freien Abstrom des Blutes in den proximalen Gefäßabschnitten. Durch die manuelle Kompression der Waden- und Oberschenkelmuskulatur wird eine verstärkte Strömungswelle induziert, die als *A-Sound* (Augmented sound) hörbar und zu registrieren ist. Auch sie erscheint für die unbehinderte Blutströmung charakteristisch. Beim Gefäßverschluß finden sich pathologische Doppler-Signale (S. 160).

In einen anderen Bereich der Venendiagnostik gehört die *Funktionsprüfung des Klappenapparates* mit der direktionalen Dopplertechnik. Es

119

120

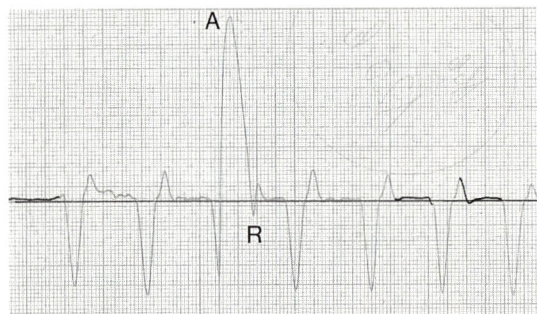

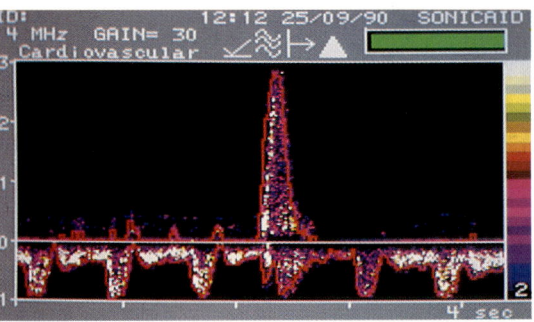

121. Direktionale Doppler-Sonographie mit dem Analogverfahren. Wadenkompressionstest mit normalem A-Sound *(A)*. Kurzer Rückfluß bis zum Klappenschluß bei Waden*de*kompression *(R)*. Ableitung über der A. und V. femoralis superficialis. Arterielle Pulsationen im negativen Bereich

122. Farbkodierte Spektrumanalyse. Wadenkompressionstest mit hohem A-Sound; anschließend keine negativen venösen Strömungsanteile bei vollständigem Klappenschluß. Arterielle Pulsationen im negativen Bereich. (Sonicaid, 8 MHz-Sonde)

kommt darauf an, einen retrograden Blutstrom als Beweis der Klappeninsuffizienz auszuschließen oder zu provozieren. Zwei Möglichkeiten stehen hier zur Verfügung, der Valsalva-Test und der Waden*de*kompressionstest. Der *Valsalvasche Preßversuch* wird am liegenden Patienten vorgenommen, um eine Stammvarikose der V. saphena magna oder eine Schlußfähigkeit der Klappen in den tiefen Leitvenen der Leistenregion nachzu-

121   weisen. Beim *Wadenkompressionstest* steht der Patient auf dem Boden und hält das untersuchte Bein in einer entspannten Haltung. Unter der Wadenkompression fließt das Blut in der sondierten Vene proximalwärts, nach Ablaß des Druckversuchs, also bei Waden*de*kompression, kommt es normalerweise nur zu einem kurzen Rückstrom

164   bis zum Klappenschluß; bei insuffizienten Venenklappen strömt das Blut wieder mit unerschöpfbaren Flow nach distal zurück.

Die Doppler-Diagnostik mit dem *nicht-direktionalen* Verfahren ist so einfach und schnell durchzuführen, daß sie – ähnlich wie die Blutdruckmessung – als *routinemäßiger Bestandteil* einer jeden gründlichen Untersuchung des Venensystems anzusehen ist. Die *direktionale* Doppler-Sonographie hat als Ergänzung der Phlebographie durchaus ihren Stellenwert. Beispielsweise erlaubt sie Rückschlüsse, inwieweit eine physiologische Phlebektasie der V. saphena magna beim postthrombotischen Syndrom bereits rückwärtige Strömungsanteile im Sinne der sekundären Stammvarikose aufweist (S. 180).

Frequenzspektrum-Analyse

Während die Analogkurve eine Summierung aller Frequenzen des Dopplerspektrums (entsprechend den Geschwindigkeitsanteilen der Strömung) über die Zeit darstellt, wird das Doppler-Shift-Signal bei der Spektrumanalyse in seine einzelnen Frequenzen aufgegliedert. Das erfolgt über den   **122** technischen Weg der schnellen Fourier-Transformation. Alle Strömungen, die der Ultraschallstrahl trifft, sind je nach ihrer Wertigkeit aus dem Kurvenbild abzulesen. Während das Verfahren in der speziellen arteriellen Diagnostik von erheblicher Bedeutung ist, spielt es in der Phlebologie nur eine geringere Rolle. Geräte zur Spektrumanalyse sind auch wesentlich teurer als für die Analogtechnik.

Duplex-Sonographie und farbkodierte Duplex-Sonographie

Die Duplex-Sonographie stellt die Kombination der B-Bild-Sonographie und der direktionalen Doppler-Sonographie dar. Durch eine technische Variation gelingt es, den gepulsten Schallstrahl auf eine ganz bestimmte Stelle des Gefäßlumens zu konzentrieren und hier die Dopplersignale abzuleiten *(Sample-Volume)*. In der arteriellen Diagno-   **123** stik lassen sich dadurch Gefäßstenosen analysieren; in der Phlebologie kommt es eher darauf an, den Blutfluß per se nachzuweisen und eine frische Thrombose auszuschließen.

Eine neuere Entwicklung stellt die *farbkodierte Duplex-Sonographie* dar. Auch hier werden gepulste Ultraschallwellen gesendet, die bei ihrem Empfang sowohl für das B-Bild als auch für die Dopp-

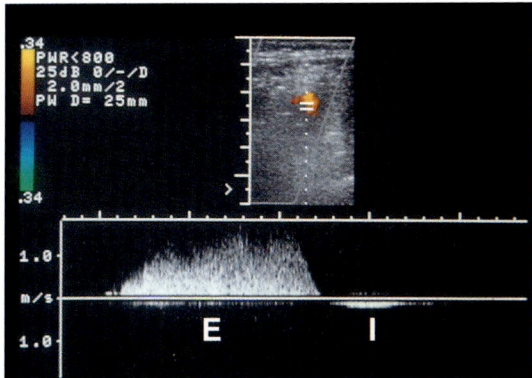

123. Farbkodierte Duplex-Sonographie. Ableitung des Sample-Volume über der V. femoralis communis. Antegrades Strömungsprofil bei Ausatmung (E) im positiven Bereich, deshalb Kodierung der Vene in *roter Farbe*. Zu Beginn der Inspiration (I) minimaler kurzer retrograder Flow. (Acuson, 128 XP 10,7 MHz-Linearschallkopf)

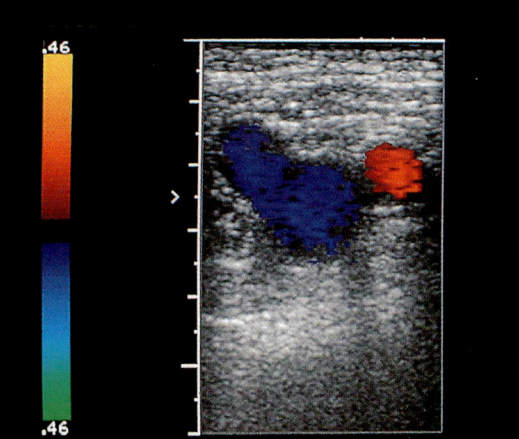

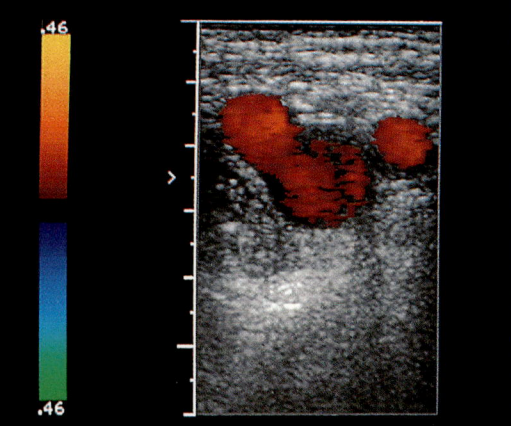

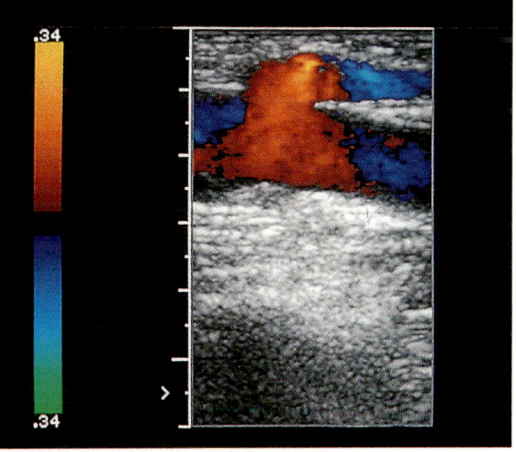

ler-Shift ausgewertet werden; die Doppler-Shift wird in eine Farbkodierung umgesetzt, und zwar häufig mit Rot für die auf die Sonde zukommenden und mit Blau für die von der Sonde wegführenden Wellen. Aus der Synthese von B-Bild und farbkodierter Doppler-Shift setzt sich dann das farbkodierte Bild der Duplex-Sonographie zusammen (Wolf u. Fobbe 1993).

124   Gegenüber der Phlebographie werden für die farbkodierte Duplex-Sonographie die fehlende Invasivität und Kontrastmittelapplikation als entscheidende *Vorteile* hervorgehoben. Als *Nachteil* gilt, daß kleinere Venen und die Venenklappen einer differenzierten Diagnostik nicht zugänglich sind. Die Gefäße des Bauch- und Beckenraums lassen sich bei Adipositas und stärkerer Gasüberlagerung mitunter nur unsicher beurteilen. Auch Umgehungskreisläufe kommen nicht zur Darstellung. Dagegen erlaubt die Duplex-Sonographie eine optimale Beurteilung der Gefäßwand und der perivaskulären Strukturen anhand des B-Bildes. Für viele Fragen der differenzierten phlebologischen Diagnostik ergibt sich eine optimale Lösung aus der *Kombination* von Phlebographie und B-Bild-Sonographie bzw. farbkodierter Duplex-Sonographie.

Venendruckmessungen

Der periphere Venendruck setzt sich aus verschiedenen Komponenten zusammen. In liegender Körperhaltung spielen der Füllungsdruck und der Gefäßtonus sowie der Strömungsdruck eine Rolle; beim Stehen kommt der hydrostatische Druck hin-

124. Mündungsregion der V. saphena magna bei Stammvarikose. Darstellung durch farbkodierte Duplex-Sonographie mit linearem 7 MHz-Schallkopf. Querschnitt in der linken Leiste. *Oben* Venen bei Ausatmung mit zentripedaler Strömungsrichtung *(blau)*, A. femoralis communis mit zentrifugaler Strömungsrichtung *(rot)*. *Mitte* komplette Strömungsumkehr in den Venen unter dem Valsalva-Test (rote Kodierung). *Unten* turbulentes Strömungsprofil in der proximalen V. femoralis superficialis unter dem Preßversuch und Rückfluß in die erweiterte V. saphena magna

125. Normale periphere Venendruckkurve. Druckabfall delta-P durch Zehenstandsübungen, lange Druckausgleichszeit t_2. P_1 Ruhedruck im Stehen; P_2 maximaler Druckabfall nach Belastung; P_3 Ruhedruck nach Belastung; t_1 Druckabfallszeit; t_2 Druckausgleichszeit

zu. In der praktischen Phlebologie erfolgen Druckmessungen aus zwei Gründen, erstens zur Beurteilung der Strömungsdynamik in den Beckenvenen vor rekonstruierenden Eingriffen *(femorale Druckmessung)* und zweitens zur Bestimmung der globalen Zirkulationsbedingungen in den Beinvenen *(periphere Phlebodynamometrie)*. Beide Untersuchungen können direkt im Anschluß an die Phlebographie durchgeführt werden.

Femorale Druckmessung

In der V. femoralis communis beträgt der Venendruck am liegenden Patienten in der Exspirationsphase 10–15 mm Hg. Bei einem Abflußhindernis in der Beckenstrombahn mit unzureichender Kollateralisation steigt der Druck an. Eine Druckerhöhung um mindestens das Dreifache der Norm gilt als Voraussetzung zur Bypassoperation.

Die Untersuchung erfolgt am liegenden Patienten. Nach Punktion der V. femoralis communis wird der Druck über einem Statham-Element gemessen und auf ein kalibriertes Schreibsystem übermittelt.

Periphere Phlebodynamometrie

Die periphere invasive Venendruckmessung unter Belastung gilt als das genaueste physikalische Verfahren zur Beurteilung der globalen venösen Zirkulationsbedingungen. Da sich Druck und Volumen in den Beinvenen unter dem dynamischen Arbeitsversuch entsprechend verhalten, sind Rückschlüsse aus der Druckmessung auf die Transportkapazität der Gefäße erlaubt (Weber 1978; Hach 1981[1]).

Zur Untersuchung wird eine Vene am Fußrücken mit einer Butterfly-Nadel punktiert und über einen Polyäthylenschlauch mit dem Statham-Element verbunden, das die Druckimpulse elektromechanisch auf einen Mehrfachschreiber überträgt. Nach Registrierung des Ruhedrucks muß der Patient einen Arbeitsversuch mit 10 Zehenstandsübungen am Metronom vornehmen.

Durch die Betätigung der Wadenmuskelpumpe tritt ein *Druckabfall* auf, der als Wert *delta-P* in die Kurve eingeht. Je geringer delta-P ausfällt, um so schwerer ist die venöse Hämodynamik beeinträchtigt. In entsprechender Weise wird eine Verkürzung der *Auffüllzeit t_2* (infolge retrograder Strömungsanteile) gedeutet. Die Werte delta-P und t_2 sind gut reproduzierbare Parameter der globalen Transportkapazität der Beinvenen. Die periphere Phlebodynamometrie hat deshalb in der gutachterlichen Medizin und für wissenschaftliche Fragestellungen eine hervorragende Bedeutung; sie erlaubt aber keine Rückschlüsse auf die Art der vorliegenden Krankheit.

125

Photoplethysmographie (Lichtreflexionsrheographie)

Mit der Photoplethysmographie lassen sich Informationen über die periphere venöse Hämodynamik gewinnen, die annähernd dem Wert t_2 bei der peripheren Phlebodynamometrie entsprechen. Die Untersuchung beruht aber auf einem ganz anderen Prinzip. Lichtwellen einer bestimmten Wellenlänge werden im Gewebe zum Teil absorbiert und reflektiert. Die physikalischen Reaktionen hängen von der Blutfüllung der großen subkutanen Venenplexus ab, die beim dynamischen Arbeitsversuch durch die Betätigung der Wadenmuskelpumpe entleert werden und sich in der Ruhephase wieder auffüllen. Die Reflexionskurve zeigt demnach einen spiegelbildlichen Verlauf wie die Venendruckkurve (May u. Stemmer 1984; Wienert 1991).

126

Die Lichtreflexionsrheographie ist als nicht-invasive Methode einfach und beliebig oft durchzuführen. Die Bestimmung der Wiederauffüllzeit reicht für eine orientierende Beurteilung der Transportkapazität des Venensystems aus. Als globale Meßmethode eignet sie sich aber nicht für eine differenzierte Diagnostik der Venenkrankheiten. Ihre hauptsächliche *Indikation* liegt in der langzeitigen Überwachung des postthrombotischen Syndroms sowie der sekundären Poplitealund Femoralveneninsuffizienz. In der gutachterlichen Medizin ist der peripheren Plebodynamometrie wegen ihrer eindeutigen Reproduzierbarkeit ein Vorzug einzuräumen.

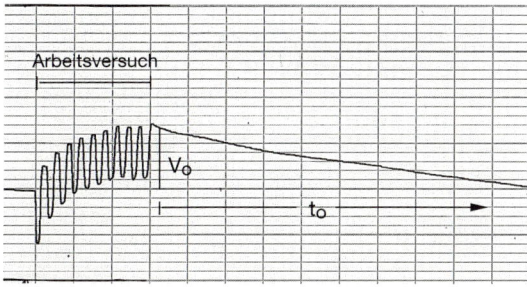

126. Normale Kurve der Photoplethysmographie. Arbeitsversuch durch Fußhebeübungen mit zunehmender Entleerung der Venenplexus (ansteigende Kurve). *Vo* minimales Volumen; *to* Volumenausgleichszeit (> 30 s)

Venenverschlußplethysmographie

Die Venenverschlußplethysmographie beruht auf dem Prinzip, daß sowohl der arterielle Einstrom des Blutes in eine Gliedmaße als auch der venöse Abfluß zu kurzfristigen Volumenschwankungen führen, die beispielsweise durch die Quecksilber-Dehnungsstreifen-Methode, aber auch durch andere Systeme meßbar sind. Am Oberschenkel wird eine Staumanschette auf einen Druck von 80 mm Hg schnell aufgeblasen, so daß nur noch der arterielle Einstrom erfolgen kann und der venöse Abfluß blockiert ist. Eine fortlaufend geschriebene Umfangskurve der Wade stellt sich auf ein neues Plateau ein und ergibt ein Maß für die venöse Kapazität. Beim plötzlichen Ablassen des Staudrucks fällt die Kurve steil ab und vermittelt den Wert für die Drainage des Venensystems.

127

Die Venenverschlußplethysmographie gilt als sensibler Screening-Test für die Erkennung einer obturierenden Ileofemoralvenenthrombose und des postthrombotischen Syndroms (Hach 1981); die Werte der venösen Kapazität und Drainage sind vermindert. Dagegen verursacht die schwere Sammvarikose mit sekundärer Poplital- und Femoralveneninsuffizienz erhöhte Parameter. Das Verfahren ergänzt hier den phlebographischen Befund in quantitativer Hinsicht und wird auch in der gutachterlichen Medizin eingesetzt.

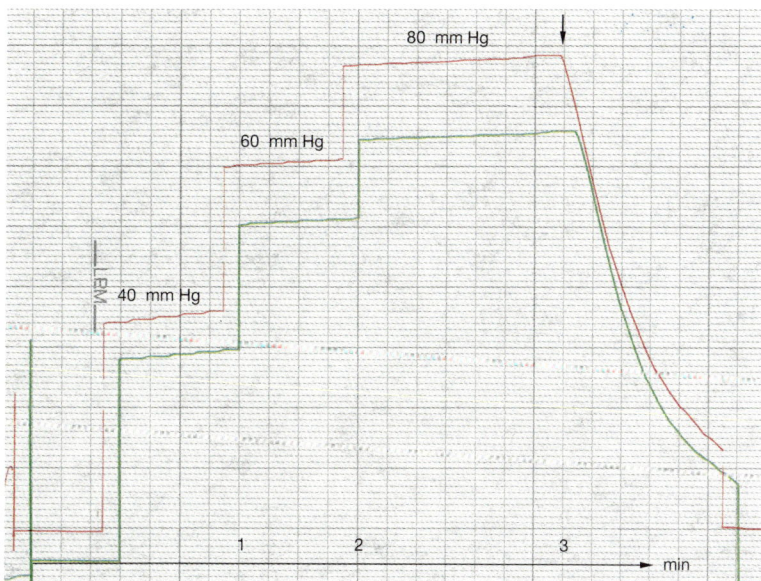

127. Normale Kurven der Venenverschlußplethysmographie an beiden Beinen. Stufenweise Stauung durch Druckmanschette am Oberschenkel bis 80 mm Hg zur Bestimmung der venösen Kapazität: rechts 6,6; links 4,3 ml Blut/100 ml Gewebe. Ermittlung der Drainage durch Druckablaß (↓): rechts 83,7; links 72,9 ml Blut/100 ml Gewebe/min

Literatur

Habscheid W (1991) Die bildgebende Sonographie in der Diagnostik der tiefen Beinvenenthrombose. Schattauer Stuttgart

Hach W (1974) Die aszendierende Preßphlebographie, eine Routinemethode zur Beurteilung der oberflächlichen Stammvenen. In: Friedrich HC, Hamelmann H (Hrsg) Ergebnisse der Angiologie, Bd 8. Schattauer, Stuttgart New York

Hach W (1981ª) Spezielle Diagnostik der primären Varikose. Demeter, Gräfelfing

Hach W (1981b) Nicht-invasive instrumentelle Diagnostik venöser Thrombosen. In: Vinazza H (Hrsg) Thrombose und Embolie. Springer, Berlin Heidelberg New York

Hach-Wunderle V (1995) Venöser Gefäßstatus. Internist 36: 525

Hennerici M, Neuerburg-Heusler D (1988) Gefäßdiagnostik mit Ultraschall. Thieme, Stuttgart New York

May R, Kriessmann A (Hrsg) (1978) Periphere Venendruckmessung. Thieme, Stuttgart

May R, Stemmer R (Hrsg) (1984) Die Licht-Reflexions-Rheographie. Perimed, Erlangen

Rabe E (Hrsg) (1994) Grundlagen der Phlebologie. Kargerer, Bonn

Weber J (1978) Phlebographie und Venendruckmessung im Abdomen und Becken. Witzstrock, Baden Baden Köln New York

Wienert V (1991) Anwendungsfehler und Fehlinterpretationen bei der Lichtreflexionsrheographie. Phlebologie 20: 126

Wuppermann Th, Wille B (1983) Was leistet die Venenverschlußplethysmographie bei Venenkrankheiten und wie wird sie durchgeführt. Phlebol Proktol 12: 105

Wolf KJ, Fobbe F (1993) Farbcodierte Duplexsonographie. Thieme, Stuttgart New York

Klinik und Phlebographie

Die Phlebologie erfuhr in den vergangenen zwanzig Jahren eine grundlegende Änderung ihrer diagnostischen und therapeutischen Konzepte. Bis zur Mitte dieses Jahrhunderts stand die ambulante Behandlung der Venenkrankheiten durch konservative Maßnahmen absolut im Vordergrund. Die Entwicklung einer differenzierten Chirurgie der primären Varikose, die Einführung der Fibrinolyse und die operative Rekonstruktion der venösen Strombahn bei der Thrombose und beim postthrombotischen Syndrom haben dann aber die Zuständigkeit der Klinik für die Versorgung bestimmter und besonders schwerer Krankheitsbilder begründet.

Die prognostische Beurteilung von verschiedenen therapeutischen Möglichkeiten beruht auf der Grundlage von funktionellen *und* morphologischen Untersuchungsergebnissen. In diesem Sinne hat die Bedeutung der Phlebographie bis zum heutigen Tage ständig zugenommen. Die Röntgenuntersuchung der Venen an den unteren Extremitäten erlaubt eine *umfassende Beurteilung* der anatomischen Verhältnisse und pathologischen Strukturen; mit diesem Informationsgehalt wird sie bisher von keinem anderen diagnostischen Verfahren ersetzt oder gar übertroffen. Die bildgebende Sonographie kann in bestimmten Aspekten den Befund ergänzen.

Primäre Varikose

Bei der *primären* Varikose handelt es sich um eine Krampfaderumbildung der extrafaszialen oberflächlichen Gefäße, für die es multifaktorielle Vorstellungen zur Ätiologie gibt. Definitionsgemäß spielen Veränderungen an den tiefen Leitvenen für ihre Entstehung keine Rolle, können aber den späteren Krankheitsverlauf in erheblicher Weise komplizieren. *Sekundäre Varizen* bilden sich dagegen immer als Folge einer organischen oder schweren funktionellen Abflußstörung im intrafaszialen Venensystem aus. Die Begriffe sind demnach nicht streng zu trennen.

Charakteristika der primären Varikose
Primäre Erkrankung der extrafaszialen Venen und der Vv. perforantes
Keine Vorschädigung der intrafaszialen Venen
Multifaktorielle Vorstellungen der Ätiologie
Günstige Prognose bei adäquater Therapie
Hohe Komplikationsrate bestimmter Krankheitsbilder bei spontanem Verlauf

Nach klinischen Gesichtspunkten hat sich die Einteilung der primären Varikose in spezielle Krankheitsbilder bewährt. Sie beruht auf der Anatomie des extrafaszialen Venensystems, die die Stammvenen und ihre Seitenäste als Leitvenen mit Verlaufsrichtung von distal nach proximal sowie die Vv. reticulares und die Vv. perforantes unterscheidet. Heute wird allerdings wieder eine *synoptische Betrachtung* in den Vordergrund gestellt, aus der sich die aktuelle Lehre von den Rezirkulationskreisen ergibt.

Die Röntgenuntersuchung kann zur Differenzierung der Krankheitsbilder und Rezirkulationskreise beitragen, wenn der klinische Befund nicht eindeutig ist. Dabei zeigen die einzelnen phlebographischen Methoden eine unterschiedliche diagnostische Wertigkeit; eine *umfassende* Information liefert nur die aszendierende Preßphlebographie.

Die Stammvarikose, die Perforansinsuffizienz und die transfaszialen Formen der Seitenastvarikose unterscheiden sich in der Pathogenese von anderen Krampfadern dadurch, daß ihnen eine angeborene oder erworbene Schlußunfähigkeit der Klappen vor der Einmündung in das tiefe Venensystem zugrunde liegt. Dadurch ist beim Preßversuch eine Umkehr des Blutstroms von den tiefen zu den oberflächlichen Gefäßen hin möglich. Das diagnostische Prinzip umfaßt den Nachweis und die Lokalisation dieser *insuffizienten transfaszialen Kommunikationen,* und hierfür erscheint – außer den Ultraschall-Doppler-Methoden – nur die aszendierende Preßphlebographie geeignet. Die

Differenzierte Diagnostik der primären Varikose durch verschiedene phlebographische Methoden							
Methode	Stammvarikose			Trans-faszialeSeiten-astvari-kose	Reti-kuläreVari-kose	Perfo-rans-vari-kose	Sekundäre Popliteal-und Femoralvenen-insuffizienz
	Mün-dungs-klappe	Gefäß-stamm	inkom-platteForm				
AszendierendePreßphlebographie	+	+	+	+	–	(+)	+
AszendierendePhlebographie	–	–	–	–	–	(+)	+
Ablaufphlebographie	–	+	(+)	(+)	+	(+)	–
Varikographie	–	(+)	–	+	+	+	–
RetrogradePreßphlebographie	+	+	–	–	–	–	+

Venen des extrafaszialen Systems	
Wichtige Gefäße	Charakterisierung
V. saphena magnaV. saphena parva }	Stammvenen
V. saphenaaccessoria lateralisV. saphenaaccessoria medialisV. arcuata crurisanteriorV. arcuata crurisposterior }	Seitenäste derV. saphena magna
V. femoro-poplitea	Seitenast derV. saphena parva
ohne Namen	retikuläre Venen
Kustersche VenenCockettsche VenenShermansche VeneBoydsche VeneHuntersche VeneDoddsche VenenMaysche VeneKniekehlen-PerforansHachsche Perforans }	Vv. perforantes

Therapeutische Prinzipien der primären Varikose	
Stammvarikose	Operation
Seitenastvarikosetransfaszialextrafaszial	OperationSklerosierung
Retikuläre Varikose	Sklerosierung
Perforansvarikose	Operation

Einteilung der primären Varikose
Stammvarikose mit kompensiertem/dekompensiertem
Rezirkulationskreiskomplette Formeninkomplette Formen
Seitenastvarikose mit/ohne Rezirkulationskreistransfasziale Formenextrafasziale Formen
Retikuläre Varikose
Perforansvarikose

therapeutische Konsequenz besteht in der operativen Durchtrennung der Verbindungen unmittelbar am Einfluß zum tiefen Venensystem.

Die Seitenastvarizen vom extrafaszialen Typ und retikuläre Krampfadern entstehen hauptsächlich durch die primäre Wandschädigung bei Einwirkung verschiedener exogener und endogener Faktoren. Sie werden am besten sklerosiert und bedürfen deshalb keiner weiteren speziellen Diagnostik.

Stammvarikose der V. saphena magna

Die (komplette) Stammvarikose der V. saphena magna entsteht durch eine Schlußunfähigkeit der Mündungsklappe und schreitet von proximal nach distal bis zu einer anatomisch präformierten Stelle, dem distalen Insuffizienzpunkt, fort. Der seltenen tubulären Form (Stadium IV) liegen wohl in der Hauptsache kongenitale Strukturveränderungen der Gefäßwand selbst zugrunde.

Klinische Symptomatik einer Stammvarikose der V. saphena magna
Primäre Symptome
Tastbare Erweiterung des Gefäßes in der Leistenbeuge
Positiver Hustentest
Positiver Perkussionstest
Sekundäre Symptome
(bei dekompensiertem Rezirkulationskreis)
Besenreiser in supramalleolärer Position
Chronisch-venöses Stauungssyndrom
Arthogenes Stauungssyndrom

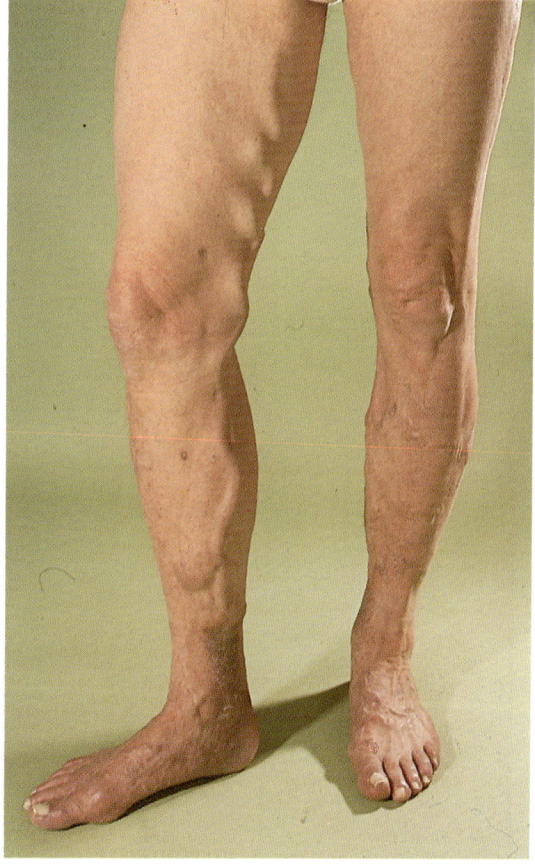

128. Stammvarikose der V. saphena magna. 64 jähriger Sportler. Krankheitsdauer über 40 Jahre. Dekompensierter Rezirkulationskreis IV und chronisch-venöses Stauungssyndrom

Klinische Aspekte

Bei schlanken Patienten und ausgeprägtem Befund erscheint die klinische Diagnose eindeutig. Die V. saphena magna ist bei der Untersuchung im Stehen als erweitertes und mitunter leicht geschlängeltes Gefäß von der Leistenregion bis zum Übergang in die Seitenastvarikose am distalen Insuffizienzpunkt, in seltenen Fällen sogar bis zum Innenknöchel zu verfolgen.

128   Die *Palpation* der ektatischen Vene gelingt am sichersten direkt in der Leistenbeuge. Beim Husten ist der Druckanprall deutlich zu tasten. Die Beklopfung eines peripher gelegenen Segments läßt sich in der Leiste fühlen und beweist die Kontinuität des untersuchten Gefäßes *(Perkussionstest)*. Der Trendelenburgsche Versuch hat heute keine Bedeutung mehr.

Neben den direkten Krankheitszeichen am Gefäß selbst gibt es eine Reihe von indirekten Symptomen an der Haut und dem Unterhautzellgewebe des distalen Unterschenkels, die als *chronisch-venöses* Stauungssyndrom für eine Volumen- und Drucküberlastung der intrafaszialen Leitvenen sprechen. In unserem Krankengut einer großstädtischen Bevölkerung betrug dieser Anteil insgesamt 27,7 %. Es handelt sich um indurierte Ödeme, Pigmentierungen, Stauungsdermatosen und schließlich Ulcera cruris. Die Häufigkeit und das Ausmaß der Veränderungen stehen mit dem zugehörigen Rezirkulationskreis in unmittelbarer Beziehung.

Das Übergreifen des entzündlichen Prozesses auf den Bandapparat der Sprunggelenke führt zur Entwicklung des *arthrogenen Stauungssyndroms* 129   als schwerste lokale Komplikation (Hach et al. 1983). Der Patient hält den Fuß zur Schmerzlinderung in Spitzfußstellung, bis die Versteifung eingetreten ist. Der Stand auf der Fußsohle wird jetzt nur bei starker Rekurvation im Kniegelenk möglich. Die wichtigsten peripheren Venenpumpen, die Sprunggelenk- und die Wadenmuskelpumpe fallen komplett aus. Der periphere Venendruck kann bei Gehübungen nicht mehr absinken, es entstehen therapie-resistente Ulcera cruris.

In der weit überwiegenden Zahl der Fälle wird die Stammvarikose zu Beginn des dritten Dezenniums klinisch manifest. Wahrscheinlich liegt ihr ein kongenitaler Defekt der Mündungsklappe zugrunde, der erst im Laufe von Jahren und Jahrzehnten zur Ausbildung der Krankheit führt. Die Stammvarikose ist demnach eine *Krankheit der jungen Menschen.* 130 Erst die Dekompensation von Rezirkulationskreisen nimmt mit dem Lebensalter des Patienten zu. Diese Tatsache wird in den meisten epidemiologischen Studien falsch interpretiert. Im siebten Dezennium ist nach unseren statistischen Untersuchungen nur noch ein kleiner Altersgipfel der Ersterkrankung zu beobachten (Hach 1981 b).

Als *Manifestationsfaktoren* der Stammvarikose gelten hormonelle Einflüsse durch Gravidität oder Antikonzeption,

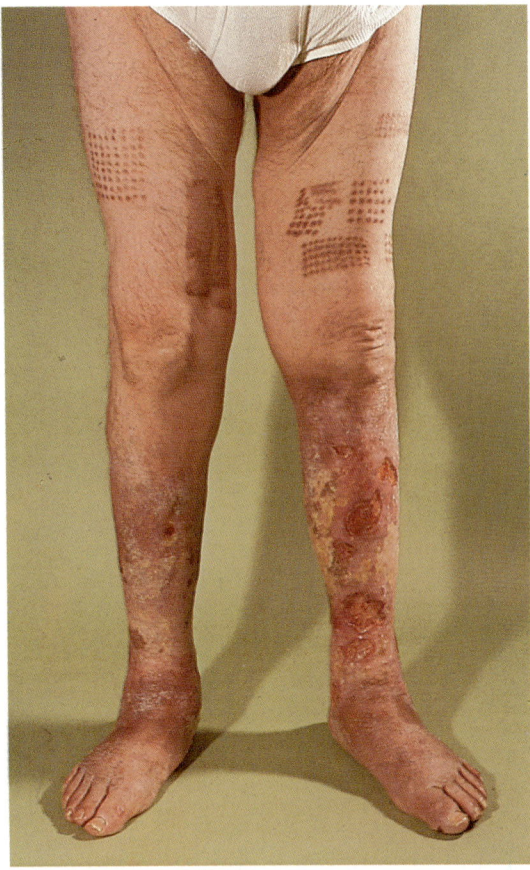

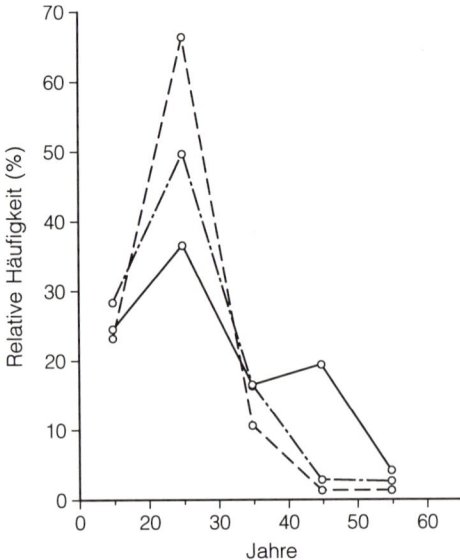

130. Durchschnittsalter der klinischen Manifestation einer Stammvarikose der V. saphena magna in Abhängigkeit von den Stadien. Kollektiv mit 385 Extremitäten. – Stadium II; – – – – Stadium III; – – – Stadium IV. (Nach Hach 1981)

129. Arthrogenes Stauungssyndrom infolge unbehandelter Stammvarikose der V. saphena magna mit dekompensierten Rezirkulationskreis III. 67jähriger Mann mit Krampfadern seit 42 Jahren und Geschwürsbildungen seit 40 Jahren. Wiederholte langzeitige Krankenhausaufenthalte wegen therapieresistenter Ulcera crurum. Narben nach zahlreichen Hautverpflanzungen. Fixierte Spitzfüße, Gehbehinderung; Rekurvation in den Kniegelenken beim Stand zu ebener Erde; fehlender Druckabfall bei peripherer Phlebodynamometrie

eine vorwiegend stehende Arbeitsweise, körperliche und sportliche Schwerstarbeit oder die Inaktivität. Von Anfang an spielen aber morphologische und strömungsdynamische Faktoren eine entscheidende Rolle; der Rezirkulationskreis, in den die Stammvarikose eingebunden ist, ändert seinen Aufbau selbst nach jahrzehntelangem Krankheitsverlauf nicht, er kann jedoch dekompensieren.

Von pathologisch-anatomischer Seite wird eine primäre Schädigung der elastischen Fasern in der Gefäßwand, der Muskelfasern oder der polivalenten Zellen, die zwischen der Intima und der Media liegen, angenommen. Elektronenmikroskopische Befunde sprechen für eine Transformation der Muskelzellen, die ihrerseits über die extrazellulären Lysosomen zur Bildung von minderwertigen Bindegewebsfasern führt. Dabei wirken endogene und exogene Faktoren sowie hormonelle Einflüsse oder ungünstige statische Bedingungen disponierend (Staubesand 1977). Wiederholt sind auch biochemische Wandveränderungen als Ursache vermutet worden (Niebes u. Laszt 1971; Svejar et al. 1964).

Symptome des chronisch-venösen Stauungssyndroms bei dekompensiertem Rezirkulationskreis einer Stammvarikose
Supramalleoläre Region Ödem Besenreiser Siderose Dermatolipofasziosklerose Atrophie blanche Ulcus cruris Ulkusnarben **Fuß** Corona phlebectatica paraplantaris Stauungsstraße Ulcus pedis

Charakteristika des arthrogenen Stauungssyndroms
Chronisch-venöse Kongestion Therapieresistente Ulcera cruris Narben nach vergeblicher Hauttransplantation Bewegungseinschränkung im oberen Sprunggelenk Bewegungs- und Standbehinderung durch fixierten Spitzfuß Verminderter Venendruckabfall beim Arbeitsversuch

Röntgensymptome
der suffizienten Mündungsklappe

Zur routinemäßigen Röntgendiagnostik der Stammvarikose wird die aszendierende Preßphlebographie eingesetzt. Durch die Stauung in der Knöchelregion erfolgt der Abfluß des Kontrastmittels zunächst vollständig über die tiefen Venen. Bei der Passage der V. femoralis communis kommt es darauf an, die Funktion der Saphena-Mündungsklappe durch den *Valsalvaschen Preßversuch* zu prüfen. Eine normale V. saphena magna stellt sich nur stummelförmig bis zu ihrer letzten Klappe, der Mündungsklappe dar. Beim intermittierenden Preßversuch oder mit dem Überlaufeffekt gelingt bisweilen auch die retrograde Abbildung des suffizienten Klappenapparates in der Schleusenregion. Der Kontrastmittelrückfluß allein darf also nicht als Zeichen der Insuffizienz ausgelegt werden.

Normalerweise sind die Venenklappen offen. Bei Anspannung der Bauchpresse fließt eine geringe Blutmenge zurück, bis sich die Segel geschlossen haben. Dieser Reflux ist bei der Phleboskopie zu beobachten; er kann auch mit der Ultraschallströmungsmessung als *initialer Rückfluß mit Stopp* nachgewiesen werden (Hach 1981 b).

Eingangs (S. 6) wurde auf die anatomischen Besonderheiten in der Mündungsregion der V. saphena magna hingewiesen. Die letzte Klappe (Mündungsklappe) schließt eine breite, trichterförmige Kommunikation zur V. femoralis communis ab. Jeweils unterhalb der beiden nach distal folgenden Klappen wird das Lumen kleiner, so daß ein *Schleuseneffekt* entsteht. Der Kalibersprung des Gefäßlumens in der Umgebung der Schleusenklappen entspricht dem *Teleskop-Zeichen* auf dem Phlebogramm und gilt als Beweis für die Suffizienz der ganzen Schleusenregion.

Röntgensymptome
der insuffizienten Schleusenregion

Für die röntgenologische Beurteilung der Funktionstüchtigkeit der V. saphena magna sind Kenntnisse über die Entstehung der Stammvarikose erforderlich. Sie erlauben eine einheitliche Deutung der Grenzbefunde.

Sobald die Segel der Mündungsklappe nicht mehr vollständig schließen, fließt der Blutstrom bei Druckstößen rückläufig in die V. saphena magna ein. Unmittelbar hinter der Klappenebene kommt durch den Aufprall der retrograden Strömungs-

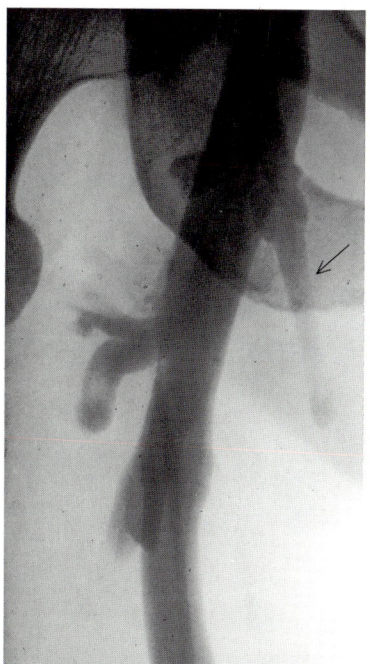

131

131. Suffiziente Schleusenklappen der V. saphena magna mit Teleskopzeichen (→). Darstellung durch aszendierende Preßphlebographie

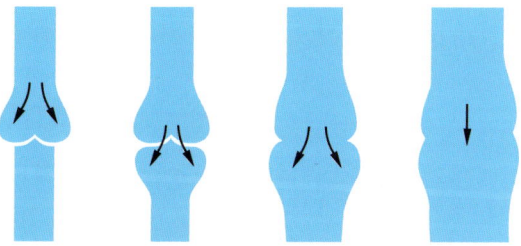

132

132. Schematische Darstellung der Entstehung einer Stammvarikose durch Insuffizienz der Mündungsklappe

wellen auf die Gefäßwand, durch Scherkräfte und Turbulenzen eine ampulläre Gefäßerweiterung zustande. Sie wird als *infravalvuläre Dilatation* bezeichnet und entspricht im arteriellen System der poststenotischen Dilatation.

133

Bei der retrograden Durchströmung einer Venenklappe funktioniert der schwerer aufdehnbare Klappenring als relative Enge. Nach dem Bernoullischen Gesetz nehmen innerhalb einer kurz- oder langstreckigen Stenose die Strömungsgeschwindigkeit zu und der Druck auf die seitliche Venenwand ab. Hinter der Verengung kehren sich die Verhältnisse um; mit dem Abfall der Strömungsgeschwindigkeit wird der Druck auf die Gefäßwand größer. Die Refluxe treten nicht kontinuierlich, sondern stoßweise und in unterschiedlicher Intensität auf. Dadurch werden Turbulenzen verursacht, die über eine Vibration der Gefäßwand zu einer mechanischen Schädigung führen können.

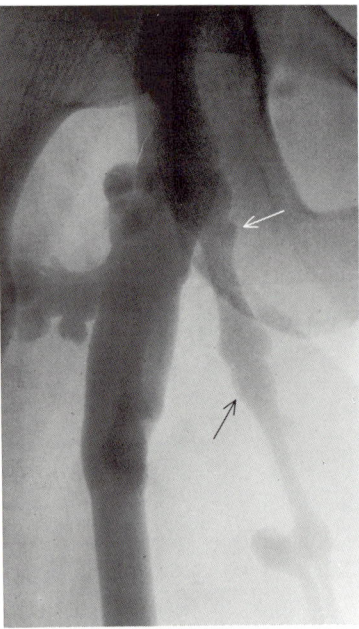 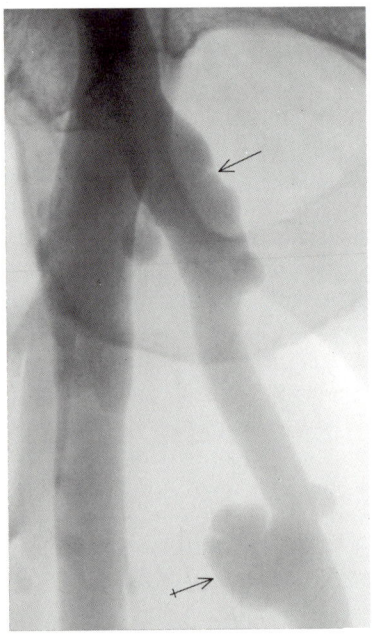

133. Stammvarikose der V. saphena magna im Stadium II. Ampulläre Dilatation des Gefäßlumens unmittelbar distal der Ebene der proximalen Schleusenklappen (→). Klappensegel erhalten. Darstellung durch aszendierende Preßphlebographie

135. Stammvarikose der V. saphena magna im Stadium III. Verlust des Teleskopzeichens. Unregelmäßige Erweiterung des Gefäßlumens in der Schleusenregion. Ansatzstelle der Klappensegel gerade noch erkennbar (→). Weiter distal infravalvuläres Aneurysma (↔)

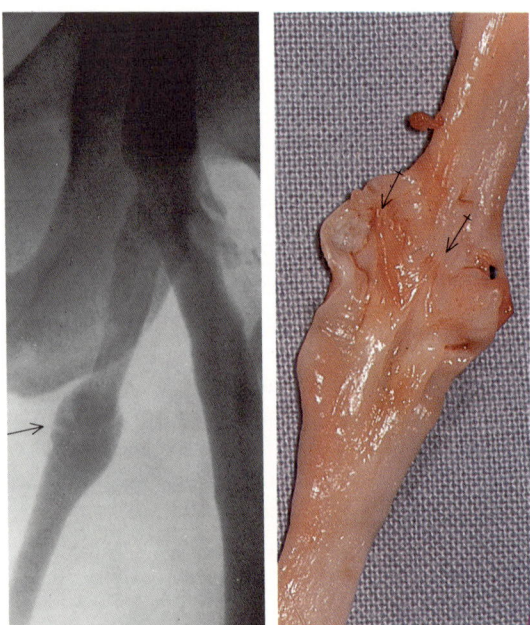

134. Stammvarikose der V. saphena magna im Stadium II. *Links* ampulläre Erweiterung distal der Ebene der mittleren Schleusenklappe (→). Klappensegel erhalten. Darstellung durch aszendierende Preßphlebographie. *Rechts* Operationspräparat. ↔ Ansatz der Klappensegel

Im Bereich der Schleusenklappen geht der Kalibersprung verloren, und das Gefäß nimmt anstelle der teleskopartigen eine zylinderische Form mit *globaler Dilatation* an. Röntgenologisch können die Klappensegel in dieser Krankheitsphase noch gut abgrenzbar sein. Später degenerieren sie und lassen sich allenfalls noch als rudimentäre Einstülpungen an der Gefäßwand erkennen.

134

135

Im weiteren Verlauf der Krankheit treffen Strömungswellen sowie Druckwellen auf die nächst distal gelegene Klappe auf, führen durch Überdehnung des Gefäßes zur Schlußunfähigkeit und wiederum zur infravalvulären Dilatation. So schreitet die Varikose von proximal nach distal bis zu ihrem anatomisch präformierten distalen Insuffizienzpunkt fort.

Bei einer asymmetrischen Klappeninsuffizienz ist der retrograde Preßstrahl nicht auf die Mitte des Lumens zentriert. Er trifft unterhalb der Klappenebene auf eine Seite der Gefäßwand auf und verursacht eine umschriebene Ausbuchtung, aus der infolge strömungsdynamischer Bedingungen das typische *venöse Aneurysma* der Stammvenen entsteht.

136–
139

321–
325

Für die röntgenologische Beurteilung ergibt sich demnach, daß bereits die Angleichung der Gefäßdurchmesser proximal und distal der Schleu-

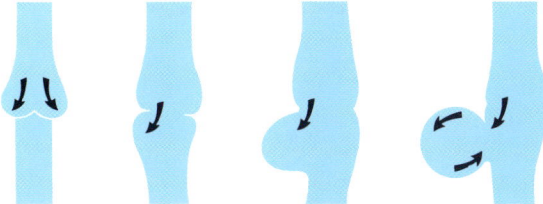

136. Schematische Darstellung der Entstehung eines venösen Aneurysmas bei Stammvarikose durch Insuffizienz einer Schleusenklappe

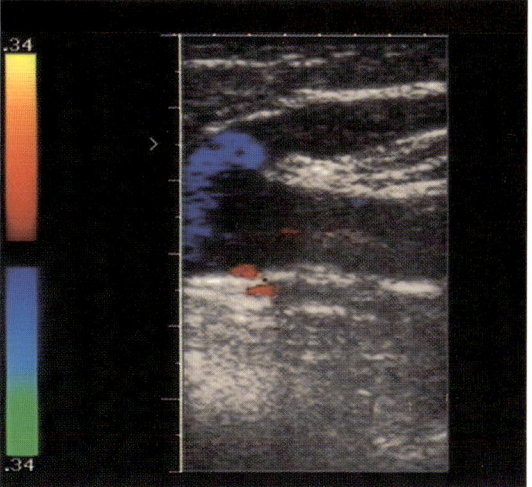

138. Stammvarikose der V. saphena magna *(oben)* mit infravalvulärer Dilatation. Darstellung durch farbkodierte Duplex-Sonographie. (Acuson, 7-MHz-Schallkopf)

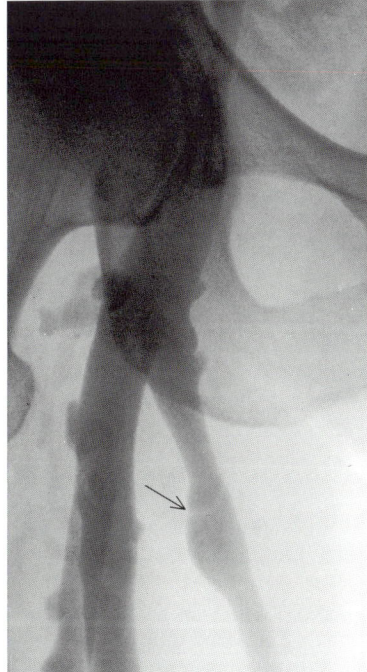

137. Stammvarikose der V. saphena magna im Stadium II. Asymmetrische Ausbuchtung des Gefäßlumens unterhalb der mittleren Schleusenklappe bei noch deutlich abgrenzbaren Klappensegeln (→). Darstellung durch aszendierende Preßphlebographie

139. Stammvarikose der V. saphena magna im Stadium III. ▷ Kirschgroßes Aneurysma (→) mit schmalem Stiel unterhalb der Mündungsklappe. Darstellung durch aszendierende Preßphlebographie

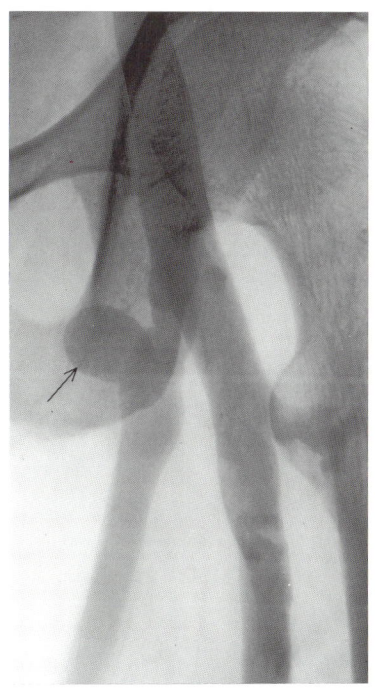

senklappen *(fehlendes Teleskop-Zeichen)*, die angedeutet ampulläre Dilatation unterhalb der Klappenebene *(infravalvuläre Dilatation)* sowie kleine *Aneurysmen* als sichere Hinweise auf eine Klappeninsuffizienz zu werten sind. Es können aber noch Jahre vergehen, bis eindeutige klinische Symptome in Erscheinung treten. Mit der Ultraschall-Doppler-Untersuchung und der farbkodierten Sonographie ist der retrograde Blutstrom unter dem Valsalva-Test nachweisbar.

138

Einteilung nach Stadien

Mit der Klappeninsuffizienz tritt im Laufe der Zeit eine zunehmende Dilatation der V. saphena magna ein. Es bilden sich Windungen und Schleifen aus. Klappen sind nicht mehr abgrenzbar. Schließlich degeneriert das Gefäß zu einer daumendicken Krampfader. In den meisten Fällen betrifft aber die variköse Degeneration nicht die ganze V. saphena magna. Durch die sorgfältige

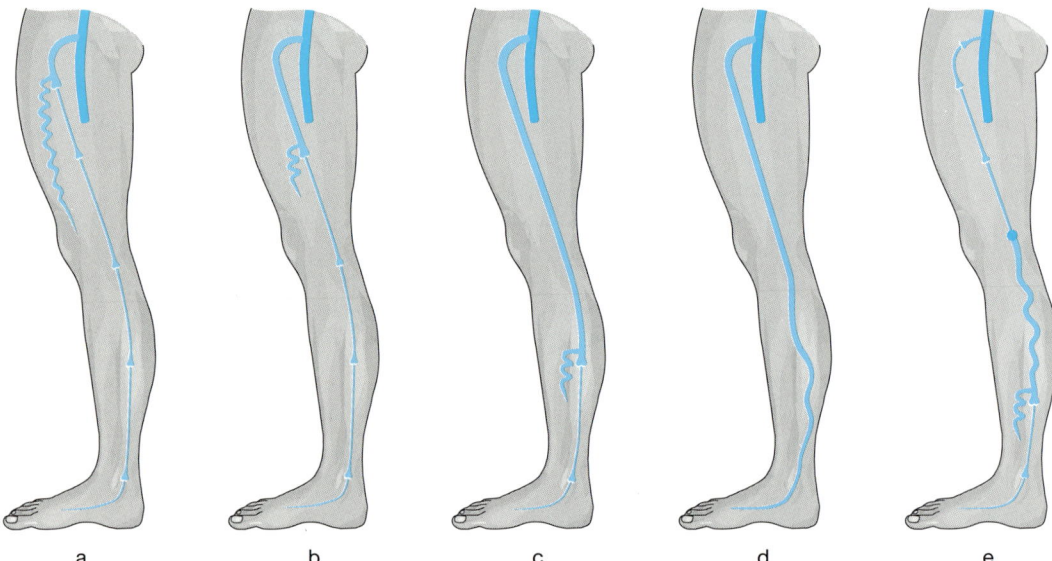

a   b   c   d   e

140a–e. Definition der proximalen und distalen Insuffizienzpunkte einer Stammvarikose der V. saphena magna (tiefes Venensystem der Übersicht halber nicht dargestellt). **a** Distaler Insuffizienzpunkt in der Leiste mit Abgang des Seitenastes am erweiterten Saphenatrichter im Stadium I (sog. Seitenastvarikose der V. saphena accessoria lateralis).

b Distaler Insuffizienzpunkt beim Stadium II am Oberschenkel. **c** Distaler Insuffizienzpunkt beim Stadium III am Unterschenkel. **d** Distaler Insuffizienzpunkt beim Stadium IV am Fuß (oft nicht mehr lokalisierbar). **e** Inkomplette Stammvarikose der V. saphena magna mit proximalem Insuffizienzpunkt am Oberschenkel

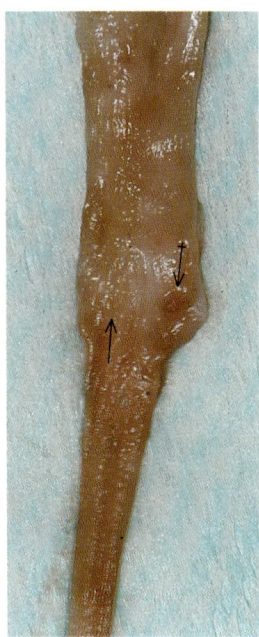

141. Distaler Insuffizienzpunkt am Operationspräparat. Suffiziente Venenklappen deutlich abgrenzbar (→). Abgang der konjugierenden Seitenastvarize im Klappensinus (↔)

Röntgenuntersuchung läßt sich ein Punkt finden, an dem ein variköser Seitenast nach distal abgeht und wo der insuffiziente Anteil der V. saphena magna fußwärts mit einer kompetenten Venenklappe endet. Diese Stelle wird als *distaler Insuffizienzpunkt* bezeichnet. Seine Lokalisation ist die Grundlage einer Einteilung der Stammvarikose nach Stadien, die nicht nur morphologischen Kriterien, sondern auch dem klinischen Verlauf und der Schwere des Krankheitsbildes entspricht. Der distale Insuffizienzpunkt II liegt bei einer Stammvarikose der V. saphena magna im Bereich des distalen Oberschenkels, der Punkt III handbreit unterhalb vom Knie und der Punkt IV am Knöchel oder Fuß. Als *proximaler Insuffizienzpunkt* ist die Stelle der insuffizienten transfaszialen Kommunikation definiert (S. 106); er charakterisiert die komplette und die inkompletten Formen.

Im Rahmen der Theorie von den Rezirkulationskreisen wurde das *Stadium I* der Stammvarikose neu definiert. Der distale Insuffizienzpunkt befindet sich in der Leistenregion, und zwar an der Basis eines pathologisch erweiterten und verlängerten Saphenatrichters; von hieraus geht, wie bei den anderen Stadien, der variköse Seitenast nach distal ab. Die Krankheit ist als Seitenastvarikose der V. saphena accessoria lateralis in die Nomenklatur eingegangen.

146

140
141

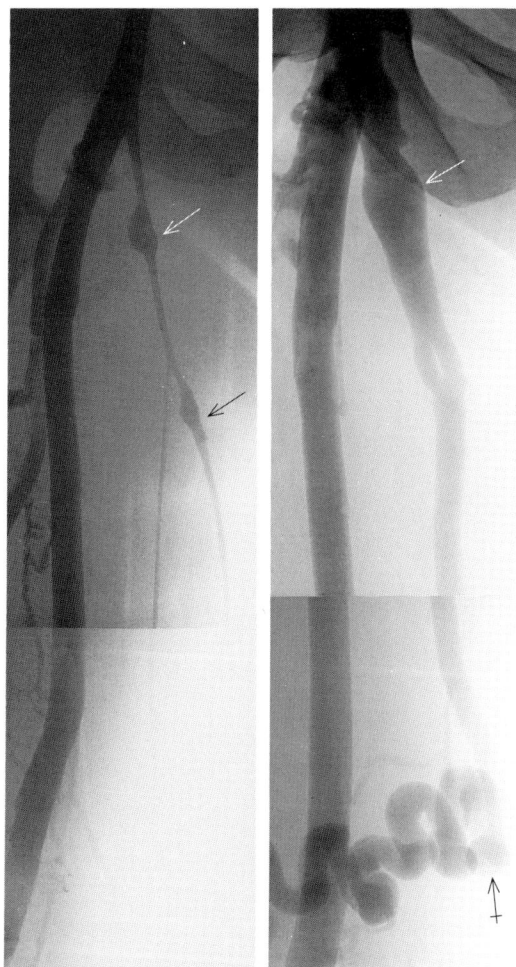

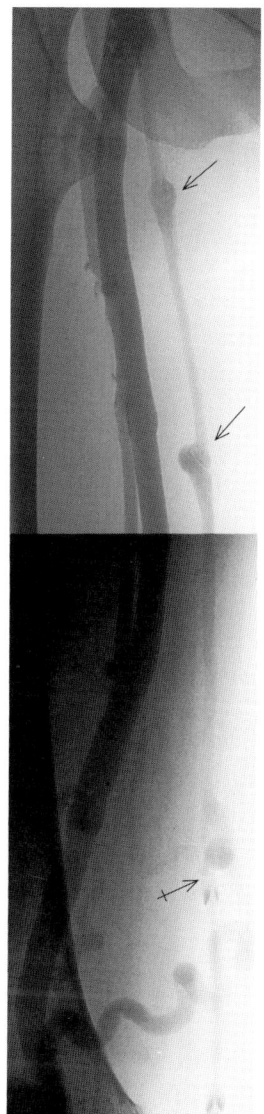

142 *(links).* Stammvarikose der V. saphena magna im Stadium II. Teleskopzeichen gerade noch erhalten. Infravalvuläre Dilatationen (→) an den proximalen Venenklappen. Keine Gefäßerweiterung. Darstellung durch aszendierende Preßphlebographie

143 *(rechts).* Stammvarikose der V. saphena magna im Stadium II. Erweiterung des Gefäßes auf Fingerdicke. Infravalvuläre Dilatation in der Schleusenregion (→). Distaler Insuffizienzpunkt an der unteren Drittelgrenze des Oberschenkels (↔) mit Übergang in ausgeprägte Seitenastvarikose. Dekompensierter Rezirkulationskreis II; Erweiterung und fehlender Klappenbesatz der V. femoralis superficialis als Hinweis auf eine sekundäre Popliteal- und Femoralveneninsuffizienz

144. Stammvarikose der V. saphena magna im Stadium II. Erweiterung des Gefäßes auf Bleistiftdicke mit mehreren infravalvulären Dilatationen (→). Distaler Insuffizienzpunkt handbreit oberhalb vom Knie (↔) mit Übergang in Seitenastvarikose. Kompensierter Rezirkulationskreis II

142 Das *Stadium II* wird durch eine variköse Degeneration der V. saphena magna von der Mündungsre-
143 gion bis zu einer relativ konstant angelegten Klappe handbreit oberhalb vom Knie gekennzeichnet.
144 Immer geht unmittelbar vom distalen Insuffizienzpunkt die große Seitenastvarize ab, die einen
145 Rückstrom des Blutes in die Peripherie überhaupt
146 erst ermöglicht. Ohne Seitenastvarize wäre ein di-

staler Insuffizienzpunkt nicht denkbar. Der variköse Abschnitt der V. saphena magna ist gegenüber der Norm deutlich, etwa auf Bleistift- bis Kleinfingerdicke erweitert. Die klinische Symptomatik erscheint diskret. An der Innenseite des Oberschenkels ist das Konvolut der Seitenastvarikose zu erkennen. Im *Stadium III* reicht die Insuf-
147 fizienz der V. saphena magna von der Leiste bis zu
148

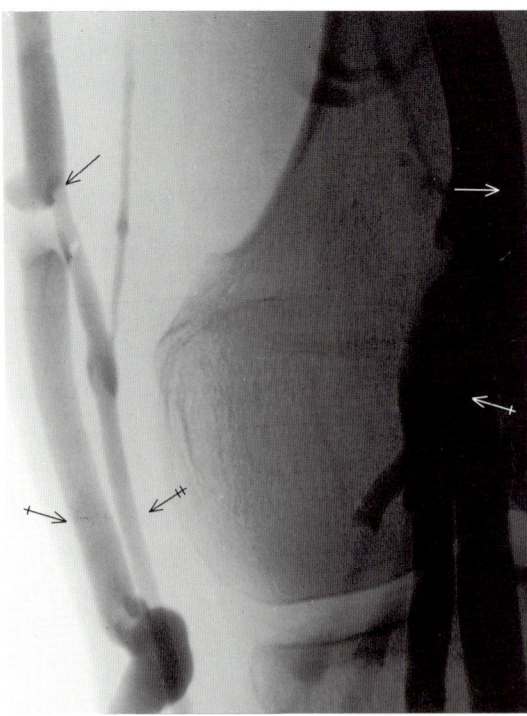

145. Distaler Insuffizienzpunkt (→) bei Stammvarikose der
V. saphena magna im Stadium II; Übergang in eine Seitenastvarikose (↔). Suffiziente V. saphena magna distal des Insuffizienzpunkts (↔↔)

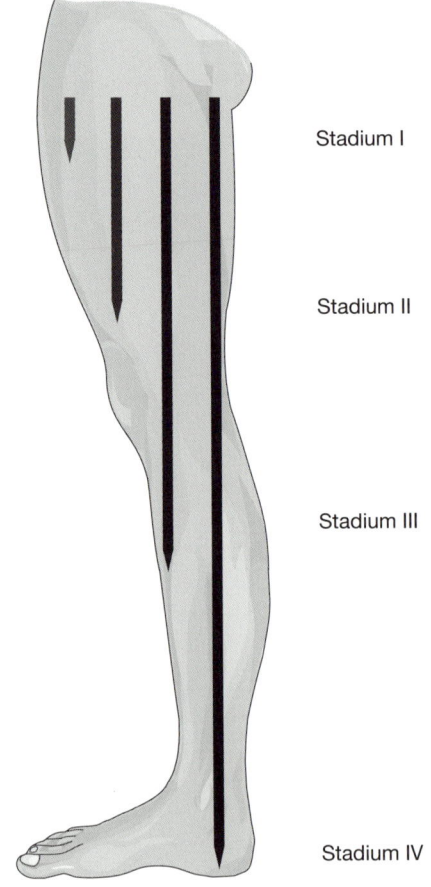

Stadium I

Stadium II

Stadium III

Stadium IV

147. Schematische Darstellung der Stadien einer Stammvarikose der V. saphena magna

◁ **146.** Schematische Darstellung des distalen Insuffizienzpunktes mit Abgang der Seitenastvarize unmittelbar oberhalb der suffizienten Venenklappe in der V. saphena magna
(→)

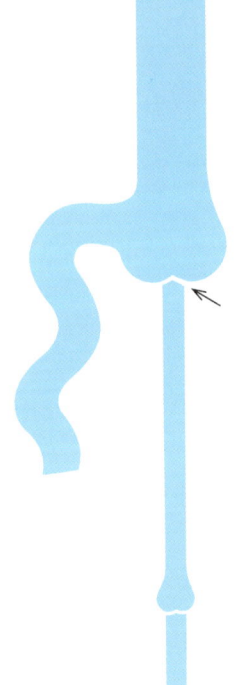

einer Venenklappe handbreit unterhalb des Kniegelenks. Am distalen Insuffizienzpunkt findet sich
wiederum die Mündung der ausgeprägten Seitenastvarize. Die V. saphena magna ist oftmals schon
auf Fingerdicke dilatiert, wenn der Patient erstmals in Behandlung kommt, und es finden sich
häufiger die Symptome des chronisch-venösen
Stauungssyndroms infolge einer Dekompensation
des Rezirkulationskreises. Das *Stadium IV* der
Stammvarikose verursacht meistens schon in der
Jugendzeit einen schweren Krankheitsbefund. Als
tubuläre Form ist die V. saphena magna gar nicht
einmal so stark erweitert, zieht aber geradlinig von
der Leiste bis zum Fuß hinunter und erlaubt auf
diese Weise einen schnellen Rückfluß des Blutes in
die Peripherie. Bei starker Erweiterung der V. saphena magna auf Daumendicke und ausgeprägter

149
150

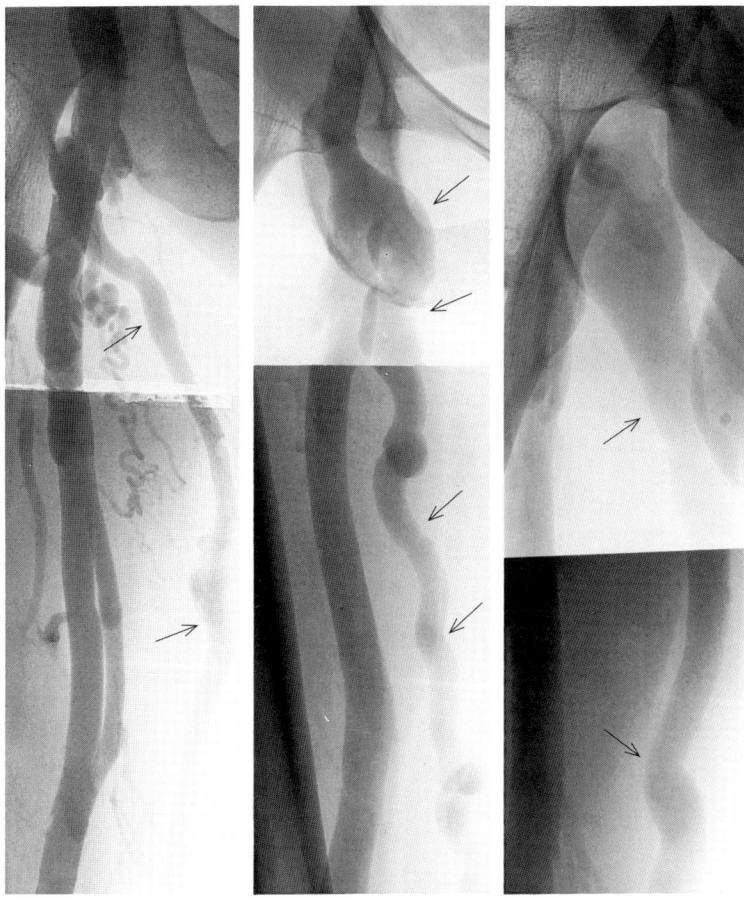

148 *(links)*. Stammvarikose der V. saphena magna im Stadium III mit Erweiterung des Gefäßes in der Leiste auf Kleinfingerdicke (→). Distaler Insuffizienzpunkt unterhalb vom Knie. Kompensierter Rezirkulationskreis

149 *(Mitte)*. Stammvarikose der V. saphena magna im Stadium IV mit Erweiterung des Gefäßes auf Daumendicke (→). Starke Schlängelung. Retrograder Blutstrom über den Insuffizienzpunkt III nach distal hinaus. Dekompensierter Rezirkulationskreis

150 *(rechts)*. Stammvarikose der V. saphena magna im Stadium IV mit Erweiterung des Gefäßes auf über Daumendicke (→). Starke Schlängelung. Retrograder Blutstrom über den Insuffizienzpunkt III hinaus. Verwaschene Gefäßdarstellung infolge schwerer Zirkulationsstörung durch sekundäre Popliteal- und Femoralvenen-Insuffizienz bei dekompensiertem Rezirkulationskreis

Schlängelung darf – im Gegensatz zur tubulären – von der zirkoiden Form gesprochen werden, die sich zwar langsamer entwickelt, aber ebenfalls früh zu dermatologischen Komplikationen führt (S. 100). Der Rezirkulationskreis erscheint schon in jungen Jahren dekompensiert. Durch die sekundäre Popliteal- und Femoralveneninsuffizienz ergeben sich differentialdiagnostische Schwierigkeiten gegenüber einer kongenitalen Aplasie der Venenklappen. Klinisch ist das schwere chronisch-venöse Stauungssyndrom ohne Phlebographie nicht mehr sicher vom postthrombotischen Symptomenkomplex zu unterscheiden. Besonders ungünstig wirkt sich die Kombination der Stamm-varikose mit einer *Insuffizienz der Cockettschen Vv. perforantes* im Rahmen einer Dekompensation des Rezirkulationskreises aus. Oft besteht in diesen Fällen ein schweres chronisch-venöses Stauungssyndrom. Am distalen Unterschenkel sind indurierte Ödeme mit ausgeprägten Pigmentierungen und Stauungsdermatosen nachweisbar; in der Umgebung des Knöchels bestehen Ulzerationen, Narben und eine Atrophie blanche als Ausdruck der Mikrozirkulationsstörung.

Die entzündliche Reaktion kann auf den Kapselapparat des oberen Sprunggelenks übergreifen. Sie bewirkt zunächst eine Schonhaltung in Spitzfußstellung und dann die Entstehung des *arthroge-*

151

129

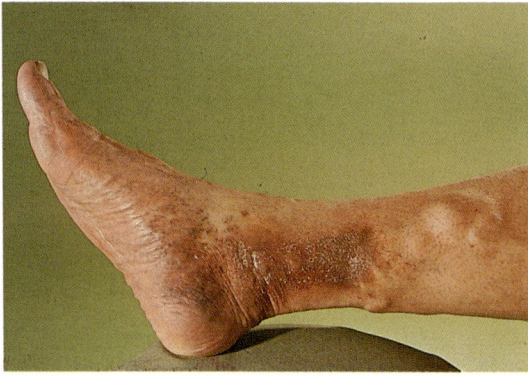

151. Chronisch-venöses Stauungssyndrom bei Stammvarikose der V. saphena magna im Stadium IV und Insuffizienz
der oberen Cockettschen V. perforans. Pigmentierungen,
Dermatolipofasziosklerose, kleine Ulkusnarben und Atrophie blanche; leichte Kontaktdermatitis. (Nahaufnahme
von Abb. 128)

Röntgenologische Kriterien der Stammvarikose
Retrograde Blutströmung in der Stammvene
Fehlendes Teleskopzeichen
Infravalvuläre Dilatationen
Venöse Aneurysmen
Erweiterung und Schlängelung der Stammvene

nen Stauungssyndroms. Infolge des Ausfalls der
peripheren Venenpumpen bildet sich eine schwere
Störung der venösen Hämodynamik aus. Die Ulzerationen heilen nicht mehr ab oder sie brechen
nach längerer Immobilisation unter der hydrostatischen Belastung gleich wieder auf. Die supramalleoläre Region erscheint großflächig durch eine
Dermatolipofasziosklerose mit chronischem Stauungsekzem, Hypodermitis und immer wieder auf-
flackernden Kontaktdermatiden verändert. Bei
der Computer- und bei der Magnetresonanztomographie ist eine zunehmende Fibrosierung des retromalleolären Raums und des Gleitgewebes um
die Achillessehne herum festzustellen; die Achillessehne weist eine diffuse Dichteminderung auf,
die mit dem Schweregrad des chronisch-venösen
Stauungssyndroms korreliert (Schmeller 1990).
Hier vermögen nur noch die operative Behandlung mit konsequenter Sanierung der extrafaszialen Gefäßveränderungen und Eingriffen an der
Fascia cruris sowie die Remobilisation der Sprunggelenke eine Heilung herbeizuführen.

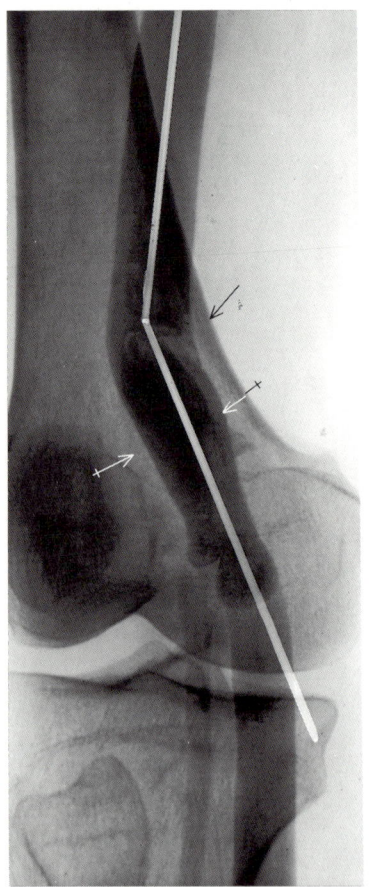

152. Röntgensymptome der beginnenden sekundären Po-
pliteal- und Femoralveneninsuffizienz bei Stammvarikose
der V. saphena magna. Zunehmende popliteo-femorale Ab-
winkelung (→) und Erweiterung des Gefäßlumens (↔).
Klappen in der V. poplitea noch funktionstüchtig

Sekundäre Popliteal-
und Femoralveneninsuffizienz

Die Stammvarikose der V. saphena magna verursacht im Laufe der Jahre durch das rezirkulierende
Blutvolumen erhebliche strukturelle Veränderungen im tiefen Venensystem, die wir als sekundäre
Popliteal- und Femoralveneninsuffizienz bezeich-
nen (Hach et al. 1980). Das Phlebogramm bietet
eine typische Konstellation von Befunden. Die
Leitvenen des Unterschenkels erscheinen etwas
erweitert, ihre Klappen sind aber suffizient. Meistens finden sich regressive Veränderungen in den
Muskelvenen mit einem verminderten Klappenbesatz. Die V. poplitea und die V. femoralis superficialis erscheinen *dilatiert;* am Übergang der beiden
Gefäße entsteht in Höhe des Hunterschen Kanals
eine Krümmung, deren Ausmaß mit der Schwere

152
153

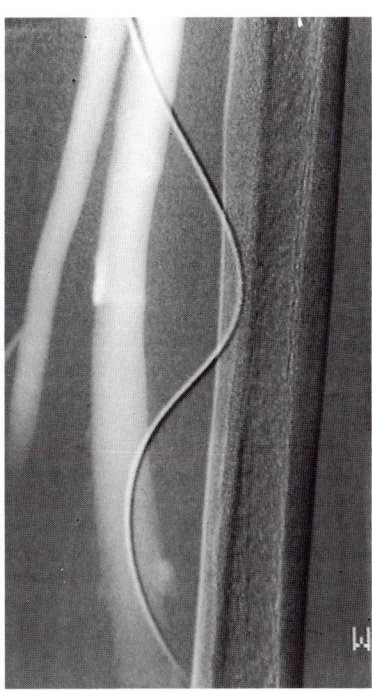

153. Sekundäre Popliteal- und Femoralveneninsuffizienz bei Stammvarikose der V. saphena magna. Darstellung durch retrograde Preßphlebographie. Nach distal hin abnehmender retrograder Flow in der V. femoralis superficialis

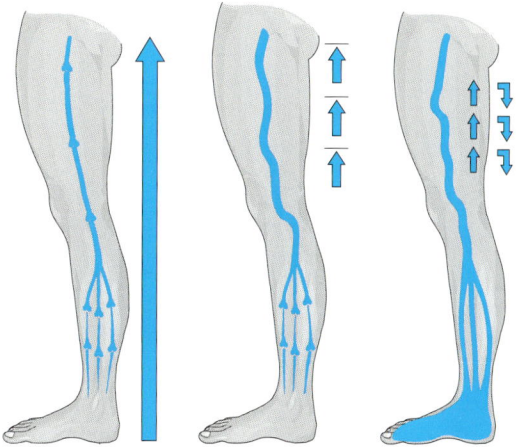

154. Schematische Darstellung der *antegraden* Strömungsverhältnisse in den tiefen Leitvenen bei manueller Wadenkompression im Rahmen der aszendierenden Phlebographie. *Links* normale Bedingungen. *Mitte* sekundäre Popliteal- und Femoralveneninsuffizienz. *Rechts* postthrombotisches Syndrom

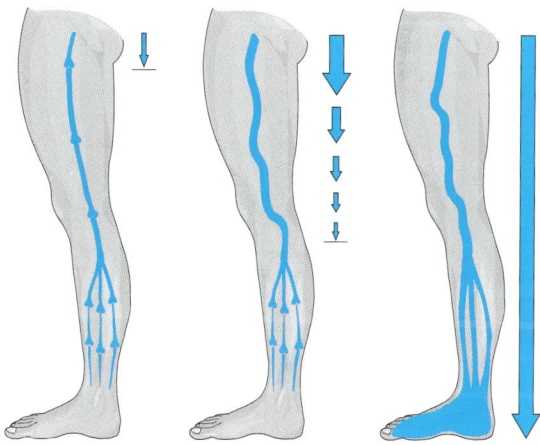

155. Schematische Darstellung der *retrograden* Strömungsverhältnisse in den tiefen Leitvenen bei der *retrograden* Preßphlebographie. *Links* normale Strömungsbedingungen. *Mitte* sekundäre Popliteal- und Femoralveneninsuffizienz. *Rechts* postthrombisches Syndrom

156 der Erkrankung zunimmt und schließlich den Winkel von 135 Grad unterschreitet. Im fortgeschrittenen Stadium kommt es sogar zum *Kinking*, zur Abknickung des Gefäßes mit funktionellem Verschluß. Die V. femoralis superficialis weist in ihrem Verlauf eine leichte Schlängelung auf. Die Venenklappen sind nicht mehr abgrenzbar. Am deutlichsten lassen sich die Veränderungen natürlich beim Vergleich mit der gesunden Seite erkennen.

Als ein weiteres Röntgensymptom der sekundären Popliteal- und Femoralveneninsuffizienz muß der
158
159 *verwaschene Eindruck* des Phlebogramms genannt werden. Besonders im Bereiche des Oberschenkels stellen sich die Leitvenen nicht mehr in der gewohnten Schärfe und Dichte dar, auch nicht bei Verwendung einer größeren Kontrastmittel-
154 menge. Die Ursache ist bei der Phleboskopie zu erkennen. Das Blut fließt in der entspannten Hängelage des Patienten bei manueller Kompression der Wade nicht mehr schwallartig in die Beckenregion ab; der Bolus wird immer nur wenige Zentimeter weitertransportiert, dann bleibt er wieder liegen. Mit der Zeit vermengt sich das Kontrastmittel zunehmend mit Blut, und es kommt zu dem typischen Verwaschungseffekt.

Die besondere Hämodynamik der sekundären Popliteal- und Femoralveneninsuffizienz ist als eine *antegrade* Leitveneninsuffizienz anzusehen. Im
154
Gegensatz dazu steht die *retrograde* Insuffizienz beim postthrombotischen Syndrom; hier sind *alle* Venenklappen zerstört, und das Blut kann in der entspannten Orthostase und beim Preßversuch bis in die Venenpools der Peripherie zurückströmen. Die Umkehr der Zirkulation beim postthrombotischen Syndrom ist leicht durch die *retrograde* Preßphlebographie mit Injektion des Kontrastmit-
155

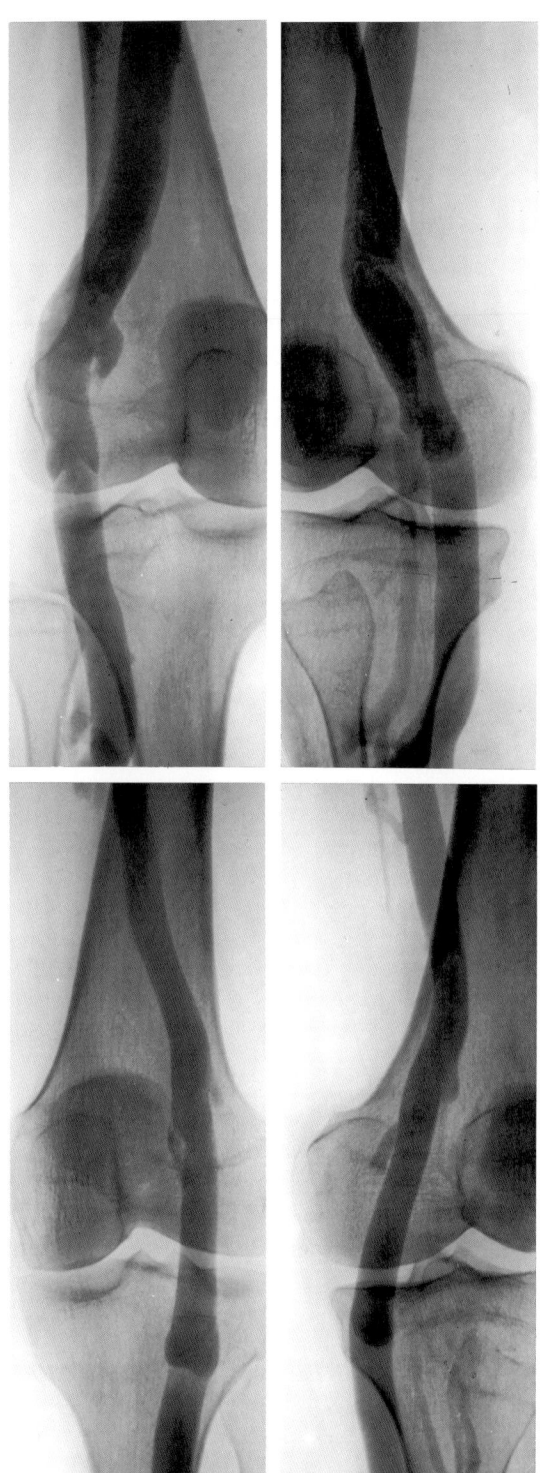

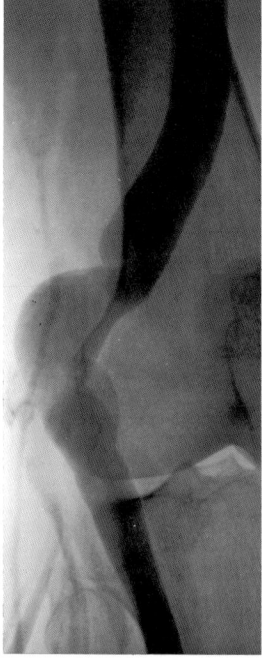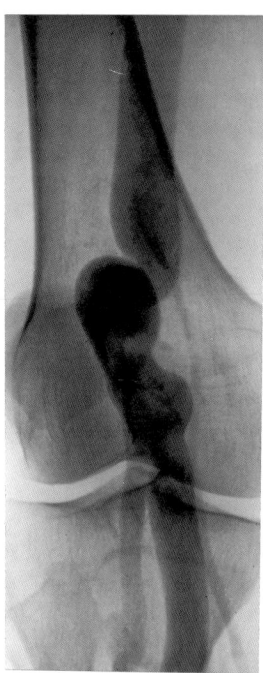

157. Schwerste sekundäre Popliteal- und Femoralveneninsuffizienz mit Kinking und Verlust der Klappenfunktion. 67jährige Frau mit jahrzehntelang bestehender ausgeprägter Stammvarikose der V. saphena magna im Stadium IV und dekompensiertem Rezirkulationskreis; keine adäquate Therapie; chronisch-venöses Stauungssyndrom mit erheblicher Schwellungsneigung. Kein postthrombotisches Syndrom. Aszendierende Phlebographie bei Innenrotation *(links)* und seitlich *(rechts)*

◁

156. Beginnende sekundäre Femoral- und Poplitealveneninsuffizienz am rechten Bein *(oben)*; normales Phlebogramm am linken Bein zum Vergleich *(unten)*. Popliteofemoralwinkel rechts 142 Grad, links 153 Grad. Gefäßdurchmesser rechts 23 mm, links 13 mm. 44jährige Frau mit schwerer Stammvarikose der V. saphena magna im Stadium III und dekompensiertem Rezirkulationskreis; chronisch-venöses Stauungssyndrom rechts, nach Operation persistierende Ödeme. Aszendierende Preßphlebographie rechts mit Aufnahmen bei Innenrotation *(oben links)* und seitlich *(oben rechts)* sowie links *(unten)*

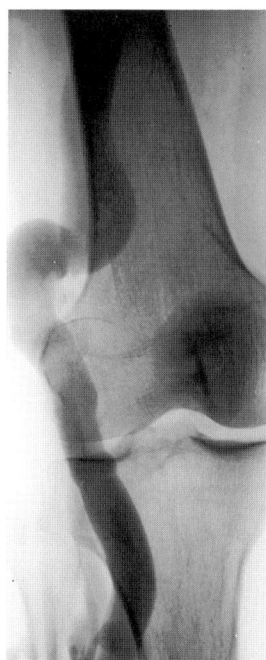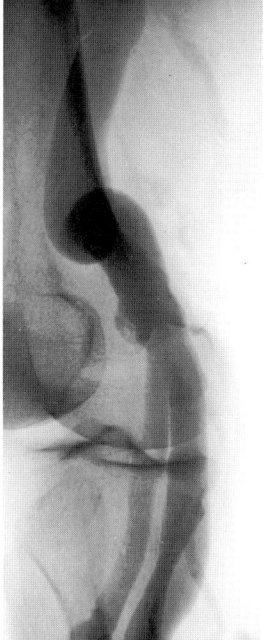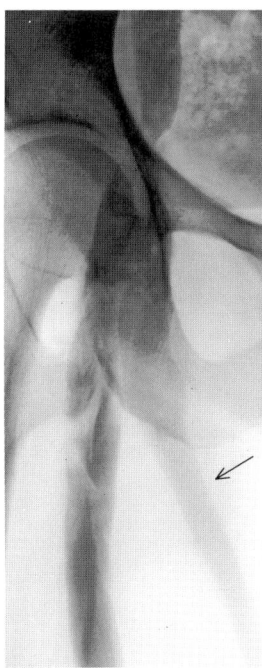

158. Sekundäre Popliteal- und Femoralveneninsuffizienz mit rechtwinkligem Kinking. 59 jährige Frau mit Stammvarikose der V. saphena magna (→) im Stadium IV *(rechts)* und dekompensiertem Rezirkulationskreis. Verwaschene Gefäßdarstellung infolge der schweren Zirkulationsstörung. Aszendierende Preßphlebographie bei Innenrotation *(links)* und seitlich *(Mitte)*

Antegrade und retrograde Strömungsinsuffizienz		
	Phlebographie	Krankheit
Antegrad	Aszendierende Preßphlebographie (mit Leitvenentest)	Sekundäre Popliteal- und Femoralveneninsuffizienz
		Postthrombotisches Syndrom ohne Rekanalisation
		Regressive Gefäßveränderungen
		Arteriovenöse Fistel
		Funktionelle Pump-Insuffizienz
Retrograd	Retrograde Preßphlebographie	Postthrombotisches Beinvenensyndrom mit Rekanalisation
		Avalvulie
		Gefäßdysplasie

156 tels in die V. femoralis communis zu dokumentieren.

157 Bei der *antegraden Insuffizienz* infolge einer sekundären Popliteal- und Femoralvenenschädigung sind die Klappen in den Unterschenkelvenen funktionstüchtig. Ein Rückstrom des Blutes unter dem Valsalva-Versuch kann also im proximalen Bereich des Oberschenkels nur so lange stattfinden, bis sich die Kapazität der dilatierten Leitvenen erschöpft hat. Die retrograde Preßphlebographie von der Leiste aus zeigt deutlich, daß sich die Strömungsgeschwindigkeit und die Menge des zurückfließenden Blutvolumens nach distal hin schnell vermindern. Eine Darstellung der V. poplitea gelingt von der Leiste aus nicht mehr. 99

Die pathophysiologischen Bedingungen der antegraden und der retrograden Leitveneninsuffizienz sind durch *physikalische Untersuchungen* zu beweisen. Sowohl die direktionale als auch die Duplex-Sonographie ergeben bei der Strömungsmessung im Stehen nur kurze Rückflußsignale. Als typische Konstellation der physikalischen Parameter findet sich eine Erhöhung der venösen Kapazität und Drainage; weiterhin läßt sich mit der Phlebodynamometrie oder mit der Photoplethysmographie eine hochgradige Einschränkung der Pump-Funktion des Beins nachweisen. Klinisch sind eine Schwellung der Extremität und die mehr oder minder ausgeprägten Veränderungen des chronisch-venösen Stauungssyndroms als Folge der venösen Hypertonie festzustellen.

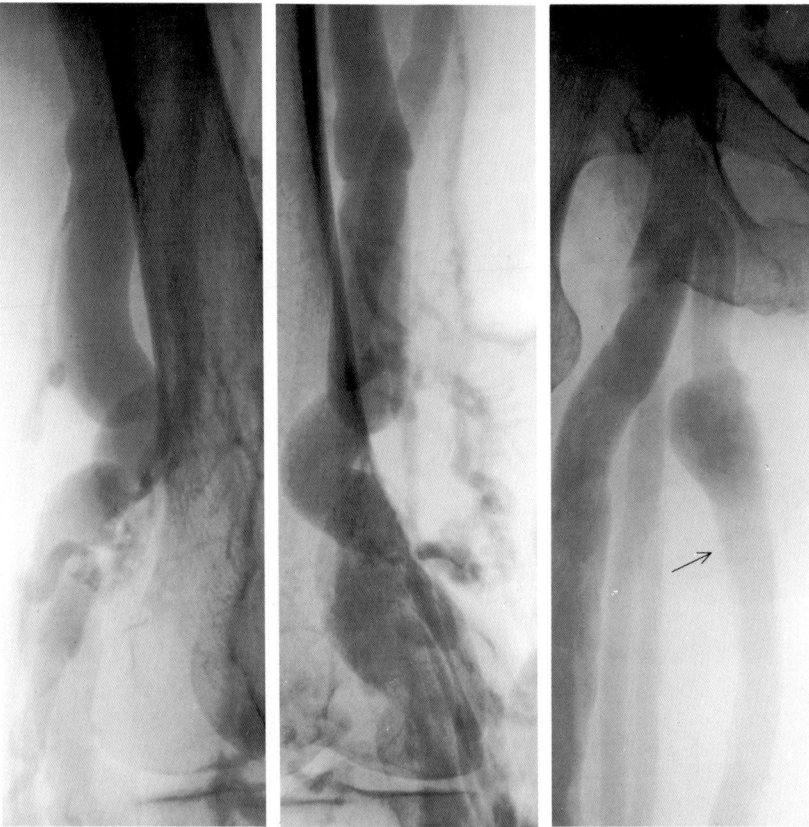

159. Sekundäre Popliteal- und Femoralveneninsuffizienz mit mehrfachem Kinking und starker Gefäßerweiterung *(links, Mitte).* Schwache Kontrastierung und verwaschene Darstellung der Gefäße durch Beeinträchtigung der Hämodynamik. 72jährige Frau mit Stammvarikose der V. saphena magna *(rechts)* im Stadium IV (→) und dekompensiertem Rezirkulationskreis; chronisch-venöses Stauungssyndrom. Krankheitsdauer über Jahrzehnte ohne entsprechende Therapie. Verwaschene Gefäßdarstellung infolge der schweren Zirkulationsstörung

158 Aus der von uns gewählten Bezeichnung *sekundäre Popliteal- und Femoralveneninsuffizienz* geht bereits hervor, daß die Krankheit in der Hauptsache die V. poplitea und die V. femoralis superficia-
159 lis betrifft, in geringerem Ausmaß die Beckenvenen. Die Gefäße des Unterschenkels erscheinen zwar leicht erweitert, ihre Klappen bleiben aber suffizient. Die Erklärung dafür liegt auf der Hand: Das rezirkulierte Blutvolumen verteilt sich am Unterschenkel auf 6 Gefäße, die von Natur aus mit einem dichten Klappenbesatz versehen sind und von denen jedes einzelne innerhalb seiner Gefäßscheide zwischen den Muskelgruppen gut abgestützt ist. Die Verteilung der Volumenlast auf ein Mehrröhrensystem ist viel weniger anfällig gegenüber Störungen als das Einröhrensystem. Unter diesem Aspekt erscheint der Terminus *Leitvenen-Insuffizienz* ebenfalls gerechtfertigt.
Bei einer schweren Cockettschen Perforansvarikose kann sich eine *sekundäre Tibialvenen-Insuf-*
217 *fizienz* ausbilden, die ganz den Veränderungen der Blutströmung am Oberschenkel entspricht. Die starke Volumenbelastung führt zu einer Erweiterung und Schlängelung der tiefen Leitvene mit regionärer Insuffizienz ihrer Venenklappen.

Primäre Rezirkulationskreise

Das Konzept der primären Rezirkulationskreise (Hach 1993) erlaubt die synoptische Betrachtung der einzelnen Erscheinungsformen der Krampfaderkrankheit. Daraus lassen sich die diagnostischen und therapeutischen Ansprüche für jeden Einzelfall in verbindlicher Weise ableiten. Außerdem sind individuelle Aussagen zur Prognose möglich.
Im Mittelpunkt eines Rezirkulationskreises steht die Stammvarikose. Deshalb wird die Thematik bereits hier abgehandelt, obgleich sich das Verständnis erst mit der Kenntnis von Einzelheiten aus den nachfolgenden Kapiteln vervollständigt.

Das gedankliche Konzept des rezirkulierenden Blutvolumens innerhalb der Extremität bei einer schweren Varikosis ist schon 100 Jahre alt. Der Bonner Chirurg Fritz Trendelenburg hat es 1891 in seiner berühmten Arbeit *Über die Unterbindung der Vena saphena magna bei Unterschenkelvaricen* erstmals als Privatkreislauf beschrieben: In den tiefen Venen wird es nicht ausbleiben können, *daß das Blut aus dem Reservoir der gefüllten Saphena nachfliesst und oben aus der Femoralis wieder ersetzt wird, so dass es sich in diesem Falle sozusagen um einen privaten Kreislauf der unteren Extremität handelt, indem das Blut in den tiefen Venen des Beines in die Höhe gepumpt wird und zum Teil in der Saphena wieder herunterfällt.*

Wir haben das Trendelenburgsche Prinzip des Privatkreislaufs bei der Stammvarikose aufgenommen und anhand der aktuellen wissenschaftlichen Erkenntnisse überarbeitet. Entsprechend den Stadien unterscheiden wir danach bei einer Stammvarikose der V. saphena magna vier Rezirkulationskreise, die bezüglich des tiefen Venensystems anfangs kompensiert sind, unter bestimmten Bedingungen dann aber dekompensieren. Die Phlebographie gilt als diagnostische Grundlage für die Definition des morphologischen Substrats; zusätzliche Informationen ergeben sich aus physikalischen Meßergebnissen (Hach u. Hach-Wunderle 1994)

Der *Rezirkulationskreis III* einer Stammvarikose der V. saphena magna beginnt mit dem Rückfluß des Blutes in die Stammvene an der Leiste und setzt sich am distalen Insuffizienzpunkt mit dem Übertritt in die Seitenastvarikose fort; über suffiziente Vv. perforantes strömt das Blut dann wieder dem tiefen Venensystem zu. Auf diese Weise sind die Rezirkulationskreise I–IV analog dem Stadium der Stammvarikose leicht nachzuvollziehen.

Mit der Zeit werden die tiefen Venen durch das rezirkulierende Blutvolumen überlastet. Sie erweitern sich, bis die Venenklappen nicht mehr schließen, und es entsteht die sekundäre Poplitealund Femoralveneninsuffizienz. Der Rezirkulationskreis ist *dekompensiert.* Der dynamische Venendruck steigt an, und daraus resultiert die *Cockettsche Perforansvarikose* mit den Komplikationen des chronisch-venösen Stauungssyndroms. Zu welchem *Zeitpunkt* mit der Dekompensation im Einzelfall zu rechnen ist, hängt von verschiedenen Faktoren ab. Eine zentrale Bedeutung kommt zunächst der Lokalisation des distalen Insuffizienzpunktes und damit der konjugierenden Seitenastvarikose zu. Die Strömungsbedingungen verhalten sich in der insuffizienten V. saphena magna grundlegend anders wie in einem Seitenast. Bei der Stammvene handelt es sich um ein geradliniges Gefäß mit einer hohen Transportkapazität. Die Seitenastvarikose zeigt dagegen immer einen stark

160

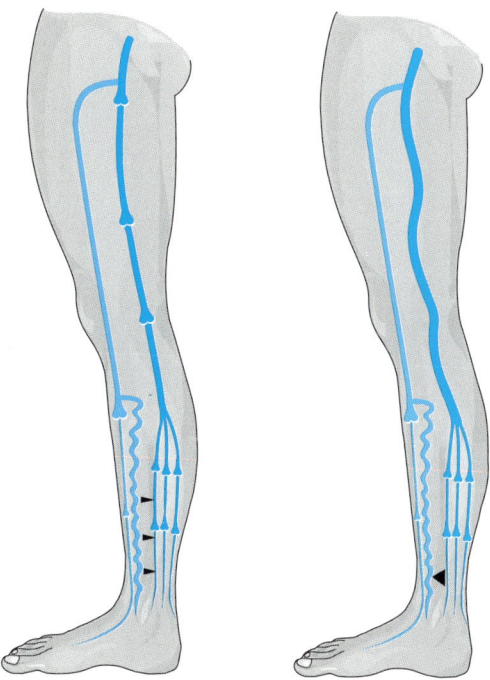

160. Schematische Darstellung des Rezirkulationskreises III. Rückstrom des Blutes von der Leiste in die V. saphena magna, am distalen Insuffizienzpunkt in die Seitenastvarikose und von dort über die Vv. perforantes in das tiefe Venensystem. Kompensiertes Stadium *(links)* sowie Dekompensation mit sekundärer Popliteal- und Femoralveneninsuffizienz *(rechts)*

geschlängelten Verlauf, der die Flußgeschwindigkeit abbremst und die retrograde Blutströmung limitiert. Die peripheren Aufzweigungen in kleine retikuläre Gefäße wirken in gleicher Weise. Die lange Seitenastvarikose beim Rezirkulationskreis I ermöglicht deshalb eine sehr viel geringere hämodynamische Belastung des Beins als die kürzere Ausbildung bei einer Stammvarikose im Stadium III mit entsprechendem Rezirkulationskreis. Das Fehlen der Seitenastvarikose im Rezirkulationskreis IV muß sich dagegen verheerend auswirken.

Entsprechende Bedingungen sind aus der Landschaftsökologie bekannt. Der mäanderförmig verlaufende Bach hat eine sehr langsame Strömung. Er kann nur ein begrenztes Wasservolumen transportieren und bewahrt deshalb die anliegenden Felder vor der Austrocknung. Die Flußbegradigung führt dagegen zu einer hohen Strömungsbeschleunigung; Wiesen und Sümpfe trocknen aus. Dabei spielt der Durchmesser der begradigten Wasserstraßen eine untergeordnete Rolle. Der Strom, in den die geradlinigen Kanäle einmünden, führt Hochwasser.

Beim *Rezirkulationskreis I* entspringt die Seitenastvarikose der V. saphena accessoria lateralis aus einem abnorm großen Trichter der V. saphena

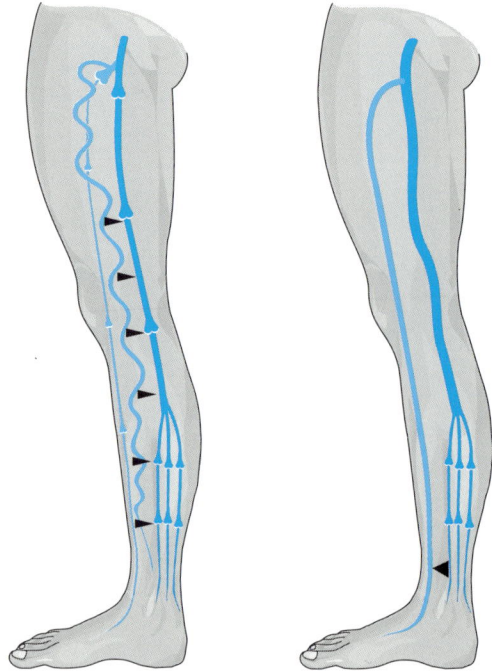

161. Schematische Darstellung der extremen Rezirkulationskreise. Im Kreis I maximale Ausbildung der Seitenastvarikose und dadurch hämodynamischer Schutz des tiefen
Venensystems *(links)*, im Kreis IV fehlende konjugierende
Seitenastvarikose und deshalb frühzeitige Dekompensation
(rechts)

161 magna. Ihre langstreckige Entwicklung hat zur
     Folge, daß es kaum jemals zur Dekompensation
     der tiefen Venen kommt, unabhängig vom Grad
196 ihrer Ausbildung. Die Krankheit geht so gut wie
197 nie mit einem chronisch-venösen Stauungssyn-
     drom einher.
     Auch der *Rezirkulationskreis II* besitzt noch eine
     relativ lange konjugierende Seitenastvarikose, die
     vom Oberschenkel bis zum distalen Unterschen-
     kel reicht. Deshalb tritt die Dekompensation,
     wenn überhaupt, erst nach mehreren Jahrzehnten
     auf.
160 Beim *Rezirkulationskreis III,* der häufigsten Er-
     scheinungsform einer Stammvarikose der V. sa-
     phena magna, entwickelt sich die konjugierende
     Seitenastvarikose im Bereich des Unterschenkels.
     Durchschnittlich nach 1 bis 2 Jahrzehnten kommt
     es zur Dekompensation, unter ungünstigen Bedin-
     gungen aber auch früher.
     Der *Rezirkulationskreis IV* hat die schlechteste
161 Prognose. Das rückfließende Blutvolumen ist von
     Beginn an so groß, daß sich eine sekundäre Popli-
     teal- und Femoralveneninsuffizienz schnell ent-
     wickelt. Die Patienten erkranken meistens schon
     im jugendlichen Alter mit einer symptomatischen

Varikose, die dann auch gleich ein Ulcus cruris verursacht. Meistens handelt es sich um die tubuläre
Form der Stammvarikose; sie tritt besonders bei
den hoch aufgeschossenen Menschen vom astheni-
schem Konstitutionstyp auf. Aber auch der zirkoi-
de Typ bewirkt schnell die Dekompensation des
Rezirkulationskreises und ein ungewöhnlich
schweres Krankheitsbild.
Die Rezirkulationskreise mit einem Stadium IV
der Stammvarikose kommen in einem chirurgischen Krankengut relativ selten, etwa in der Frequenz von 1:500 vor. Die Diagnose wird demnach
in der radiologischen Praxis zu häufig gestellt. Das
liegt auch daran, daß der distale Abschnitt der
V. saphena magna bei der aszendierenden Preßphlebographie rückläufig nur unvollständig oder
überhaupt nicht zu beurteilen ist. Zur Abklärung
kämen zusätzlich die Ablaufphlebographie und
die Varikographie in Betracht. Der erfahrene
Chirurg legt darauf aber meistens keinen Wert,
weil die Situation klinisch zu beurteilen ist.
Neben dem distalen hat auch der proximale Insuffizienzpunkt für den Zeitpunkt der Dekompensation des tiefen Leitvenensystems eine gewisse
Bedeutung. Die inkompletten Formen der
Stammvarikose zeigen in der Regel einen günstigen Verlauf ohne die Gefahr der sekundären Po-
pliteal- und Femoralveneninsuffizienz. Allenfalls
kann der Doddsche inkomplette Perforantyp
dazu führen. Der inguinale Seitenasttyp, der dorsale Typ oder die seltenen Perforansformen der in-

Faktoren zur Begünstigung der Dekompensation eines Rezirkulationskreises
Lokalisation der Insuffizienzpunkte
Hereditäre Faktoren
Hormonelle Einflüsse
Körperliches Training
Orthostatische Belastung
Thermische Einwirkungen
Körpergewicht

Charakteristika der Rezirkulationskreise bei Stammvarikose der V. saphena magna		
Rezirkulations-kreis	Dekompensation	Chronisch-venöses Stauungssyndrom
I	nie	fehlt
II	sehr spät	kaum
III	nach 1–2 Jahrzehnten	leicht bis schwer
IV	sofort	sehr schwer

kompletten Stammvarikose verursachen kaum jemals dermatologische Komplikationen.

Die näheren Umstände über den *Zeitpunkt der Dekompensation* von Rezirkulationskreisen sind bisher nicht bekannt. Insbesondere läßt sich im individuellen Fall keine definitive Voraussage treffen. Wir wissen nur, daß neben den morphologischen Gegebenheiten noch hereditäre Faktoren und hormonelle Einflüsse von Bedeutung sind. Wichtig erscheinen aber auch bestimmte Voraussetzungen des täglichen Lebens. Ein geringes sportliches Training wird bei einer Arbeit mit stundenlangem Stehen, mit dem Heben von schweren Lasten und vielleicht zusätzlicher Einwirkung von Hitze die Entstehung der sekundären Popliteal- und Femoralveneninsuffizienz begünstigen. So erklärt sich die häufige und schwere Erkrankung von Gastwirten, Bäckern und Metzgern. Nach der klinischen Erfahrung werden adipöse Menschen schneller von einem chronisch-venösen Stauungssyndrom betroffen.

Wertigkeit anderer Untersuchungsmethoden im Vergleich zur Phlebographie

Als invasives Verfahren erfordert die aszendierende Preßphlebographie eine strenge medizinische Indikation mit der Frage nach ihrer therapeutischen Konsequenz. Die Stammvarikose ist der wichtigste Teil eines primären Rezirkulationskreises; ihre Diagnostik kann deshalb auch nicht für sich allein betrachtet werden, sie gehört in die Gesamtbeurteilung der peripheren Zirkulation einer Extremität hinein. Auch das operative Behandlungskonzept darf sich heute nicht mehr auf die Stammvarikose beschränken, es muß den Rezirkulationskreis als Ganzes einbeziehen.

Der Chirurg verlangt spezielle Informationen über den proximalen Insuffizienzpunkt, insbesondere bezüglich der Abgrenzung von inkompletten Formen der Stammvarikose. Zur Planung des Stripping-Manövers sind weiterhin Informationen über die Lage des distalen Insuffizienzpunktes notwendig.

Die aszendierende Preßphlebographie hat für die Bestimmung der Insuffizienzpunkte den Wert eines Referenztests. Die *Venenpalpation in der Leiste* als wichtigste klinische Methode besitzt in den Stadien II–III–IV nur eine Sensibilität von 41,5–56,1–75,7 %; der Untersuchungsbefund wird aber durch die hohe Spezifität von 92,7 % aufgewertet (Hach 1981).

Durch die *Ultraschall-Doppler-Untersuchung* ist die (komplette) Stammvarikose der V. saphena

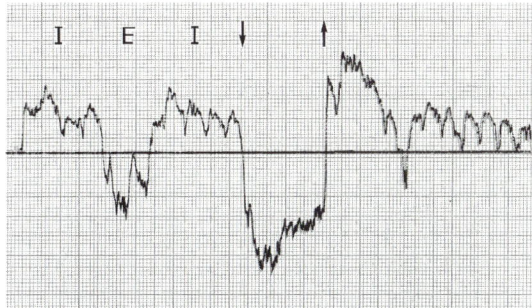

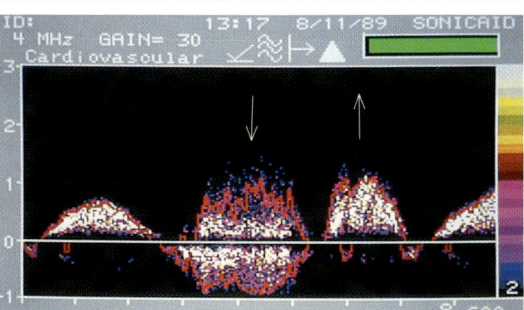

162. *Oben* Direktionale Analogkurve bei ausgeprägter Stammvarikose. Während der Expiration *(E)* schon deutlicher retrograder Strömungsanteil. Valsalva-Test (↓) mit ausgeprägtem retrogradem Flow. Overshoot-Phänomen nach Ablaß des Valsalva-Tests (↑). Ableitung über der Mündungsregion der V. saphena magna. *Unten* Frequenzanalyse. Ausgeprägte Strömungsturbulenzen beim Valsalva-Test (↓). Overshoot-Phänomen (↑). Zentripetale Strömung in den positiven, zentrifugale in den negativen Bereich gepolt. (Sonicaid, 8 MHz-Sonde)

magna mit einer Spezifität von 93,6 % und einer Sensibilität von 91,2 % nachweisbar (Hach 1981b). Das nicht-direktionale und das direktionale Verfahren haben dabei die gleiche Aussagekraft. Die Untersuchung erfolgt zunächst am liegenden Patienten mit dem Valsalva-Test in der Leiste. Beim Pressen tritt eine unerschöpfbare retrograde Strömung auf; am Ende des Preßversuches wird das Overshoot-Phänomen hörbar, eine überschießende antegrade Welle des im Bein angestauten venösen Blutvolumens.

Der Waden*de*kompressionstest bei der Untersuchung im Stehen ist von der Mitarbeit des Patienten unabhängig und weist eine Stammvarikose durch den rückläufigen Blutstrom in der entspannten Orthostase nach. Die Sondierung erfolgt direkt über dem Gefäß mit einer 8-MHz-Sonde. Die eindeutige Diagnose wird auch hier nur bei *unerschöpfbarem Rückstrom* gestellt; ein verzögert eintretender Strömungsstopp deutet auf den verspäteten, aber durchaus kompletten Verschluß der Venenklappen hin. Mitunter bereitet die Lokalisation des distalen Insuffizienzpunktes eine gewisse

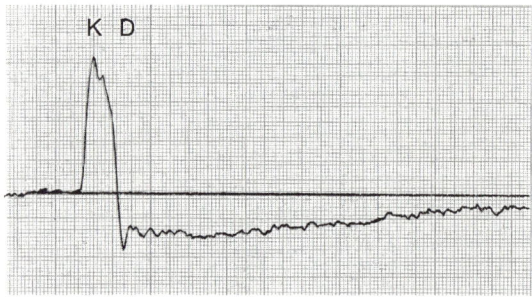

163. Direktonale Doppler-Sonographie. Unerschöpfbarer Rückfluß über der V. saphena magna bei schwerer Stammvarikose. Wadenkompressionstest *(K)* und -*de*kompressionstest *(D)*

Unsicherheit, weil sich der Abgang der konjugierenden Seitenastvarikose in seinem Dopplersignal nicht von einer Insuffizienz der Stammvarikose unterscheidet; der klinische Befund vermag hier aber in der Regel zur Klärung beizutragen.

Als bildgebende Verfahren haben sich die *B-Bild-* und vor allem die *farbkodierte Duplex-Sonographie* bewährt, insbesondere zur Beurteilung der Krosse. Die Sensibilität der Sonographie beträgt 96 %, die Spezifität 75 % (Wuppermann 1991). Mit den hochauflösenden Geräten der jüngeren Generation lassen sich auch morphologische Details der Mündungsregion sowie infravalvuläre Dilatationen und Aneurysmen dokumentieren. Die Farbkodierung ergibt recht eindrucksvolle Aufnahmen der Strömungsdynamik unter verschiedenen Expositionen. Wie bei den Analog-Verfahren stellt sich die diagnostische Problematik erst bei den inkompletten Formen der Stammvarikose ein.

Bei einer Übereinstimmung der klinischen und sonographischen Befunde darf demnach eine hohe diagnostische Sicherheit angenommen werden. Wenn eine Diskrepanz auftritt, dann ist in jedem Fall die Durchführung der Phlebographie zur präoperativen Abklärung angezeigt.

Die *physikalischen Meßverfahren* mit ihren Informationen über globale Parameter der Venenfunktion haben für die spezielle Diagnostik der Stammvarikose eine additive Bedeutung; ihr Wert liegt in der Beurteilung des *gesamten* Rezirkulationskreises.

Die *sekundäre Popliteal- und Femoralveneninsuffizienz* ist ein dynamisch fortschreitender Krankheitsprozeß, der für die zunehmende Komplikationsrate bei der Stammvarikose verantwortlich gemacht werden muß, insbesondere für die Entstehung des chronisch-venösen Stauungssyndroms. Die Dekompensation des Rezirkulationskreises ist in erster Linie durch die Einschränkung der

164

165

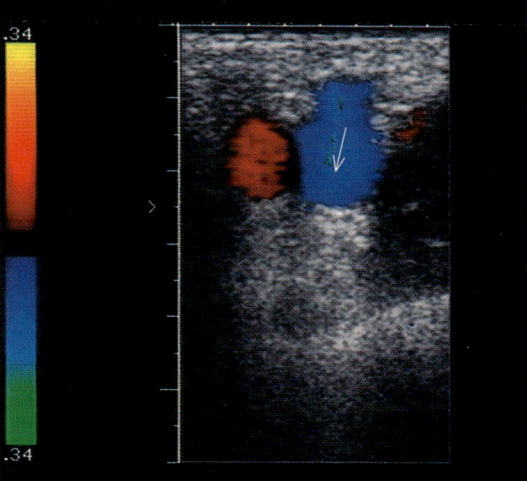

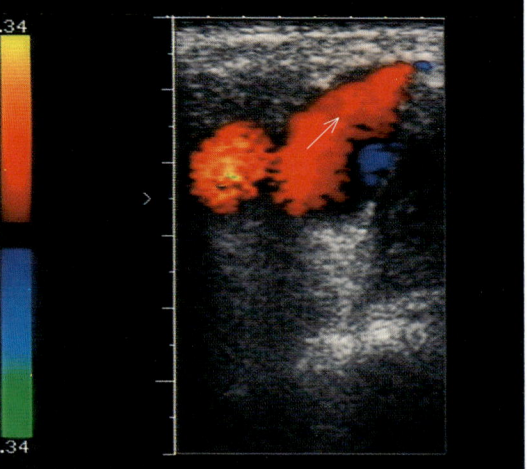

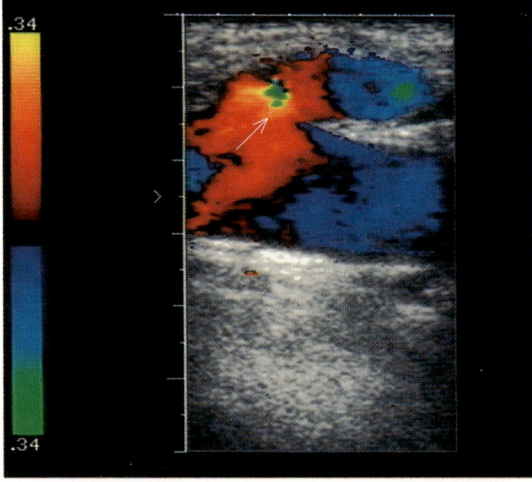

164. Stammvarikose der V. saphena magna. Farbkodierte Duplex-Sonographie in der Leistenregion. Querschnitt mit antegrader Strömung in der V. saphena magna (↓) bei Ausatmung *(oben)*. Retrograde Strömung in die V. saphena magna hinein beim Valsalva-Test (↑) im Querschnitt *(Mitte)* und Längsschnitt *(unten)*. Strömungsturbulenzen. (Acuson, 7 MHz-Schallkopf)

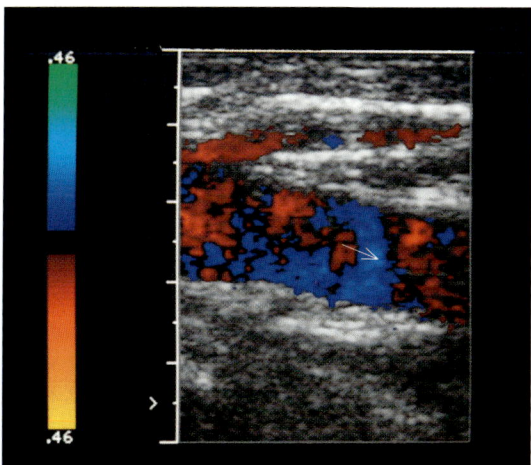

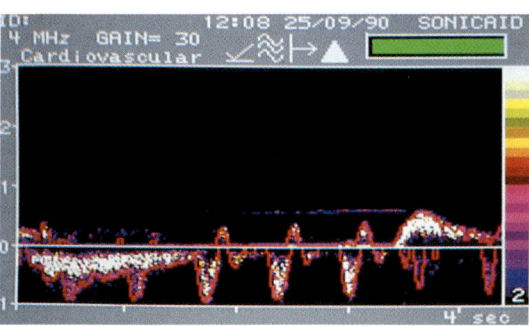

165. Sekundäre Popliteal- und Femoralveneninsuffizienz bei Stammvarikose der V. saphena magna. Deutliche Erweiterung der V. femoralis superficialis und retrograde Strömungsturbulenzen beim Valsalva-Test (→). Farbkodierte Duplex-Sonographie. (Acuson, 7 MHz-Schallkopf)

166. Sekundäre Popliteal- und Femoralveneninsuffizienz. Nachweis durch Waden*de*kompressionstest über der V. femoralis superficialis am proximalen Oberschenkel. Rückstromphänomen im negativen Bereich über 2 Herzaktionen *(links im Bild).* Stark abgeschwächter A-Sound beim Wadenkompressionstest *(rechts).* Zentripetale Strömung in den positiven, zentrifugale in den negativen Bereich gepolt. Frequenzanalyse. (Sinocaid, 8 MHz-Sonde)

Pump-Funktion des Beins festzustellen. Genaue Werte vermittelt die *periphere Phlebodynamometrie*; in Verbindung mit der Phlebographie liefert sie einen umfassenden Einblick in die venöse Hämodynamik. Auf nicht-invasivem Weg gibt die *Photoplethysmographie* einen vergleichbaren Eindruck. Bei der *Phleboskopie* erscheint die orientierende Quantifizierung mit dem Leitvenentest möglich.

Mit der *Venenverschlußplethysmographie* sind Daten über die venöse Kapazität und Drainage zu erhalten. Beide Werte steigen mit zunehmender tiefer Leitveneninsuffizienz durch die Erweiterung der Strombahn an.

Die sekundäre Popliteal- und Femoralveneninsuffizienz ist phlebographisch definiert. Bei subtiler Untersuchungstechnik kann die Diagnose aber auch mit der *direktionalen Frequenzanalyse* und mit der *Duplex-Sonographie* gestellt werden. Beim Wadenkompressionstest läßt sich über der V. femoralis superficialis nur ein abgeschwächter A-Sound mit einer kleineren Strömungswelle auslösen, und bei der Dekompression entsteht ein kurzer Rückstromeffekt. Die Diagnostik erscheint jedoch nur bei ausgeprägtem Befund einigermaßen verläßlich. Vergleichende quantitative Bewertungen liegen bisher nicht vor.

166

Vergleichswerte der peripheren Phlebodynamometrie in verschiedenen Rezirkulationskreisen				
Rezirkulations-kreis (RZK)	Semiquantitativer Leitvenentest (Manöver)	n	delta-P [mm Hg]	t_2 [s]
Kompensiert				
Kontrollgruppe	0	24	$64{,}0 \pm 7{,}4$	$28{,}4 \pm 4{,}1$
RZK II	0	14	$62{,}5 \pm 5{,}1$	$25{,}9 \pm 7{,}7$
Dekompensiert				
RZK III	1–2	15	$34{,}0 \pm 5{,}4$	$6{,}1 \pm 1{,}9$
RZK IV	> 3	14	$15{,}0 \pm 3{,}9$	$2{,}8 \pm 1{,}19$

Physikalische Parameter bei fortschreitender sekundärer Popliteal- und Femoralveneninsuffizienz				
Schwere der Krankheit (Phlebographischer Leitvenentest)	Pump-Funktion		Venöse Kapazität	Venöse Drainage
	Venendruck Abfall delta-P	Wiederauffüllzeit t_2, t_0		
+	↓	↓	↑	↑
++	↓↓	↓↓	↑↑	↑↑
+++	↓↓↓	↓↓↓	↑↑↑	↑↑↑

Falsch-positive Fehldiagnosen der Stammvarikose bei Ultraschall-Doppler-Strömungsmessung
Seitenastvarikose der V. saphena accessoria lateralis
Zustand nach Krossektomie, inguinale Varizen
Funktionelle Klappeninsuffizienz
Primäre Femoralveneninsuffizienz
Postthrombotisches Syndrom

Falsch-negative Fehldiagnosen der Stammvarikose bei Ultraschall-Doppler-Strömungsmessung
Anatomische Variationen
Adipositas
Inkomplette Formen
Unzureichende Compliance

Formulierung der Diagnose

Die für den behandelnden Arzt bestimmten phlebographischen Diagnosen müssen die wesentlichen Merkmale der Stammvarikose, also das
Krankheitsstadium und eventuell vorliegende
Komplikationen enthalten. Damit wird zugleich
eine prägnante und ausreichende Information vermittelt, aus der sich die therapeutischen und pro-
gnostischen Konsequenzen ergeben.

Beispiel: Stammvarikose der V. saphena magna im Stadium II; kompensierter Rezirkulationskreis.
Beispiel: Schwere Stammvarikose der V. saphena magna im
Stadium IV mit dekompensiertem Rezirkulationskreis. Insuffizienz der mittleren Cockettschen V. perforans. Variköse
Degeneration der hinteren Bogenvene. Sekundäre Popli-
teal- und Femoralveneninsuffizienz.

Besonderheiten und Fehlerquellen der Phlebographie

Die Stammvarikose der V. saphena magna läßt sich
am besten durch den Nachweis der retrograden
Blutströmung von der Leiste her darstellen. Dazu
sind bestimmte Voraussetzungen erforderlich. Nur
bei einem *etagenförmigen Transport* des Kontrastmittelbolus während der Untersuchung reicht die
Konzentration in der Leiste noch für die rückläufige Abbildung der oberflächlichen Gefäße aus. Zusätzliche Tourniquets am Ober- und Unterschenkel verändern die Strömungsbedingungen, so daß
in der Regel eine differenzierte Diagnostik nicht
mehr möglich ist.
Durch die sekundäre Popliteal- und Femoralveneninsuffizienz wird die Hämodynamik in er-

heblicher Weise beeinträchtigt. Bei ausgeprägtem   158
Befund kommt es durch die antegrade Leitveneninsuffizienz zu einer weitgehenden Verdünnung
des Kontrastmittels im Blut mit *unzureichender
Kontrastierung* der extra- und intrafaszialen Venen   159
am Oberschenkel. In diesem Fall muß die Dosis
des Kontrastmittels auf das Doppelte oder Dreifache erhöht werden. Trotzdem machen die Röntgenbilder einen verwaschenen Eindruck mit man-
gelhafter Kontrastierung der Gefäße.
Einer der wichtigsten Fehler besteht in der *unvollständigen Ausübung des Valsalvaschen Versuchs.*   103
Manche Patienten strengen sich zwar an, betätigen
dabei aber nicht die Bauchpresse. Andere spannen
fälschlicherweise die Wadenmuskulatur an, was
bei der Durchleuchtung leicht an dem schwallarti-
gen Abfluß des Kontrastmittels zu erkennen ist.
Auch aktive Beinbewegungen des Patienten bedingen sofort eine beschleunigte Blutströmung.
Ältere und schwache Patienten halten den *abdominellen Preßdruck* nicht lange genug aufrecht, so
daß eine günstige Aufnahmephase verpaßt wird.
Die Kontrastmittelinjektion muß wiederholt werden. Die meisten Menschen können das Kontrastmittel auch nicht retrograd in der V. saphena
magna bis zum Unterschenkel zurückdrücken;
außerdem nimmt die Kontrastmitteldichte dabei
ab. Die Diagnose des Stadiums IV ergibt sich deshalb schon bei Überschreitung des Insuffizienzpunktes III handbreit unterhalb vom Knie.
Der Valsalva-Test stellt eine Belastung des Herz-
Kreislauf-Systems dar. Er darf bei einer *Gefähr-
dung des Patienten* nicht oder nur kurz durchgeführt werden. Auch Kranke mit Lungenemphy-
sem, mit starker Adipositas sowie Schwindelzu-
ständen aus verschiedener Ursache können nicht
richtig pressen. Bei ihnen steht in der Regel aber
auch nicht die Frage der Operation an, so daß die
Indikation zur aszendierenden Preßphlebographie überprüft werden muß.

Therapeutische Konsequenzen

Die Therapie der Wahl bei einer kompletten
Stammvarikose der V. saphena magna besteht in
der Krossektomie mit anschließendem Stripping
von der Leiste bis zum distalen Insuffizienzpunkt.
Diese Operation wird als *partielle Saphenaresektion* bezeichnet (Hach 1981 a). Sie hat sich bei Patienten mit den Krankheitsstadien II und III
gegenüber der Methode nach Babcock aus verschiedenen Gründen durchgesetzt; der Eingriff ist
kleiner. Er verursacht keine Schäden am präfaszia-

len Lymphgefäßbündel oder postoperative Sensibilitätsstörungen am Unterschenkel und Fuß infolge einer Verletzung des N. saphenus. Bei der partiellen Saphenaresektion wird das distale suffiziente Venensegment belassen. Es bleibt in der Regel

167 funktionstüchtig und kann im späteren Leben als Transplantat für einen aortokoronaren Bypass oder in der Arterienchirurgie Verwendung finden. Auch im Stadium IV der Stammvarikose beschränken wir uns deshalb manchmal auf das Stripping von der Leiste bis unterhalb vom Knie.

Bei einem kompensierten Rezirkulationskreis ist die chirurgische Therapie mit der partiellen Saphenaresektion im Prinzip abgeschlossen; die konjugierende Seitenastvarikose kann noch durch winzige Hautinzisionen extrahiert oder durch die Sklerosierung beseitigt werden; oftmals bildet sie sich auch von selbst zurück. Die Krankheit gilt als geheilt.

Anders liegen die Verhältnisse bei einer Dekompensation des Rezirkulationskreises. Hier erscheint die *komplette extrasziale Sanierungsoperation* angezeigt (Hach 1991). Sie umfaßt die partielle Saphenaresektion, die Entfernung der konjugierenden Seitenastvarikose und die selektive Dissektion der insuffizienten Cockettschen V. perforans. Bei schwerem chronisch-venösen oder arthrogenen Stauungssyndrom hat sich die *paratibiale Fasziotomie* bewährt. Die Operationsmethode wurde 1983 von uns entwickelt und an die Stelle der großen Eingriffe von Linton sowie Cockett gesetzt. Von einem kleinen Hautschnitt aus werden die Fascia cruris an ihrem tibialen Ansatz vom Knöchel bis unterhalb des Knies gespalten und die insuffizienten Vv. perforantes disseziert. Dafür steht ein spezielles Instrumentarium zur Verfügung. Durch die Eröffnung der dorsalen Kompartimente und die breitflächige Kommunikation der intra- und extrafaszialen Gewebsräume gelangen die schweren Mikrozirkulationsstörungen der Haut innerhalb kurzer Zeit zur Ausheilung. Die Operation ist schnell erlernbar und kann auch in jedem kleineren Krankenhaus vorgenommen werden. Sie erfordert keine spezielle gefäßchirurgische Ausbildung. Heute wird sie am besten in Kombination mit der *endoskopischen Technik* oder zumindest in Blutleere mit der Lövqvistschen Rollmanschette vorgenommen (Hach u. Hach-Wunderle 1994). Selbst bei jahrzehntelangem und schwerstem Krankheitsverlauf darf mit einer Heilungsquote von 90 % gerechnet werden.

In jedem Fall ist die Indikation zur operativen Behandlung einer Stammvarikose der V. saphena

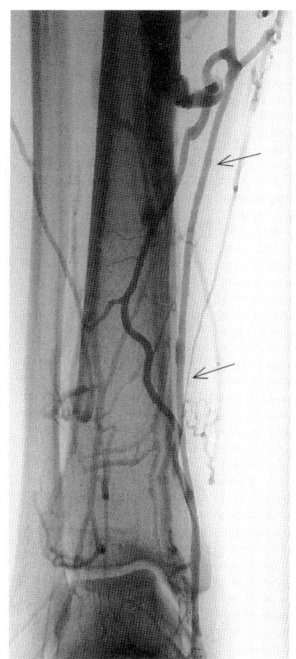

167. Zustand 5 Jahre nach partieller Saphenaresektion bei 45 jähriger Frau. Erhaltenes und suffizientes Segment der V. saphena magna am Unterschenkel (→)

Entstehung der sekundären Popliteal- und Femoralveneninsuffizienz bei spontanem Krankheitsverlauf der Stammvarikose (n = 16)		
Durchmesser	Voruntersuchung	Nachuntersuchung 7,1 ± 2,8 Jahre
V. poplitea	14,6 ± 2,8 mm	17,6 ± 3,0 mm
V. femoralis superficialis	14,2 ± 1,6 mm	16,4 ± 2,1 mm

Verlaufsbeobachtung der sekundären Popliteal- und Femoralveneninsuffizienz nach kompletter extrafaszialer Sanierungsoperation (n = 29). (Stranzenbach u. Hach 1991)		
Durchmesser	Vor Operation	Nach Operation 5,2 ± 4,1 Jahre
V. poplitea	18,9 ± 4,5 mm	14,9 ± 3,2 mm
V. femoralis superficialis	16,5 ± 2,7 mm	14,7 ± 2,4 mm

magna so früh wie möglich zu stellen, gegebenenfalls bereits im jugendlichen Alter. Es kommt darauf an, die Dekompensation des Rezirkulationskreises zu verhindern und die Krankheit damit zur Abheilung zu bringen. Sobald aber bereits eine sekundäre Popliteal- und Femoralveneninsuffizienz

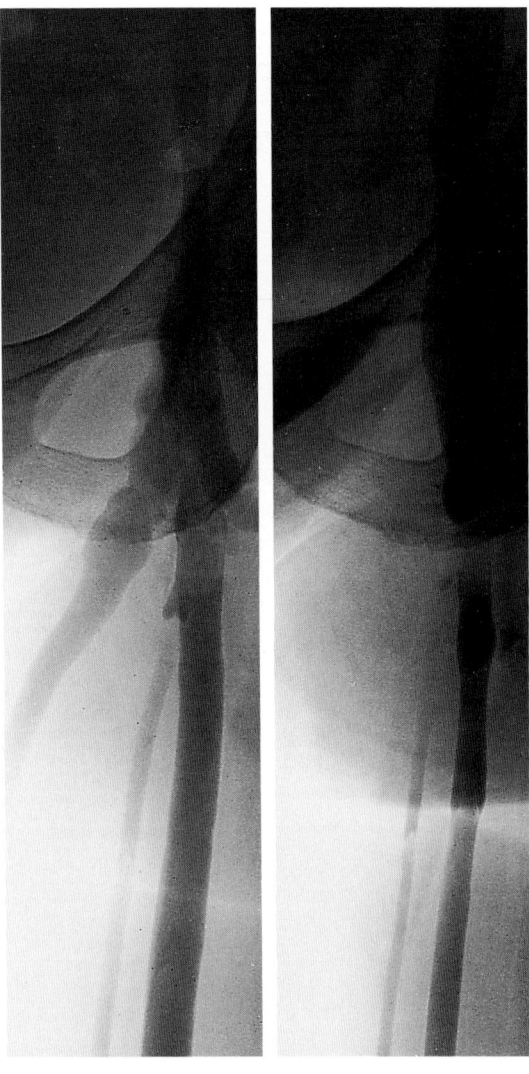

168. Sekundäre Popliteal- und Femoralveneninsuffizienz bei Stammvarikose der V. saphena magna sinistra im Stadium III *(links)*. Vollständige Rückbildung nach kompletter extrafaszialer Sanierungsoperation. Venenklappen wieder abgrenzbar *(rechts)*. Darstellung durch aszendierende Preßphlebographie

eingetreten ist, muß auch nach optimaler Ausführung der extrafaszialen kompletten Sanierungsoperation mit einer gewissen Rezidivquote gerechnet werden. Phlebographisch läßt sich eine Rückbildung der tiefen Leitveneninsuffizienz schon nach wenigen Wochen dokumentieren. Unter günstigen Bedingungen normalisieren sich die röntgenmorphologischen Verhältnisse, das Gefäßlumen verschmälert sich, und die Klappen schließen wieder dicht ab. Damit verbessern sich dann auch die Parameter der globalen Funktionsmessungen.

Durch die Phlebographie wurden die *kausalen Zusammenhänge* zwischen Stammvarikose, rezirkulierendem Blutvolumen und sekundärer Popliteal- und Femoralveneninsuffizienz bewiesen (Stranzenbach u. Hach 1991). Bei entsprechenden Langzeitbeobachtungen ergab sich ohne Therapie eine Vergrößerung der Lumina der V. poplitea sowie der V. femoralis superficialis von durchschnittlich 15 auf 18 mm bzw von 14 auf 16 mm; andererseits ließen Patienten mit einer sekundären Popliteal- und Femoralveneninsuffizienz, die sich der kompletten extrafaszialen Sanierungsoperation unterzogen hatten, eine Verschmälerung der Gefäßdurchmesser der V. poplitea von 19 auf 15 mm und der V. femoralis superficialis von 17 auf 15 mm im Durchschnitt erkennen.   168

Inkomplette Stammvarikose der V. saphena magna

Mit der aszendierenden Preßphlebographie ließ sich ein neues Krankheitsbild auffinden, das als inkomplette Stammvarikose bezeichnet wird (Hach 1981b). Es ist klinisch in der Regel nicht von der kompletten Stammvarikose zu unterscheiden, hat aber wegen der Therapie durch spezielle Operationsmethoden eine erhebliche praktische Bedeutung. Die Häufigkeit der kompletten und der inkompletten Formen steht im Verhältnis 12:1.

Formen

Die *komplette* Stammvarikose der V. saphena magna wird als eine variköse Degeneration des Gefäßes definiert, die durch eine Schlußunfähigkeit ihrer Mündungsklappe entsteht und von proximal nach distal fortschreitet. Bei der *inkompletten* Form sind die Mündungs- und Schleusenklappen funktionstüchtig. Der Saphenastamm   169
wird erst an einer weiter distal gelegenen Stelle insuffizient, am *proximalen Insuffizienzpunkt.* Hier   170
mündet die insuffiziente transfasziale Kommunikationsvene ein. In 27,8% der Fälle handelt es sich dabei um eine inkompetente Doddsche V. perforans, so daß vom *Perforanstyp* gesprochen wird. Häufiger ist der *Seitenasttyp* mit 55,5% der Fälle anzutreffen; dabei erfolgt die Verbindung zum proximalen Insuffizienzpunkt über die variköse V. saphena accessoria lateralis, die aus einem erweiterten Saphenatrichter entspringt und mit der distalen Akzessoria-Anastomose mitten am Oberschenkel in die V. saphena magna einmündet. Als   19 20
dorsaler Typ ist eine insuffiziente Kommunikation

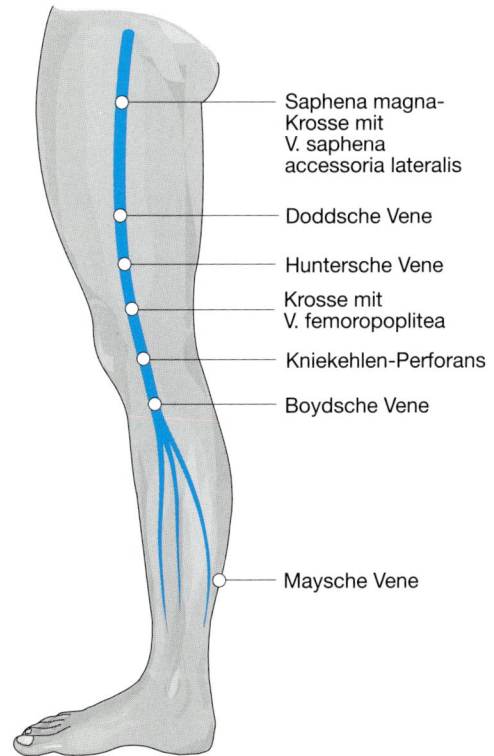

Formen einer inkompletten Stammvarikose der V. saphena magna	
Seitenasttyp – über V. saphena accessoria lateralis	55,5 rel %
Perforanstyp – über Doddsche V. perforans	27,8 rel %
Dorsaler Typ – über V. femoro-poplitea	16,7 rel %

Saphena magna-Krosse mit V. saphena accessoria lateralis

Doddsche Vene

Huntersche Vene

Krosse mit V. femoropoplitea

Kniekehlen-Perforans

Boydsche Vene

Maysche Vene

169. Mögliche Ausgangspunkte von transfaszialen Kommunikationsgefäßen am tiefen Venensystem zur Bildung des proximalen Insuffizienzpunktes einer inkompletten Stammvarikose der V. saphena magna

von der V. saphena parva über die V. femoro-poplitea und die V. saphena accessoria medialis zur V. saphena magna hin bekannt, die sogenannte Giacomini-Anastomose. Der Krankheit liegt ein zu groß angelegter Mündungstrichter der V. saphena parva als kongenitale Anomalie zugrunde. Der dorsale Typ einer inkompletten Stammvarikose der V. saphena magna ist in 16,7 % der Fälle zu beobachten (Hach 1981b).

Klinische Symptomatik

Die direkten Krankheitszeichen sind bei der inkompletten Stammvarikose meistens geringer ausgeprägt als bei der kompletten Form, weil in den Rezirkulationskreis stark geschlängelte Ge-

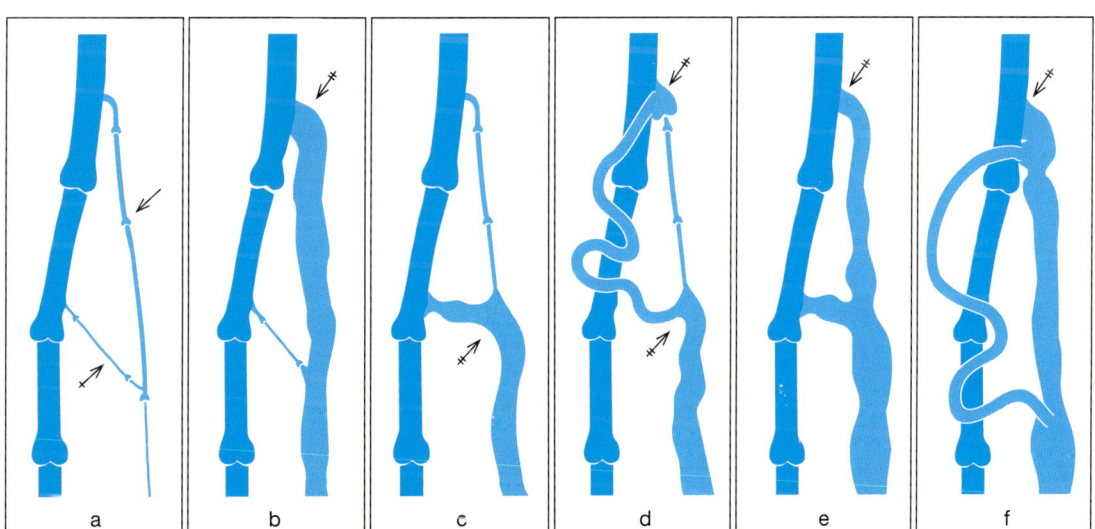

170 a–f. Schematische Darstellung verschiedener Formen einer inkompletten Stammvarikose der V. saphena magna im Bereich des Oberschenkels. **a** Normale Verhältnisse. → V. saphena magna; ↔ Doddsche V. perforans. **b** Komplette Stammvarikose. ↔ proximaler Insuffizienzpunkt in der Leiste. **c** Inkomplette Stammvarikose vom Doddschen Perforanstyp. ↔ proximaler Insuffizienzpunkt in der Mitte des Oberschenkels. **d** Inkomplette Form vom Seitenasttyp über die V. saphena accessoria lateralis. Zwei proximale Insuffizienzpunkte, in der Leiste sowie am Oberschenkel. **e** Komplette Stammvarikose mit Insuffizienz der Doddschen V. perforans. **f** Komplette Stammvarikose mit variköser Degeneration der V. saphena accessoria lateralis

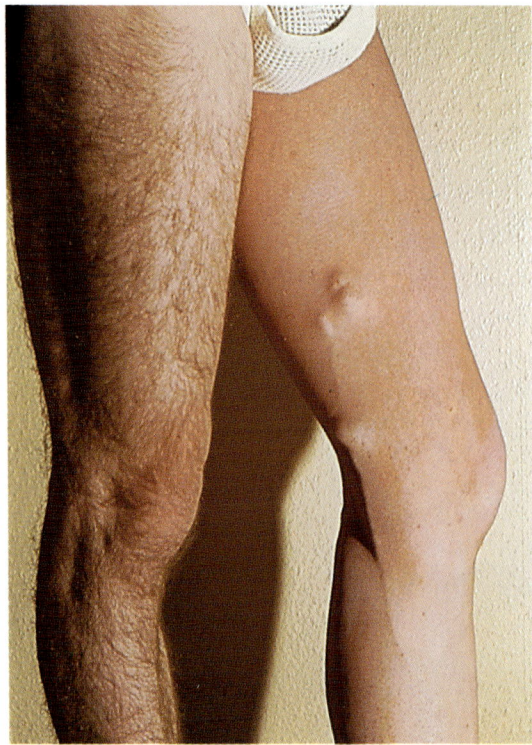

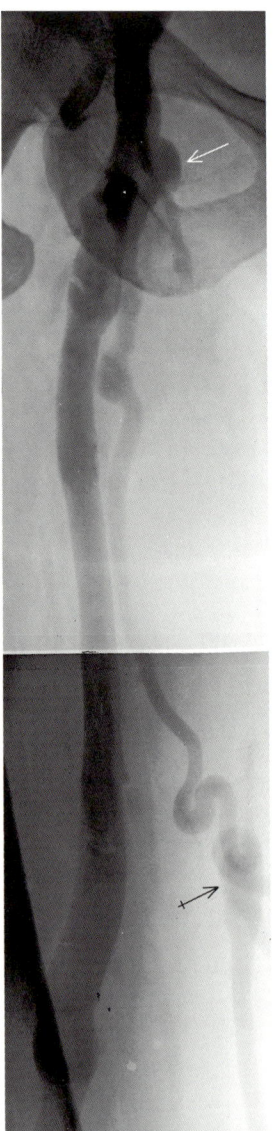

171. Inkomplette Stammvarikose der V. saphena magna vom Doddschen Perforanstyp. 38jähriger Mann mit 10jähriger Anamnese

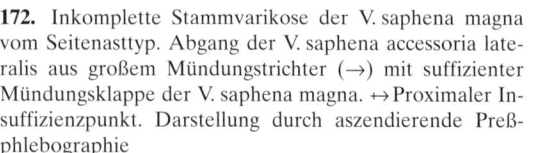

172. Inkomplette Stammvarikose der V. saphena magna ▷ vom Seitenasttyp. Abgang der V. saphena accessoria lateralis aus großem Mündungstrichter (→) mit suffizienter Mündungsklappe der V. saphena magna. ↔ Proximaler Insuffizienzpunkt. Darstellung durch aszendierende Preßphlebographie

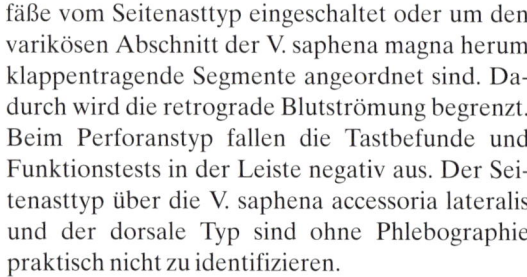

fäße vom Seitenasttyp eingeschaltet oder um den varikösen Abschnitt der V. saphena magna herum klappentragende Segmente angeordnet sind. Dadurch wird die retrograde Blutströmung begrenzt.
171 Beim Perforanstyp fallen die Tastbefunde und Funktionstests in der Leiste negativ aus. Der Seitenasttyp über die V. saphena accessoria lateralis und der dorsale Typ sind ohne Phlebographie praktisch nicht zu identifizieren.

Die *klinische Manifestation* der Krankheit erfolgt zu einem späteren Zeitpunkt als bei der kompletten Stammvarikose, im Durchschnitt um das 34. Lebensjahr. Eine generelle Bevorzugung jüngerer Altersklassen ist statistisch nicht eindeutig zu ersehen.

An *sekundären klinischen Symptomen* sind Besen-

reiser in supramalleolärer Anordnung (61 %) und leichte lokalisierte Ödeme (38,9 %) zu beobachten. Der Rezirkulationskreis bleibt lange kompensiert, deshalb tritt ein chronisch-venöses Stauungssyndrom auch selten auf. Als häufige Fehldiagnose gelten die retikuläre und die Seitenastvarikose.

Phlebographische Diagnostik

Zur Röntgenuntersuchung der inkompletten Stammvarikose ist die aszendierende Preßphlebographie geeignet. Dem **Seitenasttyp** liegt eine kongenitale Anomalie des Saphenatrichters zugrunde; 197 er ist ungewöhnlich groß ausgebildet und kann eine Länge bis zu 4 cm aufweisen. Die *Mündungsklappe*

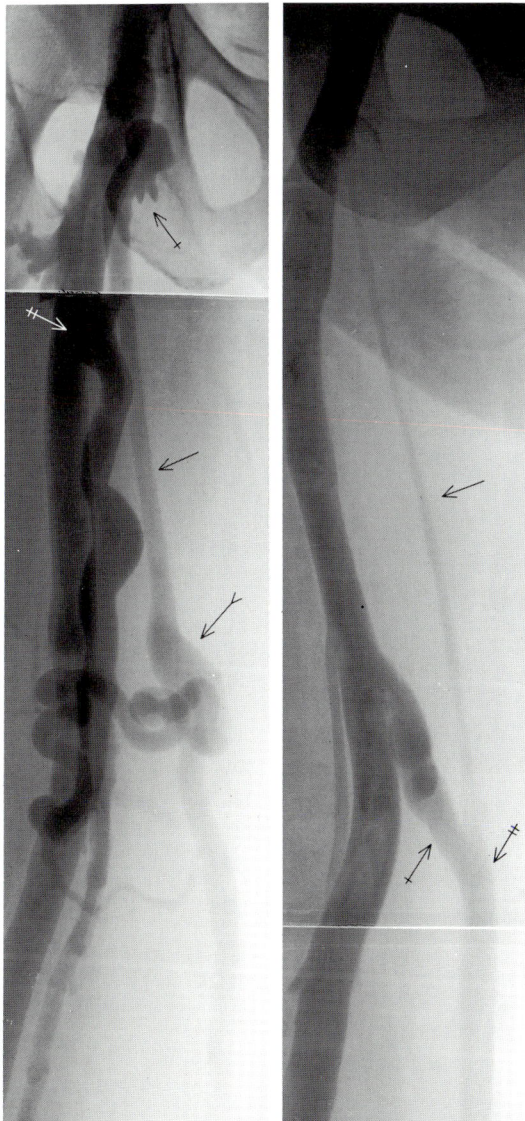

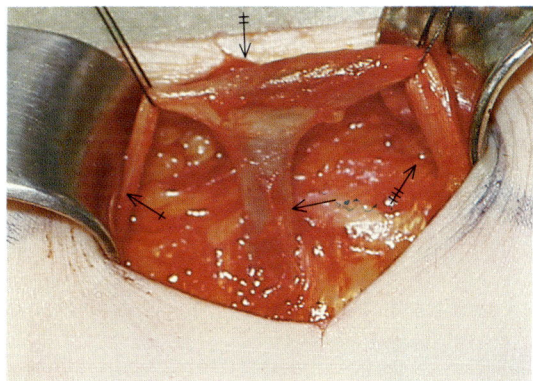

175. Operationssitus bei inkompletter Stammvarikose vom Perforanstyp. →Doddsche Vene; ↔suffizienter Abschnitt der V. saphena magna; ⇥proximaler Insuffizienzpunkt mit Dowschem Zeichen; ⇥insuffizienter Abschnitt der V. saphena magna nach distal

sitzt am Hals des Trichters, also an ungewöhnlicher Stelle; sie erscheint suffizient. Die pathologische Einmündung der V. saphena accessoria lateralis direkt in den Mündungstrichter oberhalb der Mündungsklappe *(inguinaler Mündungstyp)* gilt als Voraussetzung für die Entstehung der inkompletten Stammvarikose. Beim Preßversuch kann das Blut aus der Beckenetage unbehindert in das Gefäß einströmen und über die anatomisch präformierte Akzessoria-Anastomose zum proximalen Insuffizienzpunkt zurückfließen. Hier verursachen die retrograden Druckwellen dann die variköse Degeneration der V. saphena magna. Die Mündungs- und Schleusenklappen bleiben schlußfähig.

Genaugenommen haben Seitenasttypen der inkompletten Stammvarikose jeweils zwei proximale und distale Insuffizienzpunkte.

Unterhalb des proximalen Insuffizienzpunktes stellt sich der insuffiziente Gefäßstamm im Laufe der Untersuchung erst relativ spät dar. Deshalb gilt für die aszendierende Preßphlebographie der Grundsatz, eine abschließende Durchleuchtung der randständigen medialen Weichteile des Oberschenkels vorzunehmen; bei dem „second look" sind atypische insuffiziente transfasziale Kommunikationen und eine inkomplette Stammvarikose nicht zu übersehen.

Der *femorale Mündungstyp* der V. saphena accessoria lateralis (S.21) kann für sich allein keine inkomplette Stammvarikose auslösen; es ergibt sich aber die Möglichkeit einer hämodynamischen Rückwirkung auf die V. saphena magna, wenn gleichzeitig eine Insuffizienz der Schleusenregion, also eine komplette Stammvarikose, besteht und eine distale Akzessoria-Anastomose vorliegt.

173 *(links).* Stammvarikose der V. saphena magna (→). Zweite geschlossene Mündungsklappe (↔) weist auf Doppelung des Gefäßes mit fehlender Darstellung des anderen Stamms hin. Seitenastvarikose der V. saphena accessoria lateralis mit Abgang (⇥) aus varikösem Saphenastamm (femoraler Mündungstyp des Seitenastes) und Ausbildung eines distalen Insuffizienzpunktes (⇥); distal davon Zunahme des Lumens der V. saphena magna. Darstellung durch aszendierende Preßphlebographie

174 *(rechts).* Inkomplette Stammvarikose der V. saphena magna vom Perforanstyp. →suffizienter Gefäßabschnitt; ↔insuffiziente Doddsche V. perforans; ⇥proximaler Insuffizienzpunkt

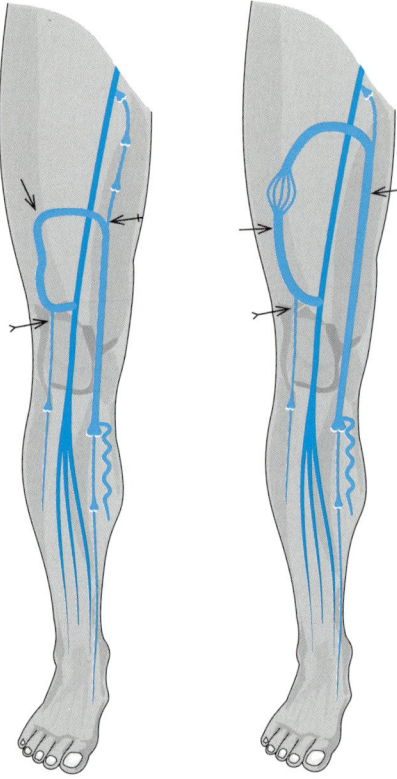

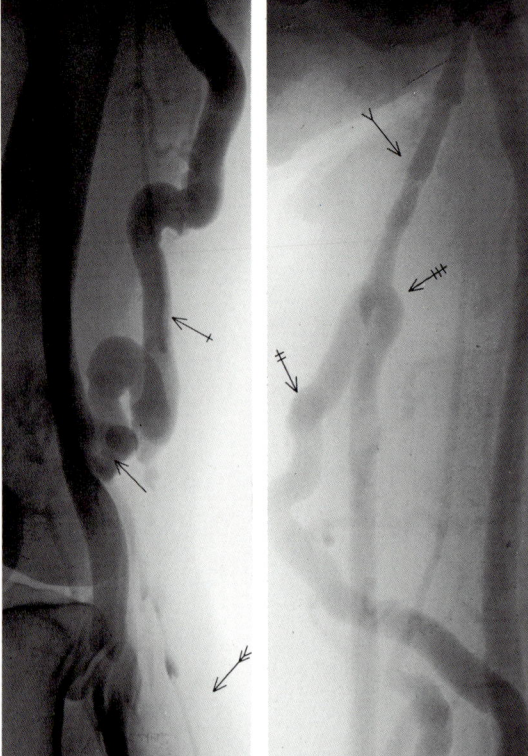

176. Schematische Darstellung des dorsalen Typs einer inkompletten Stammvarikose der V. saphena magna mit insuffizienter V. femoro-poplitea als transfaszialem Kommunikationsgefäß. Umschriebene variköse Degeneration der V. saphena magna mit proximalem und distalem Insuffizienzpunkt. *Links* direkte Einmündung der V. femoro-poplitea in die V. saphena magna. *Rechts* Zwischenschaltung der V. saphena accessoria medialis über die Giacomini-Anastomose

177. Inkomplette Stammvarikose der linken V. saphena magna vom dorsalen Typ. Blutstrom vom großen insuffizienten Trichter der V. saphena parva (→) in variköse V. femoro-poplitea (↔) und über (unsichtbare) Giacomini-Anastomose zur V. saphena accessoria medialis (↦) mit Ausbildung des proximalen Insuffizienzpunktes (↤). Suffizienter Anteil der V. saphena magna (↣). Suffiziente V. saphena parva (↠). Darstellung durch aszendierende Preßphlebographie bei Innenrotation am distalen *(links)* und seitlich am proximalen Oberschenkel *(rechts)*

Der **Perforanstyp** stellt sich in einer frühen Untersuchungsphase und deshalb meistens auch kontrastreicher als der Seitenasttyp dar. Die Doddsche V. perforans kann sich bis auf über Daumendicke erweitern und einen schnellen Übertritt des Kontrastmittels in die extrafaszialen Gefäße erlauben.

Der *proximale Insuffizienzpunkt* kann schon auf dem Monitor am Kalibersprung des Lumens der V. saphena magna erkannt werden. Auf der Gegenseite zur Einmündung der inkompetenten Doddschen Vene findet sich oftmals eine umschriebene Ausbuchtung der Gefäßwand, das Dowsche Zeichen.

Schwierigkeiten bereitet gelegentlich die Erkennung des **dorsalen Typs.** Die relativ kleinlumige und lange Verbindung zwischen dem Mündungstrichter der V. saphena parva und dem proximalen Insuffizienzpunkt an der V. saphena magna führt dazu, daß die Darstellung der inkompletten

Stammvarikose im Untersuchungsgang erst relativ spät erfolgt und die Kontrastierung des varikös degenerierten Abschnitts der V. saphena magna schwächer als üblich ist. Oftmals ergibt sich die Diagnose erst bei der abschließenden Durchleuchtung. Die variköse V. femoro-poplitea zieht entweder direkt zur V. saphena magna hin oder sie kommuniziert weiter proximal über die Giacomini-Anastomose mit der V. saphena accessoria medialis als Verbindungsgefäß.

Periphere Typen der inkompletten Stammvarikose kommen selten vor. Sie werden immer durch inkompetente Vv. perforantes verursacht. Die Kniekehlen-Perforans führt noch zu einer deutlichen klinischen Symptomatik; im Bereich des Unterschenkels sind die Auswirkungen auf die Hämodynamik gering.

Die endgültige diagnostische Abklärung der inkompletten Stammvarikose erfolgt wie bei der

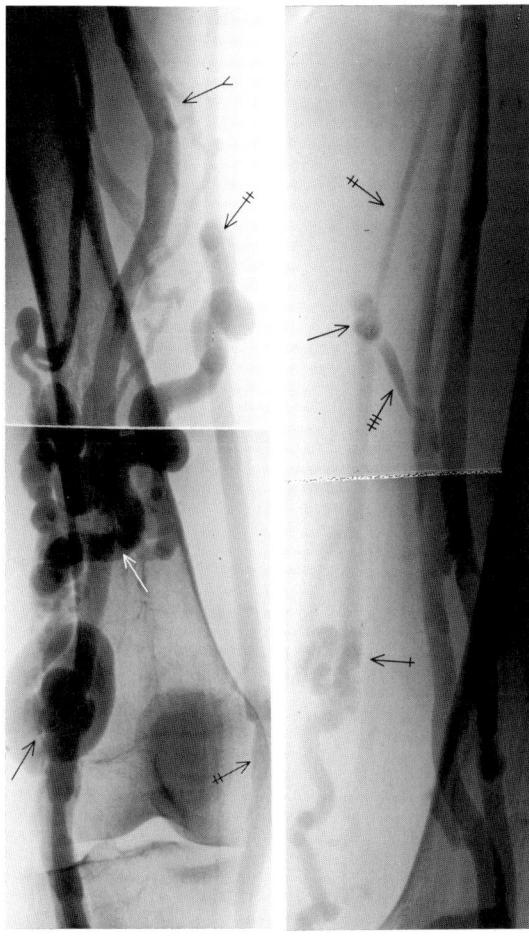

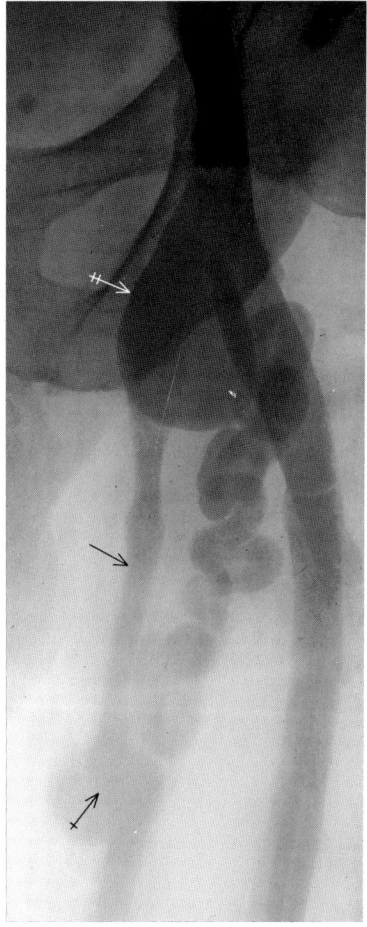

178 *(links)*. Varikose der Kniekehlen-Perforans mit Einmündung in die V. saphena magna, die im Sinne der inkompletten Stammvarikose verändert ist. → V. perforans; ↔ inkomplette Stammvarikose der V. saphena magna; ↠ V. femoralis superficialis

179 *(rechts)*. Inkomplette Stammvarikose der V. saphena magna vom Perforanstyp im Stadium II. Beginn der Stammvarikose am proximalen Insuffizienzpunkt an der oberen Drittelgrenze des Oberschenkels (→) und Endung am distalen Insuffizienzpunkt handbreit oberhalb vom Knie (↔); hier Abgang einer Seitenastvarikose. ↔ suffizienter Abschnitt der V. saphena magna; ↔ insuffiziente Doddsche V. perforans mit Dowschem Zeichen. Kontrastarme Darstellung infolge nur kleinlumiger insuffizienter transfaszialer Kommunikation

180. Stammvarikose der V. saphena magna (komplette Form →) und Seitenastvarikose der V. saphena accessoria lateralis mit Ausbildung eines distalen Insuffizienzpunktes (↔); Zunahme des Lumens der V. saphena magna nach distal hin; extreme Vergrößerung des Saphenatrichters (↔). Darstellung durch aszendierende Preßphlebographie

179 kompletten Form. Der distale Insuffizienzpunkt kann im Bereich des Ober- oder Unterschenkels liegen. Seine Lokalisation erlaubt die Zuordnung in die Stadien II oder III. Demnach erscheint hier also nur ein kurzes Segment der V. saphena magna varikös degeneriert. Häufig reicht die Krampfaderumbildung aber bis zum Fuß, ohne daß eine ausgeprägte klinische Symptomatik besteht. Die hämodynamischen Bedingungen sind bei der in-

kompletten Stammvarikose günstiger als bei der kompletten Form.

Mitunter bildet sich bei der inkompletten Stammvarikose der proximale Abschnitt der V. saphena magna im Sinne einer varikösen Degeneration um. Es wird dann von einer *kompletten Stammvarikose mit Seitenastvarikose* oder *mit Doddscher Perforansvarikose* gesprochen. An der Einmündungsstelle der insuffizienten transfaszialen Vene findet sich ein charakteristischer Kalibersprung in der Stammvene.

170
180
181
182
203

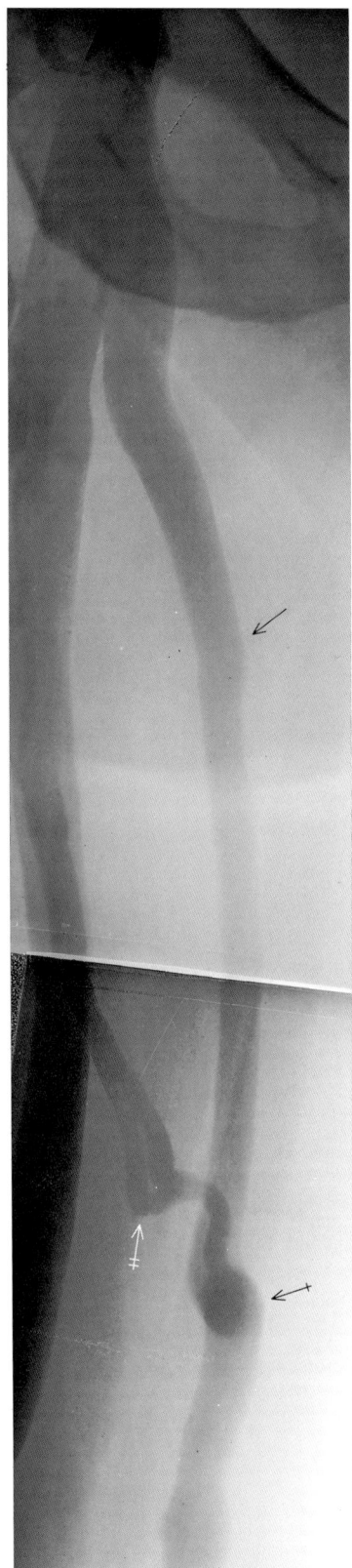

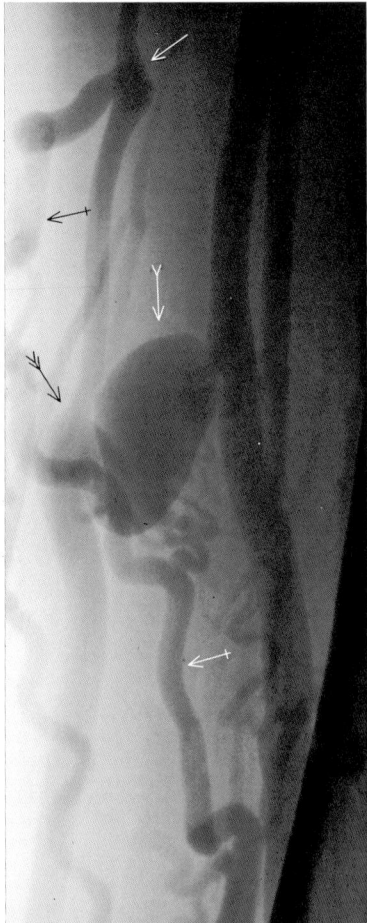

182. Inkomplette Stammvarikose der V. saphena magna mit 2 getrennten transfaszialen Kommunikationen (jeweils 2 proximale und distale Insuffizienzpunkte). Proximaler Insuffizienzpunkt an der Einmündung (→) der variкösen V. saphena accessoria medialis (↔), die ihren Zustrom vom Trichter der V. saphena parva hat. Insuffiziente Doddsche V. perforans (↦) mit extremer Erweiterung; Ausbildung eines zweiten proximalen Insuffizienzpunktes (↠). Darstellung durch aszendierende Preßphlebographie (linkes Bein)

◁ **181.** Stammvarikose der V. saphena magna (komplette Form →) mit Insuffizienz der Doddschen V. perforans und Ausbildung eines distalen Insuffizienzpunkts (↔); Dowsches Zeichen; Zunahme des Lumens der V. saphena magna unterhalb des distalen Insuffizienzpunktes; ↦ Doddsche V. perforans. Darstellung durch aszendierende Preßphlebographie

Wertigkeit anderer Untersuchungsmethoden im Vergleich zur Phlebographie

183 Bei Kenntnis der hämodynamischen Situation lassen sich bestimmte transfasziale Kommunikationsvenen wie die V. saphena accessoria lateralis oder die Doddsche V. perforans mit der Doppler-Strömungsmessung nachweisen, andere wie der dorsale oder der periphere Typ einer inkompletten Stammvarikose aber kaum. Mitunter sind die Strömungsgeschwindigkeiten des Blutes in den Varizen so langsam, daß nur undeutliche Ultraschallsignale entstehen. Auch bei der B-Bild- und der Duplex-Sonographie entgehen die Ursprungsorte der transfaszialen Kommunikationsgefäße sehr leicht der Aufdeckung, zumal es bei der Variabilität des Venensystems keine fixen Suchpunkte gibt. So bleibt die Diagnostik der inkompletten Stammvarikose allein der Phlebographie vorbehalten.

Eine *sekundäre Popliteal- und Femoralveneninsuffizienz* wird bei der inkompletten Stammvarikose selten beobachtet; sie tritt nur bei der schweren Form des Doddschen Perforanstyps mit einer Dekompensation des Rezirkulationskreises in Erscheinung; deshalb sind die globalen Meßwerte der venösen Hämodynamik, also die Pump-Funktion, die venöse Kapazität und Drainage nur hier gelegentlich pathologisch verändert.

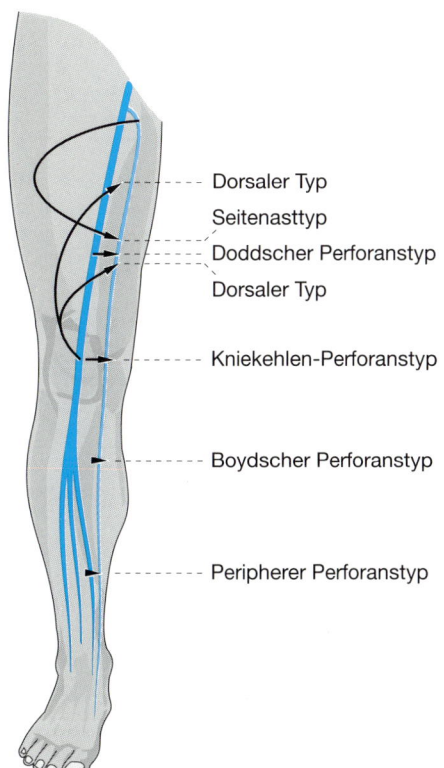

183. Schematische Darstellung der insuffizienten transfaszialen Kommunikationsvenen und Lokalisation der oberen Insuffizienzpunkte bei inkompletter Stammvarikose der V. saphena magna

Labels:
- Dorsaler Typ
- Seitenasttyp
- Doddscher Perforanstyp
- Dorsaler Typ
- Kniekehlen-Perforanstyp
- Boydscher Perforanstyp
- Peripherer Perforanstyp

Therapeutische Konsequenzen

In Anbetracht der Existenz von insuffizienten transfaszialen Kommunikationen erscheint die *Operation* als Behandlungsmethode der Wahl indiziert. Das Prinzip besteht in der Abtragung des inkompetenten transfaszialen Verbindungsgefäßes an seiner Einmündung zur tiefen Leitvene und in der Exstirpation des variкösen Abschnitts der V. saphena magna vom proximalen bis zum distalen Insuffizienzpunkt. Beim Perforanstyp vermeidet die Kenntnis der speziellen hämodynamischen Situation eine unnötige Präparation der Leistenregion. Der unabsichtliche Abriß einer großen übersehenen oder präoperativ nicht bekannten Doddschen V. perforans führt zu einer ganz erheblichen Blutung aus dem Strippingkanal, die im ersten Augenblick nicht zu lokalisieren ist. Außerdem entwickelt sich von einem belassenen längeren Doddschen Perforansstumpf schnell wieder eine Rezidivvarikose. Beim dorsalen Typ darf sich der Eingriff nicht auf die Teilresektion der V. saphena magna beschränken, er muß auch die Entfernung des Trichters der V. saphena parva beinhalten, also die Parva-Krossektomie.

Stammvarikose der V. saphena parva

Die Stammvarikose der V. saphena parva ist keineswegs ein seltenes Krankheitsbild. Ihre Häufigkeit im Vergleich zur Stammvarikose der V. saphena magna beträgt 1:6; trotzdem wird sie oft verkannt oder übersehen.

Pathogenetisch liegt der Stammvarikose der V. saphena parva – ähnlich wie bei der V. saphena magna – eine primäre Insuffizienz der Mündungsklappe zugrunde. Dadurch läßt sich auch die Progredienz von proximal nach distal erklären.

Klinische Symptomatik

Die klinische *Manifestation* erfolgt etwas später als die einer Stammvarikose der V. saphena magna, im Durchschnitt mit dem 29. Lebensjahr.

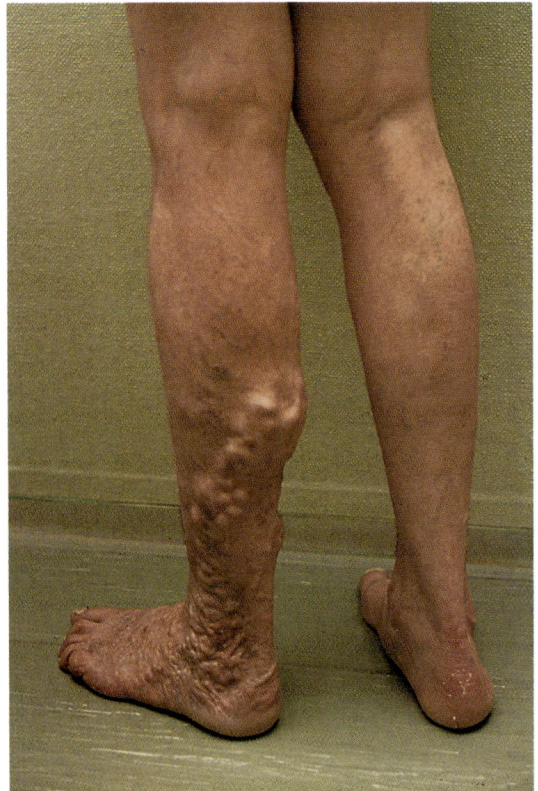

184. Stammvarikose der V. saphena parva im Stadium II mit chronisch-venösem Stauungssyndrom und sekundärer Popliteal- und Femoralveneninsuffizienz. Dekompensierter Rezirkulationskreis II. Größeres Krampfaderkonvolut im Bereich des Fasziendurchtritts und des distalen Insuffizienzpunktes in der Mitte der Wade. Lokalisation der Hautveränderungen unterhalb des Außenknöchels. Typisches Bild bei 60jähriger Patientin mit Krankheitsanamnese über 30 Jahre ohne adäquate Therapie

Damit zeigt sich eine deutliche Bevorzugung der jüngeren und mittleren Altersgruppen.

Am schlanken Patienten ist die dilatierte Vene bei der *Untersuchung im Stehen* mitten in der Kniekehle zu tasten. In seinem proximalen subfaszialen Abschnitt verläuft das Gefäß gradlinig bis zum Faszienaustritt. Hier können sich größere Krampfaderkonvolute ausbilden. Im Stadium III ist der varikөse Venenstamm bis zum Außenknöchel und zum lateralen Fußrand zu verfolgen. Oftmals kann die Vene aber auch bei ausgeprägtem Befund klinisch nicht identifiziert werden.

Als indirektes *Frühsymptom* gelten diskrete Besenreiser in der Knöchelregion. Lokale Ödeme finden sich in 34,5 % der Fälle (Hach 1981). Im *Spätstadium* kann ein chronisch-venöses Stauungssyndrom mit Siderose, Dermatolipofasziosklerose, Stauungsekzem und Ulzerationen auftreten; es weist wie bei der V. saphena magna auf eine Dekompensation des Rezirkulationskreises mit sekundärer Popliteal- und

(Randnummer links: 184)

Femoralveneninsuffizienz hin. Die statistische Häufigkeit dieser Folgekrankheiten beträgt 10,9 %. Entsprechend dem Gefäßverlauf sind die Hautveränderungen am stärksten an der Außenseite des Fußes ausgeprägt. Bei Einbeziehung des Kapselapparates der oberen und unteren Sprunggelenke in den entzündlichen Prozeß entsteht schließlich das arthrogene Stauungssyndrom als schwere Komplikation.

Phlebographische Diagnostik

Zur Röntgenuntersuchung einer Stammvarikose der V. saphena parva ist die aszendierende Preßphlebographie geeignet. Normalerweise stellt sich die Mündungsklappe der V. saphena parva stummelförmig von der V. poplitea aus dar. *(Randnummer: 39)*

Mitunter ist das *Teleskop-Zeichen* als Hinweis auf die suffiziente Schleusenregion zu erkennen. Bei der *Stammvarikose* ist die Mündungsklappe schlußunfähig und meistens nicht mehr abgrenzbar. Das Kontrastmittel fließt beim Valsalvaschen Versuch retrograd in das auf Bleistift- bis Fingerdicke erweiterte Gefäß ein. In der Schleusenregion beschreibt die V. saphena parva eine diskrete, nach lateral gerichtete Schleife. Sie verläuft in ihrem proximalen Abschnitt subfaszial und gradlinig. Der Fasziendurchschnitt ist bei der Mehrzahl der Fälle im mittleren Drittel des Unterschenkels lokalisiert. An dieser Stelle finden sich oftmals stark geschlängelte Varizenkonvolute. *(Randnummern: 23, 185)*

Kurz vor der Einmündung in die V. poplitea ist häufig eine umschriebene Ausbuchtung des insuffizienten Saphenastammes nachzuweisen, eine asymmetrische infravalvuläre Dilatation. Fälschlicherweise wird von einem „*Mündungsaneurysma*" gesprochen. *Echte Aneurysmen* kommen an der V. saphena parva nur selten vor. Vielleicht liegt das an der subfaszialen Lage des Gefäßes und der dadurch bedingten Stützung durch benachbarte bindegewebige Strukturen. *(Randnummern: 186, 187)*

Einteilung nach Stadien

Wie bei der V. saphena magna geht auch die variкөse Degeneration der V. saphena parva von einer Insuffizienz der Mündungs- und Schleusenklappen aus und schreitet nach distal fort. Der Übergang vom insuffizienten zum suffizienten Venenabschnitt wird als *distaler Insuffizienzpunkt* bezeichnet und erlaubt die Differenzierung von drei Stadien. Der proximale Insuffizienzpunkt entspricht dem inkompetenten Mündungstrichter.

Das *Stadium I* entspricht – wie bei der V. saphena magna – dem pathologisch vergrößertem Parva-

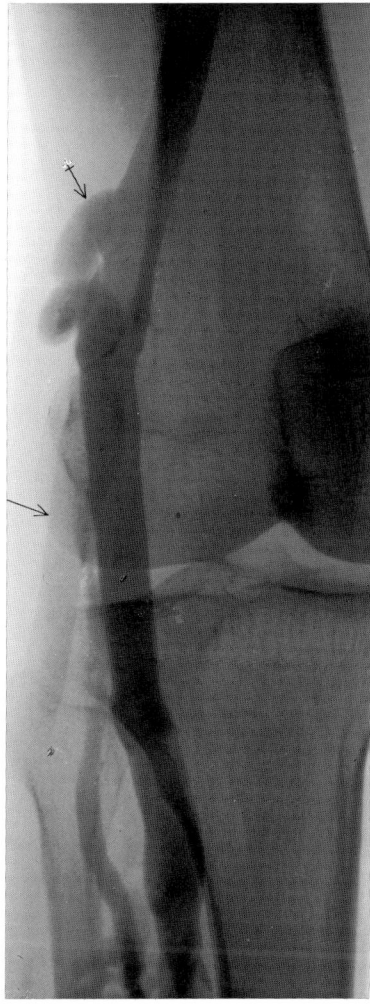 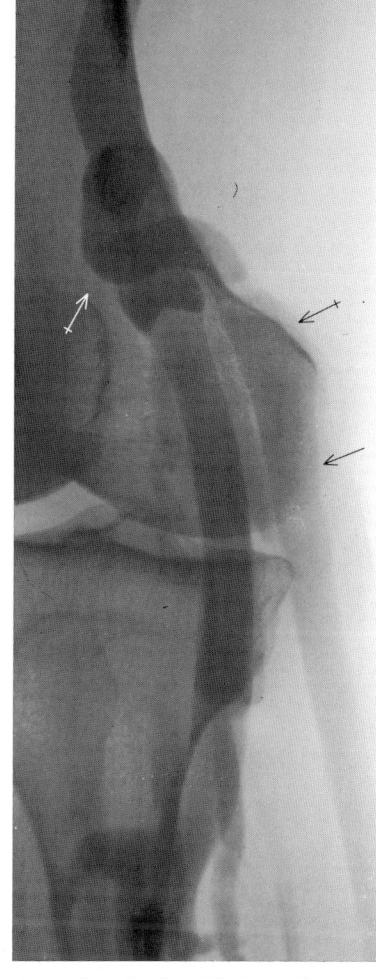

185. Stammvarikose der V. saphena parva (→). S-förmige Schleife in der Mündungsregion und infravalvuläre Dilatationen (↔). Erweiterung des Gefäßes auf Kleinfingerdicke und retrograder Blutstrom bis zur Fessel, entsprechend dem Stadium III. Darstellung durch aszendierende Preßphlebographie bei Innenrotation *(links)* und seitlich *(rechts)*

trichter mit dem Sitz der Mündungsklappe an atypischer Stelle. Demgemäß mündet auch die von proximal kommende V. femoro-poplitea supravalvulär in den Trichter ein und führt bei variköser Degeneration zur entsprechenden Seitenastvarikose. Hieraus kann sich dann eine inkomplette Stammvarikose der V. saphena magna vom *dorsalen Typ* entwickeln.

Wenn die Seitenastvarikose nach distal zieht und wieder einen Anschluß an den Stamm der V. saphena parva findet, handelt es sich um eine inkomplette Stammvarikose der V. saphena parva vom *Seitenasttyp.*

Im *Stadium II* befindet sich der distale Insuffizienzpunkt im Bereich der Wade.

Das *Stadium III* ist durch die variköse Degeneration der ganzen Vene charakterisiert. Die hämodynamischen Bedingungen sind insgesamt günstiger als bei der V. saphena magna, denn es kann naturgemäß nur ein kleineres Blutvolumen in das Gefäß zurückfließen. Trotzdem entwickelt sich mit der Zeit ebenfalls eine sekundäre Popliteal- und Femoralveneninsuffizienz mit chronisch-venösem Stauungssyndrom.

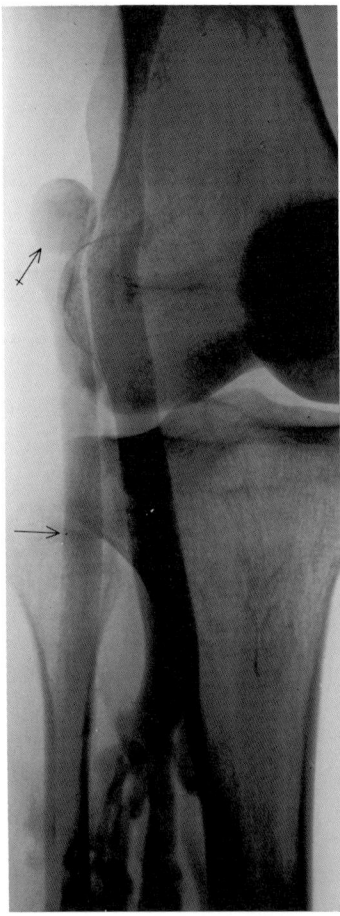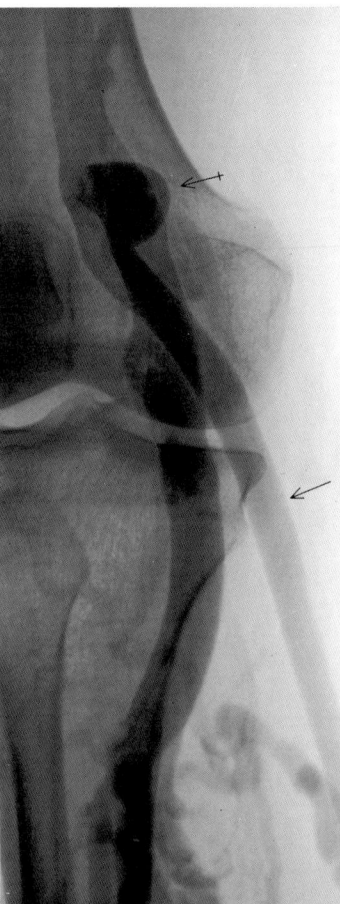

186. Stammvarikose der V. saphena parva (→) im Stadium III. Aneurysmatische Ausbuchtung in der Mündungsregion (↔). Sekundäre Popliteal- und Femoralveneninsuffizienz bei dekompensiertem Rezirkulationskreis. Darstellung durch aszendierende Preßphlebographie bei Innenrotation *(links)* und seitlich *(rechts)*

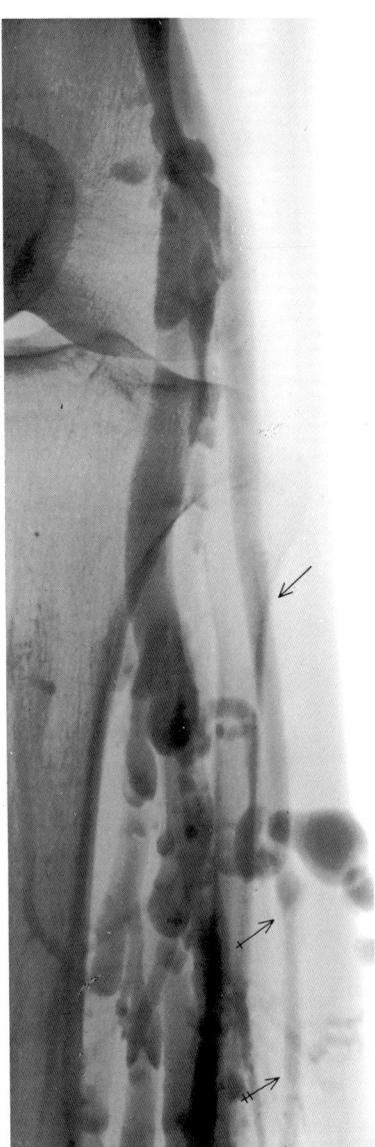

188. Stammvarikose der V. saphena parva links im Stadium II. Erweiterung des Gefäßes auf Kleinfingerdicke (→); distaler Insuffizienzpunkt mit der typischen Seitenastvarikose; ↔ suffizienter Anteil der V. saphena parva

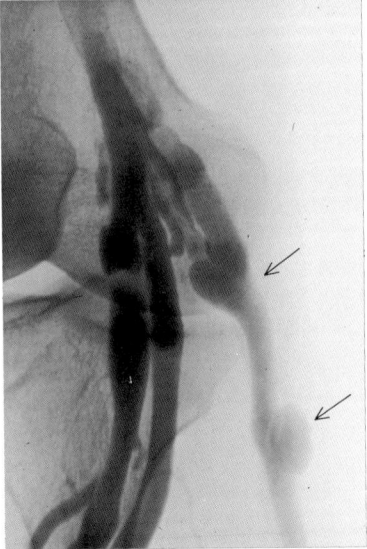

◁ **187.** Infravalvuläre Aneurysmen (→) bei Stammvarikose der V. saphena parva im Stadium III. Doppelung der V. poplitea. Darstellung durch aszendierende Preßphlebographie

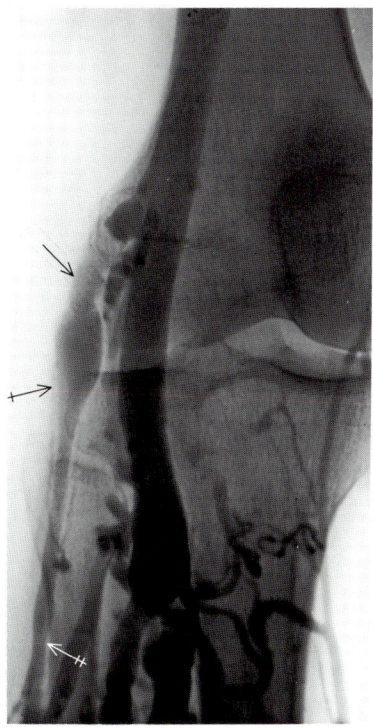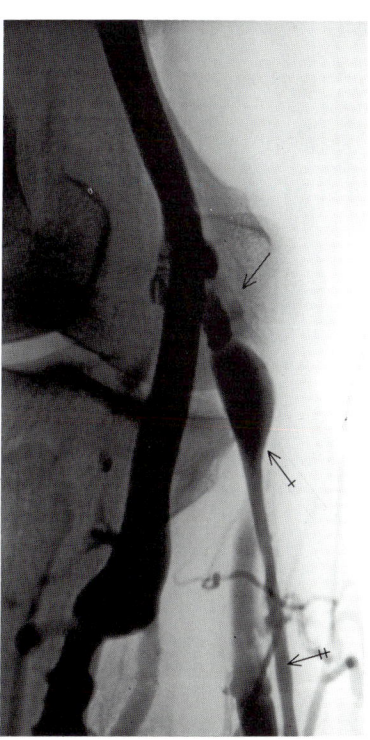

189. Beginnende Stammvarikose der V. saphena parva im Stadium II. Fehlendes Teleskopzeichen im Bereich der Mündungsklappe (→); infravalvuläre Dilatation an der Schleusenklappe (↔); leichte Erweiterung des Gefäßstamms (↦)

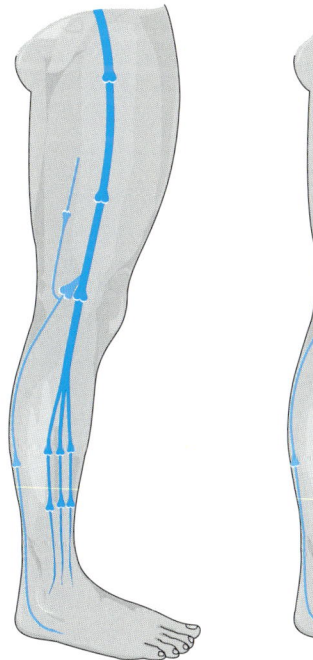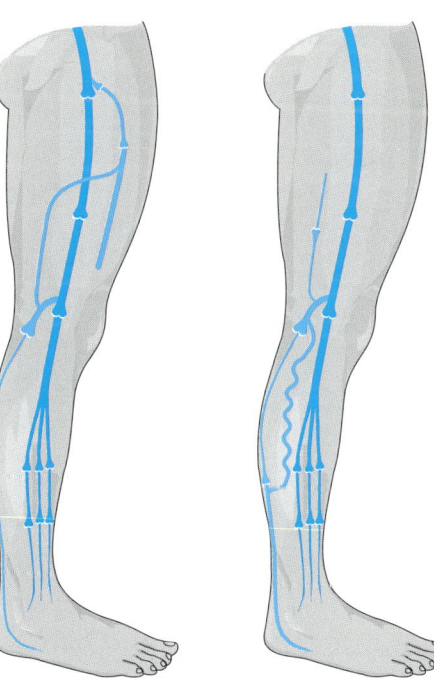

190. Schematische Darstellung der Mündungsregion der V. saphena parva. *Links* normale Verhältnisse. *Mitte* Seitenastvarikose der V. femoro-poplitea bei pathologisch vergrößertem Saphenatrichter *(Stammvarikose der V. saphena parva im Stadium I);* Übergang in inkomplette Stammvarikose der V. saphena magna vom dorsalen Typ. *Rechts* namenlose Seitenastvarikose bei pathologisch vergrößertem Saphenatrichter *(Stammvarikose der V. saphena parva Stadium I).* Übergang in inkomplette Stammvarikose der V. saphena parva

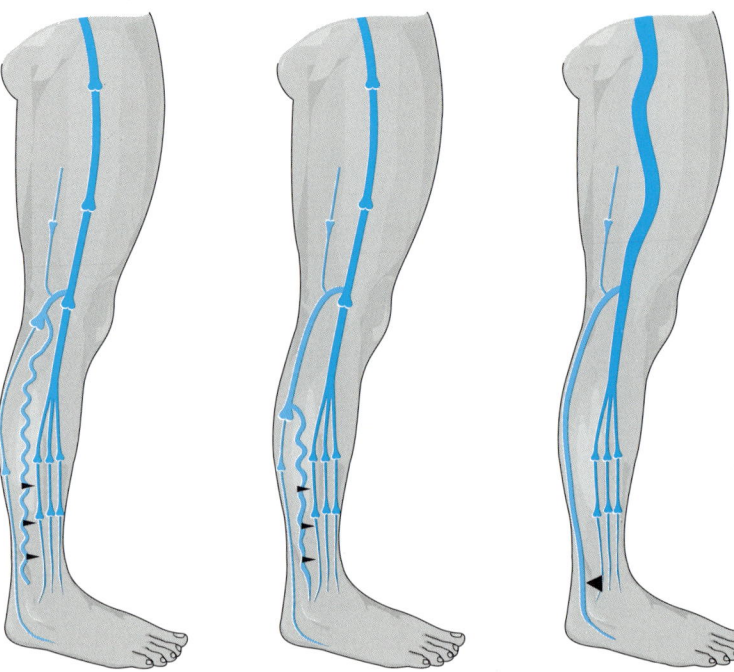

191. Schematische Darstellung von Rezirkulationskreisen einer Stammvarikose der V. saphena parva. *Links* kompensierter Rezirkulationskreis I mit langer konjugierender Seitenastvarikose. *Mitte* kompensierter Rezirkulationskreis II mit konjugierender Seitenastvarikose. Suffiziente Vv. perforantes. *Rechts* dekompensierter Rezirkulations-kreis III mit sekundärer Popliteal- und Femoralveneninsuffizienz. Von der Leiste bis zur Peripherie sind keine klappentragenden Segmente oder konjugierende Seitenastabschnitte eingeschaltet. Insuffizienz der Cockettschen, der lateralen oder einer anderen V. perforans am Unterschenkel

Primäre Rezirkulationskreise

Auch bei den verschiedenen Ausprägungen einer Stammvarikose der V. saphena parva handelt es sich um Rezirkulationskreise. Das zurückfließende Blutvolumen gelangt über suffiziente Vv. perforantes wieder in das tiefe Venensystem zurück, um erneut nach proximal abzufließen. Am Unterschenkel verteilt sich die zusätzliche Last auf mehrere Leitvenen mit einem dichten Klappenbesatz; die hämodynamische Beanspruchung wird deshalb gut toleriert. Die V. poplitea reagiert im Verlaufe der Krankheit dann aber mit der Erweiterung ihres Lumens, so daß die Klappen nicht mehr schließen; es entsteht die sekundäre Poplitealveneninsuffizienz. Die Veränderungen greifen auch auf die V. femoralis superficialis über, allerdings in geringerem Maße als bei einer Stammvarikose der V. saphena magna.

Der *Rezirkulationskreis I* bei der Seitenastvarikose der V. femoro-poplitea geht nur mit der Verschiebung von geringen Blutvolumina einher. Er bleibt deshalb immer kompensiert. Ähnlich verhält es sich auch beim *Rezirkulationskreis II;* die Dekompensation ist nur ausnahmsweise bei erheblicher Ausprägung der Varikose zu erwarten. Der *Rezirkulationskreis III* kann nach jahrzehntelangem Krankheitsverlauf über die *sekundäre Popliteal- und Femoralveneninsuffizienz* dekompensieren. Ist es aber erst einmal zu einer auch nur partiellen Klappeninsuffizienz in der V. femoralis superficialis gekommen, dann schreitet der Prozeß mit erheblicher hämodynamischer Vehemenz fort, genauso wie im Stadium IV bei der V. saphena magna. Durch die venöse Hypertonie entstehen eine Cockettsche Perforansvarikose und das chronisch-venöse Stauungssyndrom.

Besonderheiten und Fehlerquellen

Die retrograde Darstellung der varikösen V. saphena parva erfolgt von der V. poplitea aus unter Anwendung des Valsalvaschen Preßversuchs. Dabei sind die Klappen in den tiefen Leitvenen geschlossen. Weder von proximal noch von distal her kann also Blut in das Segment der V. poplitea, von dem die Stammvarikose ausgeht, nachfließen. Dadurch unterscheidet sich die Untersuchung der V. saphena parva wesentlich von der V. saphena

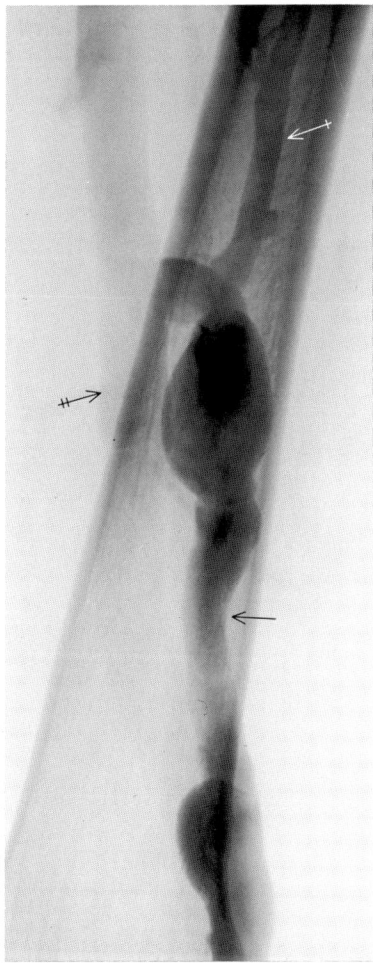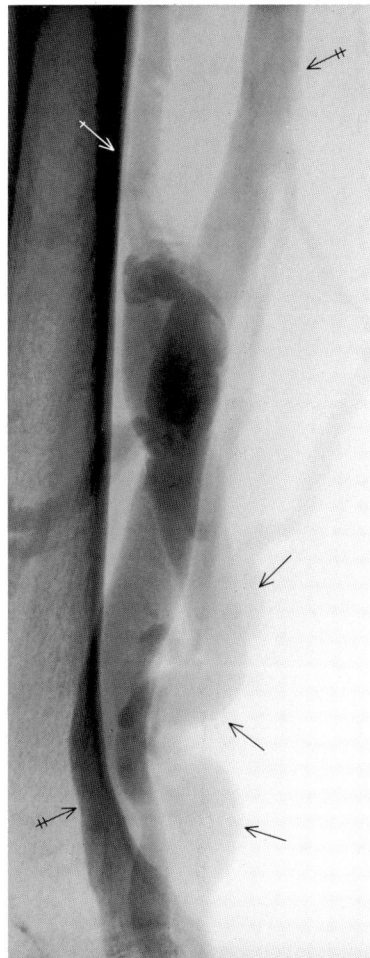

192. Stammvarikose der linken V. saphena parva (→) bei Einmündung des Gefäßes in die V. femoralis superficialis (hohe Mündungsanomalie). Dekompensierter Rezirkulationskreis. ↔ Insuffizienz der V. femoro-poplitea; ↔ V. femoralis superficialis. Sekundäre Popliteal- und Femoralveneninsuffizienz mit Verwaschungseffekt. Darstellung durch Varikographie bei Innenrotation *(links)* und seitlich *(rechts)*

magna, wo proximal von der Einmündung in das tiefe Venensystem keine Klappen mehr vorliegen und ein großes Blutvolumen für den Rückstrom zur Verfügung steht. Diese besonderen hämodynamischen Bedingungen erklären, warum sich selbst eine stark erweiterte V. saphena parva kontrastärmer und zögernd auf dem Monitor abbildet; manchmal ist die Stammvarikose erst gegen Ende der Untersuchung durch den *Überlaufeffekt* des Kontrastmittels eindeutig zu erkennen. Aus diesem Grunde ist auf eine steile Aufrichtung des Röntgengerätes zu achten. Erfahrungsgemäß wird die *hohe Mündungsanomalie* der V. saphena parva leicht übersehen, selbst bei Ausprägung einer schweren Stammvarikose. Regelmäßig kommt sie aber bei der abschließenden Durchleuchtung, also beim „Second look", zur Darstellung.

Manchmal bereitet die Abgrenzung einer beginnenden Insuffizienz der V. saphena parva gegenüber regressiven Veränderungen der *Vv. gastrocnemiae* Schwierigkeiten. Beide Gefäße münden getrennt oder mit einem gemeinsamen Stamm in die V. poplitea ein. Die Aufnahme der Mündungsregion in zwei Ebenen sowie die Beobachtung des Kontrastmittelabstroms in die peripheren Venenabschnitte erleichtern die Beurteilung. Die Varikose der *Kniekehlenperforans* hat einen typischen Aspekt durch die Ausbildung von großen Krampfaderkonvoluten im poplitealen Bereich und läßt sich leicht erkennen.

Von großer praktischer Bedeutung kann die Kommunikation einer Stammvarikose der V. saphena parva mit peripheren Ästen der V. saphena magna sein. Hier schlagen sich die Druck- und Strö-

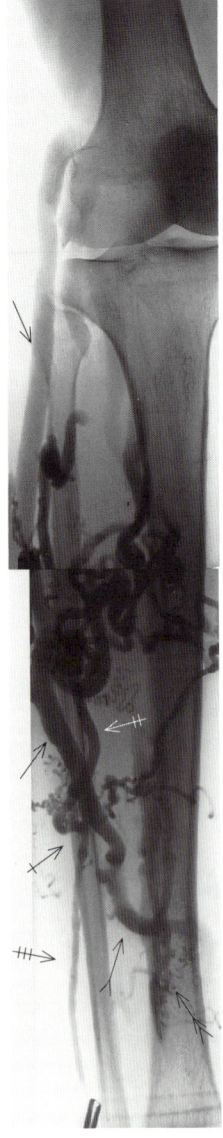

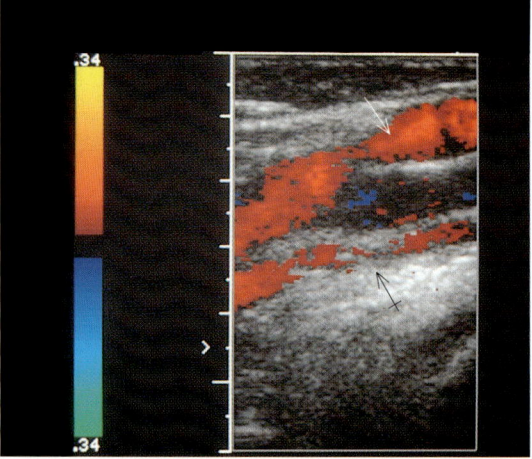

194. Stammvarikose der V. saphena parva (↑) an der Einmündung zur V. poplitea. Darstellung durch farbkodierte Duplex-Sonographie (*rot* im oberen Bildabschnitt). Untersuchung im Stehen mit Wadendekompressionstest. A poplitea (↔). (Acuson, 7 MHz-Schallkopf)

Wertigkeit anderer Untersuchungsmethoden im Vergleich zur Phlebographie

Die klinischen Symptome haben für die Erkennung einer Stammvarikose der V. saphena parva eine geringe Sensibilität; für das wichtigste Krankheitszeichen, die *Gefäßpalpation in der Kniekehle,* beträgt die Empfindlichkeit nur 40,6 % beim Vergleich mit der aszendierenden Preßphlebographie als Referenztest (Hach 1981). Daraus erklärt sich die hohe Quote von Fehldiagnosen in über der Hälfte der Fälle sowie die Häufigkeit der sogenannten Rezidivvarikose infolge einer inadäquaten Therapie.

Die *Ultraschall-Doppleruntersuchung* erscheint als Screening-Test geeignet; beim Wadendekompressionstest sind retrograde Strömungssignale festzustellen. Mitunter ist die V. saphena parva schwer zu orten, insbesondere bei einer Verlaufsanomalie in der Kniekehle um den lateralen Gastroknemiuskopf herum. Mit der B-Bild- und der *farbkodierten Duplex-Sonographie* läßt sich eine schwere Stammvarikose leicht erkennen und ihre Einmündung in die V. poplitea lokalisieren. Bei weniger ausgeprägtem Befund ist die Diagnostik dagegen unsicher. Die Sensibilität liegt bei 90 %, die Spezifität bei 67 % (Wuppermann 1991). Differenzierte Aussagen über die Art des Rezirkulationskreises lassen sich nicht treffen.

Die *globalen Meßverfahren* weisen in den Rezirkulationskreisen I und II praktisch keine Abweichungen von der Norm auf. Beim dekompensier-

193. Stammvarikose der V. saphena parva im Stadium II mit Anterior-Ulkus. Variköse Degeneration der V. saphena parva (→) im proximalen Abschnitt; distaler Insuffizienzpunkt an der unteren Drittelgrenze des Unterschenkels (↔) mit Seitenastvarizen (↔) und einem dicken Gefäßstamm zur Innenseite des Beins (⤜); peripherer Abschnitt der V. saphena parva suffizient (↮); Ulkuspolster (↗)

mungswellen auf die innere Knöchelregion durch und führen zum sogenannten *Anterior-Ulkus* oberhalb des Innenknöchels, das demnach ohne phlebographische Abklärung erhebliche differentialdiagnostische Probleme aufwerfen kann.

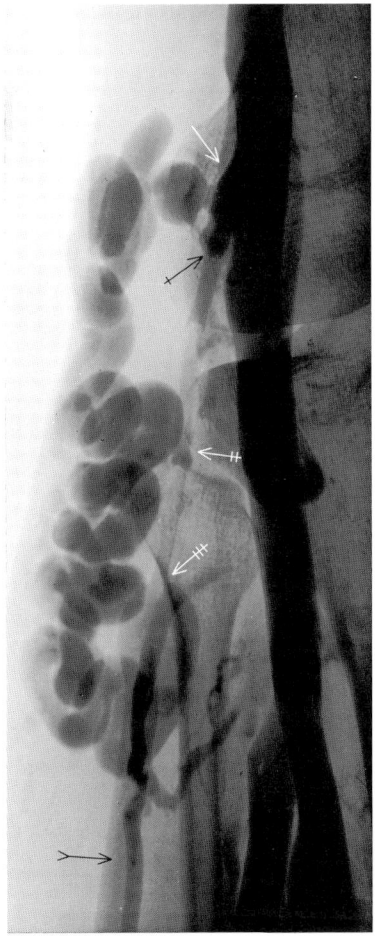
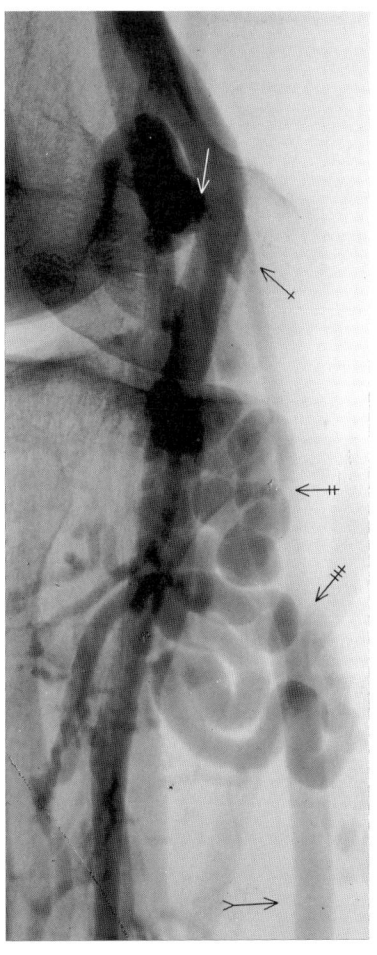
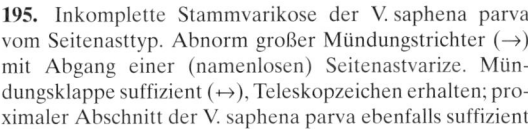

195. Inkomplette Stammvarikose der V. saphena parva vom Seitenasttyp. Abnorm großer Mündungstrichter (→) mit Abgang einer (namenlosen) Seitenastvarize. Mündungsklappe suffizient (↔), Teleskopzeichen erhalten; proximaler Abschnitt der V. saphena parva ebenfalls suffizient (↔); proximaler Insuffizienzpunkt (⇥) an der Einmündung des Seitenastes; peripherer Abschnitt der V. saphena parva auf Kleinfingerdicke erweitert (⤳). Aufnahmen bei Innenrotation *(links)* und seitlich *(rechts)*

ten Rezirkulationskreis III wird vor allem die Pump-Funktion des Beins eingeschränkt. Die periphere Phlebodynamometrie zeigt einen verminderten Druckabfall delta-P und eine Verkürzung der Venenauffüllzeit. Entsprechende Ergebnisse bringt die Photoplethysmographie. Mit der Venenverschlußplethysmographie läßt sich eine Erhöhung der venösen Kapazität und Drainage beobachten.

Therapeutische Konsequenzen

Die Stammvarikose der V. saphena parva gilt als eine Indikation zur operativen Behandlung. Dabei erfolgt die Abtragung des Gefäßes an der Einmündung zur V. poplitea. Der Chirurg muß seine Schnittführung nach den topographischen Beziehungen in der Kniekehle ausrichten; liegt die Mündung der V. saphena parva höher als 8 cm vom Kniegelenkspalt entfernt, dann sind zusätzliche Inzisionen erforderlich. Eine relativ distal gelegene Einmündung kann leicht zur Verwechslung mit der V. poplitea und damit zu operativen Fehlern führen.

In den Stadien I und II reichen die *Krossektomie* bzw. die *partielle Saphenaresektion* aus. Bei einem dekompensierten Rezirkulationskreis muß die *komplette extrafasziale Sanierung* mit Resektion der Stammvene und der Seitenastvarizen sowie selektiver Perforansdissektion vorgenommen werden. Wenn sich die sekundäre Popliteal- und Femoralveneninsuffizienz und eine Cockettsche Perforansvarikose als chronisch-venöses Stauungssyndrom in der *innenseitigen* supramalleolären Region auswirken, ist auch an die paratibiale Fasziotomie zu denken; bei einem chronischen Ulcus cruris an der Außenseite kommt vielleicht die laterale Muskeltranspositionsplastik in Frage (Hach u. Hach-Wunderle 1994). Die Sklerosierung darf nur im fortgeschrittenem Lebensalter des Patienten als eine echte Alternative zur Operation in Betracht gezogen werden.

Inkomplette Stammvarikose der V. saphena parva

190 Auch im Bereich der V. saphena parva sind verschiedene Typen der inkompletten Stammvariko-
195 se bekannt. Beim *Seitenasttyp* liegen ähnliche Verhältnisse wie bei der V. saphena magna vor. Von einem großen Mündungstrichter der V. saphena parva geht eine (namenlose) Seitenastvarize ab, die weiter distal wieder in die Stammvene einmündet und hier den proximalen Insuffizienzpunkt bildet. Die Krankheit wird aber nur selten beobachtet.

Der *Perforanstyp* entsteht über die insuffiziente Maysche V. perforans; der proximale Insuffizienzpunkt befindet sich demnach in der Mitte der Wade. Von hier aus schreitet die Degeneration der Stammvene nach distal fort. Die Therapie der Wahl besteht bei der inkompletten Stammvarikose in der Operation.

Der Übergang von einem insuffizienten Mündungstrichter der V. saphena parva in die variköse V. femoro-poplitea ist nach proximal ausgerichtet. Meistens findet sich im Bereich des Oberschenkels
176 ein Anschluß an die V. saphena magna über die
177 Giacomini-Anastomose oder über namenlose transfasziale Varizen; dadurch entsteht eine inkomplette Stammvarikose der V. saphena *magna* (S. 110). Der Chirurg hat sich bei seiner Operationsstrategie darauf einzurichten. Die differenzierten röntgenmorphologischen Verhältnisse dieser Krankheitsbilder sind praktisch nur durch die aszendierende Preßphlebographie festzustellen.

Seitenastvarikose

Die großen Seitenäste der V. saphena magna können variös entarten und dann zu eigenständigen Krankheitsbildern führen. Als Ursachen sind sowohl die insuffiziente Kommunikation zum tiefen Venensystem (transfasziale Form) als auch eine primäre Wandschädigung (extrafasziale Form) anzunehmen. Die genaue Unterscheidung erfolgt durch die aszendierende Preßphlebographie.

Varikose der V. saphena accessoria lateralis

Die Varikose der V. saphena accessoria lateralis ist an ihrem typischen klinischen Befund leicht zu erkennen. Die stark geschlängelte Krampfader zieht   196 an der Außenseite des Oberschenkels distalwärts und ist in ausgeprägten Fällen bis über das Knie hinaus zu verfolgen.

Röntgenologisch sind transfasziale und extrafasziale Mündungsvariationen zu unterscheiden. Dem *inguinalen Typ* kommt die größere Bedeutung zu, weil er in der Regel einer chirurgischen Behandlung zuzuführen ist. Auf die besonderen anatomischen Verhältnisse wurde schon im Rahmen des Rezirkulationskreises I einer Stammvarikose der V. saphena magna eingegangen (S. 99). Infolge der abnormen Größe des Mündungstrichters liegt die Mündungsklappe der V. saphena magna von der eigentlichen Mündung in die V. femoralis communis einige Zentimeter entfernt. Die V. saphena accessoria lateralis mündet deshalb nicht wie üblich zwischen den Schleusenklappen in die V. saphena magna, sondern direkt in den pa-   197 thologisch vergrößerten Trichter ein.

Die Varikose der V. saphena accessoria lateralis ist in den Rezirkulationskreis I einer Stammvarikose   161 der V. saphena magna einzuordnen. Bei ausgeprägtem Befund fließt das Blut von der Leiste bis zum Unterschenkel zurück und tritt über suffiziente Vv. perforantes wieder in das tiefe Venensystem ein. Durch die Schlängelung der Krampfader wird die retrograde Strömung stark verlangsamt, und deshalb erscheinen auch die hämodynamischen Auswirkungen auf die venöse Zirkulation gering. Eine Dekompensation des Rezirkulationskreises I wird nur äußerst selten beobachtet. Es können aber Stauungsbeschwerden, ekzematöse Hautveränderungen und Pigmentierungen auftreten.

Selten geht die V. saphena accessoria lateralis bei einem normalen Mündungstrichter distal der Mündungsklappe, also   198 zwischen den beiden Schleusenklappen ab. In diesem Fall besteht demnach keine insuffiziente transfasziale Kommunikation. Die beiden Mündungsvariationen können als *supravalvuläre* bzw. *infravalvuläre Typen* differenziert werden. Bei der infravalvulären Form gelingt eine Darstellung durch die aszendierende Preßphlebographie nur zufällig.

Die Seitenastvarikose der V. saphena accessoria lateralis vom *inguinalen Typ* ist bei der aszendieren-   199

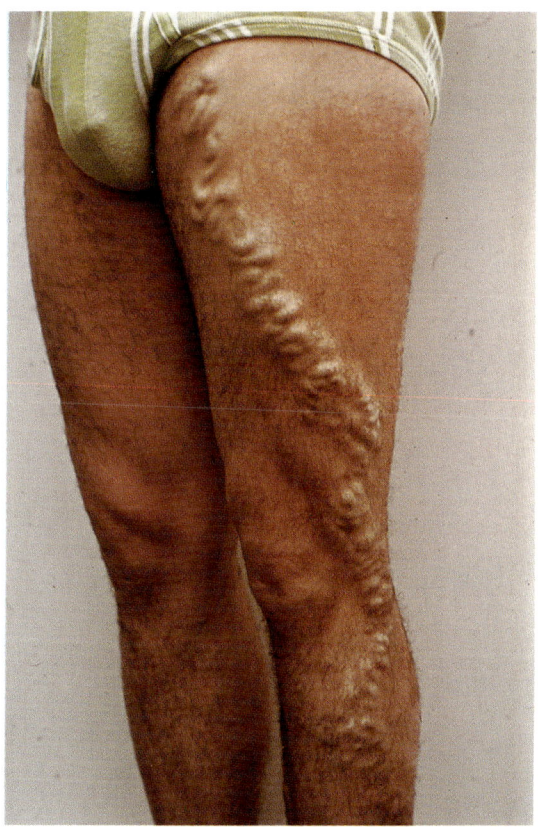

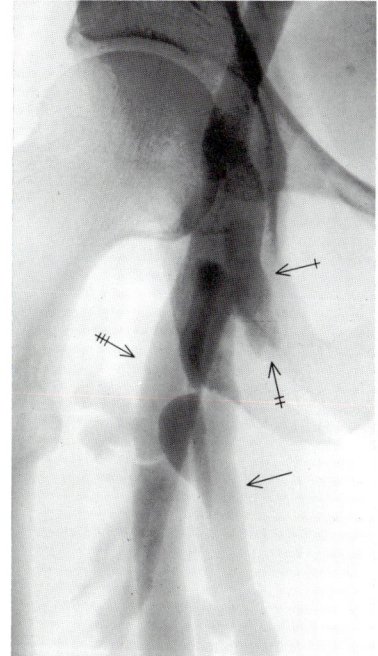

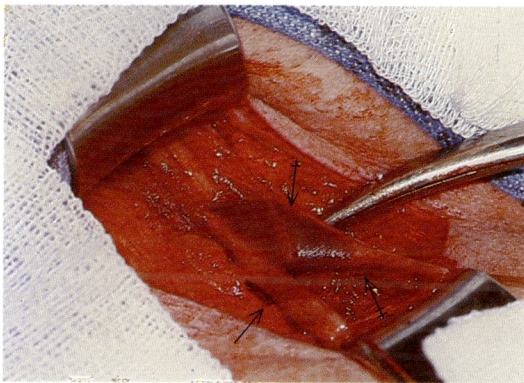

196. Seitenastvarikose der V. saphena accessoria lateralis vom inguinalen Mündungstyp bei 33 jährigem Mann

▷

197. Seitenastvarikose der V. saphena accessoria lateralis (→) bei großem Mündungtrichter (↔) der V. saphena magna. *Oben* Darstellung durch aszendierende Preßphlebographie. ↔ Mündungsklappe der V. saphena magna. ⇝ V. femoralis superficialis. *Unten* Operationssitus

den Preßphlebographie leicht zu erkennen. Das Gefäß zeigt einen mehr oder minder geschlängelten Verlauf. Der distale Insuffizienzpunkt im Rahmen der Lehre von den Rezirkulationskreisen entspricht der (atypisch gelegenen) Mündungsklappe der V. saphena magna. Aneurysmen gibt es in einer
200 Seitenastvarikose nicht, jedoch erreichen die Windungen und Ausbuchtungen manchmal ein solches
201 Ausmaß, daß sie am stehenden Patienten in der Leiste als prallelastischer Tumor heraustreten.
Vom Saphenatrichter aus kann sich distalwärts über die variköse V. saphena accessoria lateralis und über die Akzessoria-Anastomose eine Verbindung zum Stamm der V. saphena magna ausbil-
170 den und eine *inkomplette Stammvarikose* vom Seitenasttyp verursachen. An der Einmündung in die
172 V. saphena magna befindet sich der proximale Insuffizienzpunkt.

Formen der Seitenastvarikose der V. saphena accessoria lateralis

Inguinaler Typ
  supravalvuläre Form
  infravalvuläre Form
Femoraler Typ

Die Therapie der Wahl besteht in der operativen Behandlung durch die *Krossektomie;* die großen Varizen lassen sich dann durch die *subkutane Exhairese* entfernen oder anschließend sklerosieren. Die Verödung allein führt aber nicht zu einem haltbaren Erfolg. Bei der isolierten Seitenastvarikose wird der Stamm der V. saphena magna also belassen.

Der *femorale Mündungstyp* einer Seitenastvarikose der V. saphena accessoria lateralis hat keine unmittelbare Beziehung zum tiefen Venensystem.

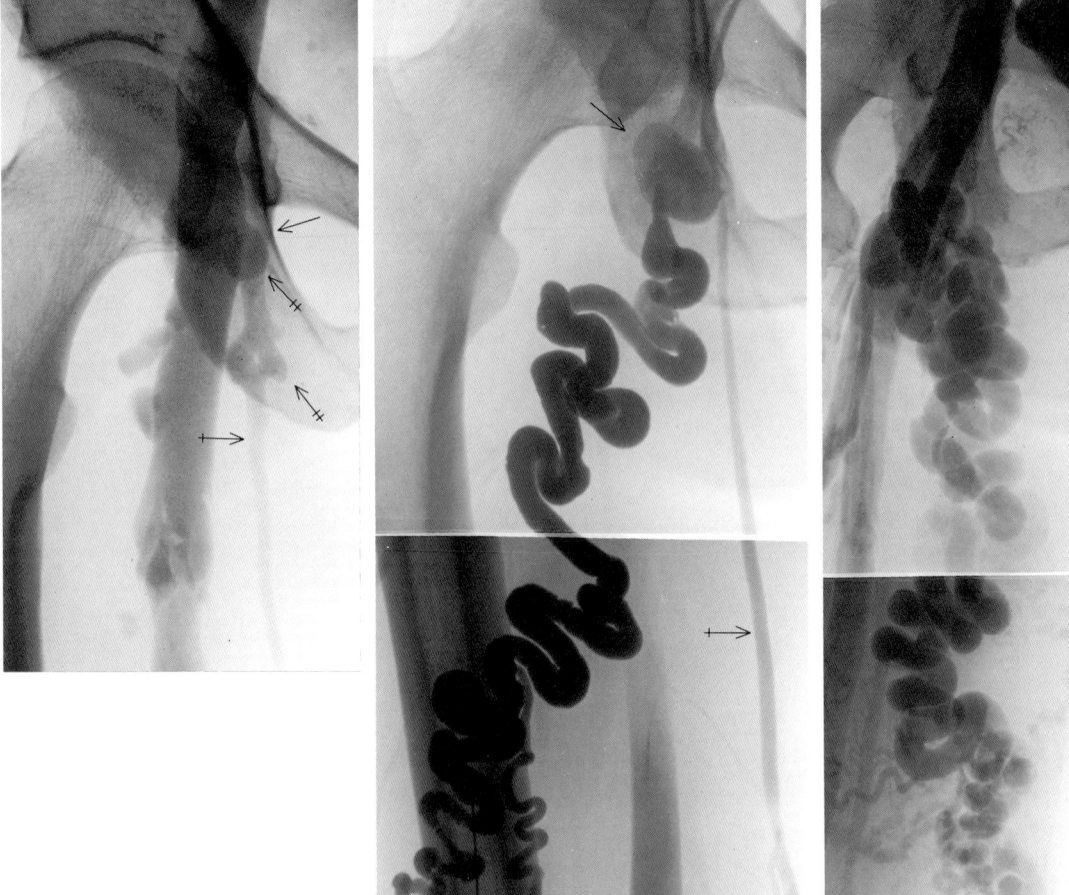

198 *(links)*. Seitenastvarikose der V. saphena accessoria lateralis vom infravalvulären Mündungstyp. Normaler Mündungstrichter der V. saphena magna (→). Abgang der V. saphena accessoria lateralis (↔) zwischen suffizienten Schleusenklappen (↦). Darstellung durch aszendierende Preßphlebographie mit Überlaufeffekt

199 *(Mitte)*. Seitenastvarikose der V. saphena accessoria lateralis vom inguinalen Mündungstyp. Starke Ausbuchtung des Gefäßes in der Leiste (→), die einem Aneurysma ähnelt. ↔ V. saphena magna. Darstellung durch aszendierende Preßphlebographie

200 *(rechts)*. Seitenastvarikose der V. saphena accessoria lateralis mit ungewöhnlich starker Schlängelung des Gefäßes. Darstellung durch aszendierende Preßphlebographie

18
20
202 Die Krampfader mündet im Bereich des Oberschenkels in die V. saphena magna ein. Sie kann bei der aszendierenden Preßphlebographie nicht zur Darstellung kommen. Die röntgenologische Diagnose ergibt sich bei der Varikographie oder bei der Ablaufphlebographie. Da keine insuffizienten transfaszialen Kommunikationen bestehen, liegt nur die Indikation zur konservativen Behandlung vor.

Varikose der V. saphena accessoria medialis

Normalerweise mündet die V. saphena accessoria medialis zwischen den Schleusenklappen oder weiter distal in die V. saphena magna ein. Bei einer varikösen Degeneration kann die retrograde Darstellung mit der aszendierenden Preßphlebographie demnach nur bei einer gleichzeitig bestehenden Stammvarikose der V. saphena magna 17
67

203

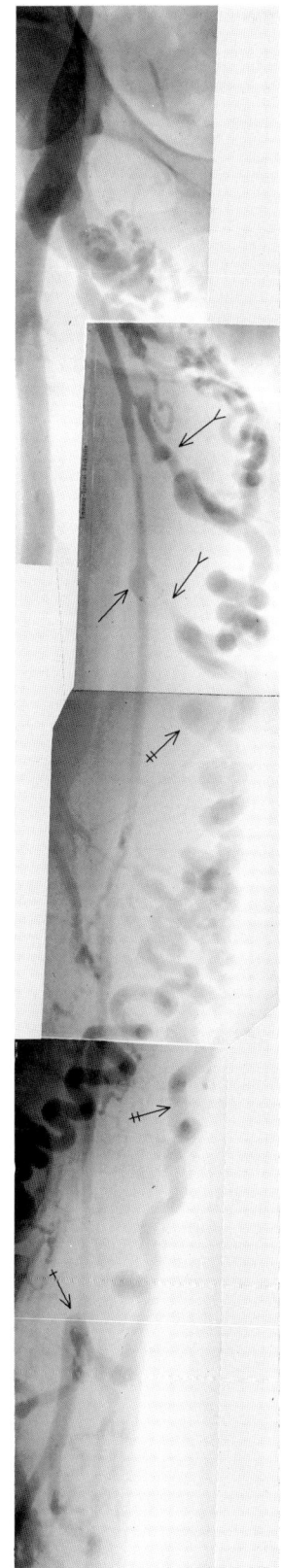

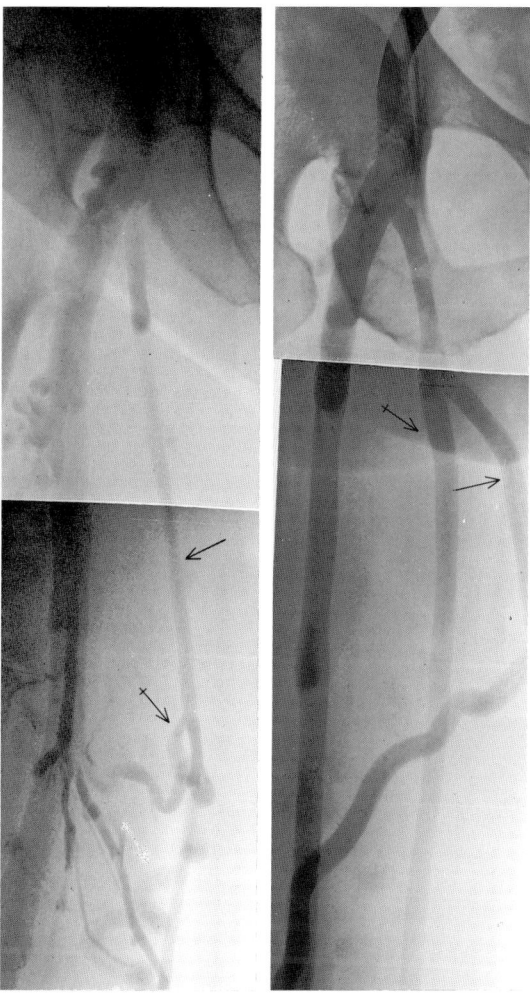

202 *(links).* Seitenastvarikose der V. saphena accessoria lateralis vom femoralen Mündungstyp. →suffiziente V. saphena magna. ↔Einmündung des Seitenastes. Darstellung durch Ablaufphlebographie

203 *(rechts).* Varikose der V. saphena accessoria medialis (→) bei Stammvarikose der V. saphena magna im Stadium III (↔)

◁ **201.** Komplette Stammvarikose der V. saphena magna mit mehreren infravalvulären Dilatationen (→). Zunahme des Gefäßlumens am distalen Oberschenkel (↔) durch Einmündung einer varikösen V. saphena accessoria lateralis (↦), die außerdem mehrere Verbindungen zur V. saphena magna aufweist (⤳)

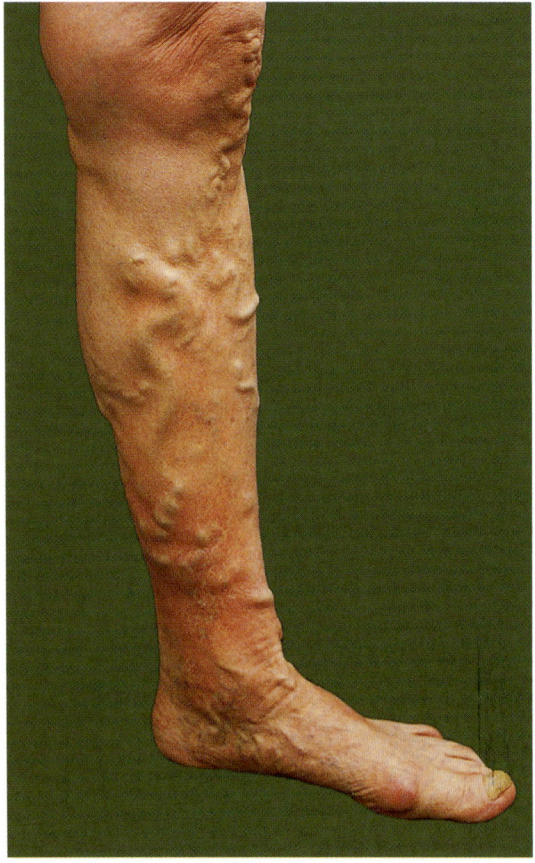 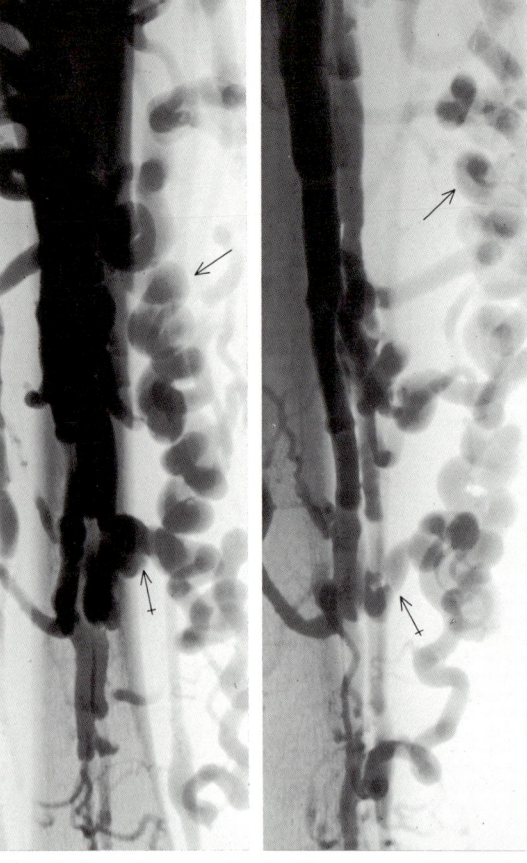

204. Schwere variköse Degeneration der hinteren Bogenvene bei Insuffizienz der mittleren Cockettschen V. perforans und Stammvarikose der V. saphena magna im Stadium IV. Dekompensierter Rezirkulationskreis. 55jährige
Frau mit Krankheitsdauer seit dem 25. Lebensjahr

205. Variköse Degeneration der V. arcuata cruris posterior
(→) bei Insuffizienz der mittleren Cockettschen V. perforans (↔). Darstellung durch aszendierende Preßphlebographie bei Innenrotation *(links)* und seitlich *(rechts)*

gelingen. Die Krankheit ist in dieser Form sehr
selten.

Häufiger wird ein direkter Übergang der varikös
21 veränderten V. femoro-poplitea in die V. saphena
accessoria medialis beobachtet, die *Giacomini-
Anastomose.* Damit liegt eine Kommunikation
vom Trichter der V. saphena parva zum Stamm der
176 V. saphena magna vor, die Anlaß zur Entstehung einer inkompletten Stammvarikose der V. saphena
177 magna vom dorsalen Typ sein kann (S. 110). Die
Therapie der Wahl besteht immer in der Operation.

Varikose der V. arcuata cruris posterior

Die variköse Degeneration der hinteren Bogenve-
48 ne hat eine große praktische Bedeutung. Sie entsteht durch die Insuffizienz einer Cockettschen
V. perforans. Der Blutstrom wird unter hohem
Druck in umgekehrter Richtung aus der V. tibialis

posterior in die hintere Bogenvene gepreßt. Im
Laufe der Zeit formt sich das Gefäß zu einer stark
gewundenen Krampfader um. Aus den Plexus der
oberflächlichen Gewebe kann das Blut – insbesondere bei Kombination mit einer Stammvarikose –
nicht mehr in genügendem Maße abgeschöpft werden. Infolge der venösen Stase bilden sich über der
Austrittsstelle der V. perforans und in der Umge- 204
bung der hinteren Bogenvene die Symptome des
chronisch-venösen Stauungssyndroms aus.

Die Krankheit läßt sich aufgrund ihres typischen
klinischen Aspekts diagnostizieren. Sie tritt
hauptsächlich im Rahmen von dekompensierten
Rezirkulationskreisen der Stammvarikose auf. Bei
der aszendierenden Preßphlebographie stellt sich
die variköse hintere Bogenvene als geschlängeltes
bleistift- bis kleinfingerdickes Gefäß an der Innenseite der Wade dar. Sie füllt sich gleich zu Beginn der Untersuchung über die *Cockettsche
V. perforans* antegrad auf. Bei schwerem Befund 205

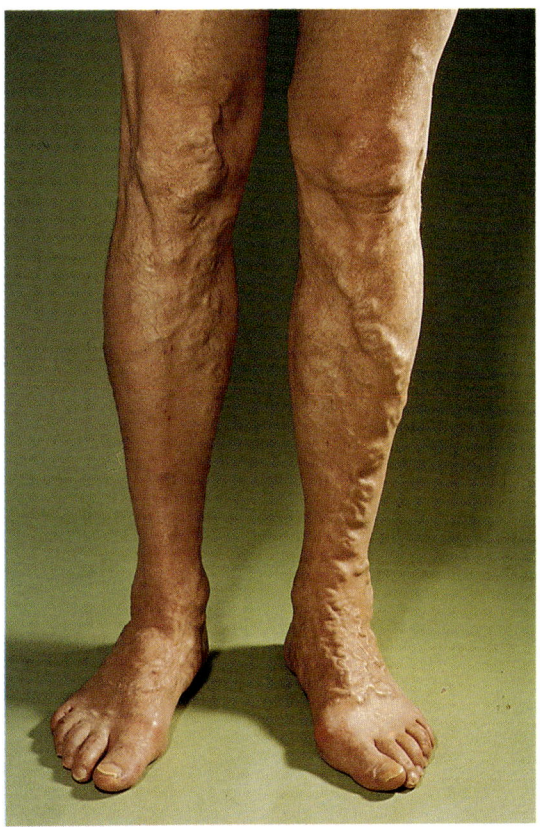

206. Varikose der vorderen Bogenvene am linken Bein

207. Variköse Degeneration der V. arcuata cruris anterior ▷
(→). V. saphena magna (↔). Darstellung durch Varikographie

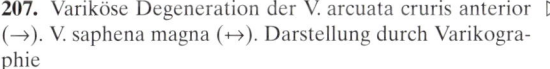

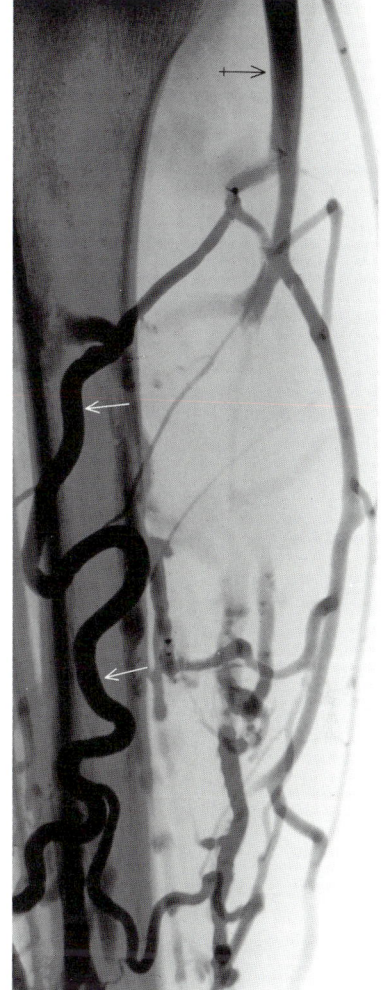

fließt so viel Kontrastmittel über die insuffiziente V. perforans in das extrafasziale Venensystem ab, daß die tiefen Venen nicht mehr zu beurteilen sind. Die Röntgenbilder zeigen ein unentwirrbares Durcheinander von Gefäßen und verleiten zur Fehldiagnose des postthrombotischen Syndroms. Für eine optimale Abbildung ist die straffe Anlegung des Kompressionsschlauches immer distal eines Blow-outs oder eines Krampfadergeschwürs wichtig. Zur besseren Darstellung der tiefen Leitvenen wird die Anlegung eines Kompressionsverbandes vor der Kontrastmittelinjektion empfohlen.

Die *Therapie* der Wahl besteht in der kompletten Sanierung des extrafaszialen Venensystems, um den dekompensierten Rezirkulationskreis auszuschalten. Im speziellen ist die *subfasziale Ligatur* der insuffizienten V. perforans erforderlich; die hintere Bogenvene wird anschließend operativ ex-

stirpiert oder sklerosiert. Bei trophischen Störungen der Haut erscheint heute die *endoskopische Methode* gegebenenfalls mit paratibialer Fasziotomie indiziert.

Varikose der V. arcuata cruris anterior

Die isolierte Varikose der vorderen Bogenvene 17 wird klinisch diagnostiziert. Die stark geschlängelte Krampfader zieht an der lateralen vorderen Sei- 206 te des Unterschenkels von der Knöchelregion bis handbreit unterhalb vom Knie, überkreuzt hier das Schienbein und mündet in die V. saphena magna ein.

Die Behandlung ist konservativ. Deshalb besteht nur ausnahmsweise eine Indikation zur Phlebographie. Am besten erscheint die Varikographie ge- 207 eignet.

Varikose der Vv. perforantes

Die Insuffizienz einer V. perforans tritt gelegentlich als eigenständiger Symptomenkomplex auf.
Meistens besteht aber die Kombination mit anderen Formen der primären und sekundären Varikose im Rahmen von dekompensierten Rezirkulationskreisen und von Angiodysplasien. Im besonderen trifft das auf die Cockettschen Venen zu.
Nach anatomischen Studien wird die Zahl der Verbindungsvenen an jedem Beim auf 90–150 geschätzt. Davon sind für die Phlebologie aber nur
wenige Gefäße von praktischem Interesse. In den
Vv. perforantes fließt das Blut normalerweise vom
oberflächlichen in das tiefe Venensystem ab.

Varikose der Cockettschen Venen

48   Die drei Cockettschen Venengruppen sind hinter
dem Innenknöchel, handbreit über dem Knöchel
und in Höhe der distalen Drittelgrenze des Unterschenkels lokalisiert (S. 26). Am häufigsten werden die Gefäße aus der mittleren und der oberen
Gruppe insuffizient. Jede dieser beiden Venen-
209 gruppen besteht aus drei Gefäßen. Die medialen
und die anterioren Venen besitzen die größere
Bedeutung, weil sie auf kurzem Wege senkrecht
die Faszie perforieren und deshalb eine hohe
Strömungsdynamik entfalten. Das jeweilige po-
steriore Gefäß der mittleren und der oberen
Cockettschen Gruppe verläuft gewunden durch
die Muskulatur hindurch, ist relativ lang und wird
von außen her eingeengt; dadurch bremst es den
Jet-Effekt unter Betätigung der Wadenmuskelpumpe stark ab.

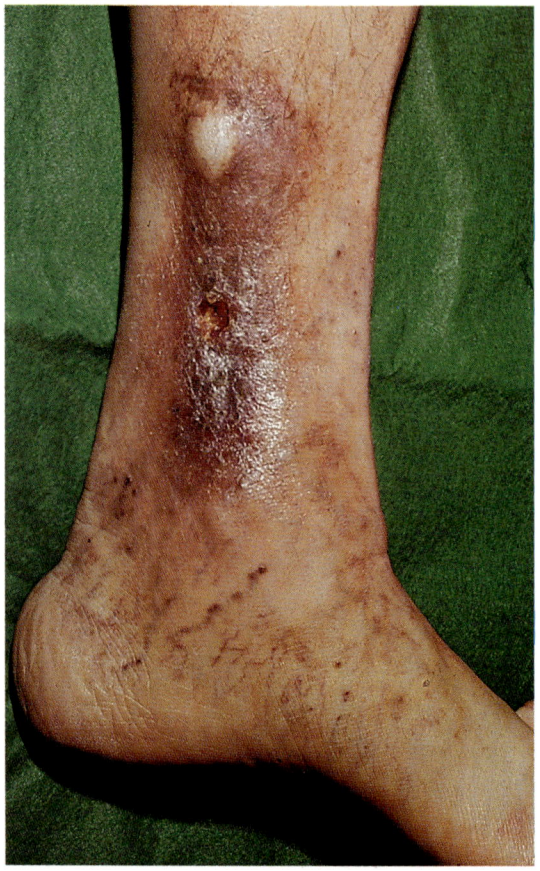

208. Varikose der oberen Cockettschen V. perforans mit
chronisch-venösem Stauungssyndrom. Stammvarikose der
V. saphena magna mit dekompensiertem Rezirkulationskreis III

Spezielle Formen der Varikose infolge insuffizienter Vv. perforantes	
Insuffiziente V. perforans	Beispiele für die Form der Varikose
Cockettsche Venen	Insuffizienz der V. arcuata cruris posterior, Varizenkonvolut
Boydsche Vene	Inkomplette Stammvarikose der V. saphena magna, Varizenkonvolut
Doddsche Vene	Inkomplette Stammvarikose der V. saphena magna
Maysche Vene	Inkomplette Stammvarikose der saphena parva
Hachsche Profunda-Perforans	Varikose an Außenseite des Oberschenkels

Bei der Betrachtung des Beins im Stehen wölbt sich über einer inkompetenten V. perforans der *Blow-out* hervor. Hier   208
finden sich oftmals auch Pigmentstörungen, Narbenfelder,
Ekzeme oder sogar Ulzerationen. *Die palpatorische Untersuchung* auf insuffiziente Perforansvenen folgt am liegenden Patienten mit Außenrotation des Beins. Über der betroffenen V. perforans wird eine Delle getastet. Es handelt
sich dabei aber nicht um die Faszienlücke selbst, sondern um
den *Canyon-Effekt* im subkutanen Gewebe. Besonders
deutlich können diese Veränderungen bei Dermatolipo-
sklerose in Erscheinung treten, andererseits aber auch unter
den Indurationen oder einem Ulcus cruris verschwinden.
Mit Hilfe der *Positionslinien* sind die anterioren, medialen   209
und posterioren Gefäße der mittleren und oberen Cockettschen Gruppen leicht zu lokalisieren. Die *vordere Positionslinie* verläuft entlang der hinteren Schienbeinkante; die anteriore V. perforans jeweils der mittleren und der oberen
Cockettschen Gruppe zieht hier direkt auf den Periost der Tibia aus dem intrafaszialen Raum heraus. Die entsprechenden
medialen Gefäße befinden sich in der *mittleren Positionslinie*,
die der Lintonschen Linie in der Mitte zwischen der hinteren
Schienbeinkante und der Achillessehne entspricht. Die *hintere Positionslinie* mit den posterioren Gefäßen ist zwischen der
mittleren Positionslinie und der Achillessehne zu denken. Im
Phlebogramm ist diese Differenzierung nicht möglich.

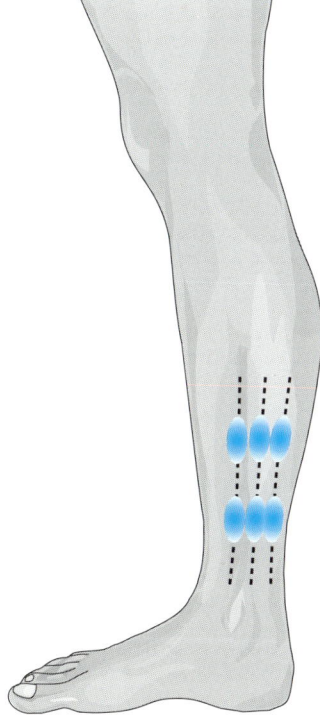

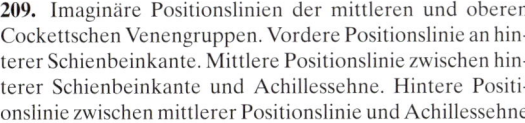

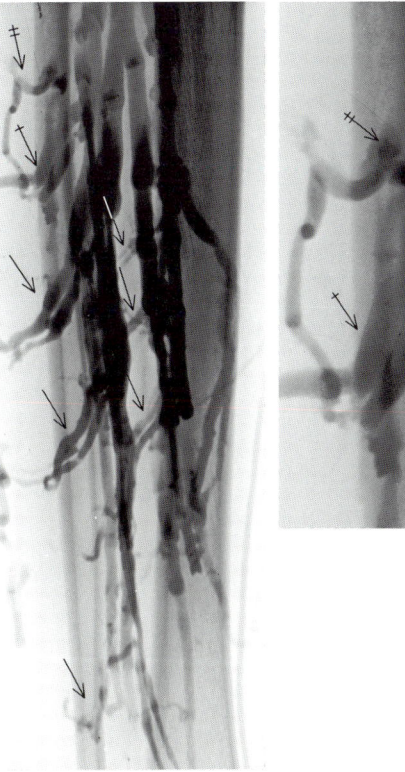

209. Imaginäre Positionslinien der mittleren und oberen Cockettschen Venengruppen. Vordere Positionslinie an hinterer Schienbeinkante. Mittlere Positionslinie zwischen hinterer Schienbeinkante und Achillessehne. Hintere Positionslinie zwischen mittlerer Positionslinie und Achillessehne

210. Suffiziente (!) Vv. perforantes am Unterschenkel (→). Darstellung durch aszendierende Preßphlebographie. *Links* Übersichtsaufnahme, *rechts* Detailaufnahme von zwei lateralen Perforansgruppen. Untere Gruppe (↔) mit schräger Verlaufsrichtung und spitzen Mündungswinkeln, je zwei geschlossenen Venenklappen, mit Spindelform und glatten Randkonturen. Obere Gruppe mit stummelförmiger Abbildung des distalen Zwillingsgefäßes bis zur inneren Venenklappe (↦)

210
211

Die Perforansvarikose beginnt mit einer Schlußunfähigkeit ihrer Venenklappen. Meistens ist die innere Klappe zuerst betroffen. Möglicherweise liegt dafür eine angeborene Disposition vor. Der Anlaß zur Klappeninsuffizienz ergibt sich durch den Anstieg des dynamischen Venendrucks bei der Muskelarbeit und durch die Erhöhung der Strömungsvolumina im Rahmen von verschiedenen Venenkrankheiten. Die V. perforans erweitert sich, und es tritt eine Umkehr der Blutströmung von innen nach außen ein. Die Spindelform, die durch die stärkere Dehnbarkeit des Gefäßsegments zwischen zwei Venenklappen zustande kommt, wandelt sich in eine *zylindrische Gestalt* um. Zarte *Unregelmäßigkeiten der Wandkonturen* weisen auf eine strukturelle Schädigung der Gefäßwand infolge variköser Degeneration und vielleicht entzündlicher Veränderungen hin. Die *Venenklappen* sind auf dem Röntgenbild nicht mehr abgrenzbar.

212

Jedes Verbindunsgefäß paßt sich im Rahmen der gegebenen topographischen Beziehungen an die Strömungsrichtung an. Normalerweise fließt das Blut von distal-außen nach proximal-innen. Dieser Verlauf ist unmittelbar an der spitzwinkeligen Einmündung in die tiefen Leitvenen zu erkennen. Im Durchschnitt beträgt der Mündungswinkel 29 Grad, immer aber weniger als 60 Grad. Auch das aus einer insuffizienten V. perforans in das extrafasziale Venensystem einströmende Blut muß zur Leiste hin abgeleitet werden. Das Gefäß paßt sich mit der Zeit der umgekehrten Richtung an und zwar zuerst im Bereich der intrafaszialen Kommunikation. Der *Mündungswinkel* vergrößert sich und wird in ausgeprägten Fällen rechtwinklig oder sogar stumpf. Der durchschnittliche Wert liegt bei 81 Grad, regelmäßig aber über 60 Grad (Hach 1981 b).

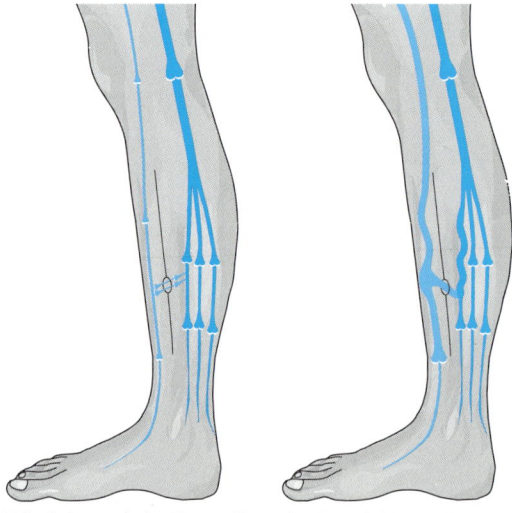

Röntgenologische Kriterien der Perforansinsuffizienz am Unterschenkel bei aszendierender Preßphlebographie
Unpaarigkeit Vergrößerung des inneren Mündungswinkels > 60° Aufrichtung des Gefäßverlaufes Zylindrische Form Verlust schlußfähiger Klappen Umkehr der Strömungsrichtung

211. Schematische Darstellung der Entwicklung einer Perforansvarikose am Unterschenkel. *Links* normale Verhältnisse. Doppelte Anlegung. Perforanspaar mit suffizienten Klappen und spitzem Mündungswinkel an der Kommunikation zur tiefen Vene. *Rechts* Verlust der Zwillingsvene. Umgekehrte Verlaufsrichtung der V. perforans; Veränderungen an tiefer Vene im Sinne einer sekundären Insuffizienz

Normalerweise sind die Vv. perforantes im Bereich des Unterschenkels doppelt angelegt. Als ein wichtiges röntgenologisches Kriterium der Perforansinsuffizienz gilt die *Unpaarigkeit;* im Verlaufe der Krankheit wird die zarte funktionstüchtige Vene von dem inkompetenten erweiterten Zwillingsgefäß in der vorgegebenen Faszienlücke abgedrückt.

Es kann aber auch sein, daß sich eine funktionstüchtige Zwillingsvene bei der Phlebographie aus physikalischen Gründen nicht abbildet (Ber-

212
213

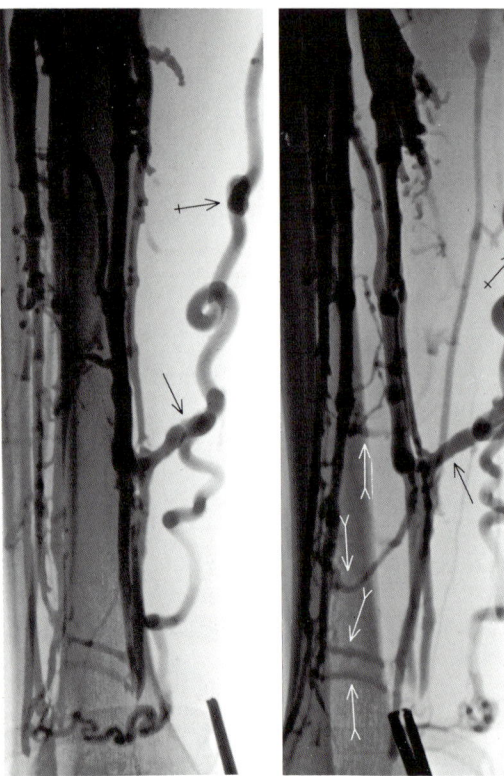

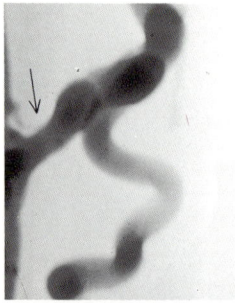

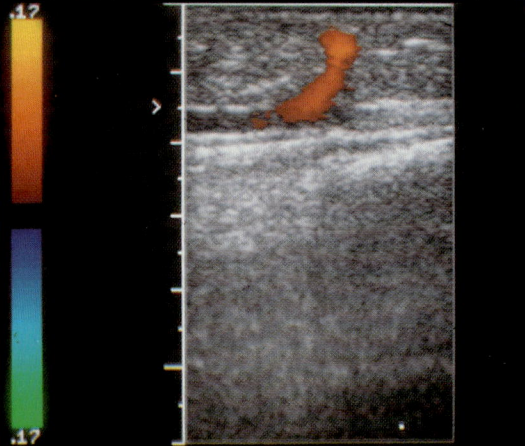

212. Insuffizienz der oberen Cockettschen V. perforans (→) und variköse Degeneration der hinteren Bogenvene (↔). Darstellung durch aszendierende Preßphlebographie. ⤷ Brückenvenen. *Links* Aufnahme bei Innenrotation, *Mitte* seitliche Aufnahme, *rechts oben* Detailaufnahme. Unpaa-

rigkeit der V. perforans; stumpfer Mündungswinkel und umgekehrte Verlaufsrichtung des Gefäßes; zylindrische Form mit leicht unregelmäßigen Randkonturen; fehlender Klappenbesatz; retrograder Blutstrom. *Rechts unten* farbkodierte Duplex-Sonographie. (Acuson, 7 MHz-Schallkopf)

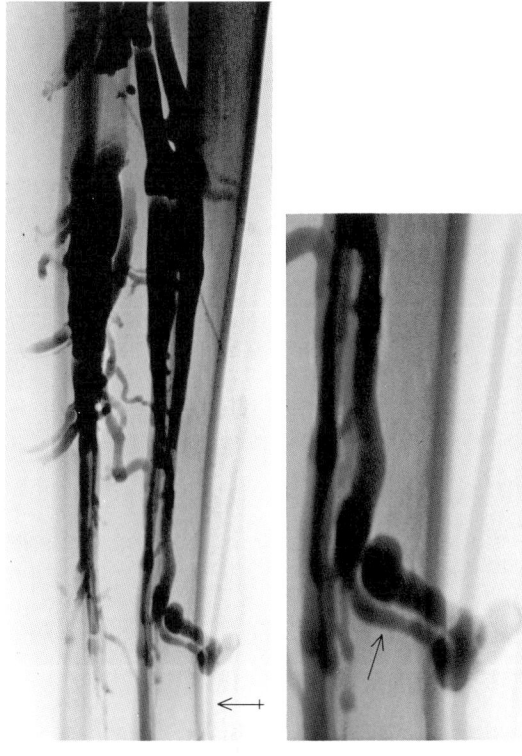

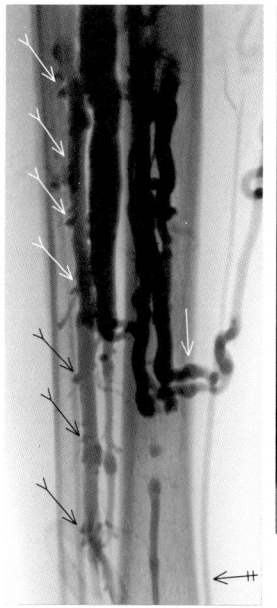

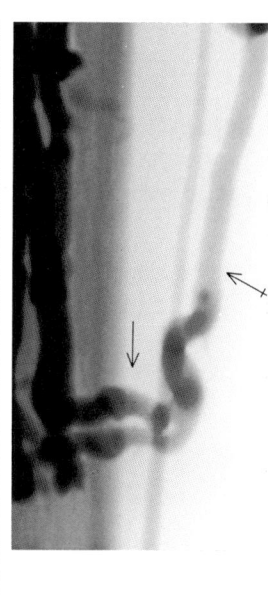

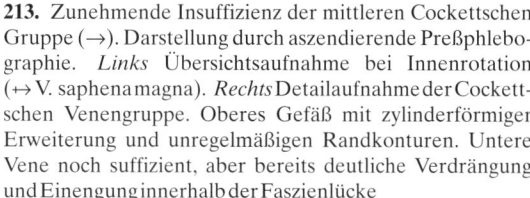

213. Zunehmende Insuffizienz der mittleren Cockettschen Gruppe (→). Darstellung durch aszendierende Preßphlebographie. *Links* Übersichtsaufnahme bei Innenrotation (↔ V. saphena magna). *Rechts* Detailaufnahme der Cockettschen Venengruppe. Oberes Gefäß mit zylinderförmiger Erweiterung und unregelmäßigen Randkonturen. Untere Vene noch suffizient, aber bereits deutliche Verdrängung und Einengung innerhalb der Faszienlücke

214. Insuffizienz der mittleren Cockettschen Vv. perforantes (→) mit variköser Degeneration der hinteren Bogenvene (↔). Scheinbare Doppelung der Vv. perforantes, die aber jeweils in einen anderen Stamm der Vv. tibiales posteriores einmünden. Zeichen der Insuffizienz mit großem Mündungswinkel, zylindrischer Form, unregelmäßigen Randkonturen und retrograder Blutströmung; äußere Klappenebene unsicher abgrenzbar; ↔ V. saphena magna. Mehrere suffiziente Perforansgruppen mit paarigen, stummelförmig abgebildeten Gefäßen (⇢). Darstellung durch aszendierende Preßphlebographie. *Links* Übersichtsaufnahme bei Innenrotation, *rechts* Detailaufnahme

nink 1971). Bei der Druckerhöhung in untereinander verbundenen zylindrischen Gefäßen, die eine gleiche Wanddicke und einen gleichen Elastizitätsmodul, aber verschiedene Durchmesser aufweisen, wird sich nur das Gefäß mit dem größeren Radius ausdehnen. Außerdem sind – unabhängig von der Strömungsrichtung – Druck- und Strömungsgeschwindigkeit in einer insuffizienten Verbindungsvene wesentlich höher als in einem gesunden Gefäß; damit vergrößert sich auch die Chance der radiologischen Darstellung.

Gelegentlich kann die ungünstige Projektion von zwei insuffizienten Vv. perforantes aus *verschiedenen* Leitvenen zur Fehldiagnose verleiten. Wie bei der Bestimmung des Mündungswinkels kommt es in der Beurteilung besonders auf den inneren Abschnitt der Verbindungsvenen an, wo die differenten Kommunikationsgefäße mühelos zu unterscheiden sind.

Die *Weite des Lumens* der V. perforans darf allein nicht als diagnostisches Kriterium verwendet wer-

den (Hach 1981 b). Nur in Verbindung mit anderen Röntgenzeichen der Insuffizienz hat sie eine pathologische Bedeutung, insbesondere mit dem Nachweis der Zylinderform. Unter physiologischen Bedingungen schwankt der größte Durchmesser zwischen 0,5 und 9 mm (Hach 1981 b).

Der rückläufige Blutstrom in der Cockettschen V. perforans führt zur varikösen Umbildung der hinteren Bogenvene. An der extrafaszialen Kommunikation ist oftmals eine umschriebene Ausbuchtung des Gefäßlumens festzustellen, das *Dowsche Zeichen*. Es entspricht dem Blow-out des klinischen Status, der auch durch Hyper- oder Depigmentierung, Ekzeme und Besenreiser gekennzeichnet ist.

Unter einem chronischen *Ulcus cruris venosum* mündet die insuffiziente V. perforans mitunter in ein dichtes Netzwerk kleiner und kleinster Varizen ein. Das charakteristische phlebographische Bild wird als *Ulkuspolster* bezeichnet. Oftmals kann die V. perforans in dem Gewirr nicht mehr eindeutig

214

215

215

216

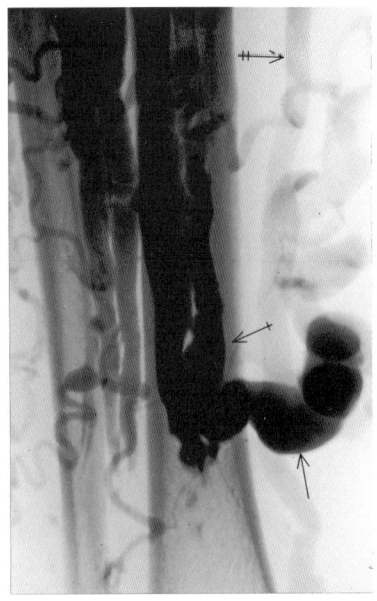
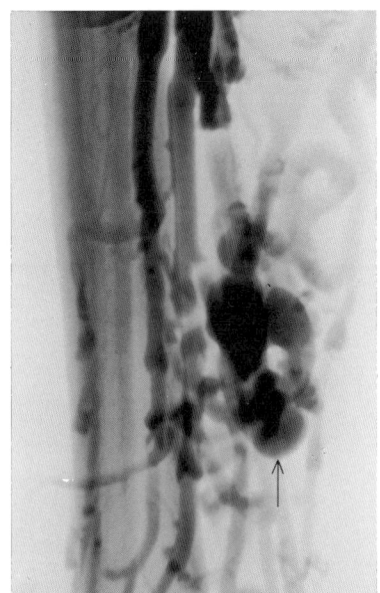
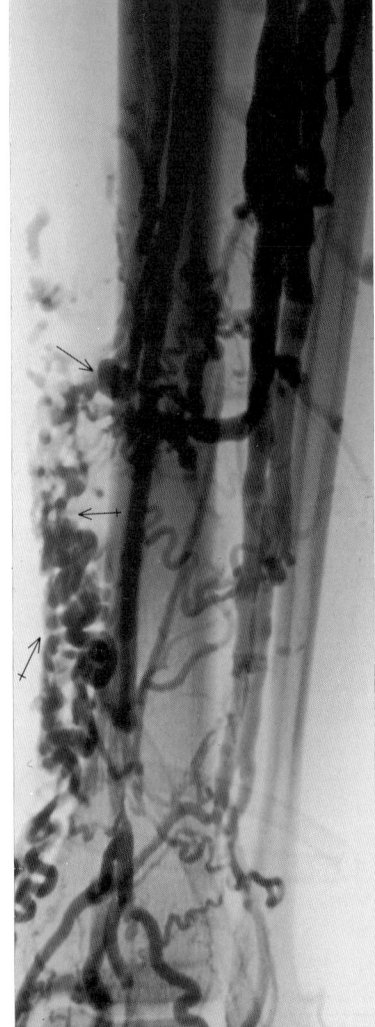
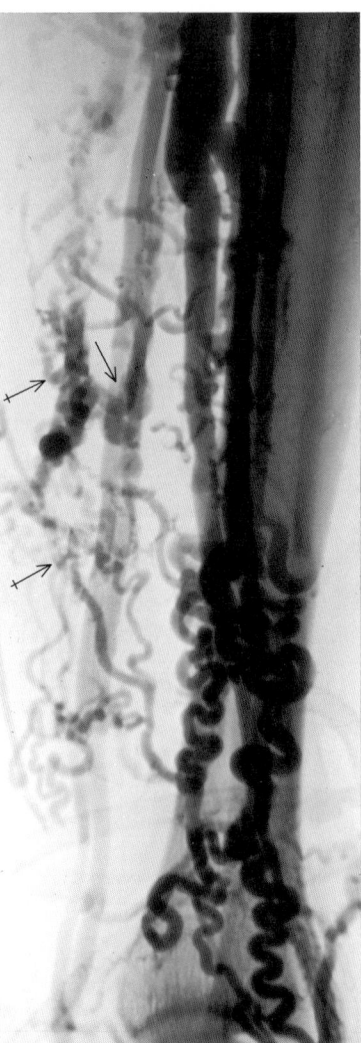

◁ **215** *(oben)*. Schwere Varikose der mittleren Cockettschen
V. perforans (→). Sekundäre Tibialveneninsuffizienz (↔).
Stammvarikose der V. saphena magna im Stadium IV (⟷)
mit dekompensiertem Rezirkulationskreis

216 *(unten)*. Insuffizienz der oberen Cockettschen V. perforans (→) mit einem nach distal ausgedehnten Ulkuspolster (↔). Darstellung durch aszendierende Preßphlebographie am linken Bein. *Links* Aufnahme bei Innenrotation,
rechts seitliche Aufnahme

▷

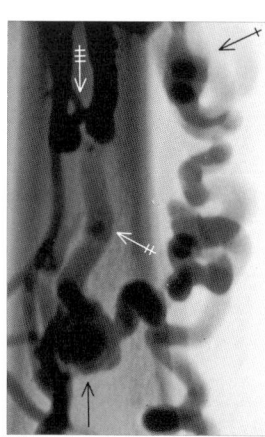

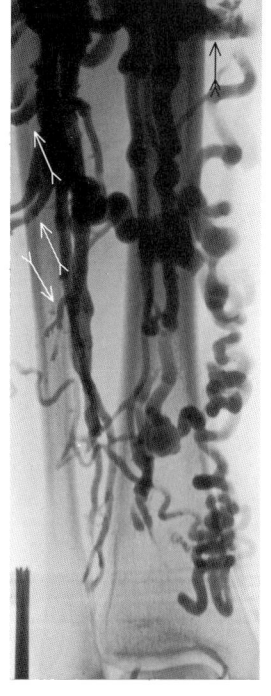

217. Insuffizienz der mittleren Cockettschen V. perforans
mit aneurysmatischer Ausbuchtung (→) an der inneren
Kommunikation. Variköse Degeneration der hinteren Bogenvene (↔). Sekundäre Insuffizienz der Vv. tibiales posteriores (⟷) oberhalb der Perforansverbindung. ⟷ Sprossenvenen; ⤚ suffiziente Vv. perforantes; ⟹ Insuffizienz der
Boydschen V. perforans. Darstellung durch aszendierende
Preßphlebographie. *Links* Übersichtsaufnahme bei Innenrotation. *rechts* Detailaufnahme

lokalisiert werden. Zur weiteren Abklärung bietet
sich dann die Varikographie an.

Aus der Pathophysiologie der Strömungsumkehr
lassen sich auch die Rückwirkungen einer schweren Perforansinsuffizienz auf die zugehörigen
217 Gruppen der tiefen Leitvenen erklären, die mit einer manchmal recht ausgeprägten Dilatation und
Schlängelung reagieren. Die Veränderungen sind
immer proximal des Perforansabgangs ausgebildet
und weisen damit auf eine begrenzte retrograde
Strömungsrichtung des Blutes hin. Die Beteiligung der *beiden* Vv. tibiales posteriores ist auf die
enge Kommunikation der Gefäßstämme über die
35 Sprossenvenen zurückzuführen. Diese *sekundäre
Tibialveneninsuffizienz* (Hach 1981 b) entspricht
der sekundären Popliteal- und Femoralveneninsuffizienz bei der schweren Stammvarikose. Nach
dem Thomaschen Gesetz (1893) reagiert das Blut-
gefäß auf die Zunahme der Blutstromgeschwindigkeit mit einer Erweiterung des Lumens. Offenbar ist dieser Mechanismus, der für die Arterien
gilt, auch auf das Venensystem zu übertragen. Ob
die Anpassungsvorgänge nach Beseitigung der
Perforansinsuffizienz rückbildungsfähig sind, ist
nicht bekannt.

Die aszendierende Preßphlebographie weist in der
Diagnostik der Cockettschen Perforansinsuffizienz nur eine Sensibilität von 70% auf, gemessen

am Operationssitus als Referenzmethode. Die
Röntgenuntersuchung hat demnach *keine* strenge
Indikation, wenn es *allein* um die Erkennung inkompetenter Verbindungsvenen geht. Andererseits darf der Nachweis der genannten radiologischen Zeichen in jedem Fall als objektives
Merkmal der Funktionsuntüchtigkeit gelten.

Das *Problem der Diagnostik* bei der Cockettschen Vene
liegt generell daran, daß bisher kein Referenztest bekannt
ist. Alle Zahlenangaben zur Sensibilität berufen sich auf die
operative Exploration, die als Bezugsmethode aber verschiedene subjektive und objektive Einflüsse berücksichtigen muß. Die klinischen Symptome, die Plattenthermogra-
phie nach Tricoire, die Ultraschall-Doppler-Methode und
die Fluoreszinmarkierung weisen jeweils eine Sensibilität
von etwa 70% auf. Der diagnostische Wert dieser Verfahren
wird durch die relativ hohe Quote falsch-positiver Befunde
noch erheblich vermindert. Die aszendierende Preßphlebographie zeigt sich mit einer 100%igen Referenz ihrer rönt-
gendiagnostischen Kriterien für die Cockettsche Perforansinsuffizienz als eindeutig überlegen (Spezifität).

In Anbetracht der transfaszialen Kommunikation
mit dem tiefen Venensystem gilt die Operation als
Behandlungsmethode der Wahl. Dem Chirurgen
kommt es auf die Lokalisation des insuffizienten
Gefäßes an. Die Abbildung eines Röntgen-Maß-
stabs auf dem Phlebogramm erscheint dabei in einem erfahrenen Team nicht notwendig.

Von den verschiedenen *Operationsmethoden* der Cockettschen Perforansinsuffizienz wird heute der selektiven Dis-

sektion ein Vorzug gegeben. Manchmal reicht dazu eine Stichinzision aus. Bei schweren Hautveränderungen im Sinne des chronisch-venösen Stauungssyndroms ist das endoskopische Verfahren gegebenenfalls mit paratibialer Fasziotomie indiziert (S. 105).

Varikose der Shermanschen V. perforans

Die Varikose der Shermanschen V. perforans befindet sich etwa in der Mitte des Unterschenkels an der Innenseite der Wade. Die klinische Bedeutung ist gering. Meistens findet sich nur ein kleines Krampfaderkonvolut. – Gegebenenfalls kommt die selektive subfasziale Perforansdissektion in Betracht.

Varikose der Boydschen V. perforans

Die Boydsche Perforansinsuffizienz wird nur selten gesehen. Bei 20 000 Phlebographien ließ sie sich in 12 Fällen eindeutig nachweisen. Entsprechend ihrem anatomischen Verlauf zwischen der V. tibialis posterior und der V. saphena magna kann sie einmal das Krankheitsbild der inkompletten Stammvarikose verursachen. Die klinische

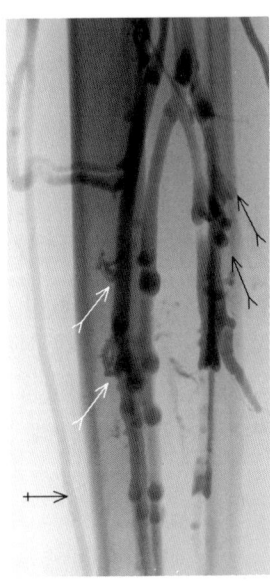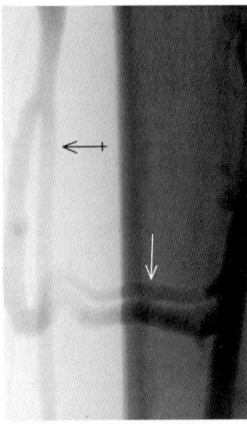

218. Beginnende Insuffizienz der Boydschen V. perforans am linken Bein. Darstellung durch aszendierende Preßphlebographie. *Links* Übersichtsaufnahme bei Innenrotation. ↦ V. saphena magna; ↣ suffiziente Perforansgruppen. *Rechts* Boydsche Venen (→) mit spitzem Mündungswinkel und horizontaler Verlaufsrichtung. Deutliche Erweiterung des unteren Gefäßes mit etwas unregelmäßigen Randkonturen; retrograde Blutströmung mit variköser Erweiterung des Nebenastes der V. saphena magna

Symptomatik ist nur gering ausgeprägt. Gegebenenfalls wird zur chirurgischen Therapie geraten.

In klinischen Statistiken wird die Frequenz der Boydschen Perforansvarikose wesentlich höher angegeben. Sehr wahrscheinlich liegt hier die Verwechslung mit dem distalen Insuffizienzpunkt einer Stammvarikose der V. saphena magna im Stadium III vor.

Insuffizienz der Doddschen Vv. perforantes

Die Bedeutung der inkompetenten Doddschen Venen am Oberschenkel beruht auf der Verursachung einer *inkompletten Stammvarikose*. Die Gefäße stellen Verbindungen zwischen der V. femoralis superficialis und der V. saphena magna her. Eine insuffiziente V. perforans kann sich auf Fingerdicke erweitern und aneurysmatisch ausbuchten. Durch den retrograden Blutstrom entsteht an der Einmündung in die V. saphena magna der proximale Insuffizienzpunkt; von hier aus schreitet die variköse Degeneration der Stammvene nach distal fort. Es bildet sich ein Rezirkulationskreis aus, der im Laufe der Jahre dekompensieren kann und dann zum chronisch-venösen Stauungssyndrom führt.   170 174 182

Die richtige Diagnose ist manchmal aufgrund eines ausgeprägten Blow-outs zu vermuten; nach dem klinischen Befund bleiben aber immer differentialdiagnostische Schwierigkeiten bei der Abgrenzung zur kompletten Stammvarikose bestehen. Nur die aszendierende Preßphlebographie erlaubt eine verläßliche Dokumentation der hämodynamischen Bedingungen. Die Ultraschall-Doppler-Methode hat den Wert eines Screeningtests. Mit der B-Bild- und der farbkodierten Duplex-Sonographie lassen sich nur ausgeprägte Befunde dokumentieren. Die Einschränkung der Pump-Funktion des Beins sowie die Erhöhung der venösen Kapazität und Drainage deuten auf die Dekompensation des Rezirkulationskreises hin.   171

Als Behandlungsmethode der Wahl gilt die selektive subfasziale Dissektion des Gefäßes, gegebenenfalls mit Operation der inkompletten Stammvarikose. Wenn dem Chirurgen eine Doddsche Perforansinsuffizienz vor dem Eingriff nicht bekannt war und das Gefäß beim Stripping-Manöver der V. saphena magna abreißt, dann kann eine lebensbedrohliche Blutung auftreten. Hier hat die Dokumentation der röntgenmorphologischen Verhältnisse also einen besonders wichtigen Stellenwert.   175

Varikose der Mayschen V. perforans

In der Mitte der Wade befindet sich die Maysche V. perforans zwischen der V. saphena parva und den Gastroknemiusgefäßen. Ihre Insuffizienz   219

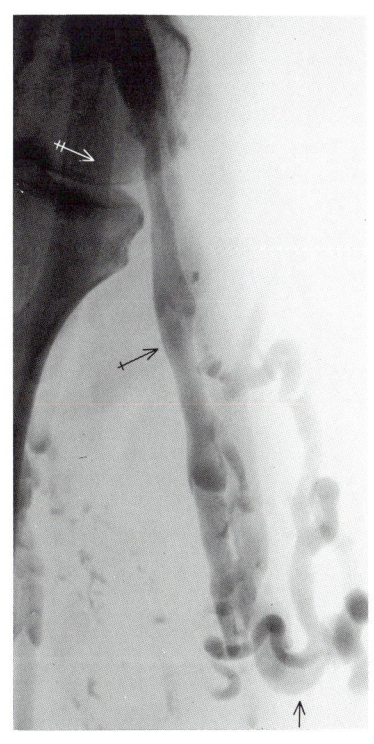

führt in der Regel zu einem deutlichen Blow-out, denn jede Kontraktion der Wadenmuskulatur wirkt sich mit ihrem retrograden Blutstrom unmittelbar auf das extrafasziale Kommunikationsgefäß aus. In der Umgebung dieses „insuffizienten Gastroknemius-Punktes" liegt in der Regel ein umschriebenes Krampfaderkonvolut. Die Krankheit verursacht Schmerzen, aber kaum jemals lokale Hautveränderungen.

Ausnahmsweise entwickelt sich aus der insuffizienten Mayschen V. perforans eine inkomplette Stammvarikose der V. saphena parva. Der Gefäß-

◁ **219.** Insuffizienz (→) der Mayschen V. perforans. ↔ Vv. gastrocnemiae; ↦ V. poplitea. Darstellung durch aszendierende Preßphlebographie mit Überlaufeffekt

▽ **220.** Varikose der Kniekehlen-Perforans. Einmündung in die V. poplitea (→). Suffiziente Mündungsklappe (↔) der V. saphena parva. ↦ Vv. gastrocnemiae. Darstellung durch aszendierende Preßphlebographie bei Innenrotation *(links)* und seitlich *(Mitte)*. Klinisches Bild *(rechts)*

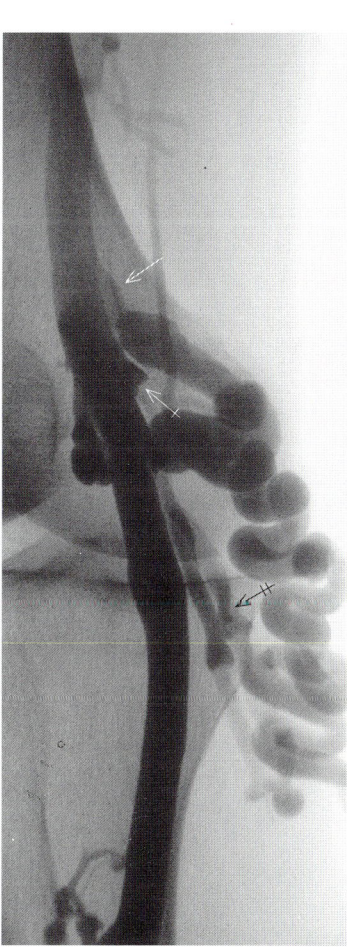
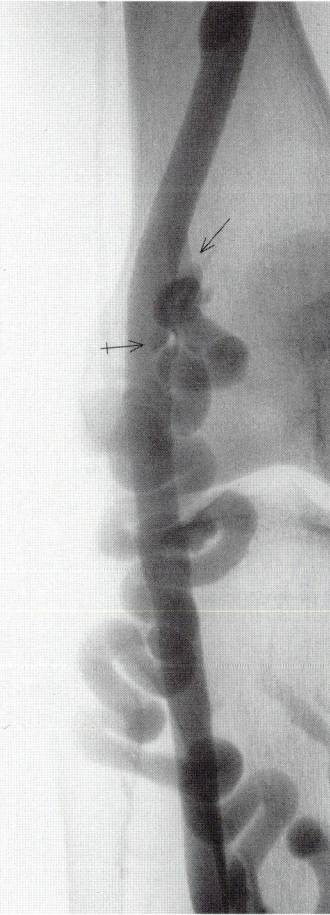
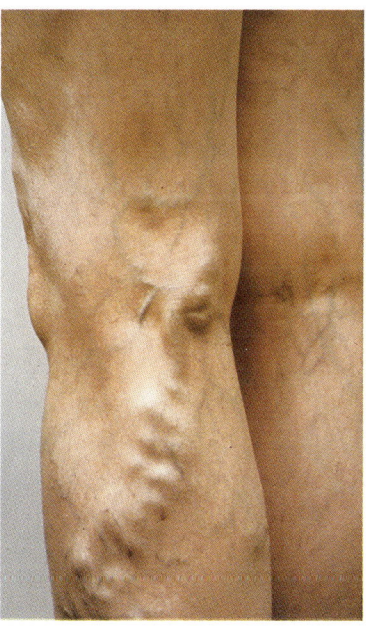

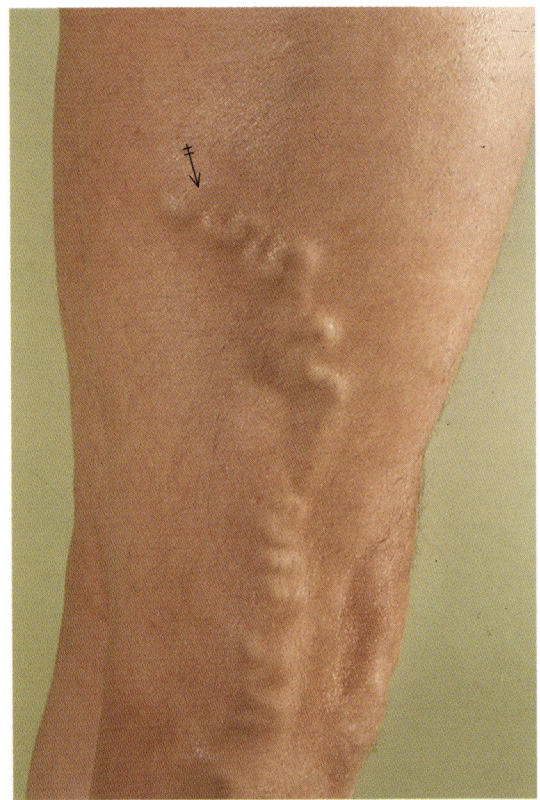

stamm erscheint dabei in seinem proximalen Anteil suffizient, distal von der Einmündung der
transfaszialen Kommunikationsvene, dem proximalen Insuffizienzpunkt, aber varikös degeneriert. Die Therapie besteht in der selektiven subfaszialen Perforansdissektion.

Varikose der Kniekehlen-Perforans

Die isolierte Insuffizienz der V. perforans in der
Kniekehle verursacht ein großes Krampfaderkonvolut und gibt bisweilen Anlaß zur phlebographischen Abklärung. Das Gefäß stellt sich beim Valsalvaschen Preßversuch von der V. poplitea aus
dar. Es liegt etwa in Höhe der Einmündung der
V. saphena parva, so daß sich differentialdiagnostische Schwierigkeiten gegenüber einer Stammvarikose mit hohem Fasziendurchtritt ergeben
können. Nur die Verfolgung des weiteren Gefäßverlaufs zum Unterschenkel hin führt zur
Klärung. Bei ausgeprägtem Befund ist die selektive subfasziale Perforansligatur zu empfehlen.

220

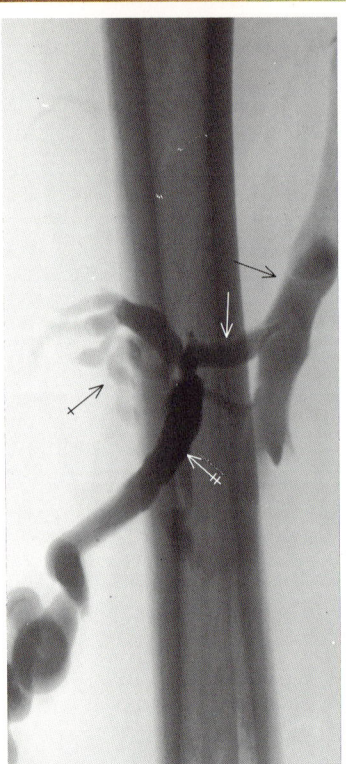

Varikose der Hachschen Profunda-Perforans

Die Insuffizienz der Profunda-Perforans verursacht ein charakteristisches klinisches Bild, das
eine Blickdiagnose erlaubt. Die Krampfader tritt
aus einer deutlich tastbaren Faszienlücke an der
Außenseite des proximalen Oberschenkels hervor
und zieht in starken Windungen distalwärts. Sie
verursacht manchmal Schmerzen.
Wir konnten die hämodynamischen Bedingungen
der Profunda-Perforans durch die Varikographie
abklären. Es ergibt sich eine breitlumige klappenlose Verbindung zur V. profunda femoris. Als Therapie der Wahl empfiehlt sich die selektive intrafasziale Perforansdissektion mit nachfolgender
Sklerosierung.

221

221. Hachsche Profunda-Perforans. *Oben* klinisches Bild
mit Blow-out (↔). *Unten* Darstellung durch Varikographie.
→ V. profunda femoris; ↔ einmündende Muskeläste; ⇻ Profunda-Perforans

Retikuläre Varikose

Retikuläre Krampfadern haben keine unmittelbare Beziehung zum intrafaszialen Venensystem. Sie
kommen isoliert, in größeren Narben und in Kombination mit jeder anderen Form der primären Varikose vor. Im Gegensatz zur Stammvarikose bilden sie sich in den mittleren und späteren
Lebensjahren aus. Sie haben eine große Neigung
zur Rezidivierung, unabhängig von den vorausgegangenen Behandlungsarten.

Die röntgenologische Darstellung von retikulären Varizen ist nur bei einer speziellen Fragestellung, beispielsweise zur Auffindung einer verborgenen V. perforans indiziert. Am besten eignet sich dazu 104 die Varikographie. Die Therapie der Wahl besteht in der Sklerosierung.

Rezidivvarikose nach Operation

Schon kurze Zeit nach einer Sklerosierung oder Operation können wieder Krampfadern in Erscheinung treten; oftmals handelt es sich dabei nicht um echte Rezidive, sondern um Varizen, die bei der ersten Behandlung nicht oder nur teilweise beseitigt wurden. Trotz der vielfältigen klinischen Symptomatik lassen sich nahezu alle Krankheitsbilder dieser sogenannten Rezidivvarikose in ein Schema einordnen, das der primären Varikose und ihren Rezirkulationskreisen entspricht. In einem Kontrollkollektiv von 102 auswärtigen Patienten waren die Stromgebiete der V. saphena magna in 66,7 %, der V. saphena parva in 21,6 % und Vv. perforantes in 11,7 % betroffen (Hach 1981 b).

Selbstverständlich können im Laufe des Lebens auch Zweiterkrankungen auftreten, wenn sich beispielsweise Jahre und Jahrzehnte nach erfolgreicher Operation einer Stammvarikose der V. saphena magna oder nach Sklerosierung einer Seitenastvarize die Insuffizienz einer V. saphena parva ausbildet. In diesem Fall darf aber ebensowenig von einem Rezidiv gesprochen werden, wie bei einem Nabelbruch, der sich wenige Jahre nach der chirurgischen Versorgung eines Leistenbruchs einstellt.

Rezidivvarikose der V. saphena magna

Eine „Rezidivvarikose der V. saphena magna nach Operation" kann es nicht geben, wenn das Gefäß lege artis reseziert oder exstirpiert wurde. Es kommt in der Diagnostik des speziellen Falls darauf an, die vorliegenden hämodynamischen Bedingungen genau abzuklären, um dem Chirurgen die notwendigen Informationen für eine zweite Intervention zu liefern. Dazu ist nur die aszendierende Preßphlebographie geeignet.

Das klinische Bild erlaubt in der Regel keinerlei 222 Rückschlüsse auf die vorliegende morphologische Situation; allenfalls geben alte Operationsnarben darüber Auskunft, wo der Chirurg beim letzten Eingriff *nicht* eingegangen ist. Auch die B-Bild- oder die farbkodierte Duplex-Sonographie vermag höchstens größere Venensegmente mehr oder minder isoliert abzubilden, aber nicht das ganze

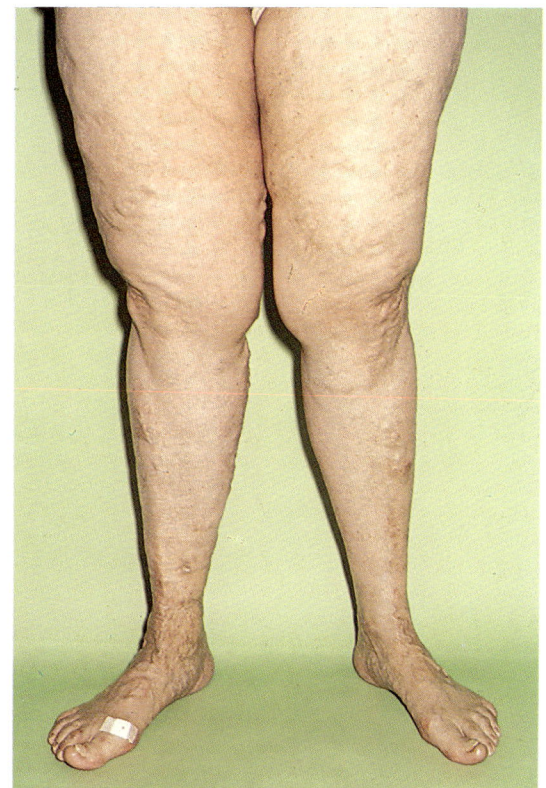

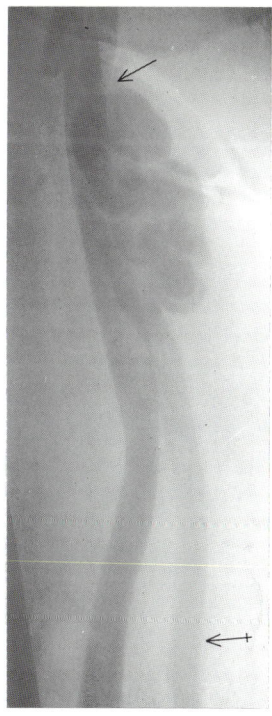

222. Rezidivvarikose nach Trendelenburgscher Operation. 59jährige Patientin 6 Jahre nach dem Eingriff. *Oben* klinischer Befund, *unten* Darstellung durch aszendierende Preßphlebographie. Krampfaderkonvolut (→) unterhalb der ehemaligen Ligatur; ↔ Stamm der belassenen V. saphena magna

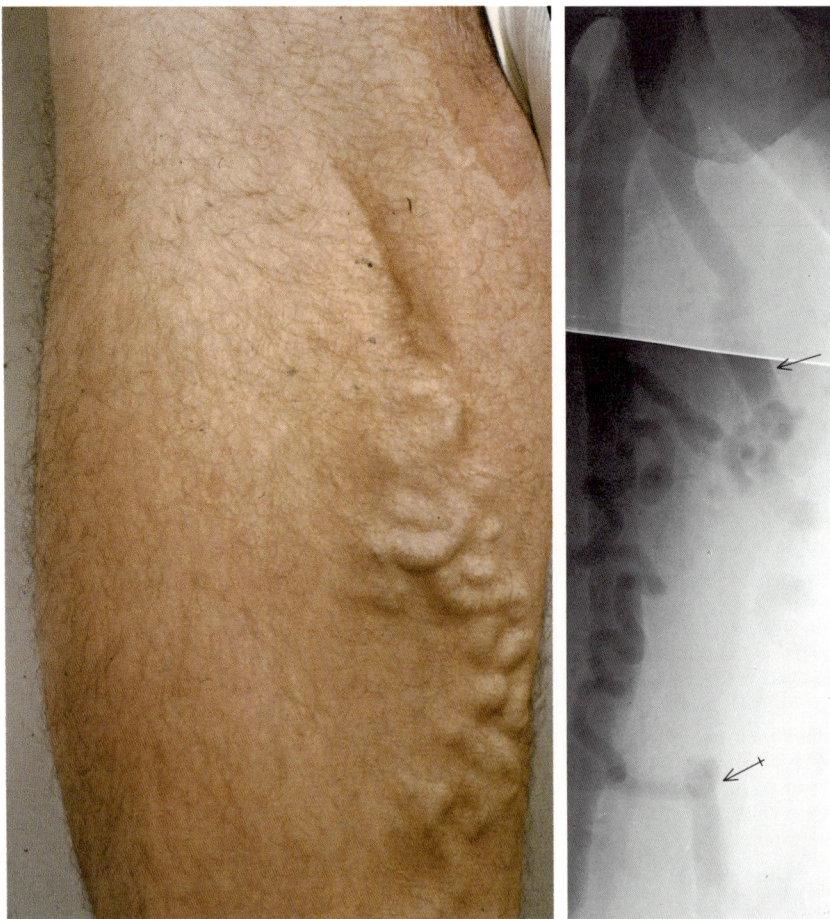

223. Rezidivvarikose nach unvollständiger Resektion der V. saphena magna bei 40jährigem Mann. *Links* klinischer Status 1 Jahr nach Operation, *rechts* Darstellung durch aszendierende Preßphlebographie. 13 cm lange Unterbrechung der varikösen V. saphena magna (→); retrograde Auf-

füllung des distalen insuffizienten Venenabschnitts (↔) durch Überbrückungskollateralen. Persistierender Rezirkulationskreislauf III mit chronisch-venösem Stauungssyndrom

Ausmaß des persistierenden Rezirkulationskreises zu identifizieren. Überbrückungskollateralen nach unvollständiger Gefäßresektion haben oftmals ein kleineres Kaliber und einen geschlängelten Verlauf; die Blutströmung wird dadurch auch unter den Provokationstests so stark vermindert, daß die Ultraschall-Doppler-Methode nicht anspricht.

Die Röntgenuntersuchung erfolgt in der routinemäßigen Technik als aszendierende Preßphlebographie. Auf die Darstellung von insuffizienten transfaszialen Kommunikationen, die bei der vorausgegangenen Operation nicht berücksichtigt wurden, ist sorgfältig zu achten.

Das radiologische Bild der **belassenen Stammvarikose** unterscheidet sich nicht von der primären Erkrankung. Bei der Aufschlüsselung des entsprechenden Kollektivs von auswärtig operierten Pati-

enten mit Rezidivvarikose war der Befund immerhin in 20,6 % der Fälle festzustellen (Hach 1981 b). Eine Gefäßduplikatur ist als Ursache auszuschließen, wenn sich die Krosse röntgenologisch darstellen läßt.

Die *doppelte Anlegung* der V. saphena magna hat für das Rezidiv sicherlich nicht die Bedeutung, die ihr im allgemeinen zugemessen wird. Sobald das belassene „doppelte" Venensegment nach der Krossektomie seine Verbindungen zu den intrafaszialen Gefäßen verloren hat, kommt ihm in hämodynamischer Beziehung nur noch eine geringe Bedeutung zu.

Die **unterbrochene Stammvarikose** beruht auf den früher geübten Operationsverfahren ohne Krossektomie und ohne Resektion des Venenstamms. Die hohe Ligatur nach Trendelenburg oder die chirurgische Unterbindung mit retrograder Sklerosierung nach Moskowicz werden heute nicht

222

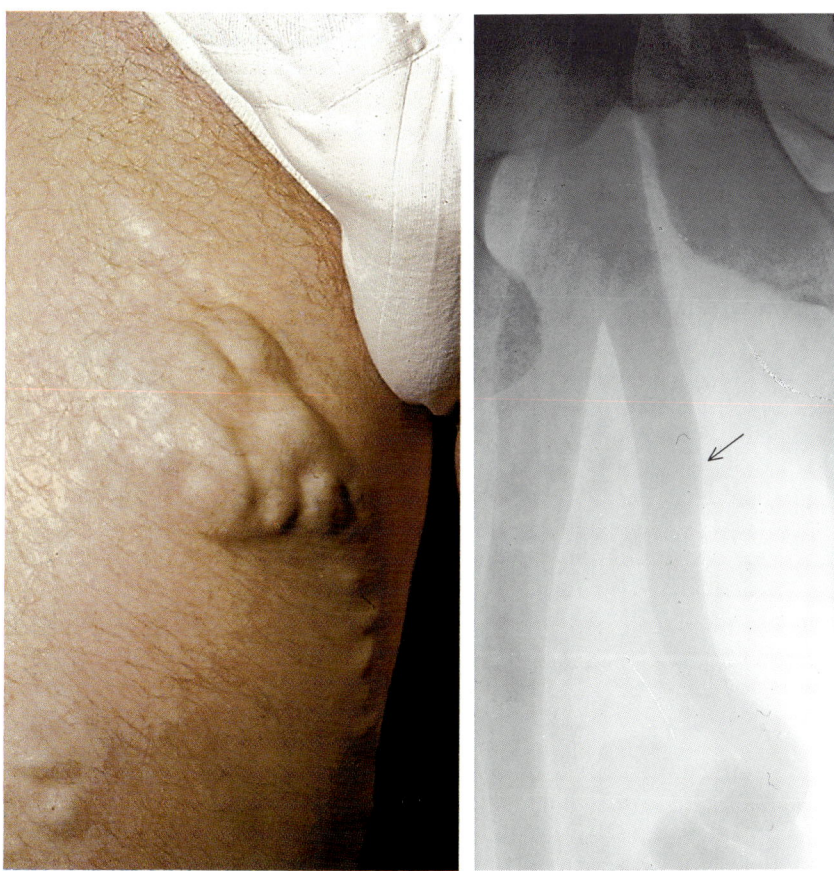

224. Schwere Rezidivvarikose mit langem Saphenastumpf bei 49 jährigem Mann. *Links* klinischer Status 4 Jahre nach Operation; Narbe handbreit unterhalb der Leistenbeuge. Chronisch-venöses Stauungssyndrom. *Rechts* Darstellung durch aszendierende Preßphlebographie; 12 cm langer variköser Saphenastumpf (→) mit Übergang in großes Krampfaderkonvolut. Persistierender dekompensierter Rezirkulationskreis

223   mehr durchgeführt. Manchmal lassen sich Überbrückungskollateralen vom proximalen zum distalen Gefäßstumpf nachweisen.

224   Häufig ist der *lange Saphenastumpf* als Ursache der Rezidivvarikose anzutreffen. Bei der Operation wurden auf die Krossektomie verzichtet und nur ein Stripping durchgeführt. Die klinische Untersuchung zeigt eine atypische Lokalisation der Operationsnarbe, die nicht unmittelbar in der Leistenbeuge, sondern handbreit darunter liegt. Vom unteren Pol des Saphenastumpfes gehen große Varizen ab.

Sobald von einem dekompensierten Rezirkulationskreis nach unvollständiger Operation oder Sklerosierung noch wesentliche Anteile erhalten geblieben sind, schreitet die *sekundäre Popliteal- und Femoralveneninsuffizienz* fort. Das chronisch-venöse Stauungssyndrom persistiert. Aus diesem Grunde muß beim Nachweis von größeren belassenen Anteilen einer Stammvarikose die nochmalige chirurgische Therapie im Sinne einer kompletten extrafaszialen Sanierung erfolgen.

Am häufigsten wird heute der *kurze Stumpf* als Ursache der Rezidivvarikose nach Operation gefunden. Bei dem vorausgegangenen Eingriff erfolgte die Krossektomie unvollständig, aus welchen Gründen auch immer. Von dem belassenen Saphenatrichter zieht eine stark geschwungene Krampfader nach distal. Bei der Phlebographie 225 kommt es darauf an, den Stumpf wirklich darzustellen und dem Chirurgen damit das röntgenmorphologische Substrat für den geplanten Eingriff vorzulegen. Die Indikation dazu ist besonders dann gegeben, wenn ein dekompensierter Rezirkulationskreis fortbesteht.

Bei *kurzem belassenen Saphenastumpf* empfiehlt sich heute die *präfemorale Stumpfligatur* oder *Stumpfdissektion* nach Hach (1981b). Dabei wird zunächst die Vorderwand der V. femoralis communis direkt am Leistenband dargestellt; bei der Präparation nach distal kommt der belassene Saphenatrichter ins Operationsfeld und wird doppelt ligiert oder vernäht. Mit dieser Technik sind Blutungen aus Krampfaderkonvoluten im alten Narbenbereich zu vermeiden.

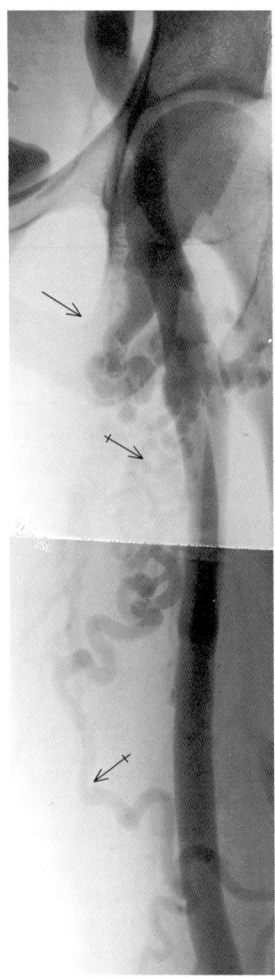 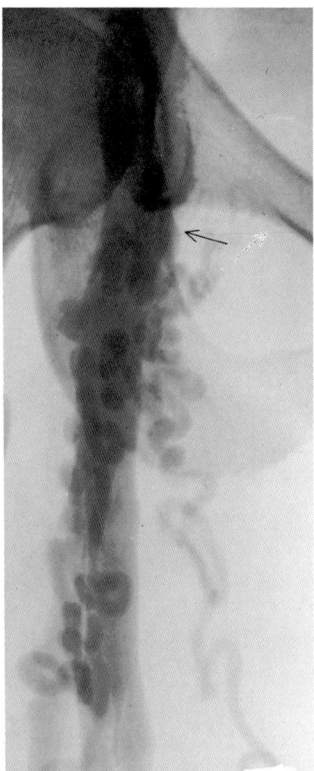 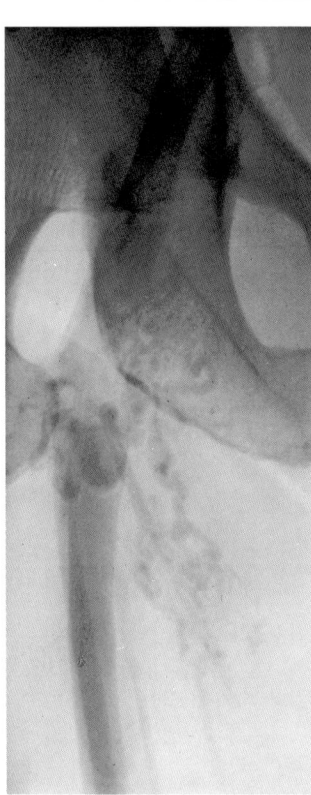

226 *(Mitte).* Rezidivvarikose bei 34jähriger Frau. Erneute Ausbildung von Krampfadern am Oberschenkel 3 Jahre nach Operation. Darstellung des 1 cm langen Saphenastumpfes (→) durch aszendierende Preßphlebographie

227 *(rechts).* „Inguinales Varizenbeet“. Kleinlumige Rezidivvarikose bei einer 38jährigen Frau 5 Jahre nach Operation einer Stammvarikose der V. saphena magna. Darstellung durch aszendierende Preßphlebographie

225 *(links).* Rezidivvarikose bei 35jähriger Frau mit kurzem Saphenastumpf (→). Krampfaderkonvolute distal der alten Ligatur (↔)

Formen der Rezidivvarikose der V. saphena magna und ihre operationstechnischen Ursachen			
Krankheit	Relative Frequenz (n = 68)	Kross-ektomie	Resektion
Belassene Stammvene	20,6 %	fehlt	fehlt
Unter-brochene Stammvene	14,6 %	fehlt	fehlt
Langer Saphena-stumpf	41,7 %	fehlt	durchgeführt
Kurzer Saphena-stumpf	11,8 %	unvollständig	durchgeführt
Inguinales Varizenbeet	11,8 %	durchgeführt	durchgeführt

Als *inguinales Varizenbeet* wird ein typischer radiologischer Aspekt der Rezidivvarikose bezeichnet, der sich gelegentlich nach vollständiger Krossektomie bei einer schweren Stammvarikose ausbildet; über die kleinen varikösen Seitenäste ist ein zartes Netz von Krampfadern entstanden.

Die Entstehung des inguinalen Varizenbeets ist operationstechnisch dadurch zu vermeiden, daß die Absetzung von kleineren Seitenästen der Krosse immer erst hinter ihrer ersten Aufzweigung erfolgt. Die pathologischen Refluxe der Ultraschalluntersuchung nach Operation sind meistens auf dieses Phänomen zurückzuführen.

227

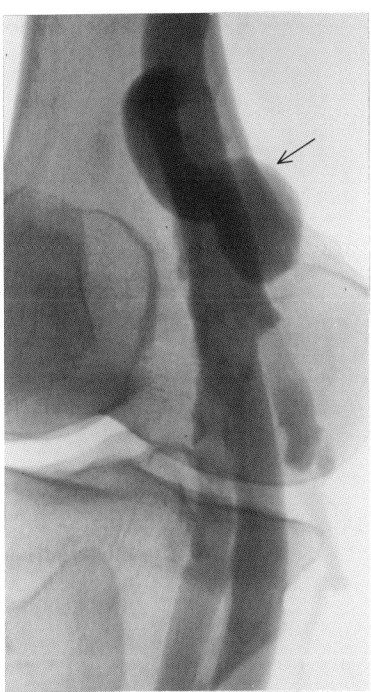
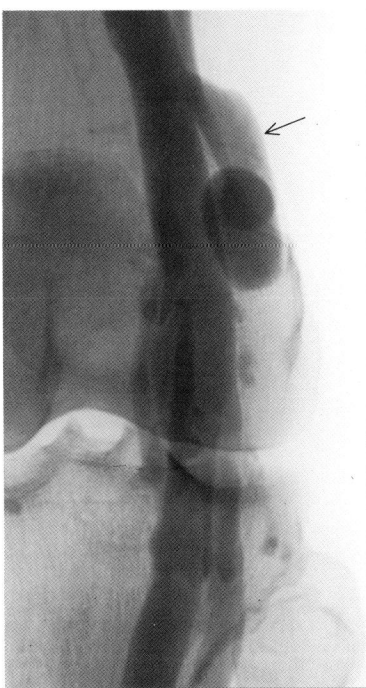
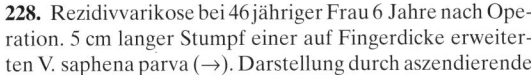

228. Rezidivvarikose bei 46 jähriger Frau 6 Jahre nach Operation. 5 cm langer Stumpf einer auf Fingerdicke erweiterten V. saphena parva (→). Darstellung durch aszendierende

Preßphlebographie bei Innenrotation *(links)* und seitlich *(rechts)*

Rezidivvarikose der V. saphena parva

Ähnlich wie bei der V. saphena magna kann es auch das echte Rezidiv einer Stammvarikose der V. saphena parva nach adäquater chirurgischer Therapie nicht geben. Immer wiederkehrende schwere Varizen stellen eine Indikation zur phlebographischen Abklärung der hämodynamischen Verhältnisse dar. Die *belassene Stammvarikose* ist relativ häufig zu beobachten, denn oftmals wird aufgrund des klinischen Befundes allein die Beteiligung der V. saphena parva am Erscheinungsbild der primären Varikose nicht erkannt.

Nach fehlender oder unvollständiger Krossektomie bleibt ein *Saphenastumpf* in der Kniekehle übrig, von dem große Varizenkonvolute abgehen und Beschwerden verursachen. Die erneute Operation im Sinne der präpoplitealen Stumpfligatur (Hach u. Hach-Wunderle 1994) erscheint angezeigt.

228

Rezidivvarikose von insuffizienten Vv. perforantes

Eine insuffiziente Cockettsche V. perforans ist in der präoperativen Diagnostik leicht zu übersehen, da bisher keine verläßlichen Untersuchungsmethoden zur Verfügung stehen. Diese Situation liegt insbesondere bei adipösen Patienten vor. Deswegen wird eine *Cockettsche Rezidivvarikose* relativ häufig beobachtet.

Ein persistierendes chronisch-venöses Stauungssyndrom muß immer an die fortbestehende Perforansinsuffizienz denken lassen. Sowohl nach einer Operation als auch nach der Sklerosierung sind Krampfadern oder Faszienlücken in supramalleolärer Position durch die klinische Untersuchung oftmals nicht mehr nachzuweisen. Die Varikose kann bei der vorausgegangenen Behandlung übersehen worden sein oder sich im Rahmen einer fortbestehenden sekundären Popliteal- und Femoralveneninsuffizienz neu entwickelt haben. Früher verzichtete der Chirurg auch in einem komplizierten Krankheitsfall zunächst bewußt auf die Perforansdissektion, um nicht schwere Wundheilungsstörungen in Kauf nehmen zu müssen.

Vor Einführung der paratibialen Fasziotomie, (Hach 1983) und des endoskopischen Verfahrens (Hauer 1985) standen zur Operation des chronisch-rezidivierenden Ulcus cruris nur die sehr eingreifenden Methoden nach Linton oder Cockett zur Verfügung. Dabei kam es in einem hohen Prozentsatz der Fälle zu ernsthaften Komplikationen. Durch die *endoskopische Technik*, gegebenenfalls in Kombination mit der paratibialen Fasziotomie, ist heute auch bei ausge-

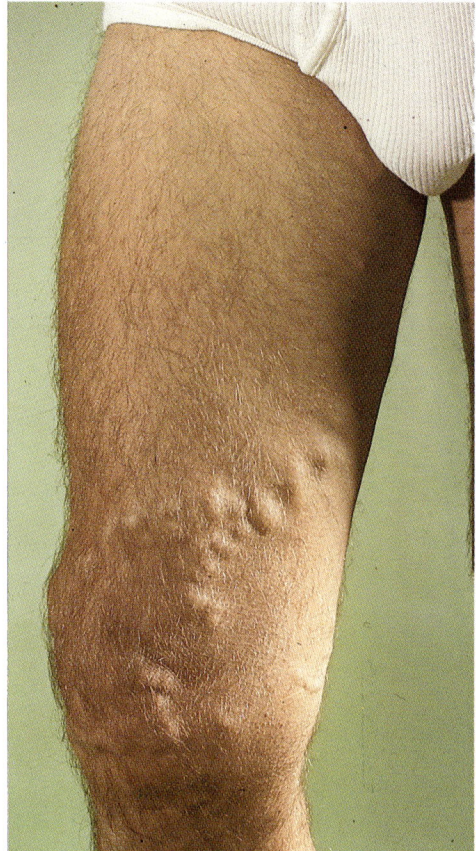 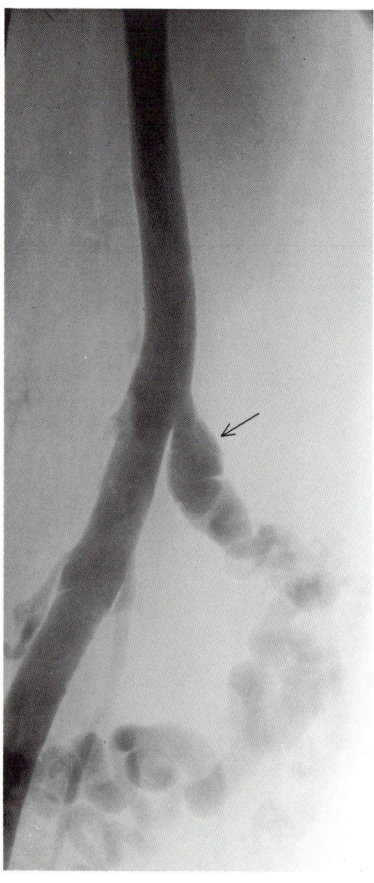

229. Rezidivvarikose bei 60jährigem Mann 1/2 Jahr nach Krampfaderoperation. *Links* klinisches Bild. *Rechts* Darstellung durch aszendierende Preßphlebographie. Belasse- ner fingerdicker Stumpf der Doddschen V. perforans (→) mit großem Krampfaderkonvolut

prägtem Befund die gleichzeitige chirurgische Sanierung möglich (S. 105).

Vor der wiederholten Dissektion von insuffizienten Cockettschen Vv. perforantes sollte die gesamte hämodynamische Situation durch die Phlebographie abgeklärt sein. Es kommt darauf an, *alle* belassenen Anteile eines Rezirkulationskreises zu erkennen. Insbesondere gilt dieser Grundsatz für Patienten, die in irgendeiner Weise auswärts vorbehandelt wurden. Die Indikation zur Reoperation und die Aufstellung des genauen Operationsplans sind durch keine anderen Untersuchungsmethoden hinreichend zu begründen. Die röntgenmorphologische Diagnose läßt sich durch die Beurteilung der Pump-Funktion des Beins und durch die Befunde der venösen Kapazität und Drainage ergänzen.

229 Eine Rezidivvarikose der *Doddschen V. perforans* entsteht gelegentlich, wenn eine inkomplette Stammvarikose durch die partielle Saphenaresektion behandelt und die selektive Perforansdissekti-

on unterlassen wurde. Auch hier ist der Zweiteingriff vorzunehmen.

Rezidivvarikose nach Sklerosierung

Zur Verödungsbehandlung sind prinzipiell alle Formen von Krampfadern geeignet, die nicht durch insuffiziente transfasziale Kommunikationen mit dem tiefen Venensystem in einer unmittelbaren Beziehung stehen, also die extrafasziale Seitenastvarikose und die retikuläre Varikose. Nur im hohen Lebensalter fallen diese differentialdiagnostischen Erwägungen weg.

Eine schwere Stammvarikose der V. saphena magna oder parva läßt bei jungen Patienten schon bald nach der Sklerosierung in den zentralen Gefäßabschnitten wieder den ursprünglichen Befund erkennen. Infolge einer hohen fibrinolytischen Aktivität der Venenwand kommt es nach der Thrombosierung schnell zur Rekanalisation. Ge- 230

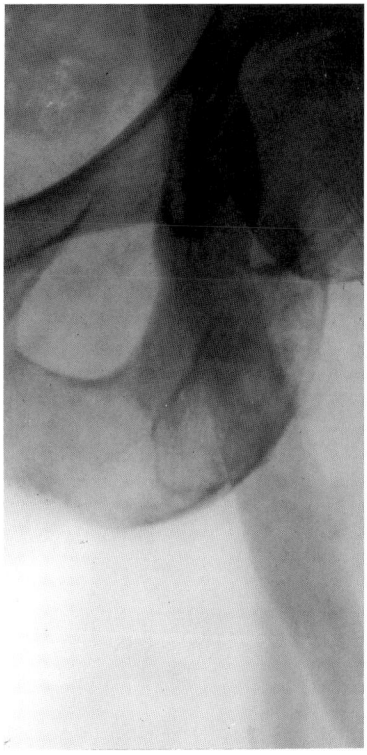
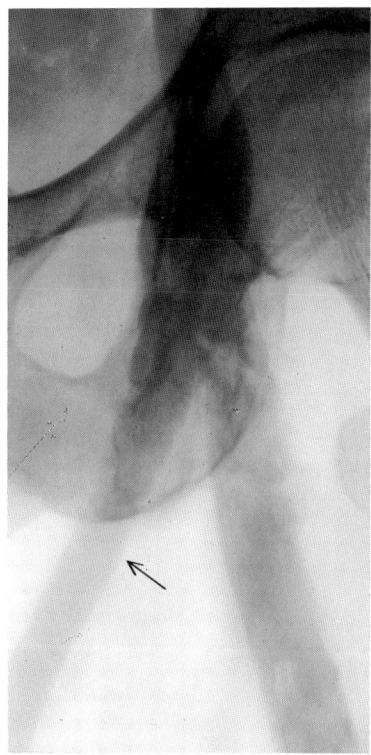

230. Rezidivvarikose nach Sklerosierung bei 56 jähriger Frau. Aszendierende Preßphlebographie am linken Bein. Ausgeprägte sekundäre Femoral- und Poplitealveneninsuffizienz; infolgedessen nur schemenhafte Darstellung der großen Gefäße in der Leistenregion. *Links* Röntgenuntersuchung 2 Wochen nach kompletter Verödung einer ausgeprägten Stammvarikose der V. saphena magna bis in die Leiste; thrombotischer Verschluß des Gefäßes. *Rechts* Röntgenuntersuchung nach 3 1/2 Jahren. Vollständige Rekanalisierung der varikösen V. saphena magna (→). Klinisch besteht eine schwere Rezidivvarikose

legentlich finden sich an der behandelten Stammvene die Röntgensymptome der abgelaufenen Thrombose mit unregelmäßigen Randkonturen, Septierungen und Inseln im Gefäßlumen. Auch die farbkodierte Duplex-Sonographie erlaubt die eindeutige Beurteilung.

Über Erfolg und Mißerfolg einer konservativen Therapie der Stammvarikose vermögen nur die bildgebenden Untersuchungsverfahren eine sichere Information zu vermitteln. Bei jedem Rezirkulationskreis kommt es darauf an, den Patienten *vor der sekundären Popliteal- und Femoralveneninsuffizienz zu bewahren*. Das kann nur durch eine konsequente Ausschaltung der betroffenen Gefäßsegmente garantiert werden. Ist aber bereits eine Dekompensation der tiefen Leitvenen eingetreten, dann *muß* heute die komplette Sanierung des *gesamten* extrafaszialen Venensystems *bewiesen* werden. In diesem Sinne darf auch der Sklerotherapeut durchaus die Effektivität seiner Maßnahmen nach einem Jahr oder später durch eine Kontrollphlebographie oder durch die farbkodierte Duplex-Sonographie dokumentieren lassen.

Retikuläre Varizen haben – unabhängig von der durchgeführten Therapie – eine hohe Rezidivneigung. Die Patienten müssen deshalb in regelmäßigen Abständen zur ambulanten Nachbehandlung einbestellt werden. bei stärkerer Ausprägung empfiehlt sich *einmal* die Durchführung der Phlebographie, um nicht doch insuffiziente transfasziale Kommunikationen zu übersehen.

Literatur

Bernink BP (1971) Sind die phlebographisch als inkompetent gedeuteten Venae communicantes auch physiologisch insuffizient? Zbl Phlebol 10: 41

Hach W (1981 a) Die Erhaltung eines transplantationswürdigen Venensegments bei der partiellen Saphenaresektion als Operationsmethode der Stammvarikose. Phlebol Proktol 10: 171

Hach W (1981 b) Differenzierte Diagnostik der primären Varikose. Demeter, Gräfelfing

Hach W (1985) Die Varikose der Profunda-Perforans, ein typisches phlebologisches Krankheitsbild. Vasa 14: 155

Hach W (1991) Varizenoperation – Wie radikal dürfen wir vorgehen? In: Maurer PC, Dörler J, v. Sommoggy S (Hrsg) Gefäßchirurgie im Fortschritt. Thieme, Stuttgart

Hach W (1993) Die Rezirkulationskreise der primären Stammvarikose. Chir Prax 47: 319

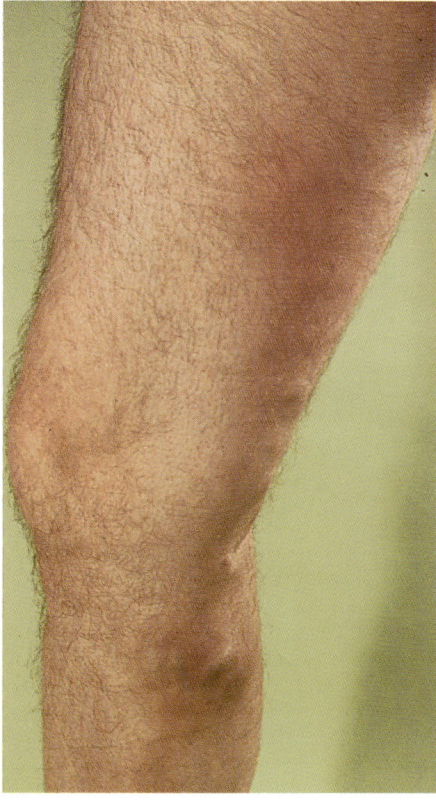
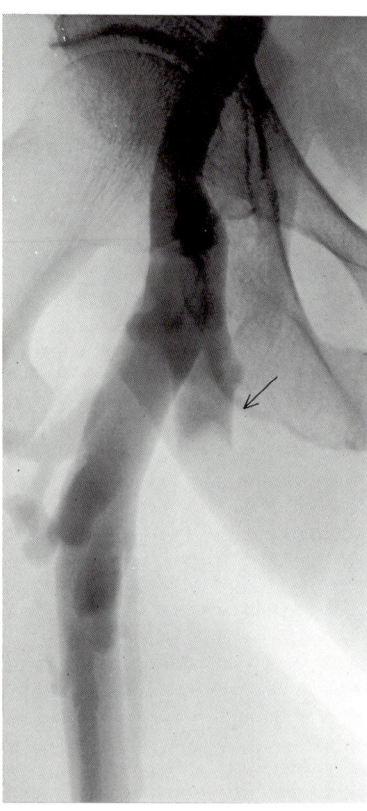

231. Varikophlebitis bei schwerer Stammvarikose der V. saphena magna. 58jähriger Mann mit 30jährigem Verlauf der Krampfaderkrankheit. *Links* klinisches Bild, *rechts* Darstellung durch aszendierende Preßphlebographie. Verwaschungseffekt. Kuppelzeichen ($\rightarrow$) des Thrombusschwanzes sowie Radiergummizeichen in der V. saphena magna

Hach W, Hach-Wunderle V (1994) Die Rezirkulationskreise der Stammvarikose. Springer, Berlin Heidelberg New York Tokyo

Hach W, Schirmers U, Becker L (1980) Veränderungen der tiefen Leitvenen bei einer Stammvarikose der V. saphena magna. In: Müller-Wiefel H (Hrsg) Mikrozirkulation und Blutrheologie. Witzstrock, Baden-Baden

Hach W, Langer C, Schirmers U (1983) Das arthrogene Stauungssyndrom. Vasa 12: 109

Hauer G (1985) Die endoskopische subfaszerale Diszision der Perforansvenen. Vasa 14: 59

Niebes P, Laszt L (1971) Recherche sur l'activité des enzymes dans le métabolisme des mucopolysaccharides de veines saphènes humaines saines et variqueuses. Angiologia 8: 7

Schmeller W (1990) Das arthrogene Stauungssyndrom. Diesbach, Berlin

Staubesand J (1977) Matrix-Vesikel und Mediadysplasie. Med Welt 28: 1943

Stranzenbach W, Hach W (1991) Phlebographische Verlaufsbeobachtungen der sekundären Popliteal- und Femoralveneninsuffizienz bei Stammvarikose. Phlebologie 20: 25

Svejar J, Prerovsky J, Linhart J, Krumel J (1964) Biochemical differences in the composition of primary varicose veins. Am Heart J 67: 572

Wuppermann T (1991) Was können die Sonographieverfahren wirklich? In: Maurer PC, Dörler J, v. Sommoggy S (Hrsg) Gefäßchirurgie im Fortschritt. Thieme, Stuttgart

Thrombose der Bein- und Beckenvenen

Nach klinischen Gesichtspunkten muß streng unterschieden werden, ob eine Thrombose im extrafaszialen oder intrafaszialen Venensystem der Extremität lokalisiert ist. Bei der *oberflächlichen Thrombophlebitis* handelt es sich *meistens* um eine leichte Krankheit. Rezidivierende Venenentzündungen im Rahmen einer ausgeprägten Stammvarikose können aber auch die Ursache von Mikroembolien der Lunge mit nachfolgender kardiopulmonaler Insuffizienz sein. Mit der *tiefen Venenthrombose* liegt *immer* eine schwere Krankheit vor, deren Prognose durch die Gefahr lebensbedrohlicher Komplikationen, durch Rezidive und Defektheilungen belastet wird. Sowohl die Thrombophlebitis als auch die Phlebothrombose sind keineswegs selten als erstes Symptom einer systemischen Grundkrankheit zu beobachten.

231

Thrombophlebitis

Die Thrombophlebitis der extrafaszialen Gefäße
äußert sich in verschiedenen Krankheitsbildern,
die aufgrund ihrer typischen Befunde klinisch zu
diagnostizieren sind; somit besteht praktisch nur
bei der Frage nach einer Beteiligung der intrafaszialen Gefäße die Indikation zur Phlebographie.

Klinische Symptomatik

Die betroffenen Venen sind verhärtet, druck-
schmerzhaft und von einer mehr oder minder aus-
geprägten periphlebitischen Gewebsreaktion be-
gleitet. Die *Varikophlebitis* verursacht oftmals eine
heftige lokale Entzündung. Gelegentlich treten
Fieber und Allgemeinreaktionen auf.
Die *strangförmige Thrombophlebitis* und die
Thrombophlebitis saltans kommen oftmals im
Rahmen des paraneoplastischen Syndroms vor.
Sie erfordern deshalb eine generelle internistische
Untersuchung.

Phlebographische Diagnostik

Die phlebographische Abbildung eines frischen
Thrombus in oberflächlichen Gefäßen ergibt sich
gelegentlich als Zufallsbefund. An radiologischen
231   Symptomen sind das Kuppelzeichen, das Konturzeichen und das Radiergummiphänomen zu beobachten.
Bei der Beurteilung des Röntgenbildes kommt es
vor allem auf den Nachweis oder den Ausschluß
einer transfaszialen Progredienz der Thrombose in
das tiefe Venensystem an. Im Bereich der Vv. perforantes wird in diesem Fall auch von einer
232   *Kragenknopfthrombose* gesprochen. Bei einer
Stammvarikose der V. saphena magna stellt das
Einwachsen des Thrombusschwanzes *über die*

▷

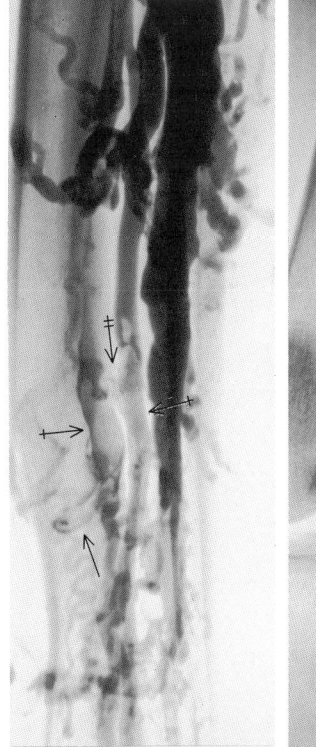
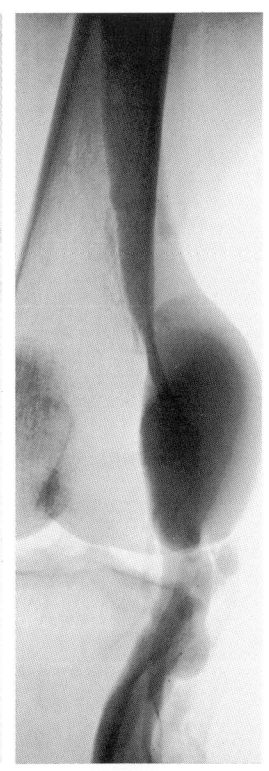
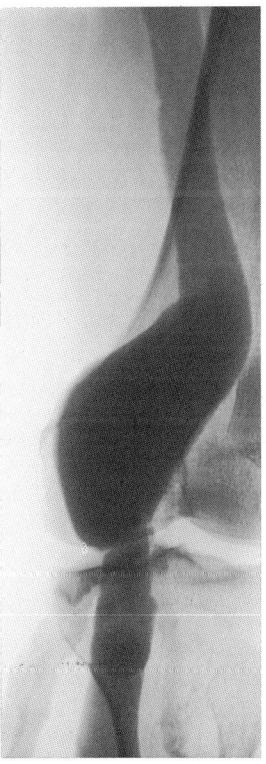
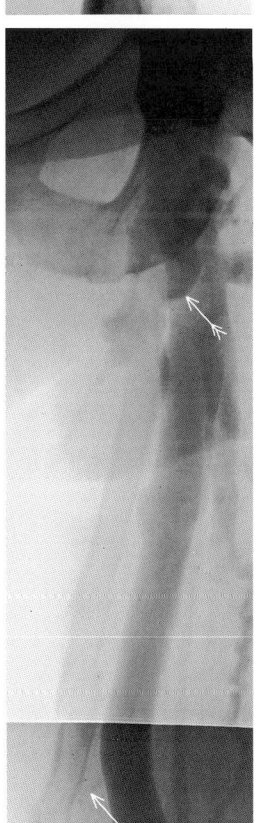

232. Varikophlebitis und Kragenknopfthrombophlebitis bei
46 jähriger Frau. Darstellung durch aszendierende Preßphlebographie am linken Bein. *Links oben* Insuffizienz der oberen Cockettschen V. perforans mit Thrombus (→), der weit in
die V. tibialis posterior einwächst (↔). Übergriff auf zweiten
Gefäßstamm über Sprossenvenen (⇸). Zustand nach alter
Tibiafraktur. *Rechts oben, links unten* sekundäre Popliteal-
und Femoralveneninsuffizienz mit kongenitaler Klappenanomalie. Aufnahmen bei Innenrotation *(rechts oben)* und seitlich *(links unten)*. Keine Zeichen der Phlebothrombose.
Rechts unten sekundäre Popliteal- und Femoralveneninsuffizienz. Schwere Stammvarikose der V. saphena magna im Stadium IV mit ausgedehntem Thrombus (↣), dessen Schwanz
bis in das Mündungsaneurysma reicht (⇻). Konturzeichen

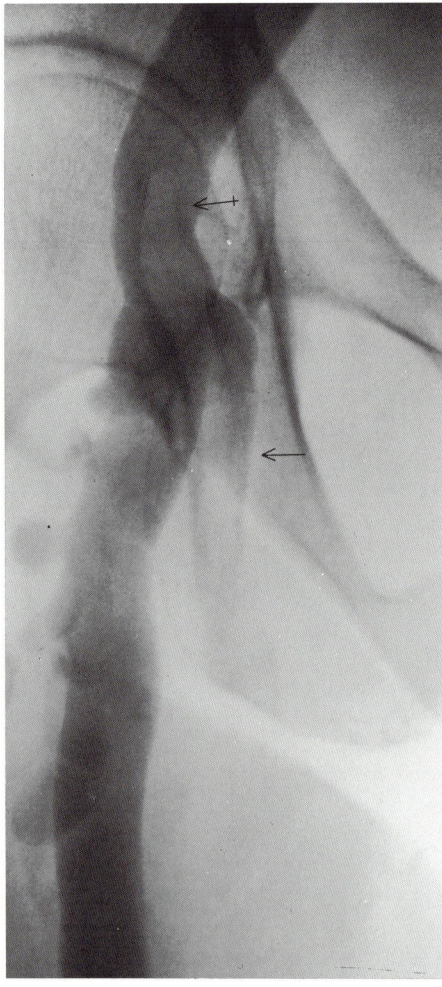

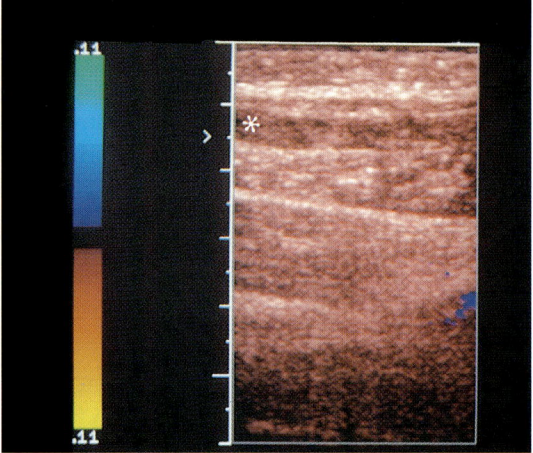

234. Thrombophlebitis der V. saphena parva (*). Krankheitsdauer 7 Tage. Fehlende Komprimierbarkeit des Gefäßes. Intravasale echoreiche Strukturen. Leichte Verdickung der Venenwand. Duplex-Sonographie mit farbiger Kodierung. (Acuson, 7 MHz-Schallkopf)

Formen der Thrombophlebitis
Varikophlebitis
Thrombophlebitis saltans
Strangförmige Thrombophlebitis

233. Varikophlebitis bei Stammvarikose der V. saphena magna. Thrombusschwanz wächst über Saphenamündung (→) hinaus in V. femoralis communis ein (↔). Darstellung durch aszendierende Preßphlebographie

Mündung hinaus in die V. femoralis communis eine ernste Komplikation dar. Es besteht die Gefahr der Lungenembolie. Die therapeutische Konsequenz sollte sofort mit dem behandelnden Arzt abgesprochen werden. In erster Linie ist die operative Thrombektomie mit gleichzeitiger Sanierung der Stammvarikose in Erwägung zu ziehen.

Bei rezidivierenden Lungenembolien wird die Phlebographie zur Suche nach der *Emboliequelle* eingesetzt. In einer varikös veränderten V. saphena magna und ihren Aneurysmen können sich leicht Thromben ansiedeln und durch die weitlumige Mündungsregion abgeschwemmt werden. Ihr röntgenologischer Nachweis gelingt mit der aszendierenden Preßphlebographie nicht immer. Die Feststellung der Stammvarikose bei unauffäl-

ligem tiefen Beinvenensystem reicht in diesen Fällen zur Begründung der Operationsanzeige aus.

Sonographische Diagnostik

Die Varikophlebitis im Rahmen einer Stammvarikose läßt sich auch durch die B-Bild- und die farbkodierte Duplex-Sonographie gut darstellen, besonders im Bereich des Oberschenkels und der Leiste. Als wichtigstes indirektes Zeichen gilt der negative Ausfall des Venenkompressionstests. Wenn der Prozeß bereits über 6 Tage andauert, werden im Thrombus zunehmend echoreiche Reflexionen und eine deutliche Verdickung der Venenwand sichtbar. Mit der farbkodierten Duplex-Sonographie zeichnet sich der echofreie Thrombusschwanz gegenüber dem offenen Gefäßlumen ab.

Die Untersuchung des Patienten erfolgt im Liegen bei leichter Außenrotation des Beins mit einem linearen Schallkopf. Bei Ausübung der Venenkompression ist eine gewisse Vorsicht geboten. Mitteilungen über dadurch ausgelöste Lungenembolien sind aber in der Literatur nicht bekannt.

233

234

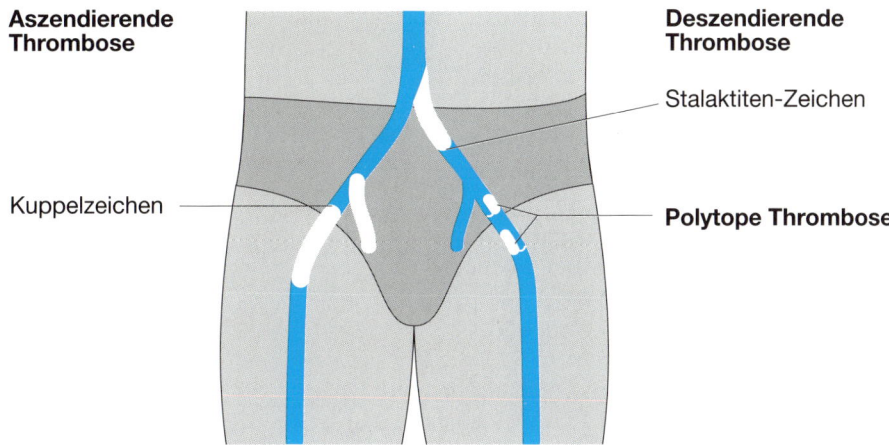

235. Schematische Darstellung der röntgenologischen Thrombuszeichen bei den verschiedenen Verlaufsformen der Phlebothrombose

Thrombose der tiefen Bein- und Beckenvenen

Die Thrombose der tiefen Bein- und Beckenvenen stellt als Ursache der Lungenembolie eine akute Bedrohung des Lebens dar. Sie kann bei jedem Krankenlager auftreten. Seit der Jahrhundertwende ist eine Zunahme der Thromboembolien um ein Vielfaches zu verzeichnen. Allein die Thrombose der Femoroiliakalvenen stieg im Obduktionsgut von 2,7 % auf 27,72 % an (Rotter und Röttger 1976). Die Frequenz der tödlichen Lungenembolien hat sich in den Sektionsstatistiken eines entsprechenden Zeitraums von 1 % auf 8 % erhöht. Die Zahl der Patienten, die an einem postthrombotischen Syndrom leiden, wird in der Bundesrepublik auf 5 Millionen geschätzt; wahrscheinlich liegt die Inzidenz aber wesentlich höher (Hach 1989).

Aus diesen Daten ergibt sich die große Bedeutung der Phlebothrombose für die moderne Medizin. Bei rechtzeitiger Diagnose gelingt es in vielen Fällen, die Krankheit zu heilen und die Patienten vor der Gefahr einer Lungenembolie oder des postthrombotischen Syndroms zu bewahren. Der Phlebographie und der Sonographie kommt dabei im Rahmen der Frühdiagnostik eine zentrale Bedeutung zu.

Thrombogenese

Für die Pathogenese der akuten tiefen Bein- und Beckenvenenthrombose hat die von *Virchow* 1856 aufgestellte Trias bis heute im Prinzip ihre Richtigkeit bewiesen. Als Ursache sind Veränderungen in der Zusammensetzung des Blutes, eine Verlangsamung der Blutströmung und die Schädigung der Gefäßwand anzusehen.

Als Voraussetzung der Thrombogenese gilt die Schädigung des Endothels. An den subendothelialen Strukturen lagern sich Thrombozyten ab und bilden Aggregate. Durch die Aktivierung des plasmatischen Gerinnungspotentials wird im Plättchenthrombus ein Netzwerk von Fibrin abgeschieden. Das weitere Wachstum des Thrombus erfolgt dann unter dem Einfluß von hämostaseologischen und strömungsphysiologischen Faktoren.

Die kleinsten Thromben sind bei der Phlebographie in den Klappentaschen zu finden *(Monokelzeichen, Brillenzeichen)*. Sie entstehen hier durch sekundäre Strömungsphänomene und -turbulenzen. Der Abscheidungsthrombus vergrößert sich, bis die Vene verschlossen ist und bildet den Thrombuskopf *(Radiergummiphänomen)*. Nach der Obliteration des Gefäßlumens stagniert der Blutstrom (*Rückstauzeichen* bei der deszendierenden Iliofemoralvenenthrombose), und in der stehenden Blutsäule entwickelt sich der rote Gerinnungsthrombus; er bildet den Thrombusschwanz *(Kuppelzeichen, Konturzeichen)*.

240

238

255

238

Schon gleich mit der Abscheidung des Gerinnsels werden die fibrinolytischen Potentiale aktiviert. Der Gerinnungsfaktor XII a2 ist auch ein Aktivator der Fibrinolyse. Eine große Rolle spielen die Gewebsaktivatoren, die besonders reichlich in der Intima der Venenwände zu finden sind. Die verminderte Freisetzung dieser Substanzen kommt als eine von zahlreichen biochemischen Ursachen der venösen Thrombose in Betracht (Hach-Wunderle 1990).

In den ersten Tagen haftet das Gerinnsel der Venenwand nur locker an. Sein Schwanz flottiert frei
im Lumen. Bereits nach 24 Stunden setzen die
morphologischen Vorgänge der Organisation mit
einer zellulären Reaktion des umgebenden Gewebes und einer Homogenisierung des Thrombus
ein. Gleichzeitig erfolgt die Endothelialisierung
der Oberfläche, die bereits nach 5 Tagen abgeschlossen ist. Mit dem Einsprossen von Kapillaren
zwischen dem ersten und zehnten Tag wird die Fixierung an der Venenwand erreicht. Nach 42 Tagen ist der bindegewebige Umbau abgeschlossen
(Benecke 1976) und im Phlebogramm ergibt sich
der Befund des postthrombotischen Syndroms.
Die röntgenologischen Veränderungen von der
akuten Thrombose bis zum postthrombotischen
Syndrom sind fließend und erlauben Altersbestimmungen nur mit großem Vorbehalt. Mit der B-
Bild- und der Duplex-Sonographie werden Aussagen über die zeitlichen Beziehungen in einem
gewissen Umfang besser möglich.

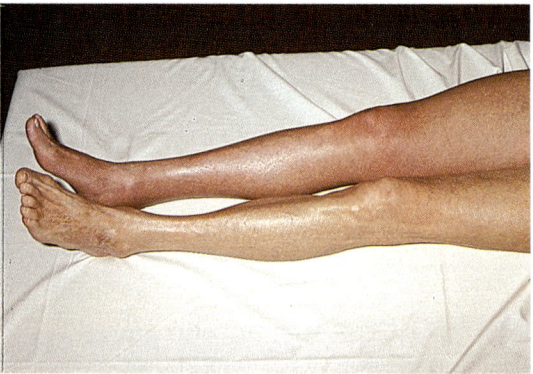

236. Thrombose der Bein- und Beckenvenen rechts bei
einem 63 jährigem Mann

Klinische Symptomatik

236 Die Erkennung einer Thrombose der tiefen Bein-
und Beckenvenen kann in ihrem Anfangsstadium
außerordentlich schwierig sein. Manchmal ergibt
sich die Verdachtsdiagnose weniger aus dem klinischen Bild als aus der anamnestischen Mitteilung
des Patienten.

Als klinische Kardinalsymptome gelten der *Schmerz*, das
Ödem und die *Zyanose.* Alle anderen Krankheitszeichen
und Symptome spielen wegen der hohen Quote von falsch-
negativen und falsch-positiven Aussagen nur eine unterge-
ordnete Rolle. Ähnlich verhält es sich mit den zahlreichen
Tests, wie sie seit 100 Jahren immer wieder beschrieben
wurden.
Bei *bettlägerigen* Kranken verursacht eine Thrombose der
Beinvenen meistens überhaupt keine Beschwerden. Die
Beckenvenenthrombose geht mit einem dumpfen Druck in
der Lendenregion einher, der den Verdacht zunächst auf
eine Nierenkrankheit lenkt. Keineswegs selten führt erst die
Lungenembolie auf den richtigen diagnostischen Weg.
Der *ambulante* Patient gibt ein typisches Beschwerdebild
an. Unter der Belastung treten Berstungsschmerzen im Fuß
und in der Wade auf. Durch die sorgfältige Untersuchung
kann immer ein diskretes Ödem nachgewiesen werden.
Starke Schwellungen weisen auf den Verschluß von Engstel-
len der venösen Zirkulation im Bereich der V. poplitea, der
V. femoralis communis oder der Beckenstrombahn hin. Die
zart-livide Verfärbung der Haut gilt als wichtiges Symptom
der Krankheit und erscheint besonders am entspannt herabhängenden Bein. Hinzu kommt eine auffällige Zeichnung
der oberflächlichen Venen („Signalvenen").
Eine besondere Verlaufsform ist die *Phlegmasia alba; die*
blasse Farbe des Beins („milk leg") wird durch einen arteriellen Spasmus ausgelöst. Bei der *Phlegmasia coerulea dolens,* der schwersten Verlaufsform einer Thrombose, sind

alle peripheren Venen thrombosiert, und es droht die venöse Gangrän. In der Regel liegt ein metastasierendes Mali-
gnom mit einer systemischen Gerinnungsstörung vor.

In der Kombination haben die drei Kardinalsymptome für die Erkennung der tiefen Bein- und
Beckenvenenthrombose einen hohen Stellenwert.
Trotzdem werfen sie eine Fülle von differentialdiagnostischen Problemen auf. Die zentrale Bedeutung kommt dabei den venösen Kompressionssyn-   365
dromen zu (S.230). Allein aus diesem Grunde muß
vor der Einleitung einer jeden invasiven Therapie
die Objektivierung der Befunde durch die Phlebographie und die Duplex-Sonographie erfolgen.

Phlebographische Diagnostik

Zur Diagnostik der tiefen Bein- und Beckenvenenthrombose ist die aszendierende Phlebographie geeignet. Die *Indikation* zur Röntgenuntersuchung
besteht schon bei dem geringsten klinischen Verdacht; als echte Alternative gelten die B-Bild- und
die Duplex-Sonographie. Die frühzeitige Erkennung der Krankheit findet in der sofort eingeleite-
ten Antikoagulation, Fibrinolyse oder Thrombektomie sowie in der Emboliprophylaxe ihre unmittelbaren therapeutischen Konsequenzen.
Wegen der Gefahr einer Lungenembolie ist bei der
Umlagerung des Patienten vom Bett oder von der
Krankentrage auf den Röntgentisch *erhöhte Vorsicht* geboten. Aus diesem Grunde wird auch auf
das Fußbad verzichtet. Die Punktion der V. hallucis dorsalis gelingt im Sitzen einfacher. Vorher wird
ein mit warmem Wasser angefeuchtetes Handtuch
für wenige Minuten auf den Vorfuß gelegt. So kann
das Gefäß selbst bei einem stärkeren Ödem aufge-
funden werden.

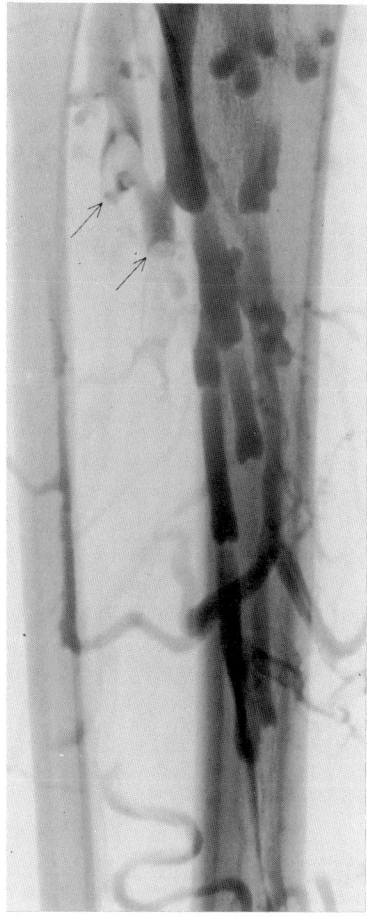 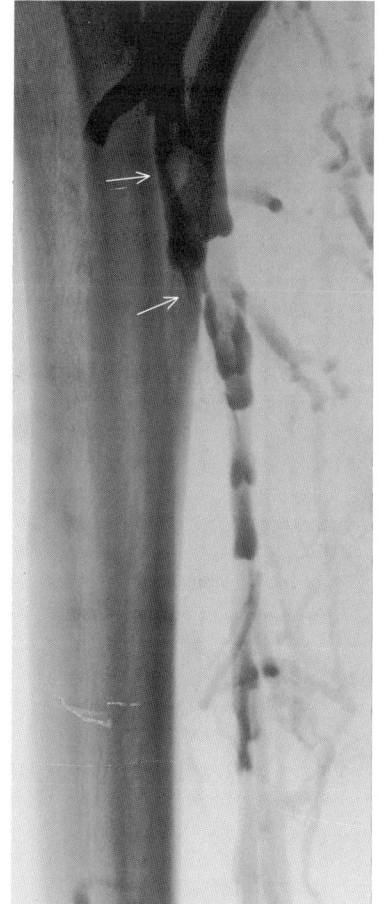

237. Thrombose der Vv. tibiales anteriores und der V. fibularis bei 33 jähriger Frau. Fehlende Darstellung der betroffenen Gefäße; Kuppel- und Konturzeichen am Eingang zur

V. poplitea (→). Darstellung durch aszendierende Preßphlebographie mit Überlaufeffekt bei Innenrotation *(links)* und seitlich *(rechts)*

Die Untersuchung erfolgt bei einer schweren Thrombose in leichter Schrägstellung des Röntgentisches von ca. 10°. Eine isolierte Abbildung der Muskelvenen ist in dieser Position aber nicht möglich; um den *Überlaufeffekt* des Kontrastmittels zum Nachweis kleinster Thromben auszunutzen, wird die Aufrichtung der Apparatur in Steillage notwendig.

Durch die Sedimentation des Kontrastmittels bilden sich die Venenklappen und ihre Sinus in allen Einzelheiten ab. Die Körperposition des Patienten sowie die ihm zumutbare Mitarbeit durch die Abstützung an den seitlichen Haltegriffen sind also dem Ausmaß der Thrombose und dem allgemeinen Krankheitszustand anzupassen.

Eine gute *Darstellung* der tiefen Bein- und Beckenvenen ist auch mit 45%igem Kontrastmittel in der Dosierung von 70 bis 100 ml und mehr zu erreichen. Bei kleinen Thromben in den Klappentaschen besteht keine Gefahr der Überdeckung; in

der proximalen Strombahn verliert sich aber die Kontrastmitteldichte leicht, insbesondere bei ausgedehnter Thrombose.

Die Injektion des Kontrastmittels verläuft bei Verwendung der modernen nicht-ionischen Präparate schmerzfrei. Die Ablösung von Thromben während der Phlebographie wurde bisher nicht bekannt, denn die Instellation der Flüssigkeit von Hand bewirkt keine Änderung des peripheren Venendrucks.

In jedem Fall muß ein Thrombus in *zwei Ebenen* aufgenommen werden, um die Verwechslung mit Strömungseffekten auszuschließen. Für die femoro-iliakale Region reicht ein zweites Röntgenbild nach *zeitlichem Intervall* zur Dokumentation aus. Bei diskreten oder unsicheren Befunden empfiehlt es sich, zusätzliche Aufnahmen zu schießen, da sich unter veränderten Strömungsverhältnissen jeweils andere Aspekte ergeben. Die Möglichkeit einer multilokulären Entstehung der

237

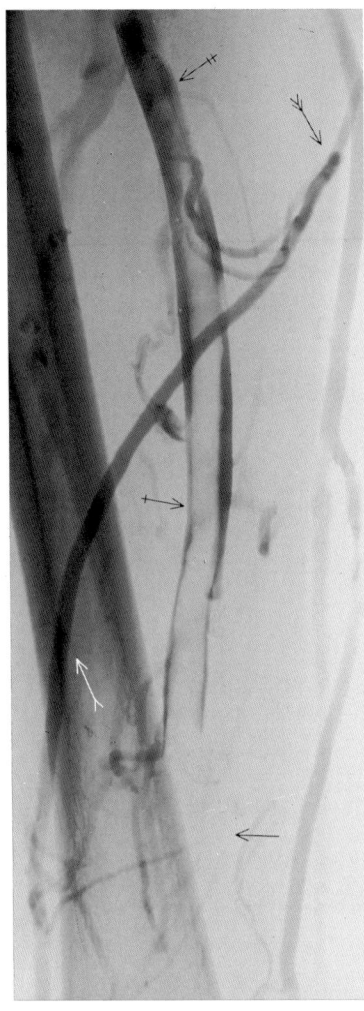

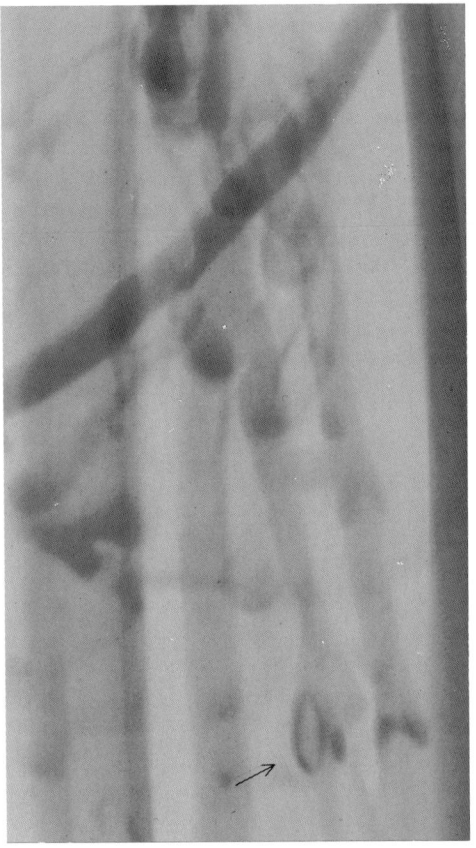

239. Einzelne Thromben im proximalen Abschnitt der Vv. tibiales posteriores bei 30 jährigem Mann. → Monokelzeichen; Spätaufnahme

238. Thrombose der V. poplitea und der V. femoralis superficialis bei 62 jährigem Mann. Fehlende Darstellung der V. poplitea als Radiergummizeichen (→). Der Thrombuskopf befindet sich distal, der Schwanz proximal mit Konturzeichen (↔) und Kuppelzeichen (⇢). Kollatralkreislauf über die V. femoro-poplitea (↣) zur Giacomini-Anastomose (↠)

Thrombose erfordert immer die Untersuchung des gesamten Venensystems einschließlich der Beckenstrombahn.

Auf dem Phlebogramm sind direkte und indirekte Röntgensymptome der Thrombose zu unterscheiden. Die direkten ergeben sich an der Gestalt des Gerinnsels, die indirekten aus einer Änderung der Strömungsdynamik und aus der Entwicklung von Kollateralkreisläufen.

Die **direkten Röntgenzeichen** haben für die Diagnose eine Beweiskraft.

Die Begrenzung des peripher sitzenden Thrombuskopfes erscheint manchmal undeutlich konturiert. Sie ist an den Leitvenen des Unterschenkels meistens noch besser als an den Gefäßen der femoro-iliakalen Region zu erkennen, weil die Kontrastmitteldichte in der Peripherie größer ist und weil das Kontrastmittel durch zahlreiche Gefäßverbindungen bis unmittelbar an den Thrombus herangeführt wird. Oftmals kann noch der Usprung in einer Klappentasche ausgemacht werden. Bei einem Verschluß der Vene sind dann keine Thrombus-Strukturen mehr zu sehen; es wird vom *Radiergummiphänomen* gesprochen.

Die Verteilung des Kontrastmittels über oberflächliche und tiefe Kollateralen führt zur Abbildung des Thrombusschwanzes, der proximal durch die Gerinnung in der stagnierenden Blutsäule entsteht. Seine Darstellung erfolgt deshalb besonders gut unter Berücksichtigung des Sedimentationseffekts. Das *Kuppelzeichen* und das *Konturzeichen* geben die Form des Thrombus wieder. In den großen Leitvenen bleiben diese Symptome 2 bis 4 bis 6 Wochen erhalten und gehen dann kontinuierlich in die Strukturen des postthrombotischen Syndroms über.

237

238

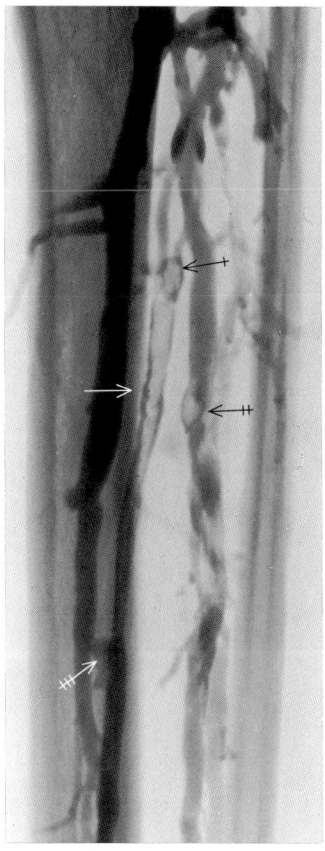 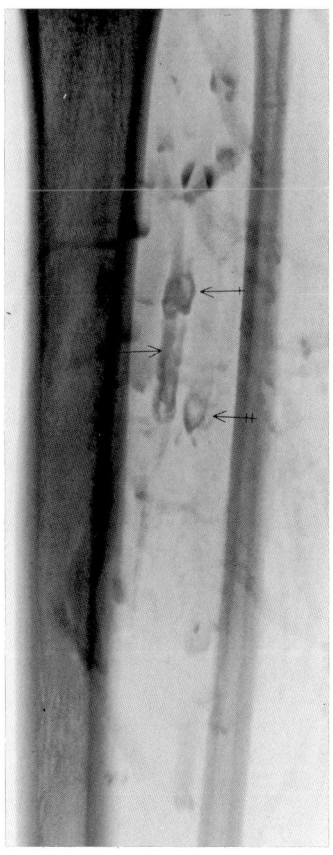

240. Umschriebene Thrombose der Unterschenkelvenen links bei 52 jährigem Mann. Beginn der klinischen Symptomatik 24 Stunden vor Phlebographie. 10 cm langer Thrombus in einem Stamm der Vv. tibiales posteriores mit Konturzeichen (→). Thromben in Klappentaschen als Brillenzeichen (↔) und in V. fibularis als Monokelzeichen (↦). Fehlende Abbildung der Vv. tibiales anteriores. Sprossenvene mit Kollateralfunktion (↠). Darstellung durch aszendierende Preßphlebographie bei Innenrotation *(links)* und nach zeitlichem Intervall *(rechts)*

Mit der aszendierenden Phlebographie lassen sich bei subtiler Technik kleinste Thromben bis zu Hirsekorngröße diagnostizieren. Sie liegen in den Taschen der Venenklappen und geben sich durch eine konstante Kontrastmittelaussparung zu erkennen. Bei einseitiger Lokalisation wird vom

239 *Monokelzeichen,* bei doppelseitiger vom *Brillenzeichen* gesprochen (Hach et al. 1983). Die Throm-

240 ben sind besonders gut in den Sinus abzugrenzen, wenn das Kontrastmittel bereits aus dem Venenstamm ausgewaschen ist. Es empfiehlt sich deshalb, eine Spätaufnahme anzufertigen.
Als indirekte Zeichen der Thrombose sind die ***Kollateralkreisläufe*** zu beachten. Bei ausgedehnten Venenverschlüssen fließt das Kontrastmittel ausschließlich über die extrafaszialen Gefäße, ins-

241 besondere über die V. saphena magna ab. Bei einer Begrenzung der Krankheit auf den Unterschenkel

242 bietet sich auch die V. saphena parva als Umgehungsbahn an. Ein wichtiger Kollateralkreislauf

bei der obturierten V. femoralis superficialis ist über die V. profunda femoris möglich. Die Kom- 243 munikation erfolgt über Muskelvenen oder über die distale Femoralis-Anastomose.
Wenn alle intra- und extrafaszialen Leitvenen am Unterschenkel verschlossen sind, zeigt das Phlebogramm nach mehreren Tagen ein *wirres Bild* 244 kleinster Muskelvenen und oberflächlicher Gefäße. Es besteht dabei eine schwere klinische Sym- 245 ptomatik.
Im Bereich des Unterschenkels stellen sich schon 1 bis 2 Tage nach Krankheitsbeginn ungeordnete Geflechte von zarten intrafaszialen Gefäßen dar. Als Umgehungskreislauf haben sie keine Bedeutung; sie finden sich selbst bei sehr umschriebenen Thrombosen, die ohne hämodynamische Effizienz bleiben. Auch wenn sich ein Blutgerinnsel in den Unterschenkelvenen vollständig aufgelöst hat, können diese Gefäße über Monate und Jahre nachweisbar bleiben.

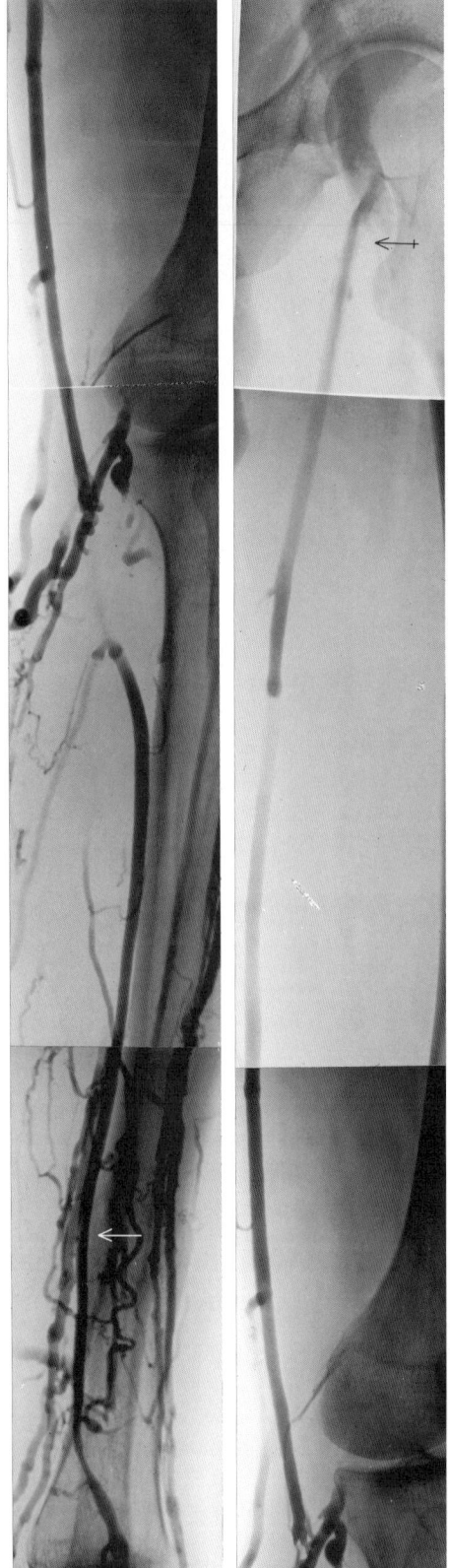

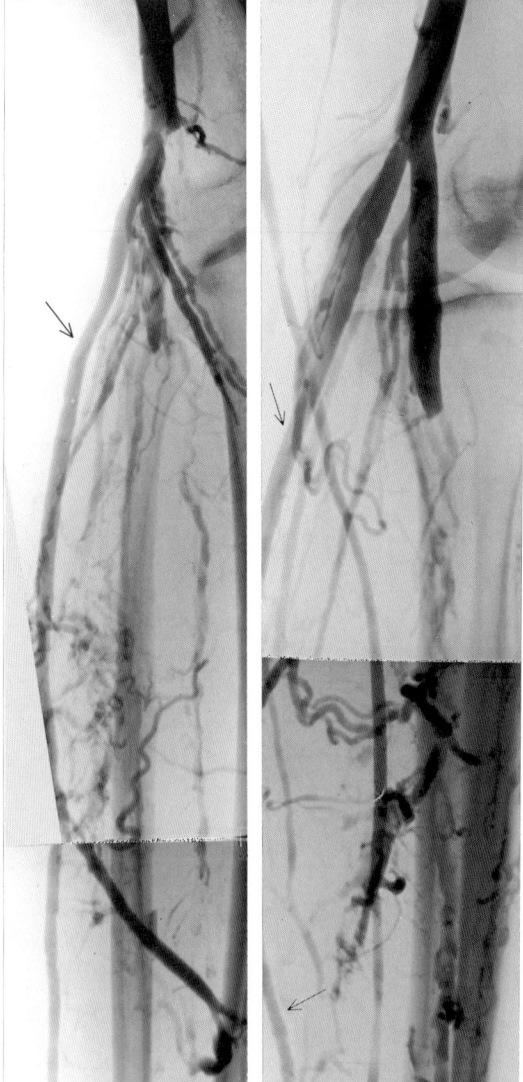

242. Thrombotischer Verschluß der Leitvenen des Unterschenkels bei 42jährigem Mann. Hauptsächlicher Kollateralkreislauf über die V. saphena parva (→). Darstellung durch aszendierende Preßphlebographie bei Innenrotation *(links)* und seitlich *(rechts)*

◁

241. Ausgedehnter thrombotischer Verschluß der tiefen Leitvenen von der Mitte des Unterschenkels bis zur Leiste bei 37jährigem Mann. Kollateralkreislauf über die ektatische V. saphena magna; kontrastreiche Darstellung des Gefäßes in der Peripherie (→); gleichmäßige Erweiterung des Lumens; fehlendes Teleskopzeichen (↔). Darstellung durch aszendierende Preßphlebographie im Bereich des linken Unterschenkels *(links)* und Oberschenkels *(rechts)*

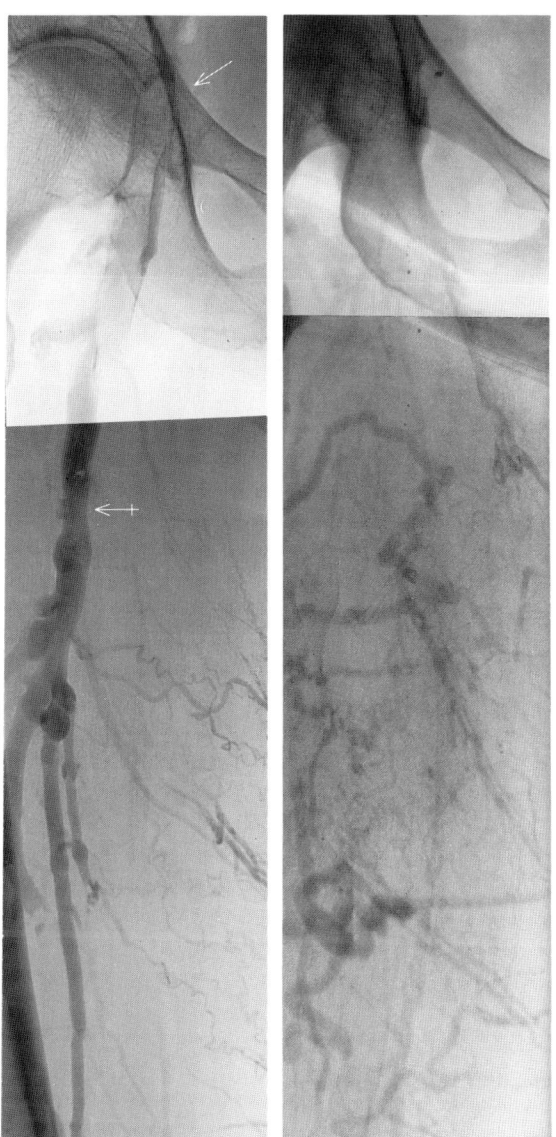

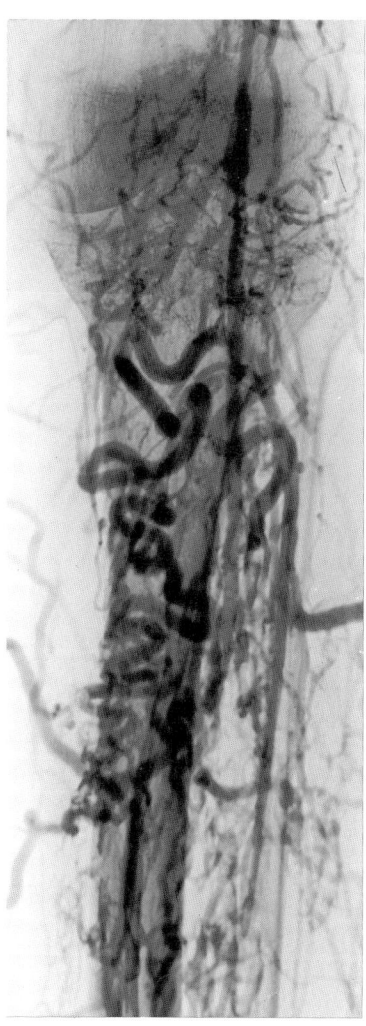

243 *(links).* Ausgedehnte Thrombose der tiefen Leitvenen des Beins bei 70jähriger Frau. Der Thrombusschwanz reicht bis in Höhe des Leistenbandes (→). Kollateralkreislauf über die V. profunda femoris (↔)

244 *(rechts).* Ausgedehnte Phlebothrombose bei 78jähriger Frau. Wirre Geflechte von Muskelvenen und oberflächlichen Gefäßen

245. Schwere Thrombose der Bein- und Beckenvenen bei 60jähriger Frau mit metastasierendem Uteruskarzinom. Abfluß des Kontrastmittels allein über Muskelvenen. Wirres Bild

Thrombose in einzelnen Gefäßregionen des Beins

246 Eine isolierte Thrombose in den *Wadenmuskelvenen* ist wegen der Überlagerung durch andere Gefäße oftmals schwer zu erkennen. Sie läßt sich mit einer differenzierten Untersuchungstechnik durch den Überlaufeffekt nachweisen. In den dilatierten

247 Sinus haben die Thromben mitunter eine Kugel-

form, ähnlich wie im Vorhof des Herzens. Die Ursache liegt wohl in strömungsdynamischen Faktoren begründet. Winzige Thromben finden sich immer wieder einmal zufällig in den Waden- und Unterschenkelvenen, ohne daß dabei vom Patienten irgendwelche Beschwerden angegeben werden; sie haben offensichtlich keine klinische Relevanz.

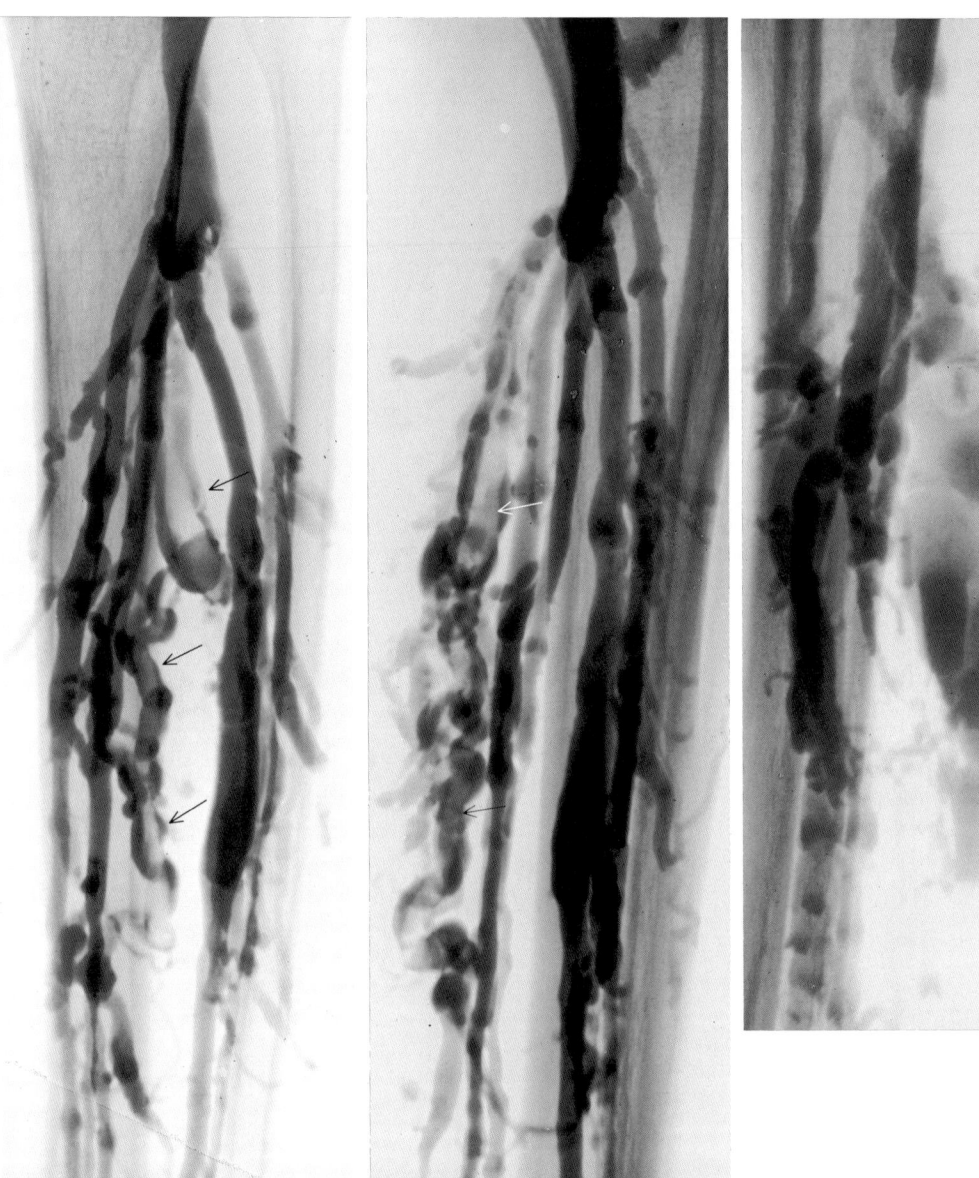

246 *(links, Mitte).* Thrombose in den Soleusvenen (→) bei
51jährigem Mann. Physiologische Ektasie der V. fibularis.
Darstellung durch aszendierende Phlebographie am linken
Bein bei Innenrotation *(links)* und seitlich *(Mitte)*

247 *(rechts).* Kugelthrombus in einer Soleusvene mit schweren regressiven Veränderungen (→). 53jähriger Mann mit
unklaren Wadenschmerzen. Phlebographie 4 Tage nach
Beginn der Beschwerden. Klinisch kein pathologischer
Befund. Seitliche Aufnahme des Unterschenkels

Die Thrombose der *tiefen Unterschenkelvenen* bietet vielgestaltige Bilder. Bei vollständigem Verschluß erscheint das Röntgenbild bis auf die extrafaszialen Kollateralen zunächst leer. Schon
nach wenigen Tagen stellt sich dann aber ein Gewirr von kleinen Venen dar, in dem größere Gefäße kaum mehr zu identifizieren sind.

Die Thrombose der *V. poplitea* hat eine erhebliche
praktische Bedeutung. Sie entsteht oft als „Thrombose par effort" (Schmitt 1977) bzw. als „Thrombo

se des ersten Ferientages" bei jüngeren Menschen
nach einer ungewohnten sportlichen Belastung.
Nach Langstreckenflügen ist sie als „Economy-
Class-Syndrom" oder „Tourist's Thrombosis" bekannt. Wahrscheinlich geht die Thrombusbildung
von einer mechanischen Endothelschädigung in
der V. poplitea aus. Nach längerem Sitzen steigt
auch der Hämatokrit in den Gefäßen der herabhängenden Extremitäten an und führt zu ungünstigen Veränderungen der regionalen Strömungsdynamik.

248

249

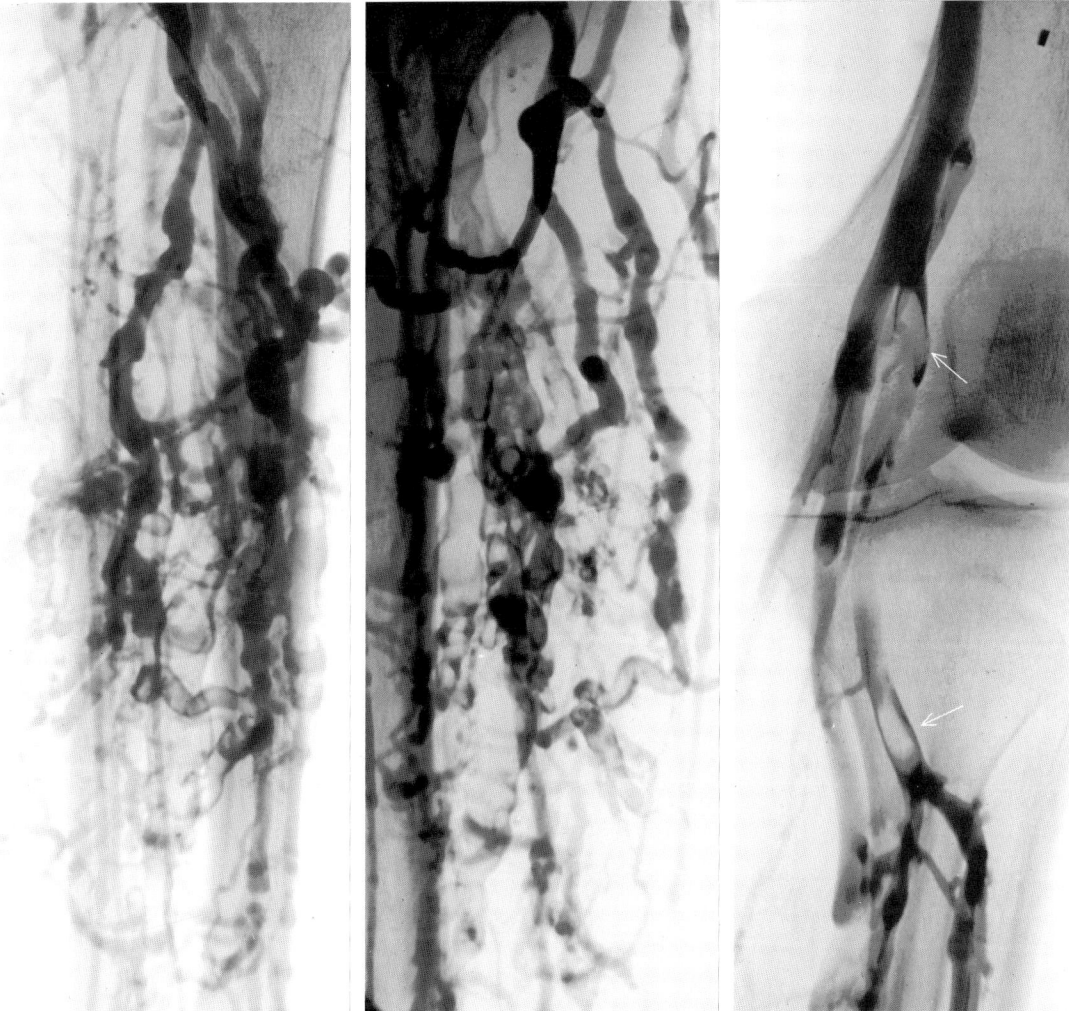

248 *(links, Mitte).* Ausgedehnte Thrombose der tiefen Leit- und Muskelvenen bei 43jähriger Frau mit metastasierendem Uteruskarzinom. Darstellung durch aszendierende Phlebographie bei Innenrotation *(links)* und seitlich *(Mitte)*

249 *(rechts).* Thrombose der gedoppelten V. poplitea in einem Stamm (→) bei 64jährigem Mann ohne ersichtliche Ursache. Darstellung durch aszendierende Phlebographie am linken Bein bei seitlicher Projektion

250   In die *V. femoralis superficialis* wächst der Thrombus meistens von distal hinein. Oft endet er an der Einmündung der V. profunda femoris infolge der höheren Blutstromgeschwindigkeit an dieser Stel-
251   le. Die Thrombose kann aber auch in den Femoral-
253   venen selbst entstehen oder von proximal deszendieren.

Ursprungsort der tiefen Beinvenenthrombose	
V. iliaca communis	10 %
V. femoralis	50 %
V. poplitea	20 %
Wadenvenen	20 %

Verlaufsformen
der Iliofemoralvenenthrombose

Unter ungünstigen Bedingungen schreitet die Phlebothrombose in antegrader oder in retrogra-   235
der Richtung fort. In der femoralen und iliakalen Region ergeben sich daraus wichtige Konsequenzen für die Behandlung. Deshalb sind die Verlaufsformen nach Möglichkeit aus dem Phlebogramm zu differenzieren.

Der *aszendierende Typ* beginnt als unitope oder   250
polytope Thrombose in der kruralen oder popliteo-femoralen Strombahn. Er ist am Kuppel- und am Konturzeichen leicht zu erkennen.

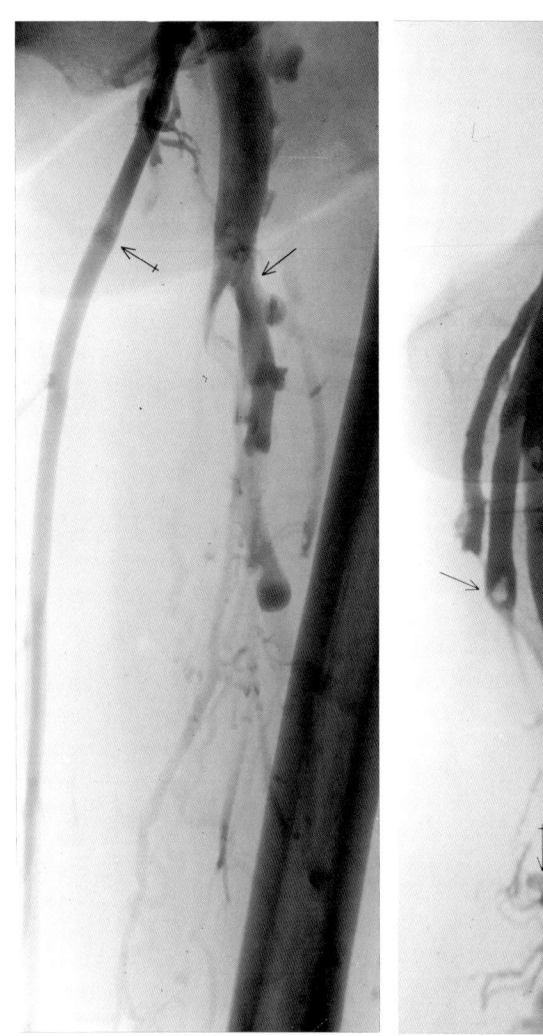
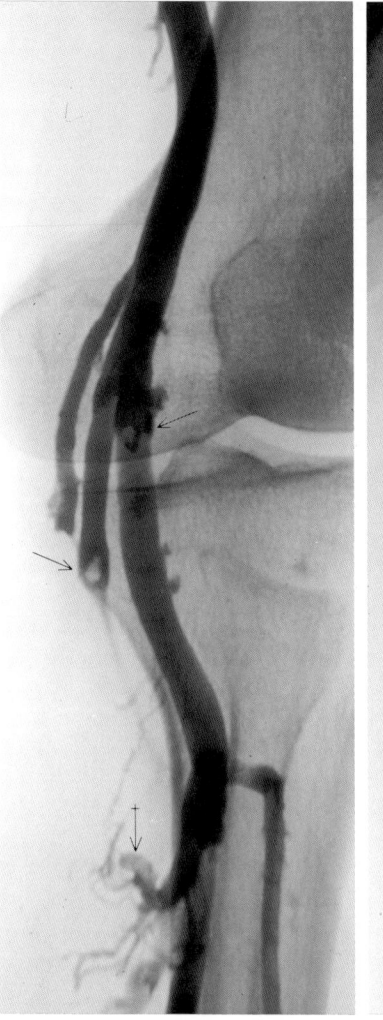
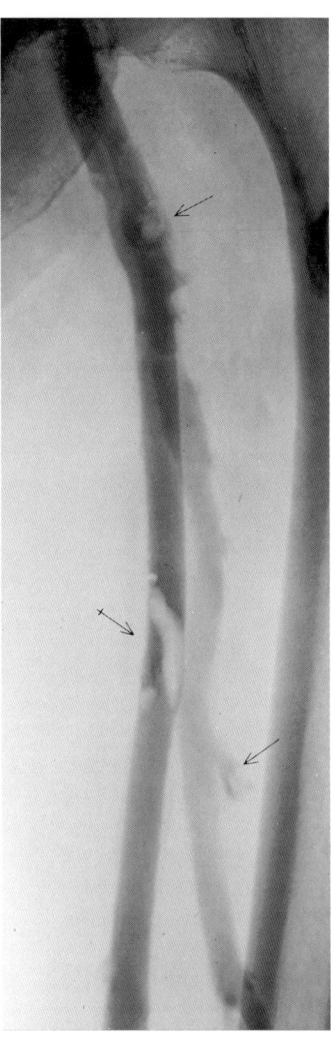

250 *(links).* Aszendierende Thrombose der V. femoralis superficialis bei 52 jähriger Frau. Keine erkennbare Ursache.
Thrombusschwanz endet unmittelbar an der Einmündung
der V. profunda femoris (→). Phlebektasie der V. saphena
magna (↔). Darstellung durch aszendierende Phlebographie am linken Bein

251 *(Mitte, rechts).* Multiple Thromben in den Klappentaschen der Beinvenen bei 81 jährigem Mann mit metastasierendem Pankreaskopfkarzinom. → Monokelzeichen; ↔ ins
Lumen hineinwachsende Thromben. Phlebographie des
linken Beins. *Mitte* seitliche Darstellung der V. poplitea,
rechts Aufnahme der V. femoralis superficialis

252   Von einer *Varikophlebitis der V. saphena magna*
kann der Thrombus gelegentlich transfaszial über
die Saphenamündung hinaus in die V. femoralis
communis einwachsen. Auch hier erlaubt die Beurteilung der direkten Röntgenzeichen eine differenzierte Diagnose.
Von erheblicher therapeutischer Bedeutung ist
253   die Abgrenzung der **deszendierenden Verlaufsform.** Sie beruht meistens auf einem intra- oder
extravasalen Abflußhindernis in der ilio-femora-
len Strombahn. Als Ursache für die *intravasale*
Obturation kommt der Beckenvenensporn in
Betracht. Die Kompressionssyndrome bewirken
dagegen einen Gefäßverschluß *von außen* her; sie

sind in allen Etagen der unteren Extremität und
des retroperitonealen Raums zu beobachten
(S. 230)
Die deszendierende Iliofemoralvenenthrombose
geht mit charakteristischen *phlebographischen
Symptomen einher* (Hach et al. 1983). Als indirek-
ter Hinweis gilt ein typisches *Lokalisationsmuster.*
Die obturierenden Thromben sind nur in den proximalen Venenabschnitten angesiedelt, die Unterschenkelgefäße bleiben frei. Als pathognomoni-
sches Merkmal ist das *Stalaktitenzeichen* zu   254
werten. Im Gegensatz zu den aszendierenden   255
Thromboseformen mit ihrem Kuppelzeichen ist
der Thrombusschwanz nach distal gerichtet.

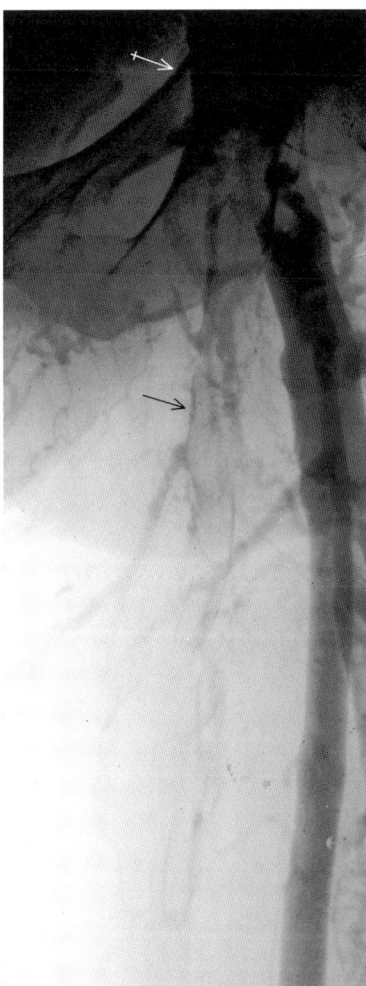

252. Aufsteigende transfasziale Beckenvenenthrombose links bei 72 jähriger Frau mit schwerer Stammvarikose der V. saphena magna. Aszendierende Phlebographie 6 Tage nach Krankheitsbeginn mit Varikophlebitis und dann mit erheblicher Anschwellung des Beins. Thromben in der auf Fingerdicke erweiterten V. saphena magna (→). Verschluß der Beckenvenen von der Saphenamündung an proximalwärts (↔)

Unter besonderen Bedingungen kann an den großen Leitvenen auch das *Rückstauzeichen* erkannt werden. Vor dem Gefäßverschluß entsteht eine Stagnation des Blutstroms, in der die Kontrastmittelsäule verdämmernde Konturen aufweist. Die nachfolgenden Röntgenaufnahmen mit zeitlichem Intervall lassen keine Veränderungen des Befundes durch die Blutströmung erkennen. Diese Situation ergibt sich gelegentlich, wenn der Patient unter einer wirksamen Antikoagulation oder Fibrinolyse steht.

Die deszendierende Iliofemoralvenenthrombose erfordert in ausgewählten Fällen zunächst die Wiedereröffnung der Strombahn durch Fernembol-

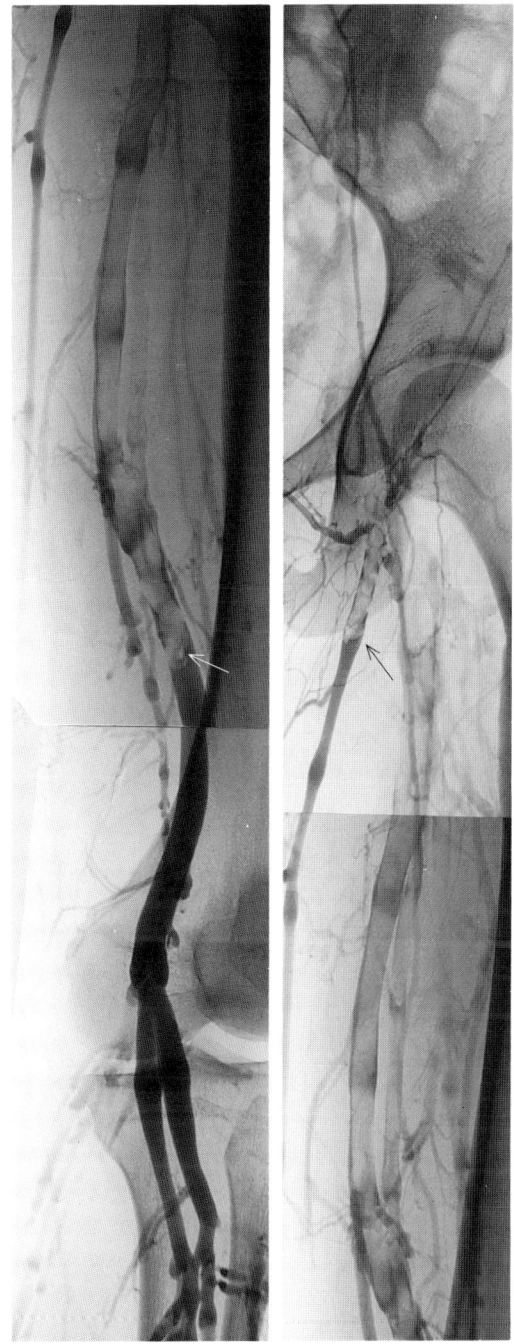

253. Deszendierende Ileofemoralvenenthrombose links bei 20 jähriger Frau, wahrscheinlich infolge Beckenvenensporns. Aszendierende Phlebographie 2 Tage nach Krankheitsbeginn ohne erkennbare Ursache. Typisches Lokalisationsmuster mit Verschluß der proximalen Strombahn und regelrechter Darstellung der Peripherie; Stalaktitenzeichen (→). *Links* periphere Strombahn, *rechts* Ileofemoralvenen

255

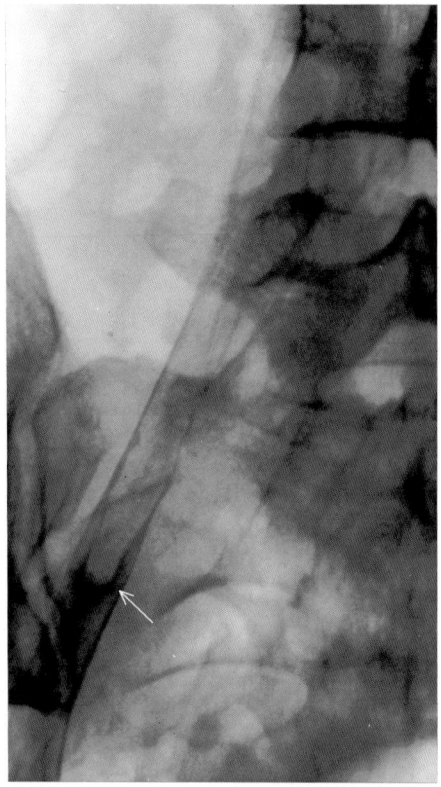

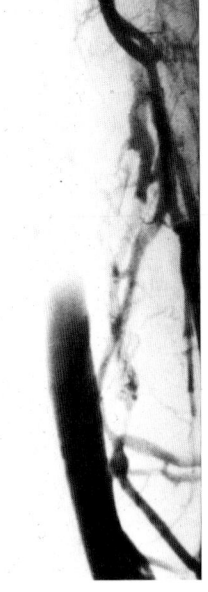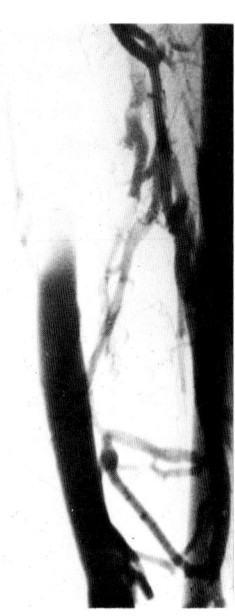

255. Rückstauzeichen der deszendierenden Ileofemoralvenenthrombose bei 24jähriger Frau, wahrscheinlich infolge Beckenvenensporns. Stehende, verdämmernde Kontrastmittelsäule vor dem Verschluß der V. femoralis superficialis. Aszendierende Phlebographie während Fibrinolyse. Nahezu identische Aufnahmen des linken Oberschenkels mit zeitlichem Intervall von etwa 1 Minute

254. Stalaktitenzeichen (→). 5 cm langer obturierender Thrombus in der V. iliaca externa bei 31jähriger Frau mit venösem Kompressionssyndrom durch eine perivaskuläre Fibrose (s. auch Abb. 267)

ektomie und dann die Beseitigung der kausalen Abflußbehinderung durch eine direkte Gefäßrekonstruktion oder eine Umleitungsoperation. Die polytope Form ist für das paraneoplastische Syndrom mit schweren Blutgerinnungsstörungen typisch.

Besonderheiten und Fehlerquellen

101   Die häufigste Fehldeutung im Rahmen der Thrombosediagnostik ergibt sich beim *Radiergummiphänomen.* Ohne den Nachweis direkter

237   Thrombosezeichen darf eine fehlende Gefäßdarstellung nicht als obturierende Thrombose interpretiert werden. Auch normalerweise kommen mitunter einzelne Venen nicht oder erst in einer späteren Untersuchungsphase zur Abbildung. Das ist an den Unterschenkelvenen besonders dann der Fall, wenn der supramalleoläre Stauschlauch

102   zu fest angezogen wird oder wenn die Kontrastmittelinjektion nicht in die V. hallucis dorsalis, sondern zu weit proximal in Knöchelhöhe oder an der Außenseite des Fußes erfolgt. In der Nachbarschaft eines entzündlichen Prozesses können

Venenspasmen auftreten und einen Verschluß vortäuschen. Auch die *arteriovenöse Fistel* verursacht nach distal hin ein leeres Phlebogramm. Erst die Kombination des Radiergummizeichens mit dem Kuppel- und Konturzeichen, gegebenenfalls auch mit dem Monokel- beziehungsweise Brillenzeichen ist beweiskräftig.

In größeren Venen entstehen durch die Verdünnung und die Sedimentation des Kontrastmittels gelegentlich *Strömungseffekte,* insbesondere an der Einmündung kleinerer Äste. Sie geben hin und   389 wieder den Anlaß zur Verwechslung mit Thromben (S. 243).

Im Bereich des Unterschenkels wird mitunter durch die *Überlagerung* mehrerer Venen ein Kon-   256 turzeichen vorgetäuscht. Die genaue Beobachtung des Gefäßverlaufs und die Beurteilung in der zweiten Ebene decken den Fehler schnell auf.

Bei einer ausgedehnten Bein- und Beckenvenenthrombose reicht die aszendierende Phlebographie für eine differenzierte Beurteilung der pelvinen Strombahn nicht aus. Eine bessere Darstellung kann durch die zusätzliche Kontrastmittelinjektion in eine oberflächliche Vene der Leistenregion versucht werden. Die transfemorale Beckenvenenphlebographie erscheint nur angezeigt, wenn die V. femoralis communis frei von

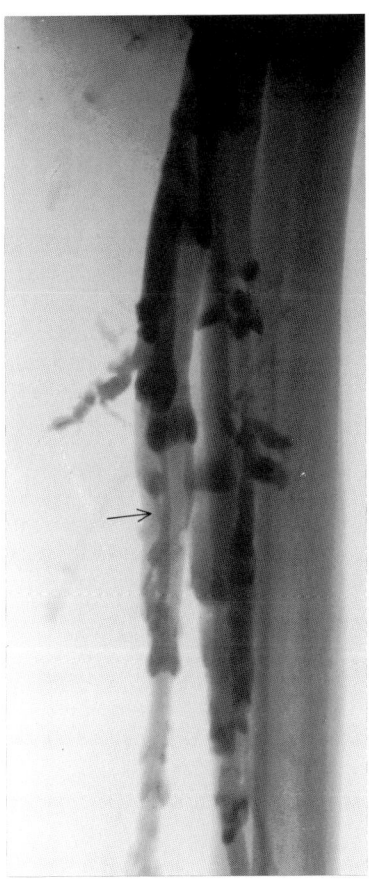

256. Überlagerungseffekt an Vv. tibiales posteriores und V. fibularis. Vortäuschung eines Thrombus (→). Darstellung durch aszendierende Preßphlebographie bei seitlicher Aufnahme links

Thromben ist. Hier bringt die *digitale Subtraktionsangiographie* eine entscheidende Erweiterung des diagnostischen Spektrums.

Für den Ablauf der Therapie, insbesondere für die Operation muß bekannt sein, ob ein Thrombus bis in die V. cava inferior reicht und deshalb mit einer erhöhten *Gefahr der Embolisierung* zu rechnen ist. Der Beweis kann durch die Beckenphlebographie der Gegenseite oder durch die digitale Subtraktionsangiographie erbracht werden. Natürlich führen auch die Computer- und die Magnetresonanztomographie zur Diagnose. In jedem Fall erscheint auch die röntgenologische Untersuchung der scheinbar gesunden Gliedmaßen indiziert. Keineswegs selten liegt hier ebenfalls eine umschriebene Thrombose vor, deren Symptomatik von der vorherrschenden Krankheit am anderen Bein überdeckt wird.

Die Zusammenhänge zwischen dem röntgenmorphologischen Substrat eines Gerinnsels und den zeitlichen Intervallen des spontanen Krankheitsverlaufs sind außerordentlich variabel. Bei einem Patienten können die Thromben in den Unterschenkelvenen unter der Therapie mit Heparin schon nach einer Woche ohne alle Residuen abgebaut sein, beim anderen ist das Bild eines flottierenden Thrombus in der V. femoralis superficialis noch nach einem Monat ähnlich wie am ersten Tag nachweisbar. Demnach sind *Altersbestimmungen* der Thromben anhand phlebographischer Befunde prinzipiell nur in Zeiträumen von mehr als 6 Wochen verwertbar. Durch Appositionsthrombosen wird die Situation noch erheblich kompliziert.

Wertigkeit anderer Untersuchungsmethoden im Vergleich zur Phlebographie

Bei der Visite am Krankenbett und in der ärztlichen Praxis stellt sich die Frage nach einer tiefen Bein- und Beckenvenenthrombose außerordentlich häufig. Neben der klinischen Beurteilung stehen für die Diagnostik prinzipiell zwei Gruppen von Untersuchungsmethoden zur Verfügung, die globalen und die selektiven Verfahren. Die *globalen Methoden* informieren über physiologische Daten der Zirkulation wie Druck, Kapazität und Drainage sowie über Veränderungen der Hauttemperatur oder das Verhalten von injizierten radioaktiven Substanzen. Dagegen vermitteln die *selektiven Untersuchungsmethoden* eine genaue Aussage über Funktion und Morphologie eines definierten Venenabschnitts durch die Anwendung verschiedener Ultraschalltechniken und durch Gefäßdarstellungen mittels Kontrastmittel oder Isotopen. Bei der Entscheidung zu einer kausalen Therapie kann auf die bildgebende Diagnostik nicht verzichtet werden.

Die krurale, die popliteo-femorale, die iliakale und die kavale Region der venösen Strombahn müssen bezüglich des klinischen Erscheinungsbildes einer Phlebothrombose, aber auch hinsichtlich des Krankheitsverlaufs und der therapeutischen Konsequenzen *differenziert beurteilt* werden. Mit Ausnahme der Phlebographie als Referenzverfahren weist jede Untersuchungsmethode in den einzelnen Gefäßabschnitten unterschiedliche Kriterien auf.

Untersuchungsmethoden bei Phlebothrombose
Klinische Untersuchungen
Globale Meßmethoden
Selektive und bildgebende Verfahren

Eignung verschiedener Untersuchungsmethoden zur Thrombosediagnostik in der kruralen, popliteo-femoralen und iliako-kavalen Region			
Untersuchungsmethode	Diagnostische Verwertbarkeit		
	Gefäßregion		
	krural	popliteo-femoral	iliakal und kaval
Klinische Untersuchung			
Ambulanter Patient	++	++	++
Immobilisierter Patient	0	0	(+)
Physikalische Methoden			
Ultraschall-Doppler	0	++	++
Plethysmographie	0	++	++
Thermographie	+	+	0
Nuklearmedizin	++	(+)	
Bildgebende Verfahren			
B-Bild-Sonographie	+	++	+
Duplex-Sonographie	++	+++	++
Phlebographie	+++	+++	+++
Isotopen-Phlebographie	(+)	(+)	(+)

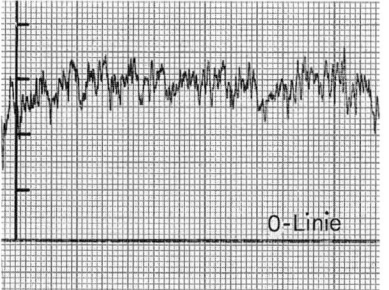

257. Hochfrequentiertes kontinuierliches Strömungsgeräusch in der Leistenregion bei thrombotischem Verschluß der V. femoralis communis. Verlust der Atemmodulation. A-Sounds nicht provozierbar

Die **klinischen Zeichen** der Phlebothrombose sind mit einer hohen Zahl falsch-negativer und falsch-positiver Diagnosen belastet. Nach Vinazzer (1981) kann davon ausgegangen werden, daß nur 20 % der tiefen Bein- und Beckenvenenthrombosen klinisch erfaßbar sind. Von großer Bedeutung ist die praktische Erkenntnis, daß sich die Phlebothrombose bei ambulatorischen Patienten ganz anders als am immobilisierten Kranken äußert. Die *Kardinalsymptome,* der Berstungsschmerz in der Wade unter Belastung, das akut aufgetretene Ödem in der Bisgaardschen Kulisse sowie die diskrete seitendifferente Zyanose bei Tieflagerung der Extremität, treten nur bei hydrostatischer körperlicher Belastung in Erscheinung. Unter *strenger Bettruhe* verursacht die Beinvenenthrombose überhaupt keine Beschwerden; die Beckenvenenthrombose geht mit ziehenden Schmerzen in der Lumbalregion einher, die zunächst an eine Nierenerkrankung denken lassen. Dafür sprechen auch mitunter leichte Miktionsbeschwerden und eine erhöhte Sensibilität der rektalen Untersuchung. An *Allgemeinsymptomen* sind unklare fieberhafte Temperaturen und leichte Tachykardien zu beobachten. Wenn der Patient dann zum ersten Mal aufsteht, kommt es zur „Lungenembolie aus heiterem Himmel". Es ist deshalb nicht verwunderlich, daß die Embolisation bei nicht erkannter Thrombose auch heute noch immer 30 % aller Embolien ausmacht (Bartels 1979).

Die *Ultraschall-Doppler-Messung* wird routinemäßig als Screening-Test eingesetzt und gehört praktisch schon zur klinischen Untersuchung dazu. Sie kann mit einem einfachen Taschendopplergerät oder mit der aufwendigeren direktionalen Technik erfolgen. Beim Verschluß einer großen Leitvene steigt der periphere Venendruck an; das Blut muß hauptsächlich über kleine Kollateralen abströmen. In diesen Umgehungsgefäßen wird die Blutstromgeschwindigkeit deshalb erheblich beschleunigt. Die Atemmodulation geht verloren, und es entstehen die hochfrequenten kontinuierlichen *S-Sounds,* die auch durch den kurzen Valsalva-Test nicht unterbrochen werden. Die Kollateralvenen sind mit dem anflutenden hohen Blutvolumen maximal ausgelastet. Durch eine (vorsichtige) manuelle Kompression der Wade läßt sich der Blutstrom nicht mehr wie unter normalen Bedingungen steigern, die *A-Sounds* sind nicht provozierbar (S. 77).

Im Bereich des Unterschenkels ist die Doppler-Strömungsmessung nicht aussagefähig. In der poplitealen und femoralen Etage liegen die Sensibilität zwischen 65 und 79 % und die Spezifität zwischen 51 und 90 %. Am besten erscheint die Treffsicherheit bei der Beckenvenenthrombose; hier betragen die Sensibilität 91–93 % und die Spezifität 90–93 % beim Vergleich mit der aszendierenden Preßphlebographie (weitere Literatur bei Hach et al. 1989 sowie Wuppermann 1986). Als wichtige Ursachen von falsch-negativen Fehldiagnosen gelten die Wadenmuskelvenenthrombose sowie die nicht-obturierenden und die in einem Nebengefäß lokalisierten Thromben. Falsch-positive Befunde finden sich v. a. bei den akuten venösen Kompressionssyndromen.

Die *bildgebende Sonographie* ist mit ihren artspezifischen Informationen aus der modernen Thrombosediagnostik nicht mehr wegzudenken.

257

Phlebographie *und* Sonographie kommen heute bei der Erstuntersuchung des Patienten oft gemeinsam zum Einsatz. Im Prinzip erscheint es dabei gleich, welche Methode den Vorrang hat. Bei Kenntnis des Röntgenbefundes zeichnet sich für die Sonographie eine erhebliche Zeitersparnis ab. Die Phlebographie dauert 3 bis 5 Minuten, die Ultraschalluntersuchung des ganzen infrarenalen Venensystems dagegen 30 Minuten und oftmals auch sehr viel länger; eine Zentrierung der Sonographie auf die interessierenden Gefäßregionen kürzt den ganzen Untersuchungsgang in erheblicher Weise ab.

Bei der *B-Bild-Sonographie* unterscheidet sich ein frischer Thrombus in seiner Echogenität nicht vom fließenden Blut; er ist also bei der Untersuchung nicht direkt zu sehen. Dafür haben die indirekten Zeichen der Thrombose eine hohe Sensibilität und

258
260 Spezifität. Als wichtigstes Symptom gilt die fehlende *Komprimierbarkeit* der Vene im Querschnitt. Auf die Beckenvenen ist der Test naturgemäß nur begrenzt anwendbar.

Mit dem Gefäßverschluß fallen auch die *Atemmodulationen* in den großen Leitvenen weg. Beim Valsalva-Versuch weitet sich das Gefäß nicht auf. In der V. cava geht das *Doppelschlagphänomen,* das auf die kardialen Druckschwankungen zurückzuführen ist, verloren.

Ein frischer Thrombus führt zur *Aufweitung des Gefäßlumens.* Der Befund ist bei seitenvergleichender Betrachtung gut zu verwerten und besonders im Bereich der Unterschenkelvenen wichtig; sobald die Vv. crurales und die Muskelvenensinus sonographisch überhaupt sichtbar sind und sich

259 nicht komprimieren lassen, muß eine Thrombose angenommen werden. Die thrombosierte V. cava inferior ist durch die pralle und starre Auftreibung des Lumens ebenfalls leicht zu erkennen.

Schon nach wenigen Tagen treten im Thrombus akustische *Impedanzen* auf, die eine direkte Unterscheidung vom fließenden Blut erlauben. Zonen von unterschiedlicher Echogenität sprechen für verschiedene Altersstufen. Die ursprüngliche Hoffnung, daraus Hinweise auf die prospektive Effektivität einer Thrombolyse zu erhalten, hat sich aber nicht im vollen Umfang erfüllt.

Die Thrombose verursacht regelmäßig eine entzündliche *Reaktion an der Gefäßwand* und im perivaskulären Gewebe. Auch diese Veränderungen sind sonographisch gut zu erfassen und diagnostisch zu verwerten. Die Venenwand erscheint deutlich verdickt und echoreich.

Durch die *farbkodierte Duplex-Sonographie* und durch die Registrierbarkeit langsamer Blutströ-

Vor- und Nachteile von Phlebographie und farbkodierter Duplex-Sonographie in der primären Thrombosediagnostik		
Kriterium	Phlebographie	Sonographie
Direkte Thrombusdarstellung		
– obturierend	Referenzverfahren	gleichwertig
– nicht obturierend	Referenzverfahren	leicht übersehbar
Beurteilung der Ausdehnung	Referenzverfahren	gleichwertig
Beurteilung spezieller Verlaufsformen	Referenzverfahren	schwierig
Beurteilung der Kollateralen	Referenzverfahren	nicht möglich
Bestimmung des Thrombusalters	kaum möglich	Annäherungswerte
Beurteilung der Venenwand	nicht möglich	eindeutig
Beurteilung von perivaskulären Strukturen	nicht möglich	eindeutig
Zeitaufwand	2–5 min	20–30 min
Untersuchungsrisiken	minimal	keine
Belastung des Patienten	minimal	wenig
Dokumentation	übersichtlich, umfassend	nur ausschnittsweise
Diagnostik durch Zweitbetrachter	nachvollziehbar	unsicher
Kosten	tragbar	gering

mungen läßt sich heute die Grenze zwischen dem obturierenden Gerinnsel und dem freien Gefäßlumen recht genau festlegen. Das erscheint für die Beurteilung von Appositionsthromben wichtig. In der Primärdiagnostik der Phlebothrombose ergaben sich in einer prospektiven Studie von Grosser et al. (1990) eine Sensibilität von 99 % und eine Spezifität von 94 % beim Vergleich mit der Phlebographie, unabhängig von der betroffenen Gefäßregion. 260

Die Anwendung der farbkodierten Sonographie setzt eine große persönliche Erfahrung des untersuchenden Arztes und eine anspruchsvolle Apparatur voraus. Unter diesen Bedingungen darf sie heute in der Thrombosediagnostik mit der Phlebographie konkurrieren. Als nicht-invasives Verfahren erlaubt sie Wiederholungen in beliebiger Weise. Die Untersuchung eignet sich sehr gut für

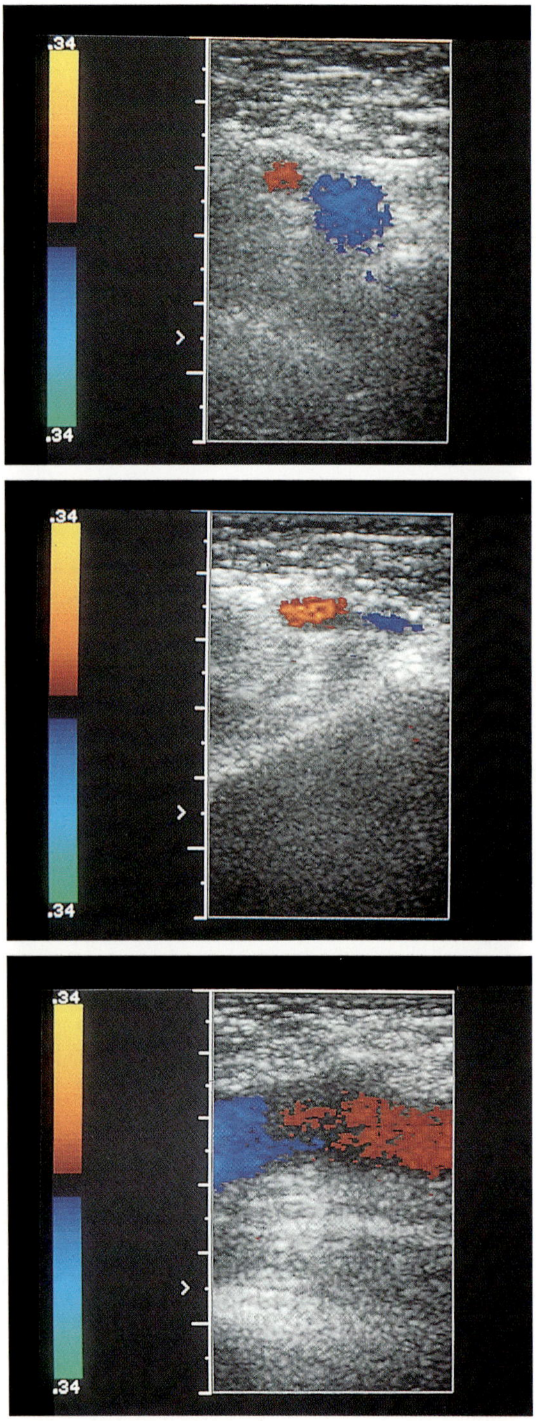

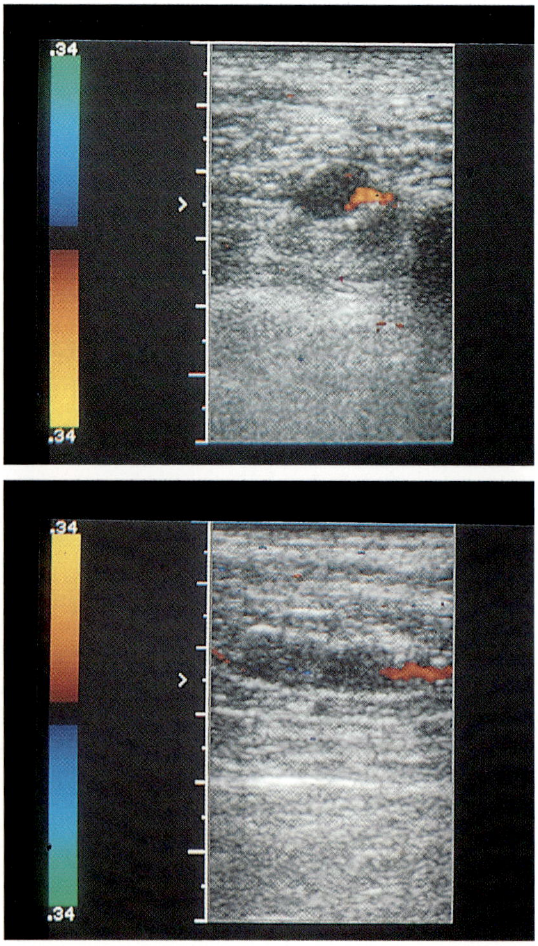

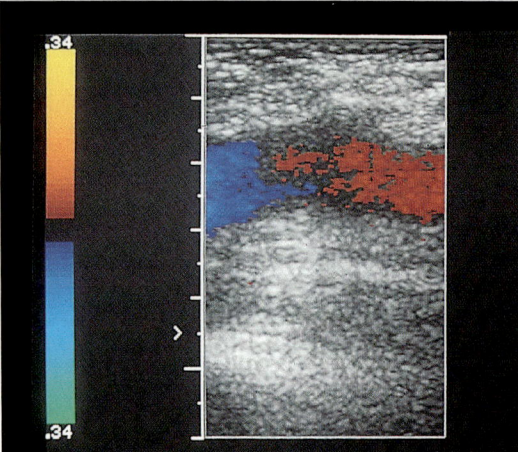

259. Thromben in beiden Stämmen der Vv. tibiales posteriores. *Rote* Kodierung der Arterie. *Oben* Querschnitt, *Unten* Längsschnitt. (Acuson, 7 MHz-Schallkopf)

Thrombosezeichen bei der B-Bild-Sonographie
Fehlende Komprimierbarkeit der Vene
Konstante Aufweitung des Gefäßlumens
Fehlende Modulation durch Atmung
Keine kardialen Druckschwankungen (v. cava)
Erhöhte Echogenität des Gefäßinhalts
Erhöhte Echogenität und Verdickung der Gefäßwand

Vorteile der B-Bild- und der farbkodierten Duplex-Sonographie
Nichtinvasive Technik
Beliebige Verlaufskontrollen
Sofortige Befundinterpretation
Grobe Abschätzung des Alters von Thromben und Thrombusanteilen
Beurteilung der Gefäßwand
Untersuchung der perivaskulären Gewebe

258. Komprimierbarkeit der normalen V. femoralis communis. *Oben* Arterie und Vene im Querschnitt. *Mitte* Kompression der Vene auf einen schmalen Spalt (Querschnitt). *Unten* Längsschnitt der V. femoralis communis. Farbkodierung *in Blau* durch Blutfluß von Sonde weg, *in Rot* auf die Sonde zu. *Schwarze Areale* in der Mitte durch ungünstigen Dopplerwinkel bedingt (keine Thromben!). (Acuson, 7 MHz-Schallkopf) kurzfristige *Verlaufskontrollen,* insbesondere unter einer fibrinolytischen Therapie oder nach revaskularisierenden Operationen.

Ein wesentlicher Vorteil gegenüber der Phlebographie besteht in der Beurteilung von *perivaskulären Strukturen* und der Gefäßwand selbst. Deshalb lassen sich auch die extravasalen Kompressionssyndrome schnell identifizieren. Neben malignen Tumoren kommen zystische Formationen, Aneurysmen und perivaskuläre Schwielen am häufigsten in Betracht (S. 230).

Die Nachteile der farbkodierten Duplex-Sonographie sind offenkundig. So beansprucht die Absuche des gesamten Venensystems einen *hohen Zeitaufwand.* Auch wenn große Erfahrungen des Untersuchers vorliegen und eine subtile Sorgfalt aufgeboten wird, sind nicht-obturierende Thromben leicht zu übersehen. Die iliakalen Gefäße, der Bereich des Adduktorenkanals und die Muskelvenen lassen sich bei ungünstigen Bedingungen nur unsicher einsehen.

Die B-Bild-Sonographie vermittelt immer nur einen kleinen Ausschnitt des Gefäßsystems. In die Beurteilung einer Phlebothrombose sind aber die aktuellen hämodynamischen Bedingungen der ganzen Extremität einzubeziehen, vor allem die Ausbildung und die Art der *Kollateralkreisläufe.* Davon hängen auch wesentliche Entscheidungen zum therapeutischen Konzept ab.

Ein Problem vorübergehender Art stellt vielerorts noch die *fehlende Akzeptanz* der ungewohnten Befunde dar. Hier werden sich mit der Zeit aber neue Perspektiven eröffnen.

Gegenüber der Phlebographie werden die fehlende Invasivität und Kontrastmittelapplikation bei der farbkodierten Sonographie als entscheidende Vorteile hervorgehoben. Die moderne Röntgenuntersuchungstechnik und die Verwendung der nicht-ionischen Kontrastmittel haben das *Risiko* der Phlebographie jedoch nahezu in den statistisch nicht mehr erfaßbaren Bereich gesenkt. Dieses minimale Restrisiko ist in jedem einzelnen Fall gegenüber der komplettierten morphologischen Diagnose und ihrer therapeutischen Konsequenz abzuwägen.

Bezüglich der Anschaffungskosten muß eine Klinik, die zur interventionellen Therapie von Gefäßkrankheiten zugelassen ist, sowohl die Röntgen- als auch die entsprechenden Ultraschallgeräte vorhalten. Die *Kosten* der aktuellen Untersuchung sind global ausgeglichen, wenn der Preis von Röntgenkontrastmittel und Filmen gegen die zeitlich wesentlich längere Bindung der ärztlichen Leistung aufgerechnet wird.

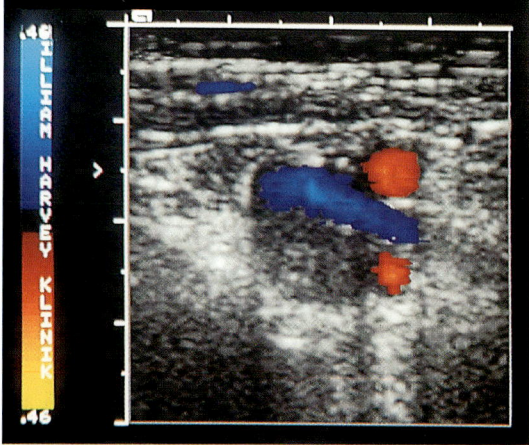

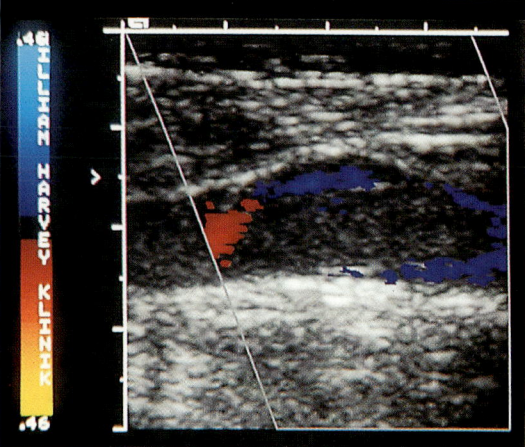

260. Nicht-obturierender Thrombus in Höhe der Femoralisgabel. Aufweitung des Gefäßlumens in Höhe des Thrombus. Echoreiche intravasale Formation. Verdichtung der Venenwand. *Oben* Querschnitt. Restlumen der Vene *blau* kodiert. *Unten* Längsschnitt. Erhaltene Venenlumina *blau* und *rot* kodiert. Farbkodierte Duplex-Sonographie. (Acuson, 7 MHz-Schallkopf)

Beim Vergleich zwischen der Ultraschall- und der Röntgenuntersuchung bleibt die Anerkennung der Phlebographie als Referenzverfahren in keiner Weise angetastet. Auf die Frage *„Klinisch relevante Thrombose: ja oder nein"* vermag die Sonographie eine so gut wie sichere Antwort zu geben. Beide Verfahren sind demnach zur primären Thrombosediagnostik geeignet und erscheinen *in dieser Hinsicht* austauschbar. Darüber hinaus vermitteln sie aber sehr verschiedenartige wichtige Informationen, die sich in einer optimalen Weise ergänzen (*„Golden Partnership"*).

Als Screening-Test zur Diagnostik der poplitealen und femoro-iliakalen Venenthrombose erscheint auch die **Plethysmographie** geeignet (Hach 1981). Die Verzögerung der maximalen Abstromge-

Fehlerquellen der Ultraschall-Doppler-Untersuchung bei Phlebothrombose
Venöses Kompressionssyndrom
Thromben in den Nebenschlußgefäßen
Thrombose in doppelläufigem Gefäßstamm
Nicht-obturierende Thrombose
Gute Kollateralisation des Gefäßverschlusses
Kontinuierliche Strömung bei thorakalem Atemtyp
Hyperämie bei entzündlichem Prozeß
Fehlerhafte Untersuchungstechnik

schwindigkeit und die Verminderung der Venenkapazität weisen mit einer Sensibilität von 73–96 % und einer Spezifität von 80–99 % der Fälle auf die Krankheit hin (Wuppermann 1986). Falsch-positive und falsch-negative Befunde betreffen in ähnlicher Weise wie bei der Ultraschall-Strömungsmessung die umschriebenen Thrombosen mit geringer Auswirkung auf die Hämodynamik und die akuten Kompressionssyndrome.

Der *^{125}J-Fibrinogen-Uptaketest* wird nicht nur für prospektive wissenschaftliche Untersuchungen, sondern auch zum Nachweis einer etablierten Thrombose eingesetzt. Heute bringt die Verwendung von ^{99m}Tc-markiertem Plasmin verschiedene Vorteile. Im Bereich des Unterschenkels zeigen die Methoden eine Übereinstimmung mit der Phlebographie in 90 % der Fälle. Weniger sicher gelingt die Erkennung einer Thrombose am Oberschenkel und überhaupt nicht in der Beckenregion (weitere Literatur bei Mostbeck 1981).

Die Phlebothrombose geht mit einer lokalen Erhöhung der Temperatur einher. Mit den sensiblen Meßgeräten der Wärmestrahlung lassen sich Temperaturdifferenzen der Haut in der Größenordnung von 0,2 °C erfassen. Die neuesten Geräte erlauben die Registrierung von Temperaturprofilen und ihre numerische Analyse. Im Bereich des Unterschenkels kann mit der **Thermographie** eine Sensibilität der Thrombosediagnostik von 95 % erreicht werden; die Spezifität beträgt aber nur 47 % (Jacobssen 1983). Wegen der hohen Anschaffungskosten der Apparatur findet das Verfahren nur eine begrenzte Anwendung.

Spezielle Prophylaxe der Thrombo-Embolie

Beim phlebographischen Nachweis von Thromben in den tiefen Bein- und Beckenvenen müssen sofort adäquate Maßnahmen im Sinne der sekundären Thromboseprophylaxe getroffen werden,

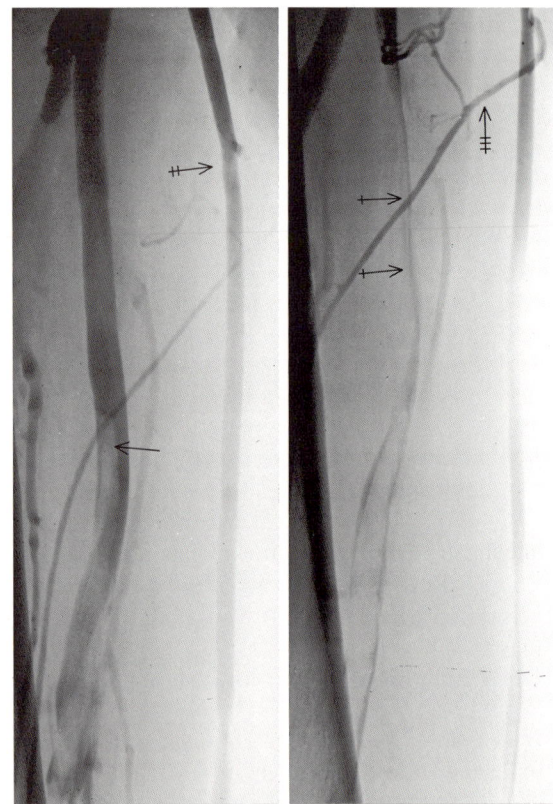

261. Wirkung des Kompressionsverbandes auf die venöse Hämodynamik. Darstellung durch aszendierende Preßphlebographie. *Links* flottierender Thrombus in der V. femoralis superficialis (→); Phlebektasie der V. saphena magna (↦). *Rechts* Aufnahme unter Kompressionsverband. Einengung des Lumens der V. femoralis superficialis (↔) mit Verminderung der Gefahr einer Lungenembolie; deutliche Beschleunigung des Blutstroms. Giacomini-Anastomose (↠) zur V. saphena magna hin

bis über das endgültige Behandlungskonzept entschieden ist. Durch die intravenöse Injektion von 5000 E *Heparin* wird die Gerinnungsfähigkeit des Blutes so weit vermindert, daß eine Progredienz der Thrombose – auch mit Rücksicht auf die Kontrastmittelinjektion – für etwa drei Stunden verzögert wird. Heparin hat eine kurze Halbwertszeit und beeinflußt deshalb spätere therapeutische Überlegungen in keiner Weise. Irgendwelche Voruntersuchungen des Gerinnungssystems sind nicht notwendig, wenn nach der Anamnese kein erhöhtes Blutungsrisiko vorliegt. Steht der Patient aber bereits unter der *Antikoagulation* mit einem Kumarin-Präparat, dann erübrigen sich zunächst weitere Maßnahmen in dieser Hinsicht. Intramuskuläre Injektionen müssen auf jeden Fall unterbleiben, um nicht die Chance der fibrinolytischen Therapie zu verbauen.

Neben der sofortigen Antikoagulation ist die Verhütung einer Lungenembolie unumgänglich. Als wichtige und verläßliche Therapie gilt die

261 *Anlegung eines Kompressionsverbandes.* Die elastische Bandagierung bewirkt eine Verengung der Venenlumina und damit eine Fixierung der Gerinnsel an die Gefäßwand. Die Effektivität eines Druckverbandes ist so zuverlässig, daß der Patient damit umhergehen soll, solange die Thrombose auf die Beinvenen beschränkt bleibt.

An Instituten, wo phlebographische Untersuchungen routinemäßig anfallen, muß die *Technik* des Kompressionsverbandes von einem Mitarbeiter beherrscht werden. Dazu sind auch spezielle Materialkenntnisse über elastische Binden, über Schaumstoff- und Klebebinden erforderlich. Gegebenenfalls bietet sich der Erfahrungsaustausch mit einem Phlebologen an.

Bei einer *Thrombose der Beckenvenen* ist die Prophylaxe der Lungenembolie durch Kompressionstherapie nicht möglich. Aus diesem Grunde wird der Patient in den meisten Kliniken etwa für 10 Tage – vom wahrscheinlichen Beginn der Thrombose an gerechnet – immobilisiert. Andererseits gilt strenge Bettruhe als wichtigster Risikofaktor der Thrombogenese, insbesondere bei älteren Menschen. Die verschiedenen Aspekte sind individuell abzuwägen. Die größte *Gefahr der Embolisation* besteht immer dann, wenn die Beckenvenenthrombose im Rahmen einer schweren Krankheit unter stationären Bedingungen entstanden und der Patient bisher noch nicht aufgestanden ist. Deshalb empfiehlt sich in dieser Situation die *präventive* Farb-Duplex-Sonographie. Mit dem Zeitpunkt der Dokumentation einer Venenthrombose fällt die Fürsorge ganz in den ärztlichen Versorgungsbereich.

Therapeutische Konsequenzen

Bei der obturierenden Thrombose der tiefen Bein- und Beckenvenen ist prinzipiell eine komplette Eröffnung der Gefäße anzustreben. Dadurch können die Entwicklung eines postthrombotischen Syndroms und somit die Voraussetzung für rezidivierende Thrombosen und Lungenembolien vermieden werden.

Zur Rekonstruktion der venösen Strombahn stehen die Fibrinolyse und die Thrombektomie zur Verfügung. Beide Verfahren geben aber nur dann optimale Resultate, wenn sie innerhalb der ersten acht Tage, besser noch vier Tage nach wahrscheinlichem Beginn der Thrombose zum Einsatz kom-

men. Die frühe Erkennung der Krankheit und die schnelle Aufstellung eines adäquaten Behandlungskonzepts sind deshalb von grundlegender Bedeutung.

Nach der Thrombektomie wird die *Kontrollphle-* 262 *bographie* routinemäßig am 4. oder 5. postoperativen Tag vorgenommen, wenn sich der Patient von der Krankheit und dem Eingriff etwas erholt hat. Unter einer Fibrinolyse erfolgt die wiederholte Röntgenuntersuchungen etwa am 4. bis 5. Tag, um den bisherigen Effekt zu beurteilen und damit die 263 Indikation für die Weiterbehandlung zu begründen. Bei der hochdosierten Fibrinolyse empfiehlt sich die Kontrolluntersuchung nach dem zweiten oder dritten Behandlungszyklus.

Meistens beschränkt sich die Nachuntersuchung auf ein bestimmtes Gefäßsegment. Deshalb erscheint die *farbkodierte Duplex-Sonographie* für die Überprüfung von theapeutischen Effekten besonders geeignet. Auch nach der Operation läßt sich die Durchgängigkeit des betroffenen Gefäßes schnell und sicher damit feststellen.

Bei der häufigsten Form, der aszendierenden Thrombose, besteht bezüglich des Vorzugs der fibrinolytischen oder operativen Therapie keine einhellige Meinung. Vielerorts wird heute aber doch die hochdosierte Lyse (Martin u. Fiebach 1985) an die erste Stelle gesetzt; die Effektivität unterscheidet sich gegenüber der Langzeitlyse nicht wesentlich, aber der Patient wird hierdurch in seinem körperlichen Befinden am wenigsten beeinträchtigt. Die Wirkung der Fibrinolyse erstreckt sich auch auf die peripheren Leit- und Muskelvenen mit ihrem wichtigen Klappenbesatz. Die Beckenvenenthrombose nach Operationen, Unfällen oder Entbindungen ist mitunter nur zur Operation geeignet. Hier sollten dann die Voraussetzungen zur intraoperativen Kontrollphlebographie oder *Gefäßendoskopie* gegeben sein.

Auch bei der deszendierenden Ileofemoralvenen- 264 thrombose ist eine chirurgische Revaskularisierung der konservativen Therapie vorzuziehen, denn mitunter wird die Durchführung einer *Umleitungsoperation* notwendig. Die phlebographische Erkennung der Verlaufsform kann in diesem Fall für die Wahl des chirurgischen Eingriffs entscheidend sein.

Umschriebene Thrombosen im Bereiche der Unterschenkelvenen, nicht-obturierende Thromben, rezidivierende und ältere Thrombosen werden in den meisten Kliniken mit *Antikoagulantien* behandelt. Unter dem gerinnungshemmenden Schutz kommt die körpereigene fibrinolytische Aktivität zur Wirkung. Die Antikoagulation wird auch ein-

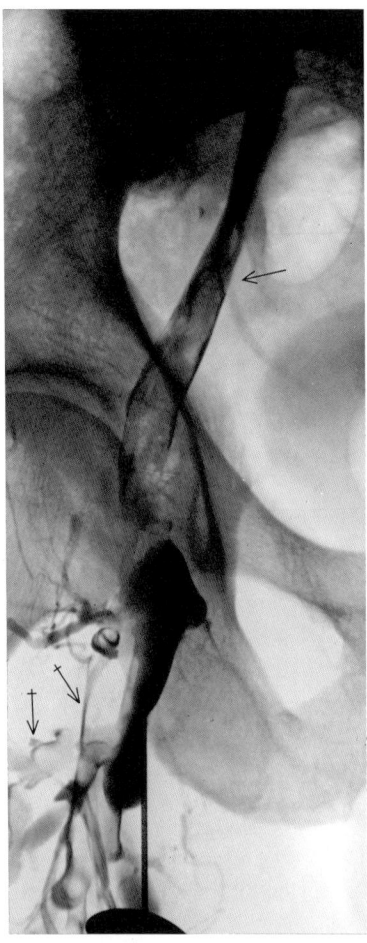
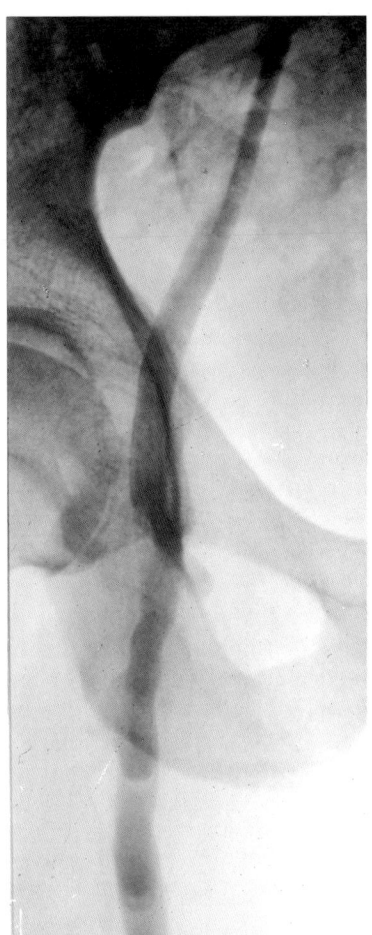

△

262. Aszendierende Femoro-Iliakalvenenthrombose bei 73 jährigem Mann ohne erkenntliche Ursache. *Links* aszendierende Phlebographie am 3. Tag nach Beginn der klinischen Symptomatik. →Kuppelzeichen; ↔Konturzeichen. *Rechts* Untersuchung 5 Tage nach Thrombektomie. Vollständige Wiedereröffnung der Strombahn mit Erhaltung der Venenklappen

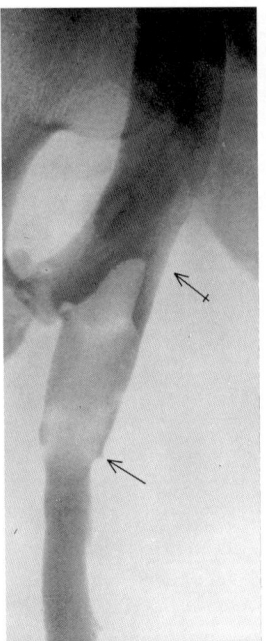
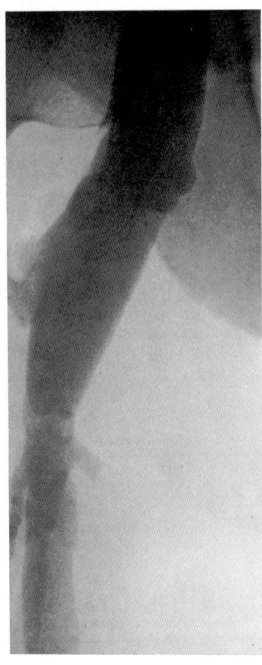

◁

263. Obturierende Thrombose der V. femoralis communis bei 47 jährigem Mann. *Links* aszendierende Phlebographie am 3. Tag nach Krankheitsbeginn. →unscharfe Konturen am Thrombuskopf; ↔Kuppelzeichen. *Rechts* vollständige Wiedereröffnung der Strombahn mit Erhaltung der Venenklappen nach 5 tägiger Fibrinolyse mit Streptokinase

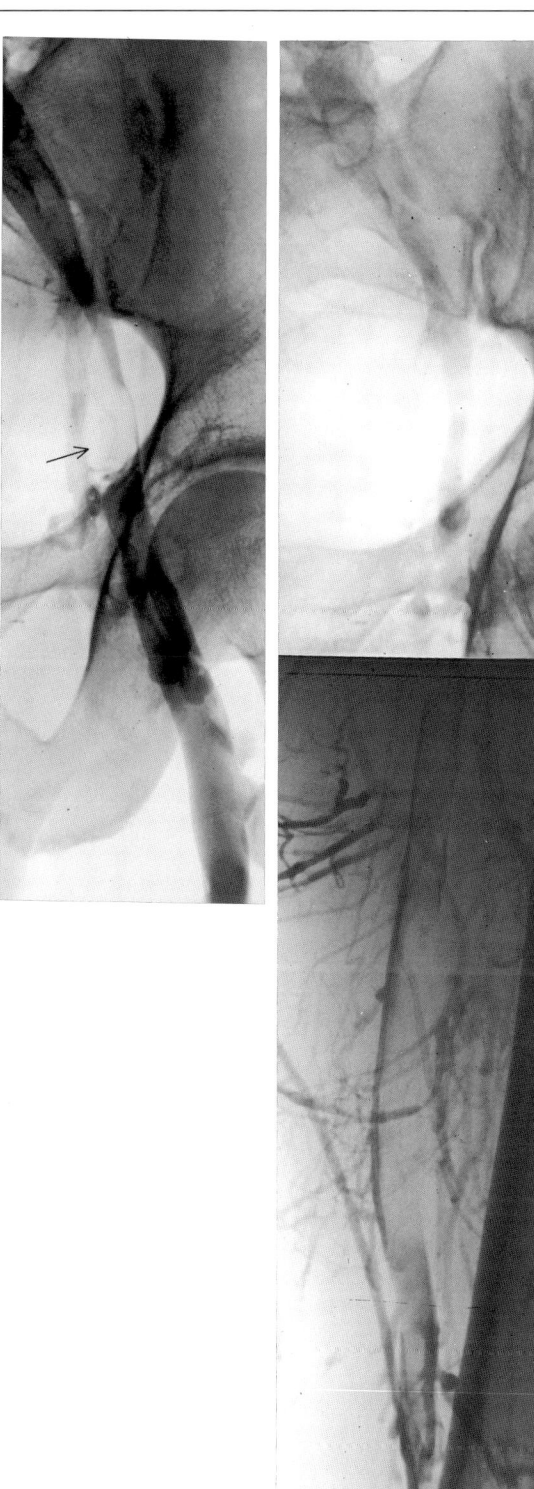

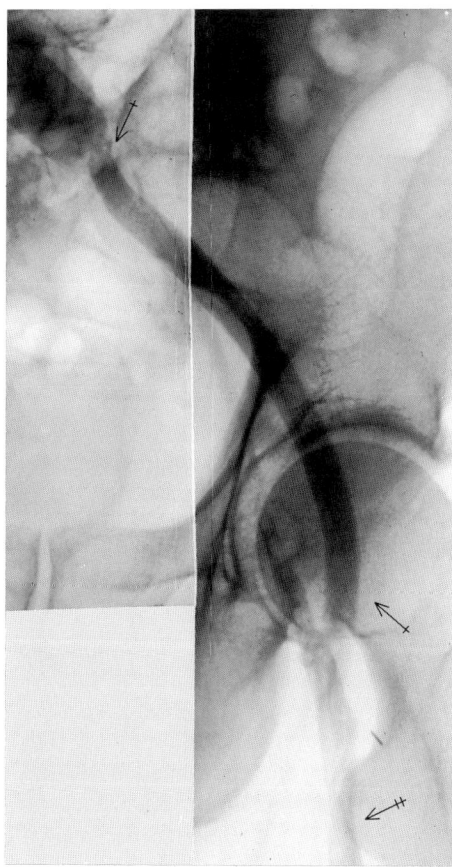

264. Deszendierende Ileofemoralvenenthrombose bei 57 jährigem Mann; akutes Kompressionssyndrom der V. iliaca externa durch induriertes Hämatom 6 Wochen nach Herzkatheteruntersuchung. Darstellung durch aszendierende Phlebographie. *Links* subtotale Einengung der V. iliaca externa (→). *Mitte* am folgenden Tag ausgedehnte deszendierende Thrombosierung unter Heparinbehandlung in therapeutischer Dosierung. Bei der Operation Darstellung von derben Schwielen mit Einbeziehung der Venenwand; keine Möglichkeit der direkten Gefäßrekonstruktion. *Rechts* Zustand nach Thrombektomie und Anlegung eines femoroiliakalen Bypass mit PTFE-Prothese; ↔ distale und proximale Anastomosen. Darstellung über dünnen intravasalen Katheter (↔) zur kontinuierlichen lokalen Heparintherapie

gesetzt, wenn Kontraindikationen für die invasiven Behandlungsverfahren vorliegen oder wenn
der Patient dazu seine Zustimmung verweigert.
Unter diesen Bedingungen richtet sich die Erfordernis einer Kontrollphlebographie oder farbkodierten Duplex-Sonographie nach der individuellen Situation; in den meisten Fällen reicht eine
Beurteilung der hämodynamischen Verhältnisse
durch physikalische Meßmethoden aus.

Thrombose der V. cava inferior

Die Thrombose der unteren Hohlvene bietet in
mehrfacher Hinsicht eine spezielle Problematik,
die sie von der peripheren Thrombose unterscheidet. Deshalb wird sie in einem eigenen Kapitel abgehandelt. Zur röntgenologischen Diagnostik
stehen nicht nur die konventionelle Beckenvenenphlebographie und die digitale Subtraktionsangiographie zur Verfügung; auch die Computer- und
die Magnetresonanztomographie vermitteln eine
verläßliche Information. Diese Verfahren haben
wie die farbkodierte Duplex-Sonographie den
großen Vorteil, auch die umgebenden Gewebsstrukturen in die Beurteilung einzubeziehen.

Obturierende Cava-Thrombose

Die obturierende Thrombose der unteren Hohlvene wird selten beobachtet. In der Regel weist sie
auf einen *generalisierten Krankheitsprozeß* hin.
Als Komplikation kommt sie vor allem bei Kollagenosen vor. Aber auch eine Hyperkoagulabilität
des Blutes, wie sie durch angeborene Störungen
der Blutgerinnung oder durch metastasierende
Malignome induziert wird, führt gelegentlich zur
Cava-Thrombose. Eine andere Entstehungsursa-
che ergibt sich beim extravasalen Kompressionssyndrom sowie bei der Tumorinfiltration der Gefäßwand.
Die kraniale Begrenzung des Thrombus liegt beim
265 *unteren Verschlußtyp* in Höhe der Vv. renales. Die
Einbeziehung der Nierenvenen *(mittlerer Verschlußtyp)* oder das Budd-Chiari-Syndrom *(hoher
Verschlußtyp)* sind Krankheitsbilder mit organbe-
zogener Symptomatik und gehören in das Gebiet
der inneren Medizin (Hach 1973).
Der *klinische Aspekt* einer obturierenden infrarenalen Cava-Thrombose entspricht der ausgedehnten beidseitigen Beckenvenenthrombose. Es bestehen anhaltende diffuse Rückenschmerzen
sowie eine erhebliche Schwellung beider Beine mit

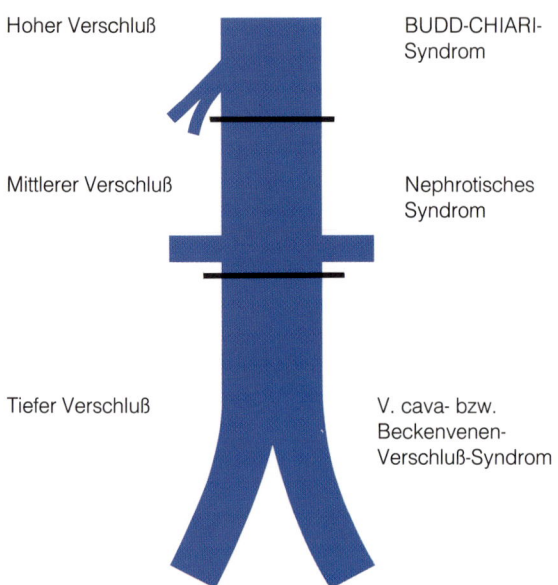

Hoher Verschluß   BUDD-CHIARI-
                                   Syndrom

Mittlerer Verschluß   Nephrotisches
                                   Syndrom

Tiefer Verschluß   V. cava- bzw.
                                   Beckenvenen-
                                   Verschluß-Syndrom

265. Verschlußtypen der V. cava inferior

Ätiologie des Verschlusses der Beckenvenen und der V. cava inferior
Thrombose und postthrombotisches Syndrom
Extravasale Kompression
Tumor-Infiltration
Operationen an V. cava inferior
Spornbildung in V. iliaca communis sinistra

blaß-livider Verfärbung. An der Bauchwand ist
eine verstärkte Venenzeichnung zu erkennen. Die
Patienten sind – schon infolge ihres Grundleidens
– schwer krank und haben subfebrile bis febrile
Temperaturen.
Eine direkte *phlebographische Darstellung* des obturierenden Cava-Thrombus von der Peripherie
aus gelingt nur durch die digitale Subtraktionstechnik. Es bildet sich eine Vielzahl von kleinen   266
und kleinsten Kollateralvenen ab. Wenn bei einem
retroperitonealen Venenverschluß auffallend wenig Umgehungsbahnen vorliegen, dann muß an
die Ormondsche Fibrose gedacht werden.

Nicht-obturierende Cava-Thrombose

Gelegentlich kann ein Thrombus aus der V. iliaca
communis in Richtung des Blutstroms bis in die
V. cava inferior einwachsen. Die klinischen Symptome entsprechen der einseitigen Beckenvenenthrombose mit kontinuierlichen Schmerzen in der
Lendenregion, ödematöser Schwellung und leicht

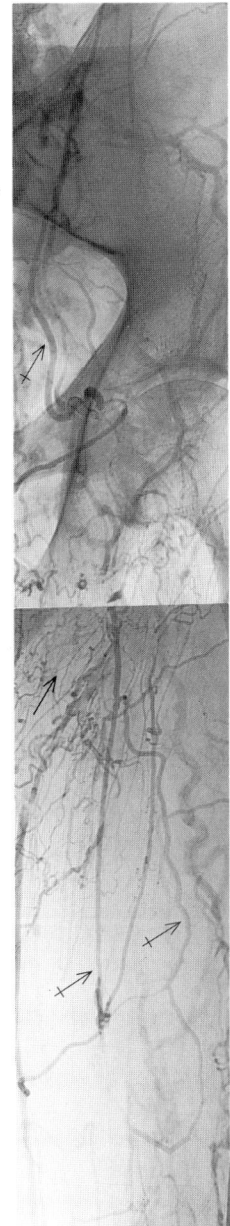

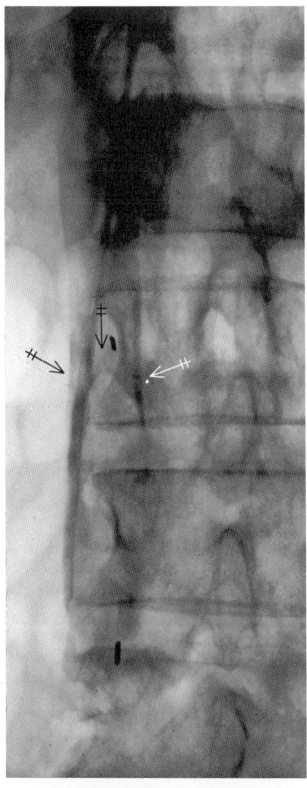

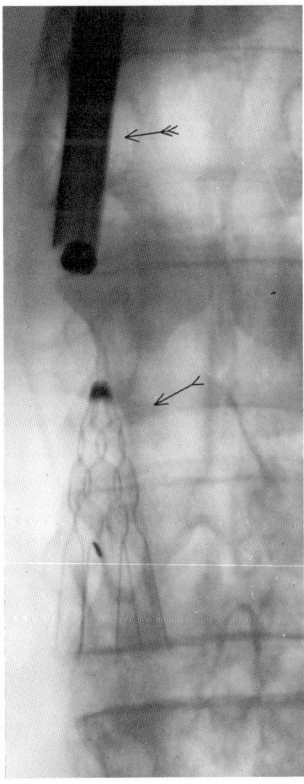

livider Hautfarbe des betroffenen Beins. Am immobilisierten Patienten sind die Krankheitszeichen mitunter kaum faßbar. In der Regel ergibt sich eine Beteiligung der V. cava inferior an der pelvinen Thrombose erst bei der digitalen Subtraktionsangiographie oder bei der routinemäßigen Kontrastmitteluntersuchung von der gesunden Gegenseite aus. Der Thrombus zeigt die typischen Kuppel- und Konturzeichen. Seltener ist er wandständig und dann leicht mit einem Kompressionseffekt zu verwechseln.

267
268

Ein nicht-obturierender Thrombus kann sich auch in isolierter Form auf der inneren Gefäßwand abscheiden, wenn die Intima durch einen primären Tumor oder durch die Wandinfiltration eines Malignoms in den benachbarten Geweben aufgerauht wird und thrombogene Substanzen freigesetzt werden. Die Erkennung solcher wandständiger Gerinnsel bleibt in der Regel dem Zufall überlassen. Klinisch tritt die Krankheit bei einer Lungenembolie oder durch das Grundleiden in Erscheinung. Das therapeutische Konzept ergibt sich aus der individuellen Situation.

Wertigkeit ergänzender Untersuchungsmethoden zur Phlebographie

Die Thrombose der V. cava inferior stellt immer eine schwere und oftmals lebensbedrohliche Krankheit dar, die eine umfangreiche internistische Diagnostik erfordert. In diesem Rahmen erscheinen auch die B-Bild- und die *farbkodierte Duplex-Sonographie* notwendig. Beim vollständigen Verschluß ist die untere Hohlvene erweitert und zeigt einen runden Querschnitt. Das typische Doppelschlagphänomen läßt sich nicht mehr nachweisen. Bei schlanken Patienten sind nach weni-

◁

266. Ausgedehnte Thrombose der Bein- und Beckenvenen sowie der V. cava inferior bei 67jährigem Mann mit akuter Niereninsuffizienz; Zustand nach Amputation des rechten Beins. *Links* Darstellung der Bein- und Beckenvenen links durch aszendierende Phlebographie. Abbildung von Muskelkollateralen (→) sowie zarten oberflächlichen Venen (↔). *Rechts oben* Darstellung des Thrombusschwanzes in der V. cava inferior durch transbrachiale Phlebographie (↔). *Rechts unten* Aufnahme während der Einführung des Greenfield-Filters (⤳) zur Prophylaxe der Lungenembolie während des Transports zur Dialysestation. ⤳ Trägerinstrument des Filters

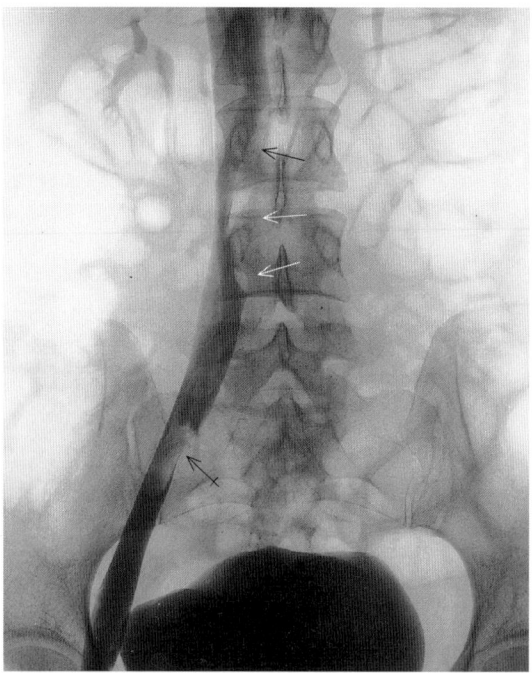

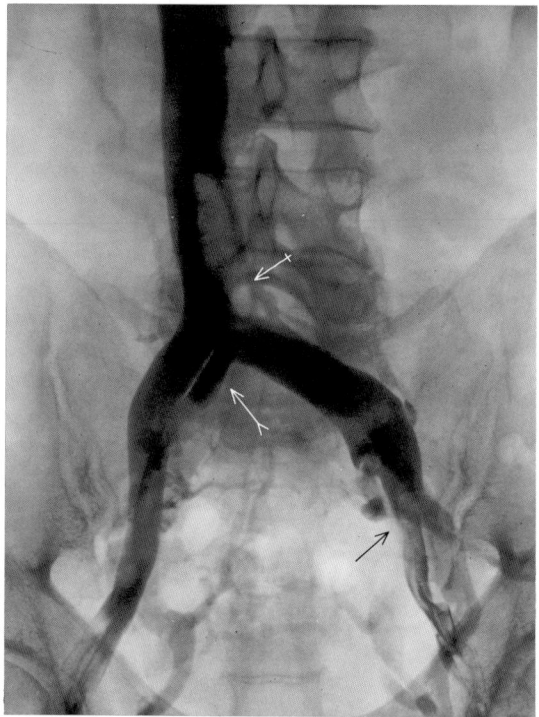

267. Deszendierende und aszendierende Ileofemoarlve-
nenthrombose bei 31 jähriger Frau 7 Tage nach Beginn der
klinischen Symptomatik mit heftigen Rückenschmerzen.
Krankenlager wegen eines hoch fieberhaften grippalen In-
fekts. Bei der Operation ergab sich extravasales Kompressionssyndrom durch perivaskuläre Schwielen. Thrombotischer Verschluß der Beckenvenen links mit Übergang in
wandständigen Thrombus der V. cava inferior (→). Deszendierende Thrombose in der V. iliaca externa rechts (↔)
(s. auch Abb. 254)

268. Aszendierende Bein- und Beckenvenenthrombose
ohne erkenntliche Ursache bei 66 jährigem Mann. Beckenvenenphlebographie am 12. Tag nach Krankheitsbeginn.
Thromben in der V. iliaca externa links (→) bei Verdacht auf
ältere postthrombotische Veränderungen. Flottierender
Thrombus in der V. cava inferior (↔), möglicherweise mit
Entstehung am Beckenvenensporn. Mündungsanomalie
der rechten V. iliaca interna in linke V. iliaca communis (⤳)

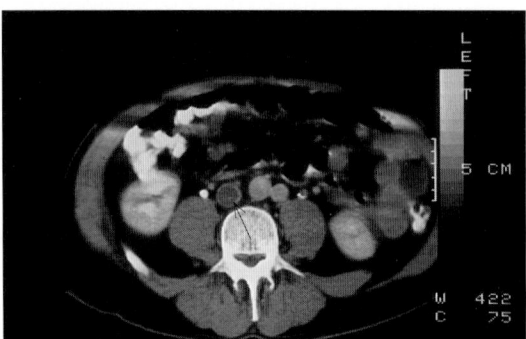

269. Computertomogramm bei thrombotischem Verschluß
der infrarenalen V. cava inferior (↑). Kontrastmittelreiche
Darstellung der Aorta ventral des Wirbelkörpers. Im Ne-
benbefund Hufeisenniere

gen Tagen intravasale Reflexionen und eine Verdickung der Gefäßwand zu erkennen. Der Kompressionstest darf wegen der Gefahr einer Lungenembolie nicht vorgenommen werden. Von großer
Bedeutung ist die Beurteilung der perivaskulären
Gewebe und Organe. Invasiv wachsende Tumoren, das Aortenaneurysma und andere pathologische Prozesse müssen ausgeschlossen oder identifiziert werden. Dafür kommen dann auch die
Computer- und die *Magnetresonanztomographie*   269
von Fall zu Fall zur Anwendung.

Literatur

Bartels D (1979) Therapie der tiefen Beinvenenthrombose
    und Lungenembolie. Fortschr Med 97: 1293
Benecke G (1976) Thrombogenese in Venen. In: Breddin K,
    Gross D (Hrsg) Moderne Thromboseprophylaxe. Schat-
    tauer, Stuttgart
Bollinger, A (1977) Doppler-Ultraschall zur Diagnose der
    tiefen Becken- und Beinvenenthrombose. In: Ehringer H
    (Hrsg) Akute tiefe Becken- und Beinvenenthrombosen.
    Huber, Bern

Dienstl E (1989) Isotopenuntersuchungen zur Diagnose venöser Thrombosen und Lungenembolien. Wiener Med Wschr 139: 551

Fridrich R (1977) Radio-Fibrinogen in der Diagnose der akuten tiefen Venenthrombosen. In: Ehringer H (Hrsg) Akute tiefe Bein- und Beckenvenenthrombosen. Huber, Bern

Grosser S, Kreymann G, Guthoff A, Taube C, Raedler A, Tilsner V, Greten H (1990) Farbcodierte Duplex-Sonographie bei Phlebothrombosen. Dtsch Med Wschr 115: 1939

Hach W (1973) Die Phlebographie beim Beckenvenen- und Vena-cava-inferior-Verschlußsyndrom. Phlebol Proktol 2: 143

Hach W (1981) Nicht-invasive instrumentelle Diagnostik venöser Thrombosen. In: Vinazzer H (Hrsg) Thrombose und Embolie. Springer, Berlin Heidelberg New York

Hach W (1982) Phlebologie in der täglichen Praxis. pmi-Verlag, Frankfurt

Hach W (1989) Beurteilung und Therapie des postthrombotischen Syndroms. Herz 14: 287

Hach W, Salzmann G, Radovic HW (1983) Die operative Behandlung der deszendierenden Thrombose und des akuten Kompressionssyndroms der Ileofemoralvenen durch Bypass mit wandverstärkter PTFE-Prothese. Vasa 12: 249

Hach W, Sternkopf M, Ott H (1989) Apparative und phlebographische Diagnostik der tiefen Bein- und Beckenvenenthrombose. Wiener Med Wschr 139: 543

Hach-Wunderle V (1990) Hämostaseologisches Risikoprofil bei venöser Thrombose. Habilitationsschrift. Johann Wolfgang Goethe-Universität, Frankfurt

Hartsuck JM, Greenfield LJ (1973) Postoperative thromboembolism. Arch Surg 107: 733

Jacobssen H (1983) Standardised leg temperature profiles in the diagnostic of acute deep venous thrombosis. Vasc Diagn 8: 3

Kakkar VV (1976) The 125J-labelled fibrinogen test and phlebography in the diagnosis of deep vein thrombosis. In: Breddin K, Gross D (Hrsg) Moderne Thromboseprophylaxe. Schattauer, Stuttgart

Martin M, Fiebach BJO (1985) Die Streptokinase-Behandlung peripherer Arterien- und Venenverschlüsse unter besonderer Berücksichtigung der ultrahohen Dosierung. Huber, Bern

Mostbach, A (1977) Diskussionsbemerkung. In: Ehringer H (Hrsg) Akute tiefe Becken- und Beinvenenthrombosen. Huber, Bern

Mostbeck A (1981) Isotopenmethoden in der Diagnostik venöser Thrombosen. In: Vinazzer H (Hrsg) Thrombose und Embolie. Springer, Berlin Heidelberg New York

Rotter W, Röttger P (1976) Über die Häufigkeit der Venenthrombose im Frankfurter Sektionsgut. In: Breddin K, Gross D (Hrsg) Moderne Thromboseprophylaxe. Schattauer, Stuttgart

Schmitt HE (1977) Aszendierende Phlebographie bei tiefer Venenthrombose. Huber, Bern

Vinazzer H (Hrsg) (1981) Thrombose und Embolie. Springer, Berlin Heidelberg New York

Wuppermann T (1986) Varizen, Ulcus cruris und Thrombose. Springer, Berlin Heidelberg New York Tokyo

Postthrombotisches Syndrom

Den Begriff des postthrombotischen Syndroms hat Halse (1954) geprägt. Darunter wird eine Reihe von Symptomen zusammengefaßt, die nach einer Thrombose der tiefen Bein- und Beckenvenen bestehen bleiben oder sich im Laufe von Jahren entwickeln. Das Krankheitsbild ist vielgestaltig und reicht von der diskreten Schwellungsneigung bis zu schwersten trophischen Störungen beim arthrogenen Stauungssyndrom (Hach et al. 1983) und beim chronischen Faszienkompressionssyndrom (Hach und Hach-Wunderle 1994). Daraus ergeben sich für den Patienten häufig einschneidende berufliche und soziale Probleme. Es wird geschätzt, daß mehr als 6 Millionen Bürger der Bundesrepublik an einer postthrombotischen Krankheit leiden. Die phlebographische Untersuchung kann dazu beitragen, den optimalen Behandlungsweg aufzuzeigen und der Entstehung von Komplikationen langfristig vorzubeugen.

Postthrombotisches Syndrom der Bein- und Beckenvenen

Die Erkrankung der Beinvenen und der ipsolateralen Beckenvenen gehört zu demselben Symptomenkomplex und wird deshalb auch zusammen abgehandelt. Eine Abgrenzung des unilateralen postthrombotischen Beckenvenensyndroms als Krankheitsentität erscheint heute nicht mehr gerechtfertigt. Demnach sind auch die Begriffe wie „chronische Beckenvenensperre" (Wanke u. Gumrich 1950) oder „pelvines Stenosesyndrom mit Siderosklerose" (Schneider 1976) überholt. Das postthrombotische Zustandsbild der beidseitigen Beckenstrombahn und der unteren Hohlvene zeigt infolge der Ausbildung spezieller Kollateralkreisläufe eine eigene Charakteristik.

Pathophysiologie

Schon in den ersten Tagen und Wochen nach Beginn der akuten Thrombose setzen die Vorgänge der Reparation und Kompensation ein. Dabei spielt die Bewältigung des Blutvolumens, das sich durch den Verschluß der proximalen Ausstrombahn anstaut, die entscheidende Rolle. Dem Körper stehen hierfür zwei Möglichkeiten zur Verfügung, die Rekanalisation und die Kollateralisation. Beide Vorgänge sind bei der Phlebographie zu beurteilen und zu bewerten.

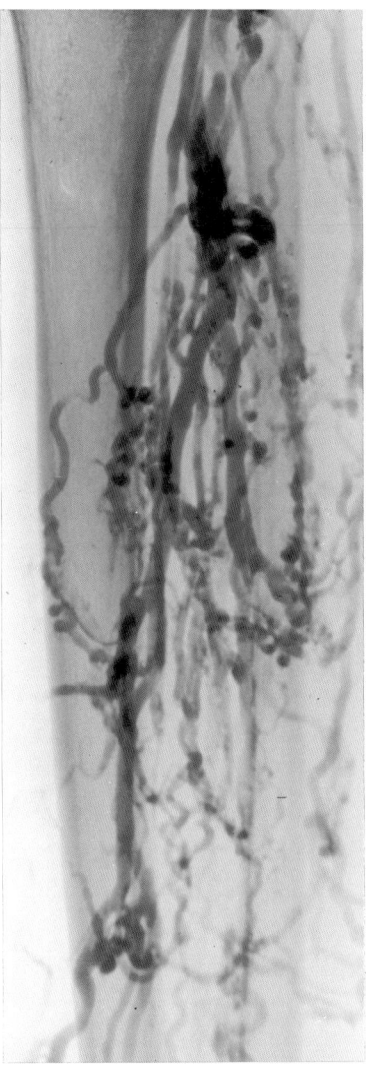

270. Postthrombotisches Syndrom links bei 54 jähriger Frau 4 Monate nach der akuten Krankheitsphase. Deutliche Zeichen der Rekanalisation mit Ausbildung von Inseln und Septen, dazwischen weiche, rundliche Konturen von persistierenden Thromben. Aszendierende Preßphlebographie bei Innenrotation *(links)* und seitlich *(rechts)*

270 Die *Rekanalisation* beginnt mit der Ausbildung von kleinen Hohlräumen innerhalb des Thrombus durch die spontane Fibrinolyse. Nach zwei Wochen setzt dann langsam die bindegewebige Umwandlung des Thrombus mit einem regressiven Schrumpfungsprozeß ein. Dadurch vergrößern sich die Spalten und die Lichtungen; sie treten miteinander in Verbindung und werden mit Endothel ausgekleidet. Dieser Vorgang der Rekanalisation dauert bis zu 12 Monaten an.

Das Ausmaß der Rekanalisation ist im Röntgenbild festzustellen. In 35,5 % der Fälle kommt es zu
275 einer vollständigen Wiedereröffnung der Lumina. Besonders Kinder und Jugendliche zeigen diesen Verlauf, der wahrscheinlich auf einer hohen fibri-

nolytischen Aktivität der Gefäßwand beruht. In 53,4 % der Fälle bleibt die Rekanalisation unvoll- 278 ständig, und in 11,1 % der Fälle bleibt sie völlig aus 279 (Netzer 1968).

In entsprechender Weise bewirkt die *Ausbildung von Kollateralen* eine Verbesserung der Abflußbedingungen bei einer Obliteration der Leitvenen. 277 Durch die Verschlüsse der proximalen Strombahn steigt der periphere Venendruck an und wirkt als Reiz für die Ausbildung von Umgehungskreisläufen. Rekanalisation und Kollateralisation haben keine synergistische, sondern eher eine gegensätzliche Effektivität.

Durch die Zerstörung der kruralen Venenklappen 274 als Richtungsventil verliert die Wadenmuskel-

Pathophysiologische Veränderungen der Hämodynamik beim postthrombotischen Syndrom
Erhöhung des dynamischen Venendrucks
Ineffizienz der peripheren Venenpumpen
Retrograde Blutströmungen
Pathologische Kollateralkreisläufe
Ausbildung von strömungsdynamischen Toträumen

Charakteristika der akuten Thrombose und der Verlaufsstadien des postthrombotischen Syndroms				
Krankheitsdauer	Peripheres Ödem	Gefäßverschlüsse	Rekanalisation	Kollateralkreisläufe
Akute Thrombose (< 4 Wochen)	+++	+++	0	(+)
Postthrombotisches Frühsyndrom (4 Wochen → 1 Jahr)	++	++	+	+
Postthrombotisches Syndrom (im engeren Sinne 1–20 Jahre)	+	+	++(+)	+++
Postthrombotisches Spätsyndrom (1 → 20 Jahre →)	+++	+	++(+)	dekompensiert

pumpe, die wichtigste der peripheren Venenpumpen, ihre Effektivität. Das Blut wird nicht nur antegrad, sondern auch retrograd in die Leitgefäße gepreßt. Über insuffiziente Vv. perforantes sucht es sich neue Wege zu den oberflächlichen Gefäßen hin, die sich dem hohen Strömungsvolumen mit der Zeit anpassen und sich erweitern.

Ein *Verlust der Klappenfunktion* verursacht demnach in zweifacher Hinsicht nachteilige Folgen; zum ersten wird das herzwärts gerichtete Blutvolumen in der femoro-iliakalen Strombahn reduziert und dann erfolgt noch eine gegengerichtete Blutströmung in die Peripherie mit Umkehr der intravasalen Druckverhältnisse. Da die peripheren Venenpumpen im Bereiche des Unterschenkels die größte Effektivität haben, erweist sich eine ausgedehnte postthrombotische Destruktion der kruralen Venenklappen auch als besonders ungünstig; sie geht immer mit einer ausgeprägten klinischen Symptomatik einher.

Die schweren *Umbauvorgänge der Gefäßwand* mit Ersatz der differenzierten anatomischen Strukturen durch schrumpfendes Narbengewebe führen an Stellen mit stärkerer Druck- und Volumenüberlastung zu Aussackungen und Dilatationen, in denen sich die Blutströmung verlangsamt und Turbulenzen entwickeln. So entstehen auch Toträume in den kutanen und subkutanen Plexus, die mit als Ursache für die dermatologischen Komplikationen des chronisch-venösen Stauungssyndroms angesehen werden.

Klinische Symptomatik

Der Übergang von der akuten Thrombose zum postthrombotischen Syndrom darf bei spontanem Verlauf in die dritte bis vierte Woche nach Krankheitsbeginn datiert werden. Er ist durch eine persistierende Ödemneigung gekennzeichnet, die sich aus den noch ungünstigen Abstrombedingungen erklärt und besonders unter Belastung hervortritt. Dieses *postthrombotische Frühsyndrom* entspricht den pathophysiologischen Vorgängen der Reka-

nalisation und der Kollateralisation. Es ist etwa nach 12 Monaten abgeschlossen. Mit der zunehmenden Adaptation bildet sich die klinische Symptomatik nach und nach zurück.

Das *postthrombotische Syndrom im engeren Sinne* ist durch stabile hämodynamische Bedingungen charakterisiert. Die Kompensation hat ein Höchstmaß von Anpassungsvorgängen an die pathomorphologischen Gegebenheiten erreicht. Der Patient mußte lernen, mit seinen Beschwerden, den peripheren Stauungen und einer langsam zunehmenden Ausbildung von Varizen zu leben.

Im Laufe der Zeit werden die oberflächlichen Kollateralvenen durch das ungewohnt große Blutvolumen überlastet. Sie erweitern sich bis zur Schlußunfähigkeit ihrer Klappen, und es entstehen Krampfadern. Vor allem wirkt sich eine *sekundäre Stammvarikose* ungünstig auf die Hämodynamik aus. Das Blut kann aus den kleineren Zubringergefäßen der V. saphena magna nicht mehr abgeschöpft werden. Bei Kontraktion der Wadenmuskulatur entstehen Rammeffekte über der Austrittsstelle von insuffizienten Vv. perforantes. Die *Störungen der Mikrozirkulation* verursachen indurierte Ödeme und schließlich die dermatologischen Komplikationen des chronisch-venösen Stauungssyndroms. Die Dekompensation der Anpassungsvorgänge, insbesondere die variköse Degeneration der oberflächlichen Kollateralen, führt zum *postthrombotischen Spätsyndrom*. Der Krankheitsverlauf zeigt eine unterschiedliche *Progredienz*, die von verschiedenen Faktoren abhängt, beispielsweise von vorgegebenen anatomischen und funktionellen Bedingungen, vom Alter des Patienten sowie von vorausgegangenen therapeutischen und nachfolgenden prophylaktischen

286

271

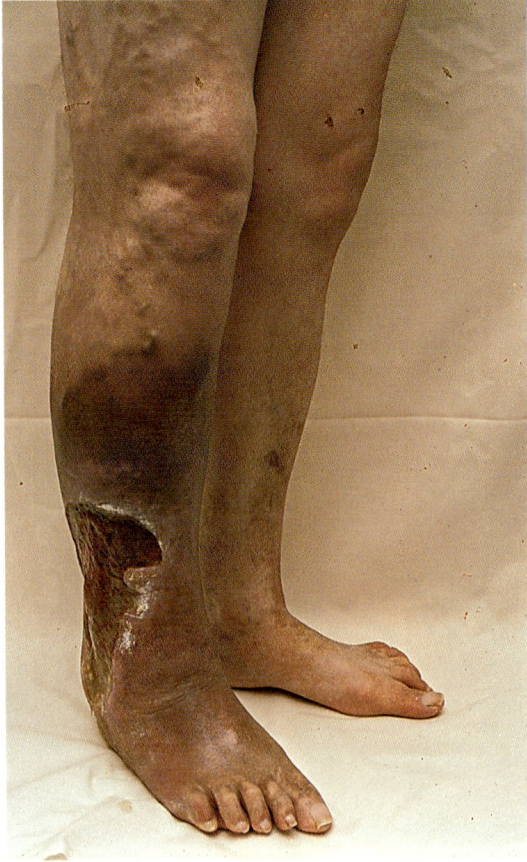

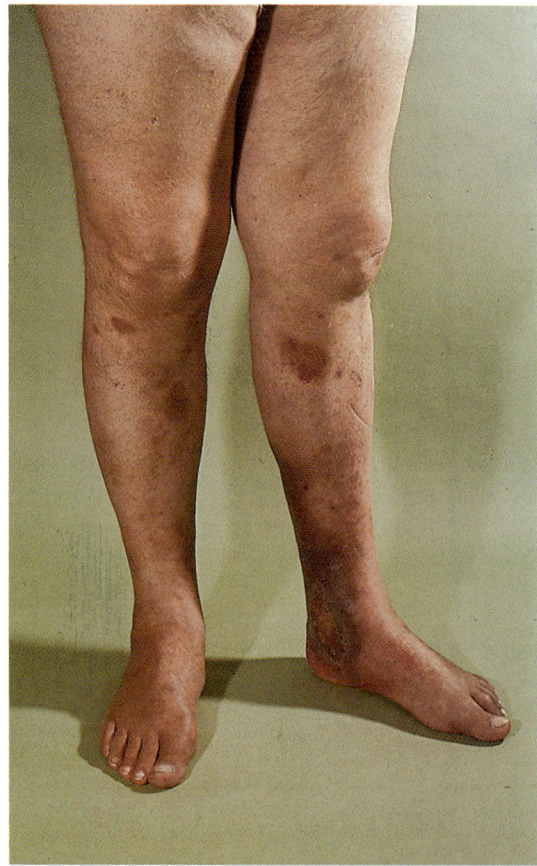

271. Postthrombotisches Spätsyndrom der Bein- und Beckenvenen rechts mit chronisch-venöser Kongestion bei 53 jährigem Mann. Erkrankung an Thrombose 17 Jahre zuvor

272. Arthrogenes Stauungssyndrom bei 44 jährigem Mann. Postthrombotische Krankheit seit 13 Jahren, arthrogenes Stauungssyndrom links seit 4 Jahren. Fixierter Spitzfuß, Rekurvation im Kniegelenk, persistierendes Ulcus cruris

Maßnahmen. Zeiträume von 5 bis 10 bis 20 Jahren bis zur Entwicklung des postthrombotischen Spätsyndroms gelten als die Regel.

Das *klinische Bild* des *chronisch-venösen Stauungssyndroms* wird durch die indurierten Ödeme der Haut und der subkutanen Gewebe in der supramalleolären Region geprägt. Es treten Stauungsekzeme, Atrophie blanche und Ulzerationen hinzu. Dieser Symptomenkomplex ist aber keineswegs für die postthrombotische Krankheit pathognomonisch; er kann ebenso bei den dekompensierten Rezirkulationskreisen der Stammvarikose, bei der primären Femoralklappen-Insuffizienz oder bei Mißbildungen des Venensystems vorkommen. Aus diesem Grunde sind die synonymen Bezeichnungen *chronisch-venöse Insuffizienz, chronische Veneninsuffizienz* oder *chronisch-venöses Stauungssyndrom* nur für die Symptome, niemals aber als Diagnose zu verwenden.

282

Synonyma
Chronisch-venöses Stauungssyndrom
Chronisch-venöse Insuffizienz
Chronische Veneninsuffizienz

Grundkrankheiten beim chronisch-venösen Stauungssyndrom
Dekompensierter Rezirkulationskreis
Postthrombotisches Syndrom
Arthrogenes Stauungssyndrom
Primäre und sekundäre Femoralveneninsuffizienz
Erworbene arteriovenöse Fistel
Mißbildungen

272 Als schwere Komplikation gilt das *arthrogene Stauungssyndrom* (Hach et al. 1983). Es entsteht, wenn der chronische Entzündungsprozeß auf den Bandapparat der oberen und unteren Sprunggelenke übergreift. Der Patient nimmt eine Schonhaltung mit Plantarflexion des Fußes an, die schließlich zum fixierten Spitzfuß führt.

Die beiden wichtigsten peripheren *Venenpumpen,* die Sprunggelenk- und die Wadenmuskelpumpe, sind in ihrer Funktion an die freie Motilität des oberen Sprunggelenks gebunden. Bei einer Versteifung fallen die Pumpen und damit der wichtigste Motor der zentripetalen Blutbewegung aus. Im dynamischen Arbeitsversuch sinkt infolgedessen der periphere Venendruck nicht mehr ab, er entspricht vielmehr der hydrostatischen Belastung.

Durch den *fixierten Spitzfuß* ist der Patient in seinem Stand und in seinem Gehvermögen erheblich beeinträchtigt. Die supramalleolären Ulzera heilen nur unter der Behandlung mit strenger Bettruhe und Hochlagerung des Beins ab, brechen aber nach Mobilisierung des Patienten sofort wieder auf. Deshalb bestehen auch häufig Narben nach wiederholten Hautverpflanzungen. Sobald sich ein Circulus vitiosus ausgebildet hat und das obere Sprunggelenk nicht mehr zu reaktivieren ist, wenn also ein fixierter Spitzfuß vorliegt,
273 dann geht der Symptomenkomplex in eine selbständige Krankheit über. Die Therapie der Wahl besteht bei prätibialer Lokalisation des Ulcus cruris in der paratibialen Fasziotomie mit passiver Remobilisation der Sprunggelenke sowie anschließender Krankengymnastik (Hach 1989). Von der Neutral-0-Stellung aus ist eine Dorsalflexion von 20°, mindestens aber von 10° anzustreben.

Das Endstadium der Krankheit wird mit dem *chronischen Faszienkompressionssyndrom* (Hach und Hach-Wunderle 1994) erreicht. Offenbar kommt es infolge struktureller Veränderungen der Fascia cruris bei Orthostase zu einer Erhöhung des interstitiellen Gewebsdrucks in den dorsalen Kompartimenten des Unterschenkels, der zur Ausbildung eines inkurablen zirkulären Ulcus cruris venosum führt. Der nekrotisierende Prozeß bezieht auch die Faszie und die Sehnen mit ein. Infolge der langen Krankheitsdauer treten humorale Veränderungen der chronischen Entzündung auf, ein Eisenmangelsyndrom mit sekundärer Anämie sowie eine schwere funktionelle Minderdurchblutung der Muskulatur mit lehmgelber Verfärbung und Glykogenverarmung. Oftmals geraten die Patienten in die Abhängigkeit von Pharmaka und Drogen, sie werden depressiv und verfallen dem sozialen Abstieg. Durch die krurale Fasziektomie ist heute eine Heilung des chronischen Faszienkompressionssyndroms möglich geworden.

Phlebographische Diagnostik

Zur Beurteilung des postthrombotischen Syndroms sind Röntgenaufnahmen von jeder Gefäß-

**Circulus vitiosus
beim arthrogenen Stauungssyndrom**

273. Entwicklung des arthrogenen Stauungssyndroms vom Krankheitszeichen zur nosologischen Entität

Einteilung des chronisch-venösen Stauungssyndroms aufgrund sklerosierender Gewebsveränderungen		
Stadium	Gewebssklerose	Klinisches Bild
I	keine Gewebssklerose	Ödemneigung Corona phlebectatica
II	Dermatoliposclerosis ohne Beteiligung der Faszie	Indurationen Akutes Ulcus cruris
III	Dermatolipofasciosclerosis regionalis	Derbe Induration Chronisches Ulcus cruris Arthrogenes Stauungssyndrom
IV	Dermatolipofasciosclerosis circularis	Chronisches Faszienkompressionssyndrom

region am Bein in zwei Ebenen sowie von den Beckenvenen erforderlich. Die Untersuchung umfaßt eine Beschreibung der Venenklappen, der tiefen Leit- und Muskelvenen sowie der insuffizienten Vv. perforantes. Außerdem wird zu den Kollateralkreisläufen und ihrer hämodynamischen Effizienz Stellung genommen. Das Zustandsbild nach einer tiefen Bein- und Beckenvenenthrombose kann röntgenologisch sehr unterschiedlich ausgeprägt sein. Kleine Thromben in den Unterschenkelvenen oder nichtobturierende Blutgerinnsel hinterlassen in der Regel überhaupt keine Residuen, was für die gutachterliche Beurteilung von Bedeutung ist. In anderen Fällen bleiben schwerste Gefäßveränderungen nach der Thrombose zurück.

Phlebographische Charakteristika des postthromboti-schen Syndroms
Destruktion der Venenklappen
Rekanalisation
Kollateralisation
Perivaskuläre Fibrosierung
Veränderung der Strömungsdynamik

Das Ausmaß der postthrombotischen Gefäßschä-
digung ist natürlich zunächst von der Schwere und
der Ausdehnung der akuten Thrombose abhängig.
Einen entscheidenden Einfluß auf die *Rekanali-*
sation haben auch die vorausgegangenen Behandlungsverfahren wie die Fibrinolyse oder die
Thrombektomie mit einer kompletten oder partiellen Wiederherstellung der Strombahn. Thrombosen im Kindesalter schließen in der Regel mit
einer vollständigen Rekanalisation ab, so daß die
Diagnose des postthrombotischen Syndroms bei
einer späteren Phlebographie leicht verkannt
wird. Wahrscheinlich spielt die hohe fibrinolytische Aktivität der Venenwand für den Abbau der
Thromben in jungen Jahren eine wesentliche Rolle. Mit zunehmendem Lebensalter gehen diese
Anpassungsvorgänge weitgehend verloren. Auch
rezidivierende Thrombosen verschlechtern die
Aussichten auf eine gute Kompensation.

Die Diagnose einer postthrombotischen Abflußbehinderung läßt sich bereits aus den veränderten
Strömungsbedingungen auf dem Fernsehmonitor
erkennen. Die Transportkapazität der Leitvenen
nimmt ab, und die Abflußzeiten sind deutlich verlängert. Bei dosierter manueller Kompression der
Wade schießt das Kontrastmittel ein kurzes Stück
durch die betroffenen Gefäßabschnitte hindurch,
bleibt bei passiver Haltung aber dann infolge der
zentralen Abflußverzögerung mit verdämmern-
dem Schatten gleich wieder liegen (antegrade
Strömungsinsuffizienz).

Auch bei *vollständiger Rekanalisation* führt die
Thrombose zu einer Zerstörung der Venenklappen. Der verminderte oder fehlende Klappenbesatz ist ein wichtiges röntgenologisches Zeichen
des postthrombotischen Syndroms. Deshalb erscheint auch die Untersuchung des Patienten in
steiler Schräglage unumgänglich; nur hierbei kann
der Sedimentationseffekt des Kontrastmittels zur
Darstellung der anatomischen Klappenstrukturen
optimal ausgenutzt werden.

In den Oberschenkelvenen bleibt die Beurteilung
der Klappen bei der aszendierenden Phlebographie ausnahmsweise einmal unsicher. In diesen

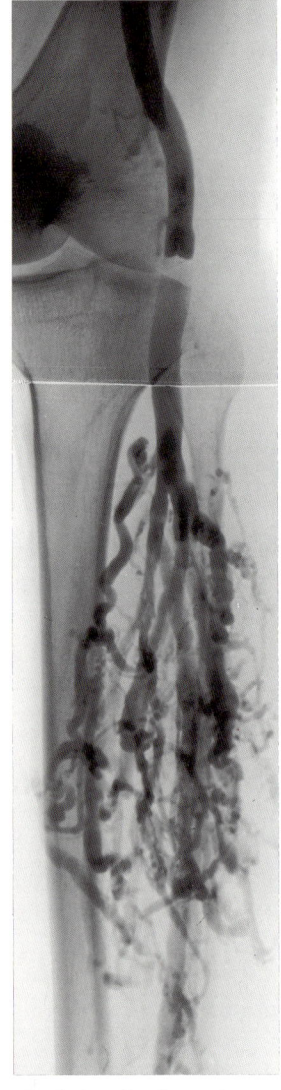

274. Postthrombotisches Syndrom der Unterschenkelvenen mit nahezu vollständiger Rekanalisation bei 61 jährigem Mann. Unregelmäßige Gefäßkonturen, einzelne intravasale Septen, Destruktion der Venenklappen. Darstellung
durch aszendierende Preßphlebographie am linken Bein

Fällen kann die retrograde Preßphlebographie
eine verläßliche Information liefern; der Rückfluß
des Kontrastmittels bis zum Knie und darüber hinaus weist auf die richtige Diagnose hin (retrograde
Strömungsinsuffizienz).

Die *partiell rekanalisierte* Leitvene zeigt ein typisches röntgenologisches Profil. Die Wand ist unregelmäßig konturiert, das Lumen durch Lamellen
und Inseln unterteilt. Narbig verengte Abschnitte
wechseln mit umschriebenen Dilatationen ab, die
durch wirbelartige und turbulente Strömungen zustande kommen. Das Gefäß erscheint unruhig und

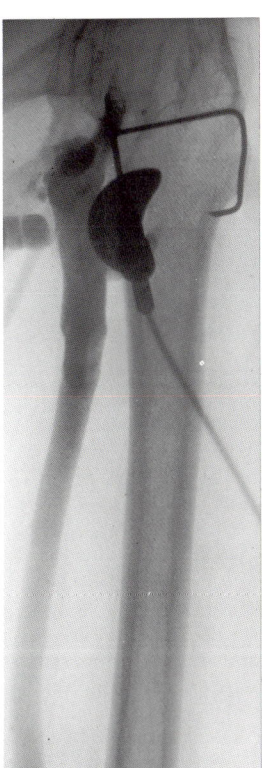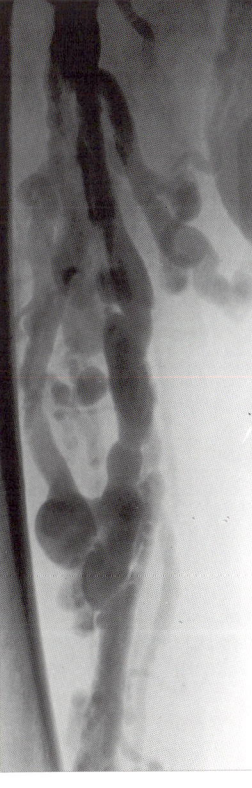

Röntgenologische Zeichen der Rekanalisation
Wandstarre
Unregelmäßige Wandkonturen
Unregelmäßiges Lumen
Septierungen
Gefäßinseln
Bizarrer Gefäßverlauf

275 *(links)*. Postthrombotische Veränderungen der V. femoralis superficialis mit Zerstörung der Klappen. Vollständige Rekanalisation. Zustand nach Hüftgelenkversteifung bei 35jähriger Frau. Darstellung durch retrograde Preßphlebographie

276 *(rechts)*. Postthrombotisches Syndrom einer mehrfach geteilten V. femoralis superficialis mit weitgehender Rekanalisation. Darstellung durch aszendierende Preßphlebographie

geschlängelt. Harte, eckige Ränder weisen auf einen jüngeren Prozeß, abgeschliffene Rundungen eher auf die langzeitige Erkrankung hin. Zwischen den intravasalen organisierten Thrombusresten hindurch und über wechselseitige Umleitungen in parallel verlaufende Venen sucht sich das Blut seinen neuen Weg.

Bei *fehlender Rekanalisation* stellt sich der betroffene Venenabschnitt nicht dar. Am Anfang und am Ende der Obliteration sind aber eindeutige Zeichen der abgelaufenen Thrombose nachzuweisen; am Gefäßabbruch erscheinen die Konturen scharf und unregelmäßig gestaltet.

Bei einem ausgedehnten Verschluß der V. femoralis superficialis und beim Mehr-Etagen-Typ lassen sich die proximalen Gefäßabschnitte infolge der Kontrastmittelverdünnung durch die aszendierenden Untersuchungsmethoden oft nicht mehr eindeutig beurteilen. Liegt ein kräftiger Umgehungskreislauf über die V. saphena magna vor, dann kann durch die Anwendung des Valsalva-Tests eine retrograde Füllung der Oberschenkelvenen von der Saphenamündung aus versucht werden; anderenfalls ist die Indikation zur retrograden Preßphlebographie gegeben.

Wenn die Obliteration der Leitvenen am Unterschenkel persistiert und sich Umgehungskreisläufe über rekanalisierte Gefäße und zarte Kollateralen innerhalb der Muskulatur ausbilden, entsteht ein charakteristischer röntgenologischer Aspekt, das Bild der *wirren Kollateralisation*. Eine Unzahl von kleinen und kleinsten Venen mit unterschiedlicher Kontrastierung verläuft in völliger Unordnung durcheinander. Die wirre Kollateralisation ist der Ausdruck einer unzureichenden Anpassung an ungünstige hämodynamische Bedingungen. Klinisch liegt meistens ein schweres Krankheitsbild vor.

Für die Kompensation des postthrombotischen Syndroms mit unvollständiger oder fehlender Rekanalisation haben die **Kollateralkreisläufe** eine große Bedeutung. Sie können sich im extra- oder intrafaszialen Raum ausbilden.

Der *extrafasziale Kollateralkreislauf* ist besonders wichtig. Seine Entstehung wird durch die Funktion der Wadenmuskelpumpe erklärt. Unter physiologischen Bedingungen befördert die Pumpe das in den Muskel- und Leitvenen enthaltene Blut mit erheblicher Kraft herzwärts. Bei einer Insuffizienz der Venenklappen und einer Verlegung der intrafaszialen Ausstrombahn muß sich die Pumparbeit ungünstig auswirken, zu einem Druckanstieg in der Peripherie und zu einer rückläufigen Blutströmung führen. Die Folge ist eine Erweiterung der Vv. perforantes bis zur Schlußunfähigkeit ihrer Klappen. Mit Eintritt der *Perforansinsuffizienz* kann das gestaute Blut aus dem intrafaszialen Raum in die extrafaszialen Gefäße abfließen. In der supramalleolären Region entstehen die klinischen Symptome des chronisch-venösen Stauungssyndroms, die Gewebsinduration, Ekzeme und Ulzerationen.

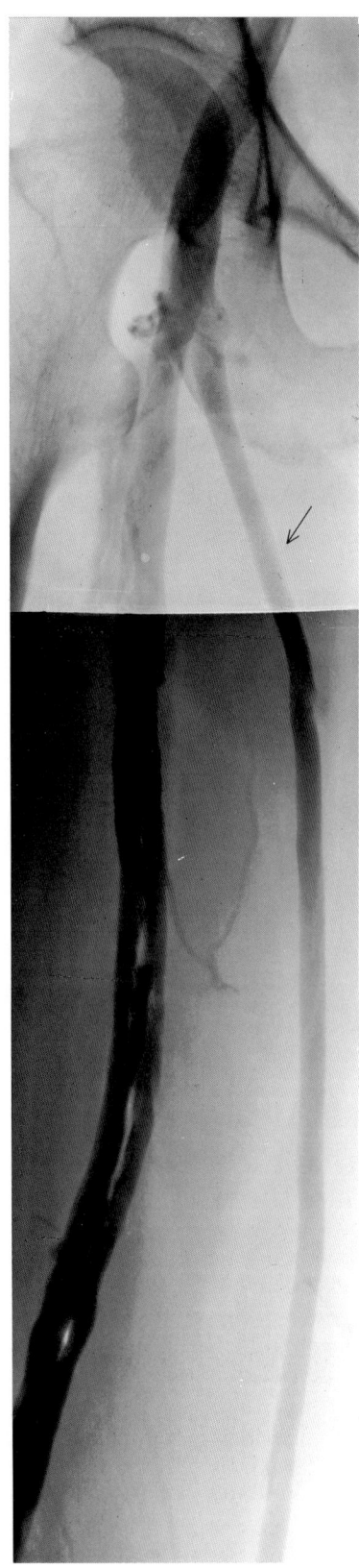

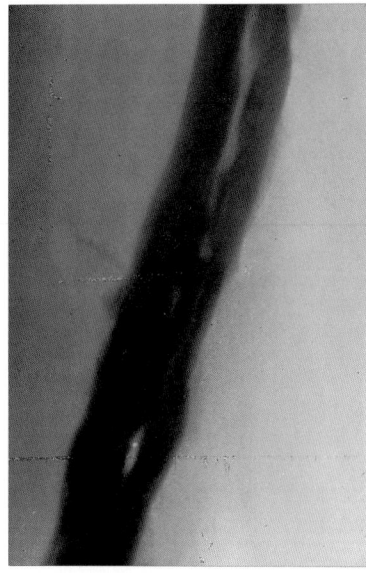

◁ **277.** Postthrombotisches Syndrom der V. femoralis superficialis mit partieller Rekanalisation bei 36jähriger Frau. Ausbildung von intraluminären Septen; unregelmäßige Gefäßkonturen; Kollateralkreislauf über die ektatische V. saphena magna (→). *Links* Darstellung durch aszendierende Preßphlebographie. *Rechts* Detailaufnahme der V. femoralis superficialis

Die Vielgestaltigkeit des oberflächlichen Venensystems mit seinen ausgedehnten Verzweigungen bietet zahlreiche Möglichkeiten zur Ausbildung von Umgehungsvenen, die alle zur V. saphena magna hinführen. Diesem Gefäß kommt demnach eine zentrale Bedeutung zu. Erst wenn es ausfällt, treten alternative Verbindungen in Funktion.

Folgende Venen spielen bei extrafaszialen Kollateralkreisläufen eine Rolle: 283

V. saphena magna
Die V. saphena magna führt unter physiologischen Bedingungen etwa 10 % des Blutvolumens aus der unteren Extremität ab. Bei Einschaltung in einen Umgehungskreislauf kann diese Blutmenge auf ein Mehrfaches ansteigen. Die Vene paßt sich den veränderten hämodynamischen Verhältnissen   250
durch eine **kompensatorische Ektasie** an. Dabei   282
handelt es sich um einen physiologischen Vorgang,   284
um die Adaptation an eine ungewöhnliche Volumenbelastung. Das Gefäß erweitert sich, und zwar am deutlichsten in der Peripherie. In der Mündungsregion geht das Teleskop-Zeichen verloren. Die Klappen bleiben funktionstüchtig. Bei   241
Schräglage des Patienten zeichnen sie sich durch den Sedimentationseffekt des Kontrastmittels klar

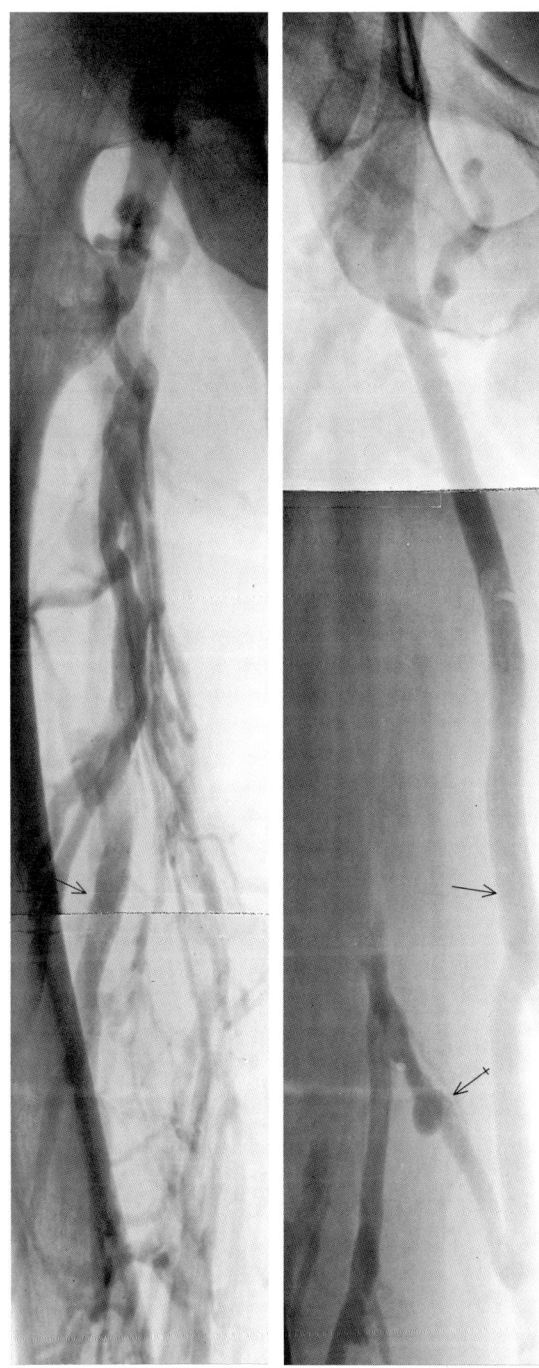

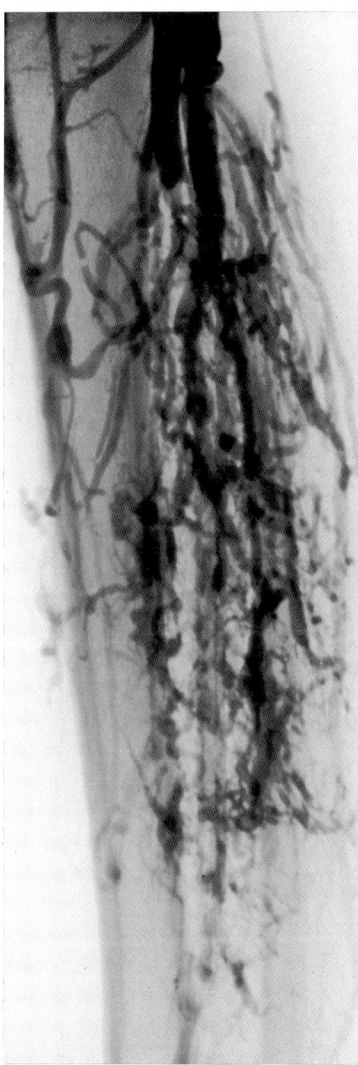

280. Postthrombotisches Syndrom der Unterschenkelvenen links mit wirrer Kollateralisation bei 39jähriger Frau. Darstellung durch aszendierende Preßphlebographie bei Innenrotation

278 *(links).* Postthrombotisches Syndrom der V. femoralis superficialis mit unvollständiger Rekanalisation. Ausgeprägter intrafaszialer Kollateralkreislauf über Muskelgefäße und über die V. profunda femoris (→)

279 *(rechts).* Postthrombotisches Syndrom der V. femoralis superficialis mit fehlender Rekanalisation. Kräftiger Kollateralkreislauf über die ektatische V. saphena magna (→). Insuffiziente Doddsche V. perforans (↔)

ab. Offenbar kann sich die allgemeine Dilatation an den Klappenringen zunächst nicht auswirken; auf dem Phlebogramm erscheinen diese Regionen deshalb als zirkuläre Einengungen, das *Gürtelzeichen.*

Auf dem Monitor fällt sofort die veränderte Hämodynamik auf. Die tiefen Gefäße stellen sich nur zögernd oder überhaupt nicht dar. Das Kontrastmittel fließt sofort in hoher Konzentration über die V. saphena magna ab.

Mit zunehmender Überlastung dehnt sich das Lumen der V. saphena magna aus, bis die Venenklappen ihre Schlußfähigkeit verlieren. Jetzt wird auch eine retrograde Blutströmung möglich. Mit fort-

282

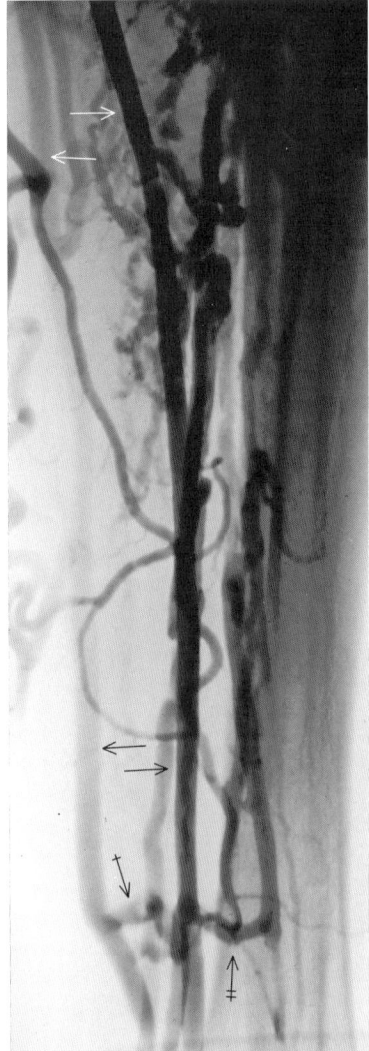

Unterschiede zwischen kompensatorischer Ektasie und Stammvarikose der V. saphena magna		
Röntgenzeichen	Stamm-varikose	Phleb-ektasie
Darstellung	retrograd	antegrad
Kontrastmitteldichte	geringer	hoch
Venenklappen	insuffizient	suffizient
Teleskopzeichen	fehlt	vorhanden oder fehlt
Infravulväre Dilatationen	typisch	fehlen
Aneurysmen	typisch	fehlen
Insuffizienzpunkt	typisch	fehlt
Konjugierende Seitenastvarize	vorhanden	fehlt
Gürtelzeichen	fehlt	typisch
Gefäßwand	Umbau	Hypertrophie
Bewertung	Varize	Kollaterale

281. Postthrombotisches Beinvenensyndrom mit partieller Rekanalisation. Insuffizienz der mittleren Cockettschen V. perforans (↔). Abfluß des Kontrastmittels über eine doppelstämmige V. saphena magna (→); kontrastreiche Darstellung des Gefäßes in der Peripherie und deutliche kompensatorische Phlebektasie. ↔ Brückenvene mit Kollateralfunktion. Seitliche Aufnahme des linken Beins

schreitender Schädigung der Gefäßwand tritt die variköse Degeneration ein; es entsteht die *sekundäre Stammvarikose.* Die phlebographischen Zeichen der kompensatorischen Ektasie werden von den Symptomen der Stammvarikose, von infravulvären Dilatationen und venösen Aneurysmen begleitet. Dadurch ist zwischen Ektasie und Varikose nicht mehr zu differenzieren. Der Kollateralkreislauf verliert seine Funktion. Das ursprünglich allein auf den antegraden Blutstrom determinierte Gefäß kann jetzt eine Umkehr der gesamten Hä-

modynamik zulassen. Durch die Dekompensation des Umgehungskreislaufs wird klinisch das postthrombotische Spätsyndrom eingeleitet. Der pathophysiologische Befund entspricht nunmehr einem *dekompensierten Rezirkulationskreis IV.* Im Gegensatz zu den Strömungsbedingungen bei der primären Stammvarikose handelt es sich hier um einen *sekundären Rezirkulationskreis* mit ungünstigen Voraussetzungen. Durch die operative Sanierung des extrafaszialen Venensystems kann eine wesentliche Besserung herbeigeführt werden. Auch retikuläre Krampfadern, die sich bei einem postthrombotischen Syndrom entwickeln, werden unter dem Begriff der sekundären Varikose zusammengefaßt. Sie können ein erhebliches Ausmaß erreichen und den Ablauf der Röntgenuntersuchung beeinträchtigen. Ob sie allein durch die volumenmäßige Überlastung induziert werden, erscheint heute eher unwahrscheinlich. Vielleicht liegen der primären und sekundären Varikose dieselben strukturellen Defekte im mikroskopischen (Benecke 1973) oder ultramikroskopischen Bereich (Staubesand 1977) zugrunde. Inwieweit davon auch die Stammvenen betroffen sind, bleibt abzuklären.

V. saphena parva

Die V. saphena parva spielt für die Kollateralisation des postthrombotischen Syndroms nur eine untergeordnete Rolle. Beim Ausfall der V. saphena magna kann sich aber über sie und über die V. femoro-poplitea ein Umgehungskreislauf zum Einstromgebiet der V. iliaca interna ausbilden.

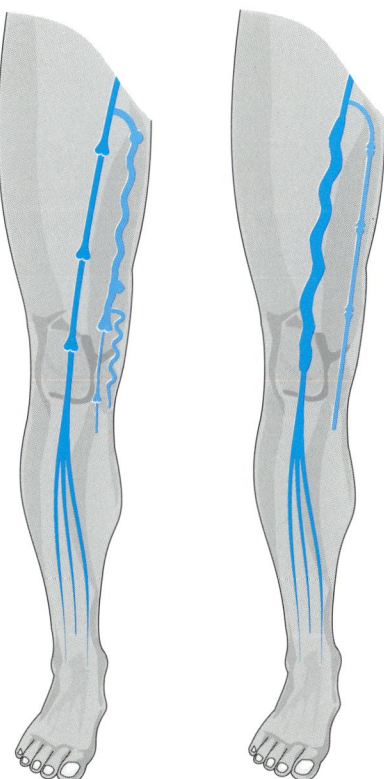

282. Schematische Darstellung der wichtigsten Röntgenzeichen einer primären Stammvarikose *(links)* und kompensatorischen Ektasie *(rechts)* der V. saphena magna. Erklärung siehe nebenstehendes Schema (S. 180)

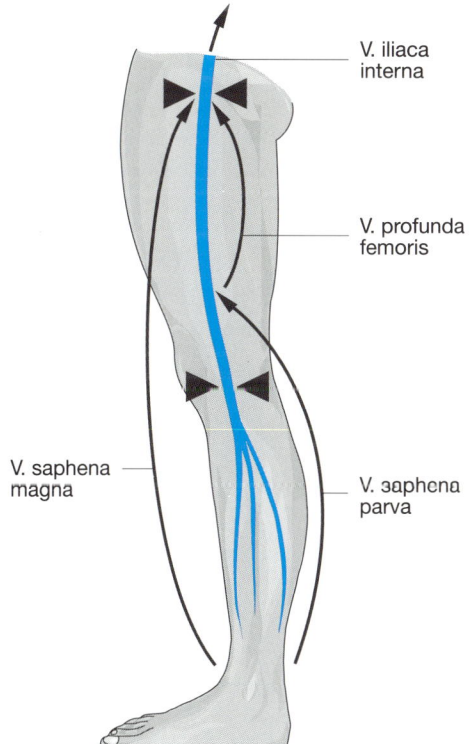

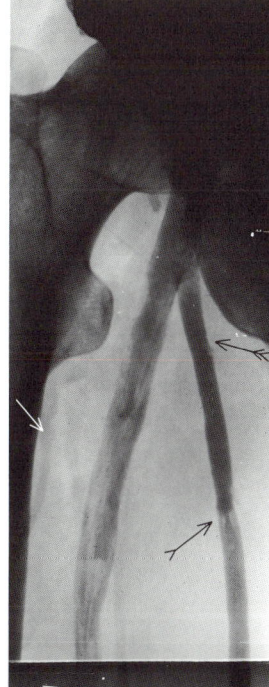

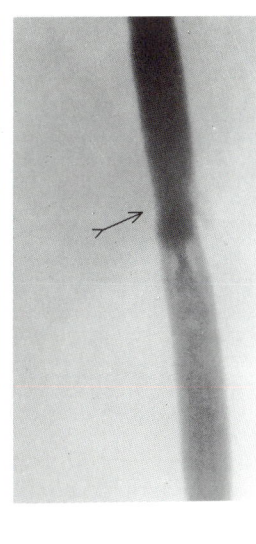

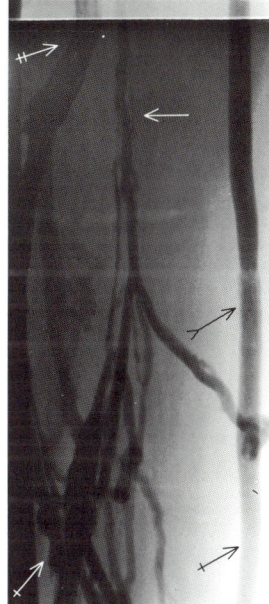

284. Postthrombotisches Syndrom bei 50jährigem Mann. Geringe Rekanalisation der V. femoralis superficialis (→). Kollateralkreislauf über die distale Femoralisanastomose (↔) und V. profunda femoris (⇥) sowie über die ektatische V. saphena magna; ⤳Gürtelzeichen; ⇉fehlendes Teleskopzeichen. *Links* Darstellung durch aszendierende Preßphlebographie. *Rechts* Detailaufnahme der ektatischen V. saphena magna mit Gürtelzeichen. Zirkuläre Einengung in Höhe der Klappenebene; Sedimentationseffekt des Kontrastmittels als Zeichen der zumindest teilweise erhaltenen Klappenfunktion. Verstreichung der Klappensinus; keine infravalvuläre Dilatation

◁ **283.** Schematische Darstellung von Kollateralkreisläufen bei Einengung der poplitealen und femoralen Strombahn

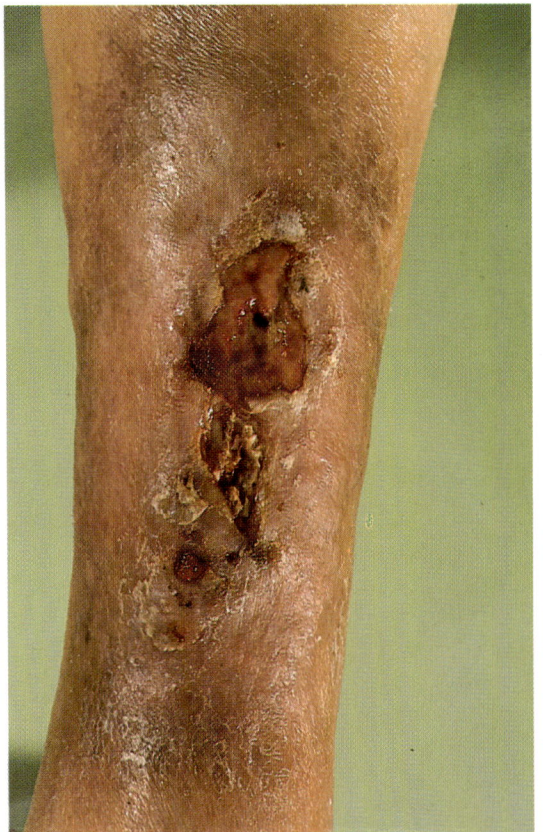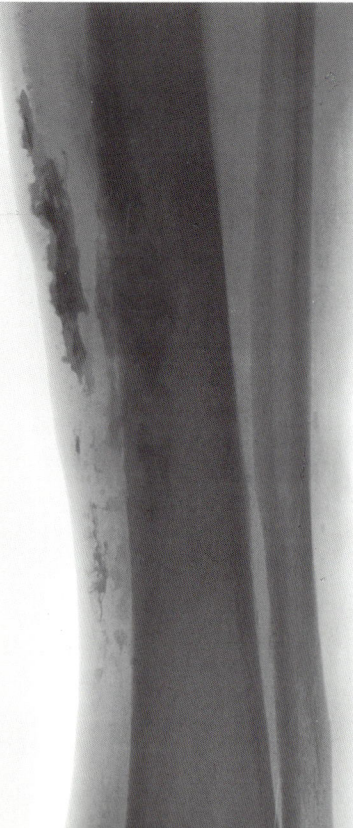

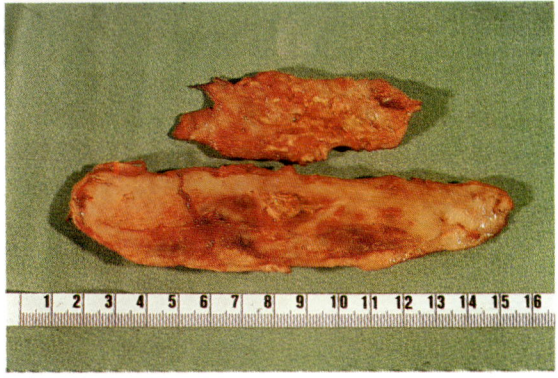

285. Postthrombotisches Syndrom bei 86jährigem Mann mit persistierendem Ulcus cruris links seit 26 Jahren. Ausgedehnte subkutane Verknöcherungen. Sofortige Abheilung des Geschwürs nach operativer Entfernung der Knochenplatten. Im Phlebogram persistierende popliteofemorale Verschlüsse und wirre Rekanalisation der kruralen Region. *Links oben* klinisches Bild vor der Operation, *rechts oben* Weichteilaufnahme der Knochenplatten, *unten* Operationspräparat

Von der V. femoro-poplitea ergibt sich über die Giacomini-Anastomose und die V. saphena accessoria medialis zum Hiatus saphenus hin ebenfalls die Möglichkeit einer Kollateralisation.

Intrafaszialer Kollateralkreislauf
Den *intrafaszialen Kollateralkreisläufen* wurde bisher nur wenig Beachtung geschenkt. Einige Umgehungswege reichen für die Kompensation von umschriebenen Gefäßverschlüssen völlig aus, während andere eher eine theoretische als hämodynamische Bedeutung haben.

Beim postthrombotischen Syndrom mit partieller oder fehlender Rekanalisation werden folgende Gefäße in Kollateralkreisläufe einbezogen:
Distale Femoralisanastomose. Die Verbindung zwischen der V. femoralis superficialis und der V. profunda femoris in Höhe des Adduktorenka-

43
287
288

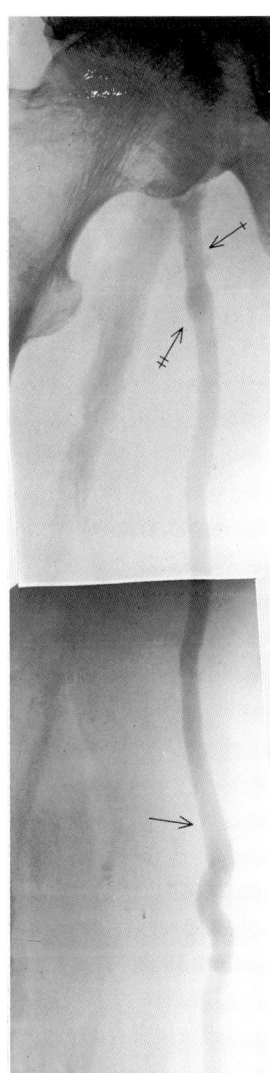

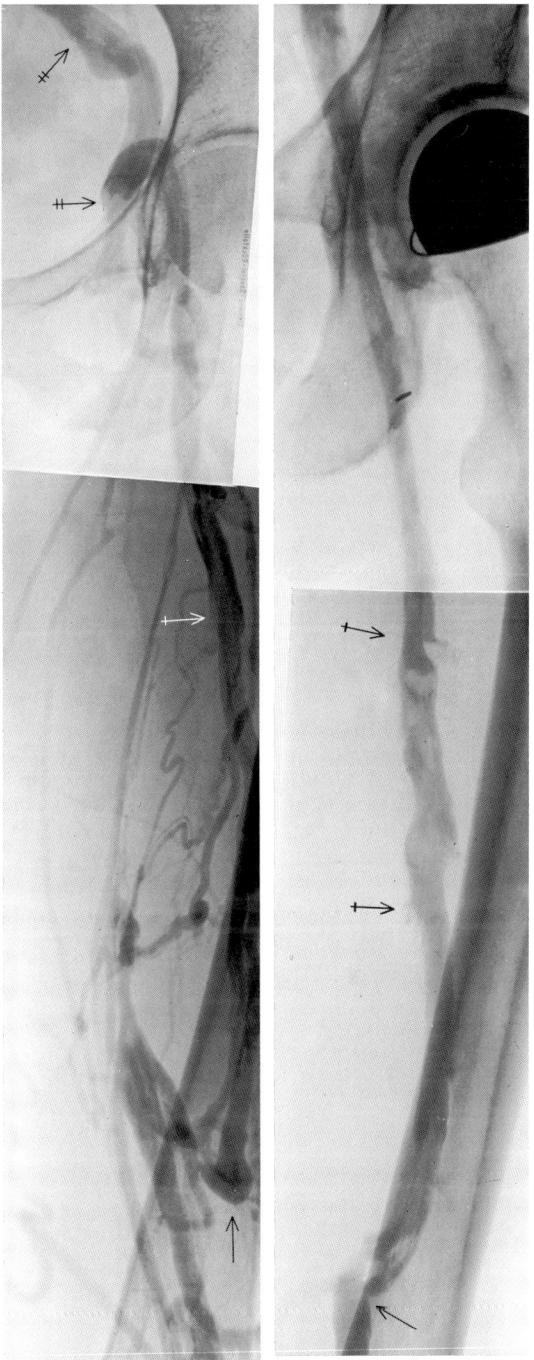

286. Sekundäre Stammvarikose der V. saphena magna bei postthrombotischem Syndrom mit schwerster Störung der venösen Hämodynamik bei 47jährigem Mann; Zustand nach Oberschenkelfraktur vor 15 Jahren. Nur schemenhafte Darstellung der tiefen Venen bei aszendierender Preßphlebographie; kontrastreiche Abbildung der V. saphena magna mit antegrader und retrograder Strömungsrichtung des Blutes; Erweiterung und Schlängelung des Gefäßes (→); fehlendes Teleskopzeichen (↔); beginnende infravalvuläre Dilatation (↤)

▷

287 *(links).* Postthrombotisches Syndrom der Bein- und Beckenvenen links bei 42jähriger Frau mit guter Kompensation. Fehlende Rekanalisation der V. femoralis superficialis und der V. iliaca externa. Kollateralkreislauf über die distale Femoralisanastomose (→) und über die V. profunda femoris (↔) direkt zum Einstromgebiet der V. iliaca interna (↤). Darstellung durch aszendierende Preßphlebographie

288 *(rechts).* Postthrombotisches Beinvenensyndrom bei 53jährigem Mann mit guter Kompensation. Persistierender Verschluß der V. femoralis superficialis. Suffizienter Kollateralkreislauf über die distale Femoralisanastomose (→) und die V. profunda femoris (↔). Darstellung durch aszendierende Preßphlebographie

nals ist die wichtigste intrafasziale Kommunikation. Sie kann den Verschluß der V. femoralis superficialis bei freier Ein- und Ausstrombahn völlig kompensieren. Nach den Untersuchungen unserer Arbeitsgruppe (Hrivula-Pfeuffer 1976; Hach 1982) ist sie in 18% der Fälle phlebographisch nachweisbar (S. 23).

Gefäß einer doppelläufigen V. poplitea oder V. femoralis superficialis. Der Blutstrom über gedoppelte tiefe Leitvenen hat in 4,7% der Fälle mit postthrombotischem Syndrom eine erkennbare hämodynamische Bedeutung (Hach 1982). Von einer Kollateralfunktion im eigentlichen Sinne des Wortes kann dabei aber nicht gesprochen werden, da es sich ja nicht um ein neu eingeschaltetes Gefäß handelt.

Muskelvenen. Die Ausbildung von zahlreichen Kollateralen
280   innerhalb der Muskulatur erfolgt immer dann, wenn eine Okklusion der Leitvenen fortbesteht und die Möglichkeit zur extrafaszialen Umleitung nicht mehr gegeben ist, hauptsächlich also bei sekundärer variköser Degeneration, nach operativer Entfernung oder Sklerosierung der V. saphena magna. Muskelkollateralen sind stets der Ausdruck einer schweren Beeinträchtigung der Hämodynamik. Ihre Bedeutung als Transportgefäße ist sicherlich gering. Bei der Vermischung mit postthrombotischen Veränderungen ergibt sich der typische Aspekt einer „wirren Kollateralisation".

38   *Brückenvenen.* Die kleinen Verbindungsvenen zwischen den Vv. comitantes am Unterschenkel (S. 22) sind bei 23,3% der Patienten in den Umgehungskreislauf integriert, haben
281   aber keine wesentliche Effektivität (Hach 1982; Hrivula-Pfeuffer 1976).

Sprossenvenen („Leiterphänomen"). Die zarten Gefäße
35   spielen zur Kompensation von partiellen Verschlüssen der Vv. tibiales posteriores eine gewisse Rolle (S. 21). Das Blut
240   fließt dann über die Sprossenvenen zickzackförmig von dem einen Stamm zum anderen hin und her. Die relative Häufigkeit dieser Kollateralen beträgt 1,9%. Ihre hämodynamische Bedeutung wird als gering eingeschätzt (Hach 1982; Hrivula-Pfeuffer 1976).

Häufig betrifft das postthrombotische Syndrom die *Leitvenen des Beckens,* entweder für sich allein oder zusammen mit den Beinvenen. Die Vv. iliacae externa und communis weisen dabei entsprechende Veränderungen wie die großen Gefäße am Oberschenkel auf. Nach partieller Rekanalisation sind Septen- und Inselbildungen im Gefäßlumen zu erkennen. Daneben gibt es noch ein weiteres charakteristisches Röntgensymptom, die *perivas-*
289   *kuläre Fibrosierung.* Sie ist an einer konzentrischen Einengung des Lumens zu diagnostizieren und findet sich außer der postthrombotischen Wandschädigung auch bei der Ormondschen Krankheit, bei der Strahlenfibrose und bei bindegewebigen Indurationen infolge entzündlicher oder traumatischer Veränderungen.

Die *Anordnung der Kollateralkreisläufe* bei einem persistierenden Verschluß der pelvinen Ausstrombahn richtet sich im wesentlichen nach den Abflußbedingungen in der V. femoralis communis,

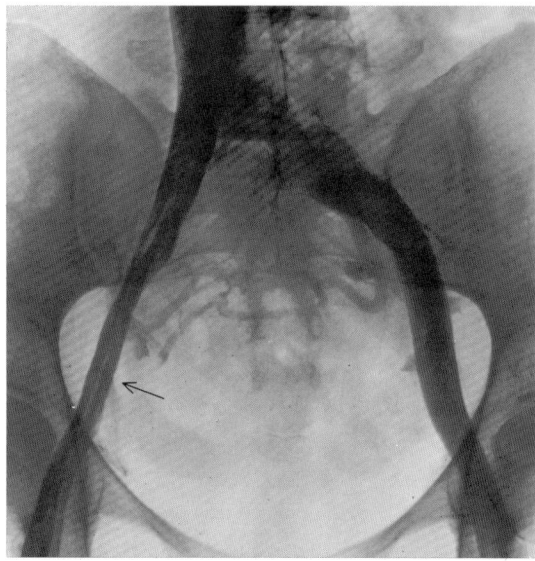

289. Postthrombotisches Beckenvenensyndrom rechts bei 47jähriger Frau. Einengung der rechten Vv. iliacae externa und communis durch perivaskuläre Schwielen (→); intraluminäre Septen. Darstellung durch Beckenvenenphlebographie

die ja die proximale Engstelle im Beinvenensystem darstellt. In der Leisten- und Beckenregion kommen folgende Gefäße für präformierte Umgehungsbahnen in Betracht:

– *Glutealvenen und Vv. pudendales.* Von der intrafaszialen Mündungsregion der V. saphena parva besteht über die V. femoro-poplitea eine Verbindung zu den Vv. pudendales und den Vv. gluteae, die zum Einstromgebiet der V. iliaca interna gehören.

– *Suprapubische Kollateralen.* Meistens handelt   290 es sich um ein kräftiges Gefäß von 3 bis 5 mm Durchmesser, manchmal auch um zwei kleinere Venen, die am oberen Rand des Schambeins entlang zur Krosse der Gegenseite ziehen. Gelegentlich geht die Kollaterale von einer V. saphe-   291 na magna mit kompensatorischer Ektasie aus und ermöglicht auf diese Weise eine langstreckige Überbrückung der femoro-iliakalen Strombahn. Die suprapubischen Gefäße sind klappenlos. Im späteren Krankheitsstadium tritt eine   292 variköse Degeneration mit unregelmäßiger Erweiterung und Schlägelung ein.

– *Präsakrale Gefäße.* Die Umgehungsbahnen vor dem Kreuzbein sind anatomisch präformiert und gehören zum Stromgebiet der beiden Vv. iliacae internae. Sie können sich zu kräftigen Kollateralen entwickeln. Beim Verschluß der V. iliaca   293 communis stehen 2 bis 5 Gefäße zur Verfügung.

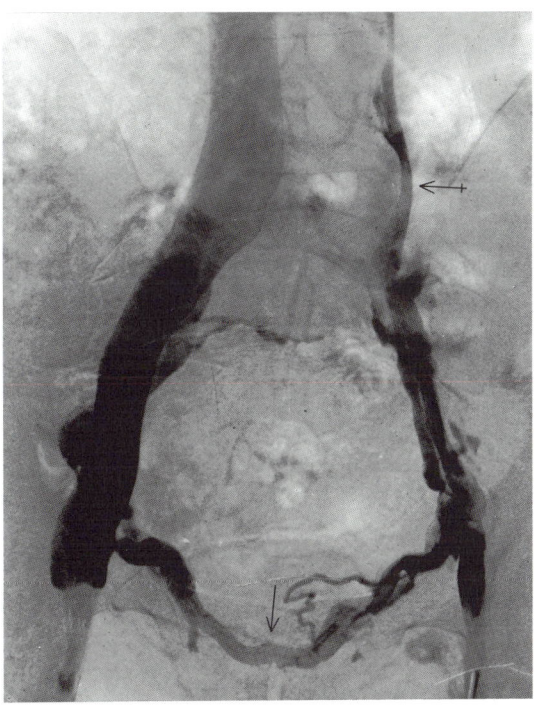

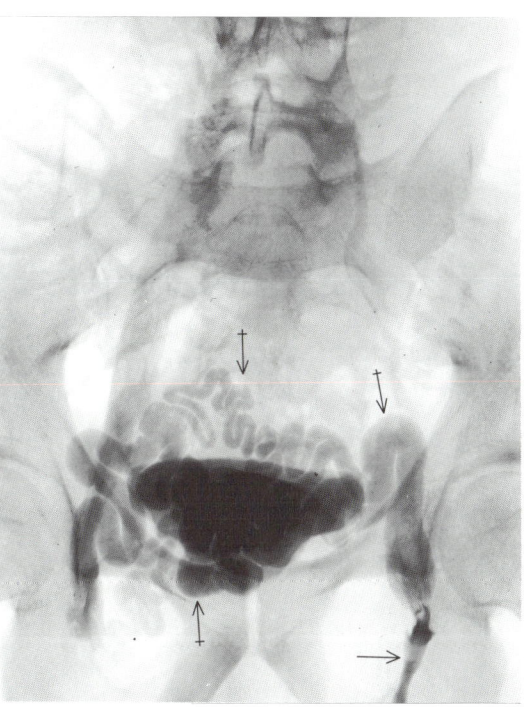

290. Postthrombotisches Syndrom der V. iliaca externa sinistra mit partieller Rekanalisation und Obliteration der linken V. iliaca communis. Kollateralkreislauf über suprapubische Gefäße zur Gegenseite hin (→) sowie über die V. lumbalis ascendens (↔) in vertebrale und paravertebrale Plexus. Darstellung durch Beckenvenenphlebographie und photographische Subtraktion

291. Postthrombotisches Syndrom der Bein- und Beckenvenen links bei 25jährigem Mann mit ausreichender klinischer Kompensation. Persistierende Verschlüsse der tiefen Leitvenen des Oberschenkels und Beckens. Kollateralkreislauf von der ektatischen V. saphena magna (→) direkt über suprapubische Gefäße (↔) zur Gegenseite hin. Darstellung durch Beckenvenenphlebographie

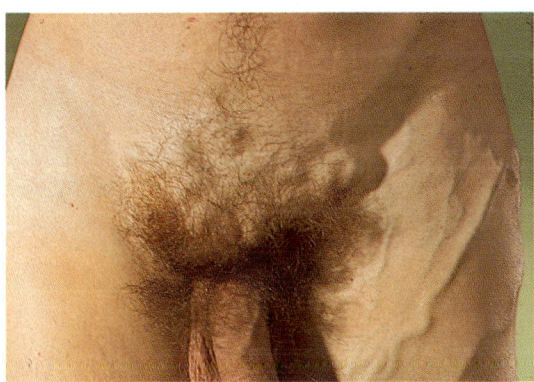

292. Postthrombotisches Syndrom der Bein- und Beckenvenen links bei 25jährigem Mann. Ablauf der Thrombose vor 5 Jahren. Ausbildung von suprapubischen Varizen und oberflächlichen Kollateralen in der linken Hüftregion

▷

293. Postthrombotisches Syndrom der Vv. iliacae externa und communis sinistrae mit partieller Rekanalisation bei 43jährigem Mann. Kollateralkreislauf über suprapubische Gefäße (→) und präsakrale Kollateralen (↔) zur Gegenseite hin. Darstellung durch Beckenvenenphlebographie

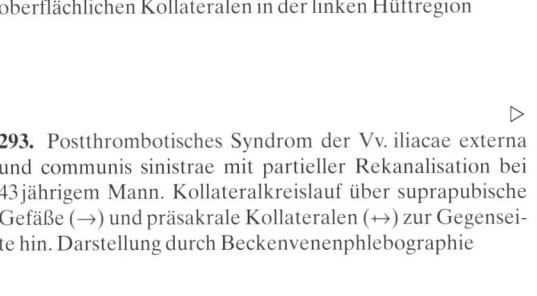

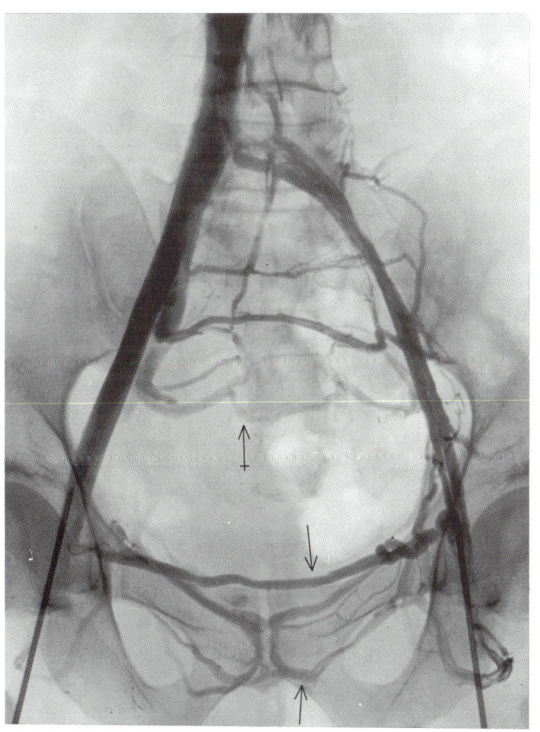

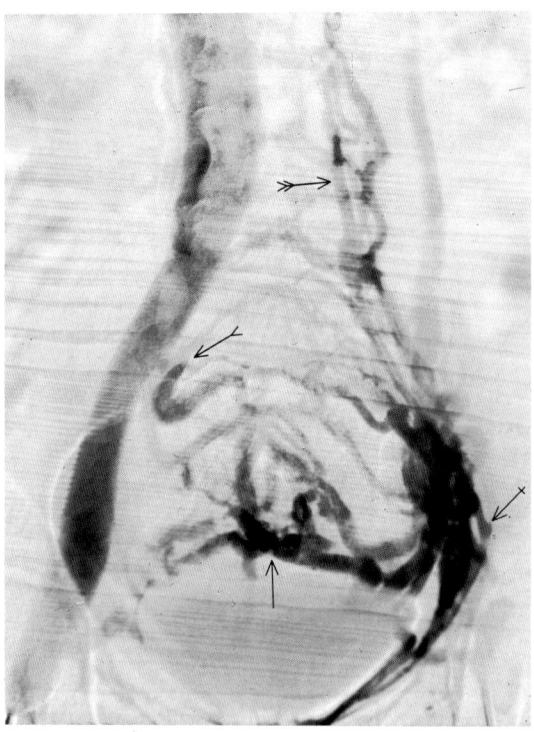

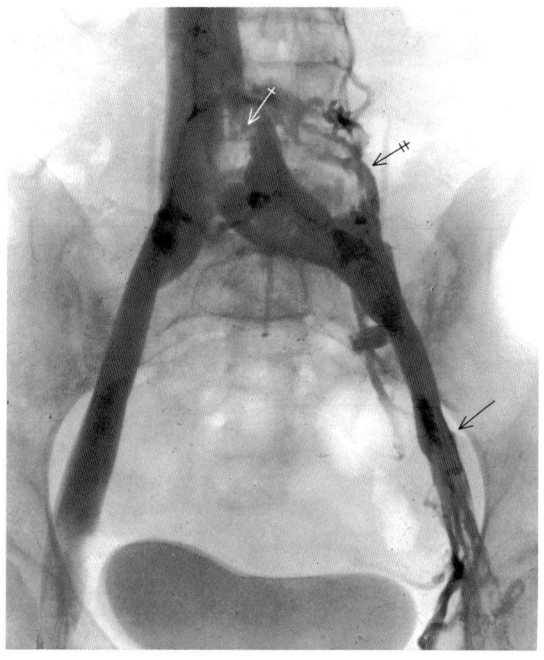

294. Postthrombotisches Syndrom der Beckenvenen links mit persistierendem Verschluß bei 29jähriger Frau mit ausreichender klinischer Kompensation. Kollateralkreislauf über die mächtigen Venenplexus des Uterus (→) und des linken Ovars (↔) zur gegenseitigen V. iliaca interna (↠) sowie zu den vertebralen und paravertebralen Geflechten hin (↠↠). Darstellung durch Beckenvenenphlebographie mit photographischer Subtraktion

295. Postthrombotisches Syndrom der Beckenvenen links mit weitgehender Rekanalisation bei 47jähriger Frau mit unzureichender klinischer Kompensation. Perivaskuläre Schwielen und Septen im Bereich der V. iliaca externa (→); Verschluß der V. iliaca communis durch großen zentralen Venensporn (↔). Kollateralkreislauf über die V. lumbalis ascendens (↠) zu den vertebralen und paravertebralen Geflechten

294   – *Beckenvenenplexus.* Die mächtigen Venengeflechte im kleinen Becken können sowohl bei der Frau als auch beim Mann eine weitgehende Kompensation des postthrombotischen Beckenvenensyndroms erreichen. Der Anschluß erfolgt bei Obliteration der V. iliaca externa über den Plexus pudendalis oder über die Vv. gluteae mit ihren Verbindungen in der Leistenregion. Dieser Umweg über die Vv. iliacae internae bei einem isolierten Verschluß der V. iliaca communis ist praktisch immer gewährleistet.

295   – *V. lumbalis ascendens.* Bei Obliteration der V. iliaca communis kann der venöse Abstrom über die V. lumbalis ascendens in die vertebralen und paravertebralen Venensysteme erfolgen, die zahlreiche Verbindungen zur unteren und oberen Hohlvene aufweisen.

296   – *V. pudenda externa.* Die V. pudenda externa hat Anastomosen mit der V. pudenda interna, die dem Stromgebiet der V. iliaca interna zugehört. Bei einem Verschluß der V. iliaca externa er-

langt die Umgehungsbahn zuweilen eine hämodynamische Effizienz.

– *Venen der Bauchwand.* Die Gefäße leiten das Blut von kaudal nach kranial. Sie haben keine wirksame Kollateralfunktion. Im Phlebogramm   292 bilden sie sich mitunter als kräftige Varizen ab.

Phlebographische Verlaufskontrolle

Der Übergang von der akuten Thrombose zum postthrombotischen Syndrom ist fließend und von der Ausdehnung der Krankheit, von individuellen Faktoren sowie von der durchgeführten Therapie abhängig. Durch die rechtzeitige Fibrinolyse oder Thrombektomie kann die Strombahn innerhalb weniger Tage beziehungsweise sofort vollständig eröffnet werden, während sich die spontane Rekanalisation und die Kollateralisation über mehrere Monate hinziehen. Bei einer symptomatischen Behandlung ist der Endzustand in der Regel erst nach

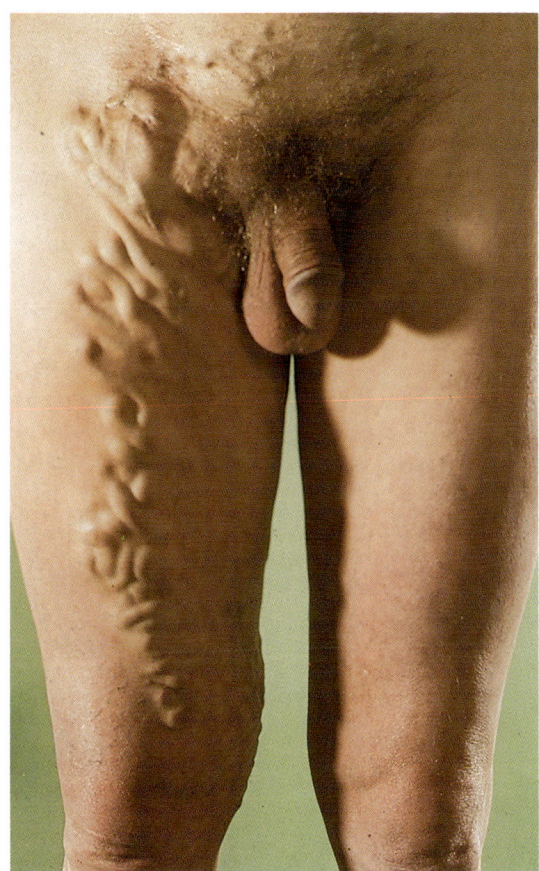

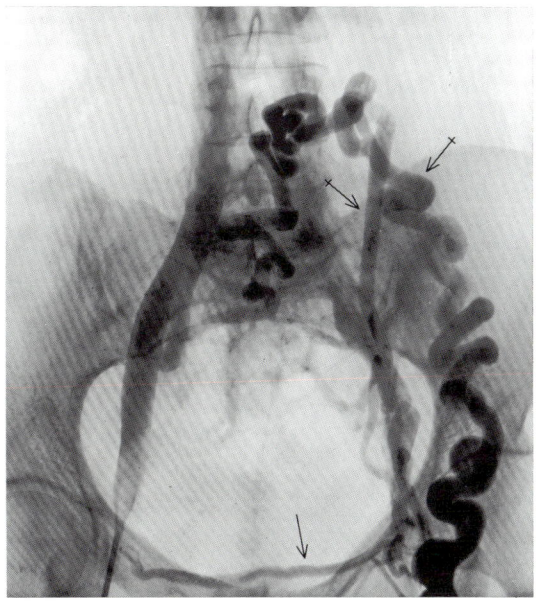

297. Postthrombotisches Syndrom der Bein- und Beckenvenen links bei 44jähriger Frau mit schlechter klinischer Kompensation. Unzureichende Rekanalisation der V. iliaca externa und perivaskuläre Schwielen; persistierender Verschluß der V. iliaca communis. Suprapubische Kollateralen (→); ausgedehnte variköse Kollateralgefäße im Bereich der vorderen Bauchwand (↔). Darstellung durch Beckenvenenphlebographie

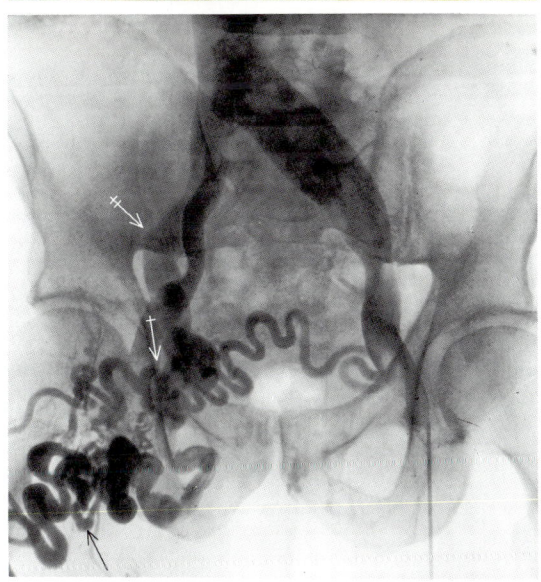

296. Verschluß der V. femoralis communis und der V. iliaca externa rechts durch Kriegsverwundung bei 58jährigem Mann. Ausgeprägte Kollateralisation über die Vv. pudendae externae (→) und internae (↔) zur V. iliaca interna (↠). *Oben* klinisches Bild, *unten* Beckenvenenphlebographie

einem Jahr erreicht, und der Terminus *postthrombotisches Syndrom* (im engeren Sinne) hat seine Berechtigung.

Für die Zeitspanne zwischen der akuten Krankheitsphase und der hämodynamischen Stabilisierung vom zweiten bis zwölften Monat wird der Begriff *postthrombotisches Frühsyndrom* verwendet. Er besagt, daß die Anpassung an die veränderten Abflußbedingungen noch nicht abgeschlossen ist, daß der Nachweis eines Gefäßverschlusses für den Patienten keine endgültige Bedeutung hat. Das postthrombotische Frühsyndrom unterscheidet sich demnach vom postthrombotischen Syndrom dadurch, daß die Gefäßobliterationen ausgedehnter, die Rekanalisation und die Kollateralisation noch geringer ausgeprägt sind. Nach der konservativ behandelten akuten Thrombose erscheint deshalb eine phlebographische Kontrolluntersuchung frühestens nach einem Jahr wieder sinnvoll; erst zu diesem Zeitpunkt können sich neue therapeutische Konzeptionen ergeben.

Beim postthrombotischen Syndrom (im engeren Sinne) bleiben die hämodynamischen Verhältnisse über Jahre und Jahrzehnte konstant. Mit der Dekompensation der Kollateralkreisläufe erfolgt der Übergang in das *postthrombotische Spätsyndrom.*

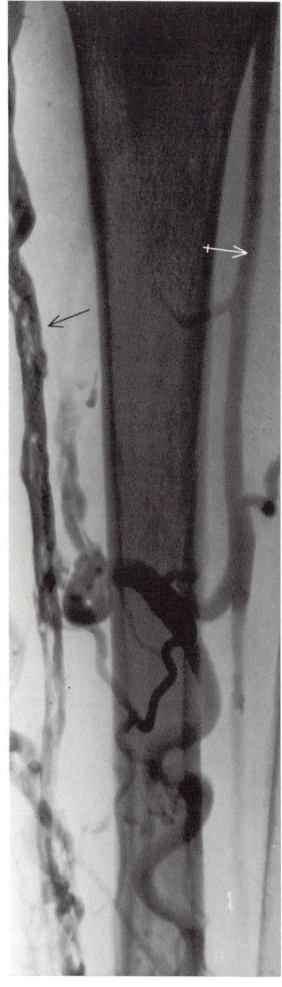
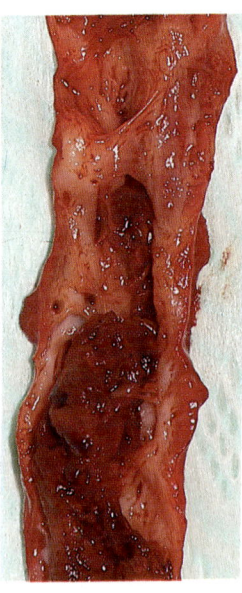

fortbestehende systemische Risikofaktoren stellen die Ursachen für eine *Rezidivthrombose* dar. Die Diagnose ist aus dem Phlebogramm mitunter sehr schwer zu stellen, wenn keine alten Aufnahmen zum Vergleich vorliegen. In den unregelmäßigen Lumina der postthrombotisch geschädigten Venen zeichnen sich weiche Kontrastmittelaussparungen ab, die sich nicht in die postthrombotische Architektur einfügen. Etwas später erscheint der Rezidivthrombus eckig und härter konturiert als seine Umgebung. In jedem Fall sind neben den Röntgenbildern auch die klinischen und sonographischen Befunde, die Laborparameter eines entzündlichen Geschehens und nicht zuletzt auch die Effektivität einer probatorischen Therapie zu bewerten.

Die Altersbestimmung eines postthrombotischen Syndroms aufgrund der phlebographischen Befunde ist über die Abgrenzung eines Frühsyndroms und eines Spätsyndroms hinaus nicht möglich.

Formulierung der Diagnose

Eine Einteilung des postthrombotischen Röntgensyndroms in Stadien wird nicht für opportun gehalten, zumal keine Übereinstimmung mit der klinischen Symptomatik vorliegt. Schwerste phlebographische Veränderungen können gut kompensiert sein und dann beispielsweise in gutachterlicher Hinsicht zu einer inadäquaten Beurteilung verleiten. Die besten Informationen vermittelt die *beschreibende Diagnose*. Für den Kliniker sind Angaben über Lokalisation und Ausdehnung der postthrombotischen Veränderungen, über den Grad der Rekanalisation und über die Funktionstüchtigkeit des Kollateralkreislaufs von unmittelbarer praktischer Bedeutung. Es ist deshalb empfehlenswert, diese Angaben bei der Formulierung der röntgenologischen Diagnose zu verwerten.

Beispiele:
„Postthrombotisches Syndrom der V. poplitea mit vollständiger Rekanalisation".

„Postthrombotisches Syndrom der tiefen Unterschenkelvenen und der V. poplitea mit partieller Rekanalisation und suffizientem Kollateralkreislauf über die V. saphena magna".

„Postthrombotisches Syndrom der tiefen Bein- und Beckenvenen mit unzureichender Rekanalisation und insuffizientem Kollateralkreislauf über die V. saphena magna".

298. Rezidivierende Thrombophlebitis in der ektatischen V. saphena magna bei postthrombotischem Syndrom am linken Bein. 50jähriger Mann ohne erklärliche Ursache für den wiederholten entzündlichen Prozeß. *Links* Aufnahme der aszendierenden Preßphlebographie. Praktisch fehlende Darstellung der tiefen Venen. Abfluß des Kontrastmittels über die ektatische V. saphena magna (→). Alte postthrombotische Veränderungen und frische Thromben im Gefäß. ↔ V. saphena parva. *Rechts* Operationspräparat der V. saphena magna mit aufgelagerten Thromben

Jetzt muß eine Abänderung der Behandlungsmethode in Erwägung gezogen werden; vielleicht sind operative Maßnahmen aktuell, und dazu ist die *Kontrollphlebographie* notwendig.

In dem lebenslangen Verlauf der postthrombotischen Krankheit sind demnach nur eine oder zwei Röntgenuntersuchungen des Venensystems erforderlich. Alle anderen Informationen über die Kompensation des Krankheitsbildes werden durch nichtinvasive diagnostische Verfahren erhalten.

Die morphologische Vorschädigung der Venenwand, pathologische Strömungsbedingungen und

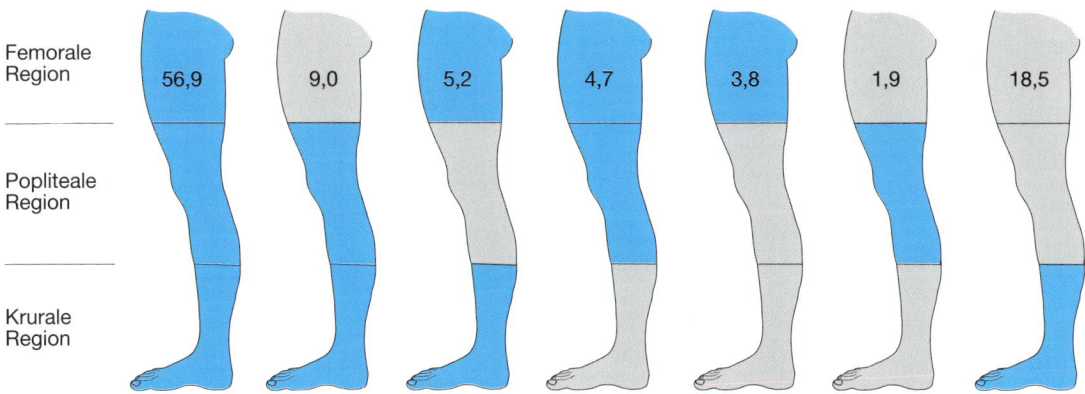

299. Relative Häufigkeit der verschiedenen Lokalisationen des postthrombotischen Syndroms an den tiefen Leitvenen

Diagnostische Formulierungen des postthrombotischen Syndroms
Lokalisation und Ausdehnung
Grad der Rekanalisation
Beurteilung der Kollateralkreisläufe

Besonderheiten und Fehlerquellen

Eine wichtige Fehlerquelle bei der Auswertung des Phlebogramms besteht in der Verwechslung von intraluminalen Septen mit Strömungsphänomenen und von Gefäßinseln oder randständigen Formationen mit Einflußeffekten (S. 245). Die Aufnahme in der zweiten Ebene oder in einer zeitlich verschobenen Untersuchungsphase führt schnell zur Klärung.

Auf die diagnostischen Schwierigkeiten, die sich aus der *fehlenden Darstellung* eines Gefäßabschnitts bei unzureichender Technik ergeben, wurde an anderer Stelle eingegangen (S. 63). In der Regel gelingt es, mit einer größeren Kontrastmittelmenge, durch Injektion unter einem höheren manuellen Druck, durch längeres Zuwarten oder durch Anwendung des Überlaufeffekts doch eine Abbildung des betreffenden Venensegments zu erreichen. Auch die Wahl des Injektionsorts am Fuß spielt mit eine Rolle. Relativ häufig erfordert die Darstellung der Vv. tibiales anteriores eine besondere Aufmerksamkeit.

Besondere Schwierigkeiten bereitet die Erkennung des postthrombotischen Syndroms, wenn die *Thrombose im frühen Kindesalter* abgelaufen ist. Die Gefäße und die Hämodynamik erscheinen bei der Röntgenuntersuchung kaum verändert. Nur die Klappen fehlen und lassen an eine kongenitale Anomalie denken.

101

In ähnlicher Weise ist die Diagnose bei einem *optimalen therapeutischen Erfolg* nicht mehr zu stellen, insbesondere bei jüngeren Menschen. Thrombektomie und Fibrinolyse werden letztendlich ja durchgeführt, um die Ausbildung eines postthrombotischen Syndroms zu verhindern. Oft bleiben ungeordnete atypische Muskelvenen im Bereich des Unterschenkels das einzige Röntgensymptom, das noch auf die überstandene Krankheit hinweist.

Streng zu unterscheiden ist zwischen einer ***Ektasie der V. saphena magna*** im Rahmen der Kollateralisation und der *primären Stammvarikose*. Im ersten Fall handelt es sich um den physiologischen Anpassungsvorgang an eine erhöhte Volumenbelastung; der Stammvarikose liegen dagegen pathologische Umbauprozesse der Gefäßwand mit Insuffizienz der Venenklappen zugrunde. Anhand der phlebographischen Befunde ist eine Differenzierung möglich.

282

Die primäre Varikose der V. saphena magna entwickelt sich von proximal nach distal, die kompensatorische Ektasie dagegen von distal nach proximal. Demnach sind bei der Stammvarikose die stärkste Zunahme des Lumens in den proximalen Abschnitten und eine langsame Verschmälerung des Gefäßes in peripherer Richtung festzustellen. Die kompensatorische Ektasie ist dagegen durch eine gleichmäßige und gradlinige Erweiterung der V. saphena magna vom Knöchel bis zur Leiste gekennzeichnet; Symptome einer rückläufigen Blutströmung wie infravalvuläre Dilatationen oder Aneurysmen sowie meanderförmige Biegungen fehlen.

143

241

Am Bildschirm sind die charakteristischen Strömungsverhältnisse zu beobachten und gegebenenfalls für die differentialdiagnostische Betrachtung zu verwerten. Bei der kompensatorischen Ektasie

Aufnahmetechnische Fehler beim postthrombotischen Syndrom
Starke Überlagerung durch oberflächliche Venen
Unvollständige Darstellung der tiefen Venen
Fehlende zweite Ebene
Fehlende Darstellung der Beckenvenen

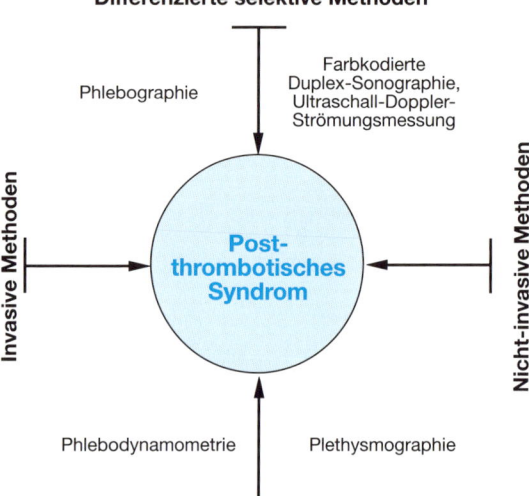

300. Quadrat der apparativen Venendiagnostik beim postthrombotischen Syndrom

kommt die V. saphena magna sofort am Anfang der Untersuchung zur Darstellung, und zwar mit einer ungewöhnlich starken Kontrastierung. Eine Stammvarikose ist dagegen immer etwas flau und erst in einer späten Phase nachzuweisen, wenn sich das Kontrastmittel bereits im Blutstrom weitgehend verdünnt hat.

286 Eine Kombination der Befunde weist auf die *sekundäre variköse Degeneration* der V. saphena magna hin. Sie leitet den Übergang zum Spätsyndrom im Verlauf der postthrombotischen Krankheit ein.

Mitunter fließt das Kontrastmittel bei Patienten mit einem schweren chronisch-venösen Stauungssyndrom über insuffiziente Vv. perforantes sofort in große oberflächliche Krampfaderkonvolute ab. Durch die Überlagerungen wird die Beurteilung der tiefen Venen recht schwierig. Die Aufnahmen müssen deshalb so früh wie möglich geschossen werden. Manchmal gelingt die Untersuchung aber erst nach Ausschaltung der Varizen durch einen festen Kompressionsverband.

Wertigkeit anderer Untersuchungsmethoden im Vergleich zur Phlebographie

In den meisten Fällen ergibt sich der Verdacht auf das postthrombotische Syndrom schon aus den *anamnestischen Angaben* mit einer abgelaufenen Thrombose. Gelegentlich steht aber ein lokales Ödem ohne entsprechende Vorgeschichte zur Abklärung an. Oft berichten diese Patienten, daß die Schwellungsneigung der unteren Extremität nach einer Verletzung oder einer Operation nicht abgeklungen sei. Bei anderen Kranken treten die dermatologischen Veränderungen des chronisch-venösen Stauungssyndroms in den Vordergrund. In umfassender Weise ist die phlebologische Situation nur durch die Phlebographie in Kombination mit der Messung verschiedener Parameter der Venenfunktion abzuklären. Dabei vermittelt jeder einzelne Befund seine speziellen Informationen; die bildgebenden Verfahren haben beim post-

thrombotischen Syndrom keineswegs das dominierende Übergewicht wie bei den anderen Venenkrankheiten. Aus dieser Gleichwertigkeit der Verfahren kann ein ***Quadrat der apparativen Venendiagnostik*** für die postthrombotische Krankheit abgeleitet werden, in dem die invasiven und nicht-invasiven sowie die selektiven und globalen Meßmethoden zusammengestellt sind. 300

Auch durch die *B-Bild-* und die *farbkodierte Duplex-Sonographie* läßt sich heute ein postthrombotischer Prozeß an den Venen einwandfrei darstellen. Die Untersuchung erfolgt zunächst am liegenden Patienten. Das Gefäßlumen ist mit echoreichen Strukturen angefüllt, die eine Charakteristik von Inseln und Septen nachvollziehen lassen. Schallschatten weisen auf Kalkeinlagerungen hin. Die Venenwand erscheint unregelmäßig 301
verdickt und ebenfalls echoreich. Das Strömungs- 302
profil ist mit Turbulenzen durchsetzt. Ein wesentlicher Nachteil der Methode besteht darin, daß der Umfang der Kollateralisation nicht zu beurteilen ist. 303

Die Zerstörung der Venenklappen erlaubt beim 304
Stehen, beim Husten und Pressen eine retrograde Blutströmung in den tiefen Leitvenen *(retrograde Insuffizienz)*. Der Nachweis gelingt mit der *uni- oder direktionalen Dopplersonographie* entweder am liegenden Patienten mit dem Valsalva-Test 305
oder im Stehen durch den Wadendekompressionstest. Je *schwerer* die Veränderungen sind, um so *länger* erscheint der Blutrückstrom.

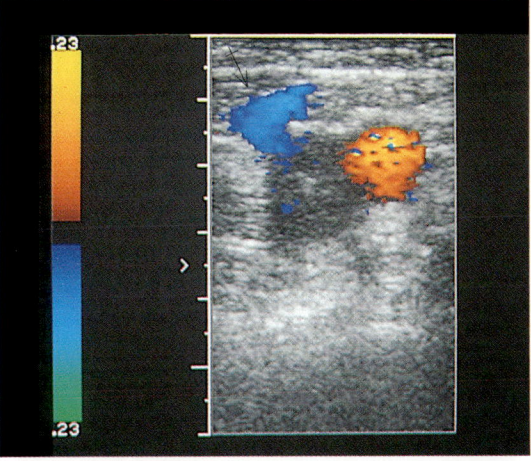

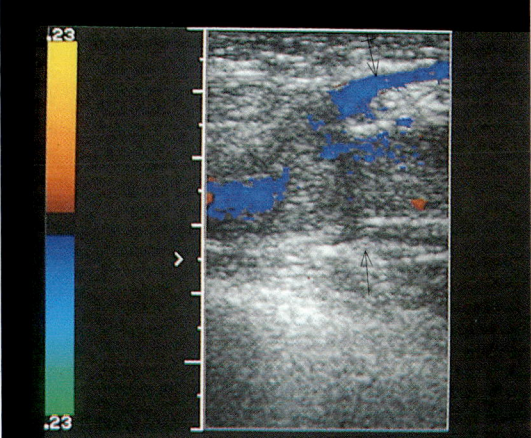

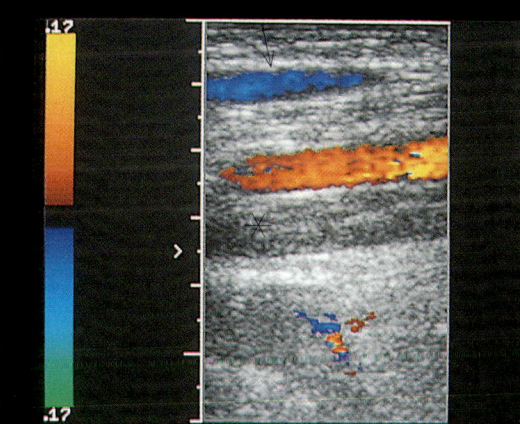

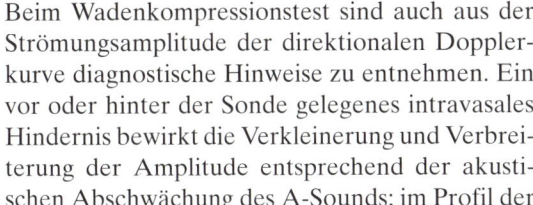

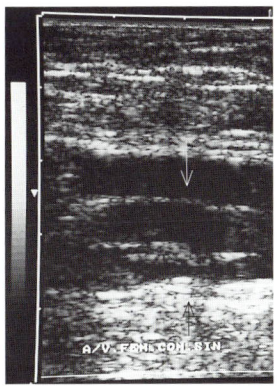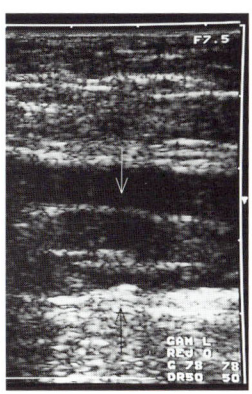

302. Postthrombotisches Syndrom (im engeren Sinne) der V. femoralis superficialis. 55jährige Frau mit Thrombose der Bein- und Beckenvenen vor 29 Jahren. Unregelmäßige Begrenzung des Gefäßes (↑) mit harten Reflexionen aus dem Lumen und Septierungen. Verdickung der Venenwand *(links)*. Fehlende Komprimierbarkeit *(rechts)* als Beweis des verschlossenen Lumens. Darstellung durch B-Bild-Sonographie. (Acuson, 7-MHz-Schallkopf)

◁

301. Rezidivthrombose der V. femoralis superficialis vor 4 Wochen (Frühsyndrom) bei alter postthrombotischer Krankheit mit Phlebektasie der V. saphena magna. 50jähriger Mann ohne systemische Grundkrankheit. Der obturierende Thrombus reicht bis zur Einmündung der erweiterten V. saphena magna und enthält echoreiche Reflexionen, besonders im Zentrum des Gefäßlumens. Darstellung durch die farbkodierte Duplex-Sonographie in der Leiste mit Querschnitt *(oben)* und Längsschnitt *(Mitte)*; hier deutliche Verdickung der hinteren Venenwand (↑). V. femoralis superficialis (*) in der Mitte des Oberschenkels verschlossen *(unten)*; Erweiterung der V. saphena magna mit spontaner Blutströmung. Arterien *rot* kodiert. (Acuson, 7-MHz-Schallkopf)

305 Beim Wadenkompressionstest sind auch aus der Strömungsamplitude der direktionalen Doppler-kurve diagnostische Hinweise zu entnehmen. Ein vor oder hinter der Sonde gelegenes intravasales Hindernis bewirkt die Verkleinerung und Verbreiterung der Amplitude entsprechend der akustischen Abschwächung des A-Sounds; im Profil der Frequenzanalyse geht die Fensterung verloren, die Strömung nimmt einen turbulenten Charakter an. Ein atemabhängiges Strömungsmuster bei der Doppler-Sonographie kommt über den tiefen Leitvenen nur zustande, wenn der Ausfluß nach proximal frei ist. Die V. saphena magna weist normalerweise keine spontanen Doppler-Signale auf.

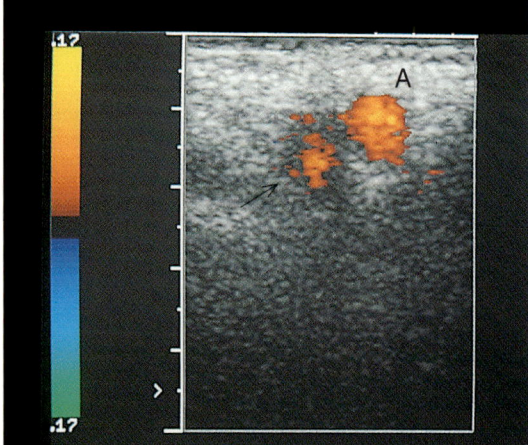

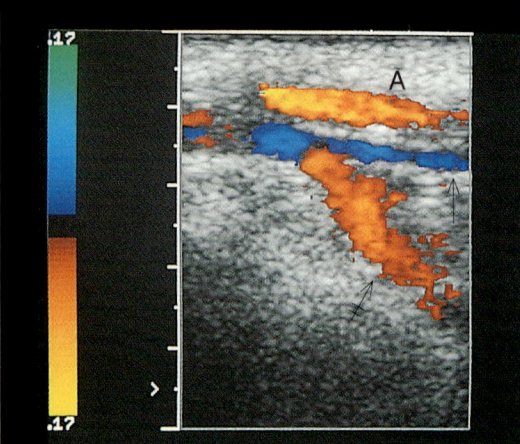

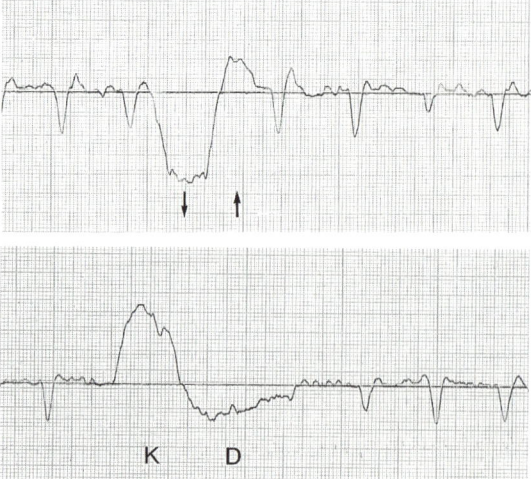

304. Direktionale Doppler-Strömungsdynamik beim postthrombotischen Syndrom mit Rekanalisation und Verlust der Klappenfunktion. Ableitung am stehenden Patienten über der V. femoralis superficialis mit 4-MHz-Sonde und Papiervorschub 20 cm/s. *Oben* retrograde Strömung beim Valsalva-Test (↓); kurzer Overshoot-Effekt nach Ablaß des Preßversuchs (↑). *Unten* niedrige breite Amplitude beim Wadenkompressionstest *(K)*, kurzer Reflux bei Wadendekompression *(D)*

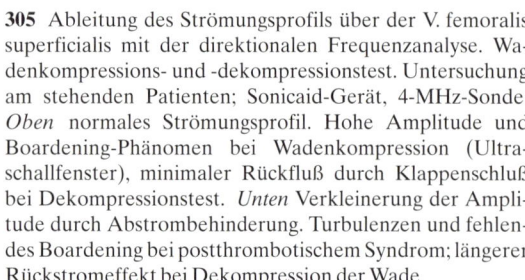

303. Postthrombotisches Syndrom der Bein- und Beckenvenen links bei 60 Jahre alter Frau. Ablauf der Thrombose vor 8 Jahren. *Oben* Darstellung durch die farbkodierte Duplex-Sonographie im Querschnitt. Partielle Wiedereröffnung der V. femoralis communis mit retrograder Strömungsrichtung bei Einatmung und Preßversuch (→). *Unten* im Längsschnitt starke Einengung der V. femoralis superficialis (↔) mit kollateraler Erweiterung der V. profunda femoris (↔). Wechselsinnige Strömungsrichtung bei Zerstörung der Venenklappen. Rote Kodierung der A. femoralis *(A)*. (Acuson, 7 MHz-Schallkopf)

▷

305 Ableitung des Strömungsprofils über der V. femoralis superficialis mit der direktionalen Frequenzanalyse. Wadenkompressions- und -dekompressionstest. Untersuchung am stehenden Patienten; Sonicaid-Gerät, 4-MHz-Sonde. *Oben* normales Strömungsprofil. Hohe Amplitude und Boardening-Phänomen bei Wadenkompression (Ultraschallfenster), minimaler Rückfluß durch Klappenschluß bei Dekompressionstest. *Unten* Verkleinerung der Amplitude durch Abstrombehinderung. Turbulenzen und fehlendes Boardening bei postthrombotischem Syndrom; längerer Rückstromeffekt bei Dekompression der Wade

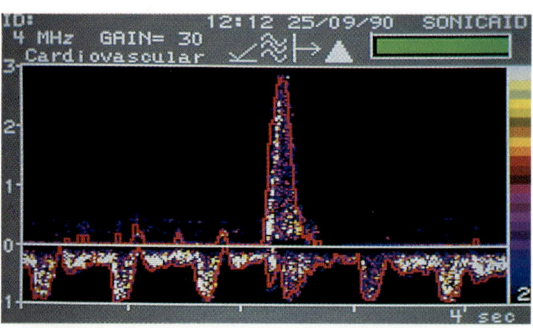

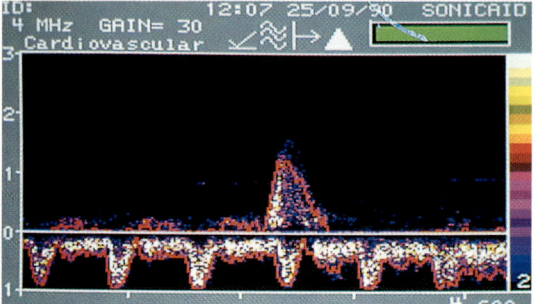

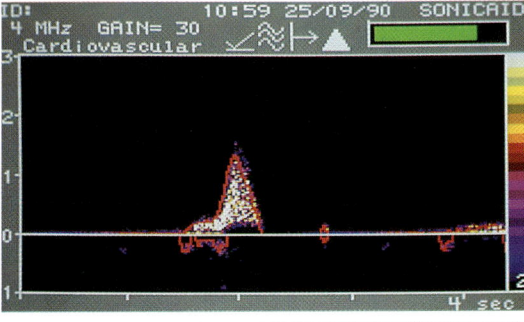

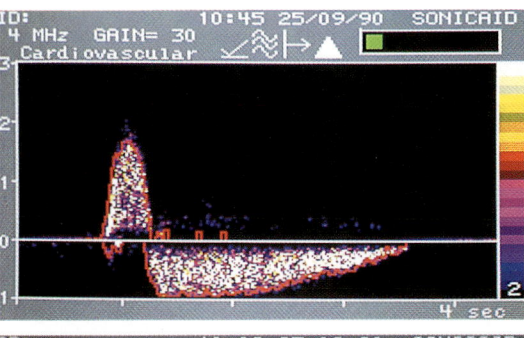

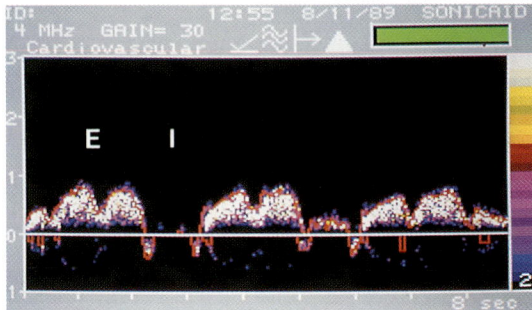

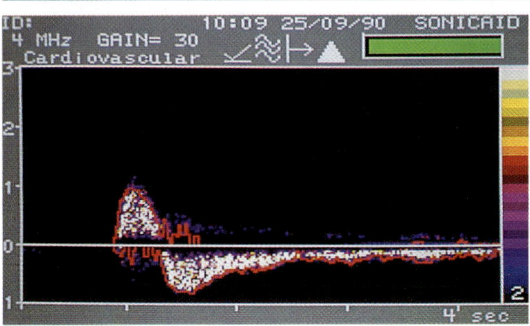

306. Befunde der Strömungsdynamik in der V. saphena magna. Frequenzanalyse am Sonicaid-Gerät, 4-MHz-Sonde. *Links oben* normaler Befund. Antegrade Strömung mit relativ kleinem Volumen bei Wadenkompressionstest. *Links unten* Spontane Atemmodulation bei Kollateralfunktion der V. saphena magna infolge Verschlusses der tiefen Leitvenen am Bein bei freier Beckendrainage. Exspiration E, Inspiration I. Einspielung von arterieller Pulsation.

Rechts oben kompensatorische Phlebektasie mit deutlich verzögertem Klappenschluß. Korrelat zum morphologischen Befund des Gürtelzeichens. Wadenkompressions- und -dekompressionstest am stehenden Patienten. *Rechts unten* sekundäre Stammvarikose mit fehlendem Schluß der Venenklappen. Unerschöpflicher Rückstromeffekt beim Wadendekompressionstest

Wenn das Gefäß aber beim Verschluß der tiefen Leitvenen in einen suffizienten Kollateralkreislauf eingebunden wird, dann ist zumindest in den proximalen Abschnitten am Oberschenkel eine deutliche Atemmodulation nachzuweisen.

Von großer Bedeutung bezüglich der Indikation zur chirurgischen Therapie erscheint die Frage, ob die V. saphena magna noch den Charakter der **kompensatorischen Phlebektasie** beibehalten hat oder ob schon die Umwandlung in eine sekundäre Stammvarikose eingetreten ist. Die eindeutige *morphologische Differenzierung* wird durch die aszendierende Preßphlebographie gewährleistet. Beim Verlust des Gürtelzeichens als Kriterium der kompensatorischen Phlebektasie und beim Nachweis von infravalvulären Dilatationen oder venösen Aneurysmen ist eine sekundäre Stammvarikose zu diagnostizieren. Durch die Doppler-Strömungsmessung wird auch eine *Aussage in funktioneller Hinsicht* möglich. Der fehlende Rückstrom nach Waden*de*kompression am stehenden Patienten weist auf die kompensatorische Phlebektasie hin; kurze oder begrenzte Rückstromeffekte deuten einen verzögerten Klappenschluß infolge der Gefäßerweiterung entspre-

chend dem phlebographischen Gürtelzeichen an. Erst der langzeitige, nicht erschöpfbare Rückfluß beweist eine vollständige Klappeninsuffizienz im Sinne der sekundären Stammvarikose. Wenn zwischen dem Röntgenbefund und dem Resultat der Ultraschall-Doppler-Untersuchung keine Kongruenz besteht, dann gilt das Phlebogramm als richtungsweisend für die Therapie. Prinzipiell wird die Indikation zu operativen Eingriffen aufgrund der morphologischen Kriterien gestellt.

Die Bestimmung der verschiedenen Parameter der *globalen Venenfunktion* vermittelt Informationen über den Kompensationsgrad der postthrombotischen Krankheit. Für die Gesamtbeurteilung muß jedoch das röntgenmorphologische Substrat vorangestellt werden. Diese Forderung gilt insbesondere bei der Begutachtung.

Dem Verhalten des *dynamischen Venendrucks* kommt die größte Bedeutung in funktioneller Hinsicht zu. Beim postthrombotischen Syndrom gelten die Verminderung des Druckabfalls delta-P sowie die Verkürzung der Wiederauffüllzeit t_2 als Hinweise auf die venöse Zirkulationsstörung. Die Kombination von Phlebographie und Phlebodynamometrie *in einem* konsekutiven Untersu-

306

307

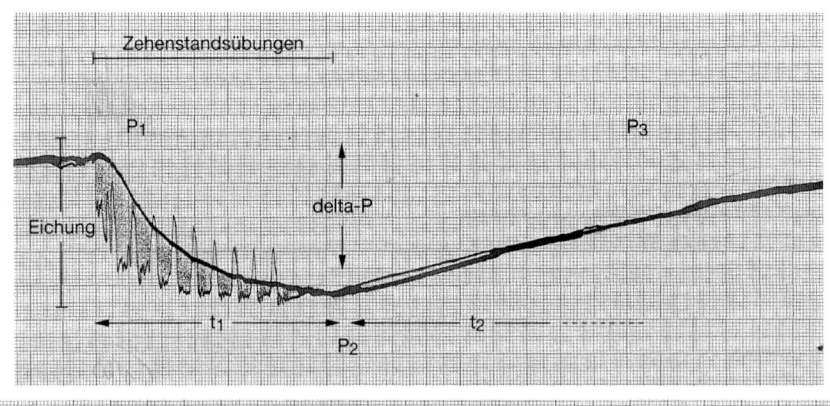

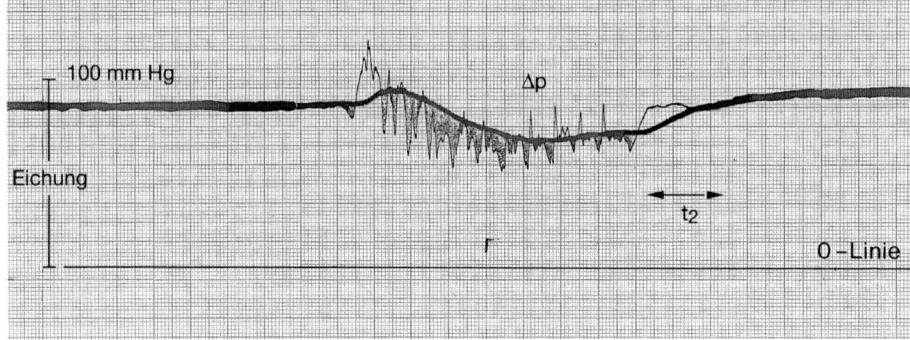

307. Dynamische Venendruckkurve beim postthrombotischen Syndrom. *Oben* normaler Befund mit den wichtigsten Parametern *P* (Ruhedruck), *delta-P* (Druckabfall während des Arbeitsversuchs und *t₂* (Druckausgleichszeit) (siehe auch Abb. 125). *Unten* Befund bei ausgeprägtem postthrombotischen Syndrom. Druckabfall delta-P 20 mm Hg (normal > 55 mm Hg) sowie Verkürzung von t_2 auf 2 s (normal > 25 s)

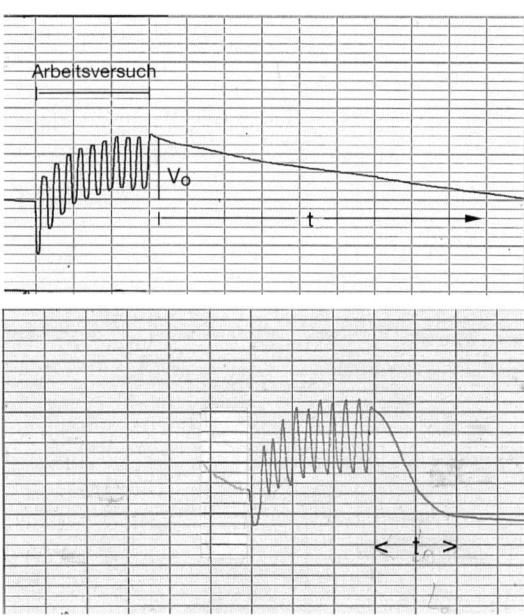

308. Befunde der Photoplethysmographie beim postthrombotischen Syndrom. *Oben* normale Kurve (s. auch Abb. 126). *Unten* Verkürzung der Wiederauffüllzeit *t* auf 10 s (normal > 30 s)

chungsgang vermittelt also die entscheidenden Informationen über die Situation des postthrombotischen Syndroms (Weber u. May 1990). Gegebenenfalls sollte die Punktion der Vene am Fußrücken mit einer Butterfly-Kanüle erfolgen.

Bei der *Photoplethysmographie* (Lichtreflexionsrheographie) wird ein reziprokes, sonst aber ähnliches Kurvenbild wie bei der dynamischen Venendruckmessung erhalten; es registriert aber nicht die Druckverhältnisse, sondern Volumenverschiebungen des Blutes in den subkutanen Venenplexus am Unterschenkel. Die einfache Methode erscheint trotz der Nachteile, die sich aus der Interpretation von indirekten Meßergebnissen ergeben, gut zur Verlaufskontrolle der postthrombotischen Krankheit geeignet. Der Arbeitsversuch erfolgt durch Dorsalflexionen im oberen Sprunggelenk am sitzenden Patienten. Das Ausmaß der venösen Insuffizienz korreliert am besten mit der Wiederauffüllzeit. 308

Wichtige Informationen zur Kompensation des postthrombotischen Syndroms vermitteln auch die venöse Kapazität und Drainage. Sie werden durch die *Venenverschlußplethysmographie* bestimmt. In Verbindung mit dem Phlebogramm ist 309

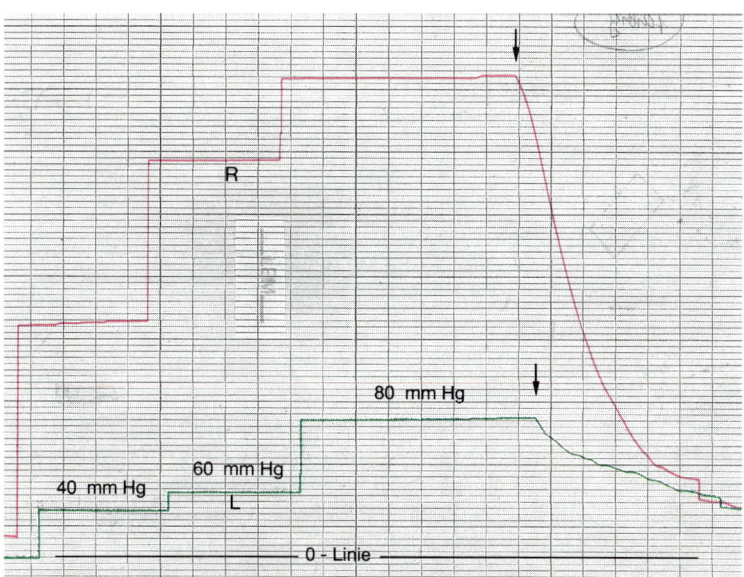

309. Kurven der Venenverschlußplethysmographie. *R,* Normale Kurve des rechten Beins *(rot).* Venöse Kapazität 4,5 ml Blut/100 ml Gewebe, Drainage (↓) 68,3 ml Blut/ 100 ml Gewebe/min.: Kurve beim schweren postthrombotischen Syndrom links *(grün).* Kapazität 1,4 ml, Drainage (↓) 11,6 ml

damit ebenfalls eine Quantifizierung der Durchblutungsstörung möglich. Die Methode hat deshalb für die Begutachtung eine große Bedeutung. Die Verminderung der *Kapazität* deutet auf eine unzureichende Rekanalisation hin und ist für das postthrombotische Syndrom typisch; eine Erhöhung der Kapazität stellt sich mit zunehmender sekundärer Varikose sowie bei Aussackungen in dekompensierten Kollateralkreisläufen des tiefen Venensystems ein.

Die *venöse Drainage* gilt als Parameter der Abflußgeschwindigkeit des Blutes aus dem Bein, also der Summe von Rekanalisation und Kollateralisation als Ausdruck der kompensatorischen Bedingungen in der Ausflußbahn. Die Funktion der peripheren Muskelpumpen geht in den Meßwert nicht mit ein. Während der Zeit des postthrombotischen Frühsyndroms bleibt die Drainage noch deutlich vermindert, nimmt dann aber im Rahmen der Adaptation langsam zu.

Beim postthrombotischen Syndrom sind die Phlebographie und die verschiedenen physikalischen Messungen *einander ergänzende Methoden.* Wie bei keiner anderen Krankheit des Venensystems beruht die Indikationsstellung zu bestimmten chirurgischen Eingriffen auf der Kenntnis und der kritischen Analyse *aller* Befunde. Für langzeitige Verlaufskontrollen reichen jedoch die nicht-invasiven Verfahren aus.

Beim einseitigen postthrombotischen Syndrom der *Beckenvenen* ergibt sich noch die spezielle Indikation zur *Venendruckmessung,* wenn eine Umleitungsoperation zur Debatte steht. Dafür kann gleich die Kanüle der selektiven Beckenvenenphlebographie verwendet werden; anderenfalls ist die Punktion der V. femoralis communis nötig. Die Druckmessung erfolgt am liegenden Patienten mit einem Statham-Element in Ruhe und dann während des Arbeitsversuches mit 20 maximalen Bewegungen im oberen Sprunggelenk. Bei einem Druckanstieg um mehr als 30 % gegenüber dem Ruhewert ist die Indikation zur Bypass-Operation vorhanden.

Therapeutische Konsequenzen

Beim postthrombotischen Syndrom steht die *Kompressionstherapie* absolut im Vordergrund. Aufgrund der klinischen und phlebographischen Befunde ist zu entscheiden, ob sie sich langzeitig auf den Unterschenkel beschränken darf oder das ganze Bein umfassen soll. Auch die Verordnung der Druckklasse bei der Behandlung mit Kompressionsstrümpfen hängt vom Kompensationsgrad der venösen Durchblutungsstörung ab.

Die chirurgische *Entfernung der V. saphena magna* erscheint angezeigt, wenn das Gefäß seine Funktion als Kollaterale verloren hat und im Rahmen der sekundären Stammvarikose eine Verschlechterung der peripheren Hämodynamik verursacht. Zur Indikationsstellung müssen dem Chirurgen entsprechende Phlebogramme und Befunde der Ultraschall-Doppler-Strömungsmessung vorliegen, am besten natürlich die Meßwerte einer umfassenden Beurteilung der gesamten venösen Hämodynamik. Das chronisch-venöse Stauungssyndrom läßt sich durch die *selektive Perforansdissektion* oder durch *Operationen an der Fascia cruris* heute in entscheidender Weise bessern (S. 175).

Bei einer unzureichenden Rekanalisation in der Beckenetage und günstigen hämodynamischen Bedingungen an den Beinvenen kommen die *Umleitungsoperationen* nach Palma, der alloplastische Cross-over-Bypass oder die inverse Cross-over-Plastik nach Hach in Betracht (S. 220). Die erforderlichen klinischen Informationen zur Indikationsstellung werden aus dem Phlebogramm und den Daten der femoralen Venendruckmessung gewonnen.

Beidseitiges postthrombotisches Syndrom der Beckenvenen und postthrombotisches Syndrom der V. cava inferior

265   Aufgrund der klinischen Symptomatik erscheint die Einteilung des Verschlusses der unteren Hohlvene in einen tiefen, mittleren und hohen Typ zweckmäßig; es handelt sich dabei um eigenständige Krankheitsbilder. Allen gemeinsam ist eine mehr oder minder ausgeprägte venöse Stauung im Bereich des Rumpfes und der unteren Extremitäten. In entsprechender Weise äußert sich auch die beidseitige Obturation der Beckenvenen.

In der diagnostischen Abklärung des V. cava inferior-Verschlußsyndroms spielen neben der digitalen Gefäßdarstellung auch die Computer- und die Magnetresonanz-Tomographie eine wichtige Rolle, zumal sie gleichzeitig eine differenzierte Beurteilung der umgebenden Gewebsstrukturen erlauben. In entsprechender Weise werden die B-Bild- und die farbkodierte Duplex-Sonographie routinemäßig zur Anwendung gelangen. Die Ultraschallverfahren vermitteln eine verläßliche Information über den Zustand der unteren Hohlvene, nicht aber über die kollateralen Blutbewegungen.

Tiefer Verschlußtyp

Der tiefe Verschlußtyp der V. cava inferior und das bilaterale postthrombotische Beckenvenensyndrom verursachen Beinödeme, sekundäre Varizen und in schweren Fällen ein chronisch-venöses

Kollateralkreisläufe bei verschiedenen Verschlußtypen der V. cava inferior			
	Verschlußtypen tief	mittel	hoch
Zentraler Kollateralkreislauf	+	+	+
Oberflächlicher Kollateralkreislauf	+	+	+
Parietaler Kollateralkreislauf	+	+	0
Portaler Kollateralkreislauf	+	+	0
Intermediärer Kollateralkreislauf	+	0	0

Stauungssyndrom. Die Gefäßobliteration reicht kranialwärts bis zur Einmündung der Nierenvenen, die durch ihre hohe Blutströmung eine weitere Progredienz der Thrombose verhindern. In peripherer Richtung können die tiefen Beinvenen in die Zirkulationsstörung einbezogen sein. Hinsichtlich der *Ätiologie* muß immer an eine systemische Gefäßkrankheit im Sinne der Kollagenosen, an eine Beeinträchtigung der Homoiostase oder an ein extravasales Kompressionssyndrom gedacht werden.

Die *Rekanalisationsvorgänge* sind in den großen pelvinen und retroperitonealen Leitvenen weniger wirksam als in den peripheren Gefäßen. Dafür spielt die Kollateralisation infolge zahlreicher anatomisch präformierter Gefäßverbindungen im retroperitonealen Raum eine wesentlich größere Rolle. Ihre röntgenologische Darstellung wird heute in der Regel durch die digitale Subtraktionsphlebographie vorgenommen.

Beim tiefen Verschlußtyp stehen *fünf Umgehungsbahnen* zur Verfügung, deren Kenntnis zum Verständnis der Pathophysiologie und zur Beurteilung der Röntgenbilder von Bedeutung ist.   310

Vertebrale Plexus und paravertebrale Leitvenen
Diese zentrale Umgehungsbahn ist als funktionelle Einheit anzusehen. Es bestehen enge anatomische Beziehungen zu den parietalen Gefäßen. Da die Venengeflechte keine Klappen enthalten, kann   311 das Blut in alle Richtungen fließen. Die Kommunikation mit der V. cava inferior ist in jedem Segment möglich. Über die Anastomosen zwischen den Vv. lumbales ascendentes und der V. azygos rechts beziehungsweise der V. hemi-azygos links existieren direkte Verbindungen zur oberen Hohlvene.

Der zentrale Kollateralkreislauf hat die größte hämodynamische Bedeutung. Er stellt sich am besten bei der digitalen Subtraktionsphlebographie dar.

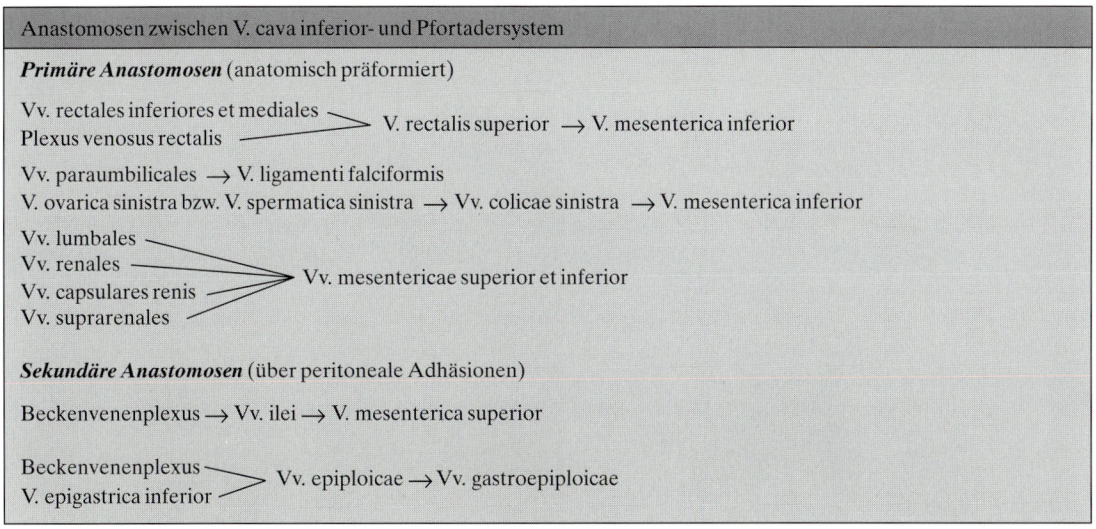

Anastomosen zwischen V. cava inferior- und Pfortadersystem

Primäre Anastomosen (anatomisch präformiert)

Vv. rectales inferiores et mediales
Plexus venosus rectalis ——————⟶ V. rectalis superior ⟶ V. mesenterica inferior

Vv. paraumbilicales ⟶ V. ligamenti falciformis
V. ovarica sinistra bzw. V. spermatica sinistra ⟶ Vv. colicae sinistra ⟶ V. mesenterica inferior

Vv. lumbales
Vv. renales
Vv. capsulares renis ——————⟶ Vv. mesentericae superior et inferior
Vv. suprarenales

Sekundäre Anastomosen (über peritoneale Adhäsionen)

Beckenvenenplexus ⟶ Vv. ilei ⟶ V. mesenterica superior

Beckenvenenplexus
V. epigastrica inferior ——————⟶ Vv. epiploicae ⟶ Vv. gastroepiploicae

Parietale Umgehungsbahnen

312 Der Kollateralkreislauf über die V. circumflexa ilium profunda zu den Vv. costales ist hämodynamisch weniger bedeutsam, weil die Gefäße nur kleine Durchmesser haben und relativ lange Wege überbrücken. Andere Kollateralen sind gelegentlich im Bereich des M. psoas und der lateralen Zwerchfellpfeiler nachzuweisen.

Vv. ovaricae und uretericae

313 Die Gefäße gehören zum intermediären Kollate-
314 ralkreislauf. Sie entspringen aus den pelvinen Plexus und können sich bei der Frau auf Daumendicke erweitern. Die Vv. uretericae haben vergleichsweise eine geringe hämodynamische
315 Bedeutung. Sie sind im Phlebogramm an ihrem stark geschlängelten Verlauf zu erkennen.

Primäre und sekundäre Anastomosen zum Pfortadersystem

Das Blut fließt in der Beckenregion und der Bauchwand über dieselben Gefäße ab wie bei der portalen Hypertension, nur in umgekehrter Richtung. Die anatomisch präformierten Anastomosen (primäre Anastomosen) haben nur eine geringe hämodynamische Effizienz. Kleine Venen in der Umgebung des Nabels sind für die klinische Differentialdiagnostik des Pfortaderhochdrucks wichtig. Sie alle stellen sich auf dem Phlebogramm nicht dar. Dagegen können sekundär ausgebildete Anastomosen über peritoneale Verwachsungen eine erhebliche Bedeutung erlangen.

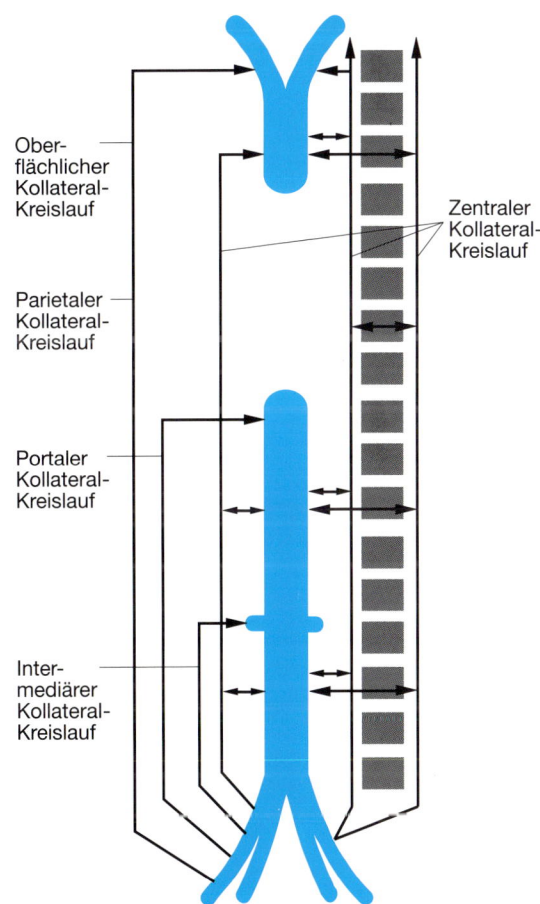

310. Kollateralsysteme beim unteren Verschlußtyp der V. cava inferior

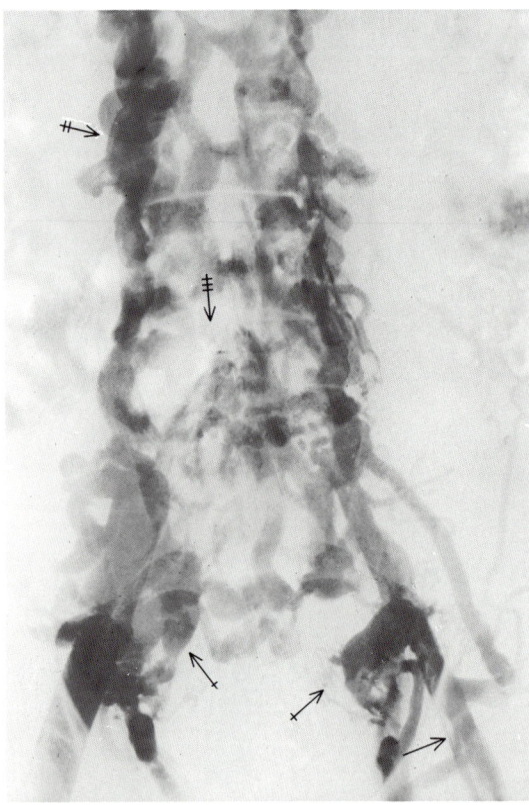

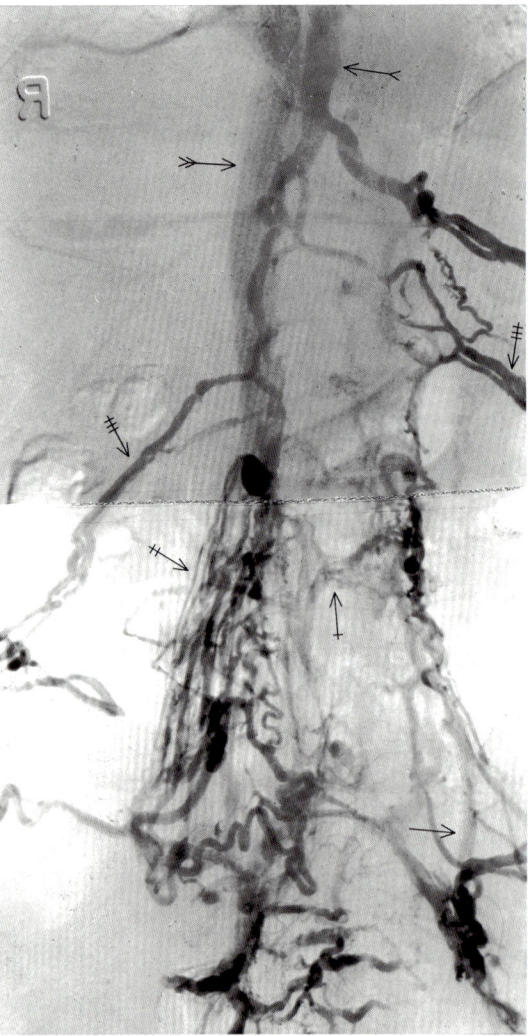

311. Tiefer Verschlußtyp der V. cava inferior bei 40 jährigem Mann mit Erythematodes. Leichte postthrombotische Veränderungen in der linken V. iliaca externa (→); beidseitiger Verschluß der V. iliaca communis; Einbeziehung der Vv. iliacae internae (↔) in den Kollatralkreislauf über die mächtigen paravertebralen (↦) und vertebralen Venenplexus (↠). Darstellung durch aszendierende Preßphlebographie mit photographischer Subtraktion

312. Tiefer Verschlußtyp der V. cava inferior bei 45 jähriger Frau mit Erythematodes. Parietale Kollateralkreisläufe. → V. lumbalis ascendens; ↔ Plexus vertebralis; ↦ Psoasvenen; ↠ V. subcostalis; ↣ V. azygos; ↠ V. cava inferior. Photographische Subtraktion

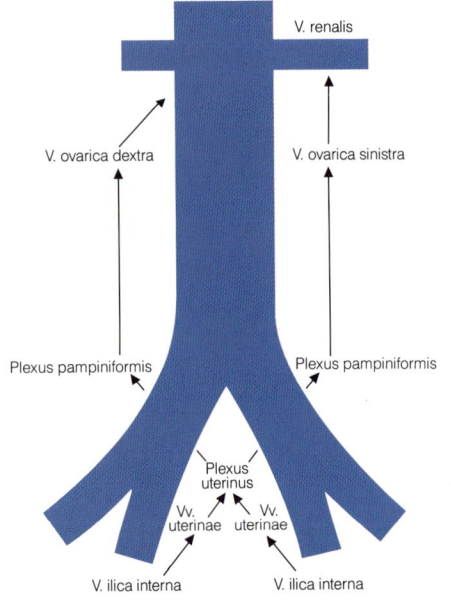

◁ **313.** Schematische Darstellung des intermediären Kollateralkreislaufs über die Vv. ovaricae

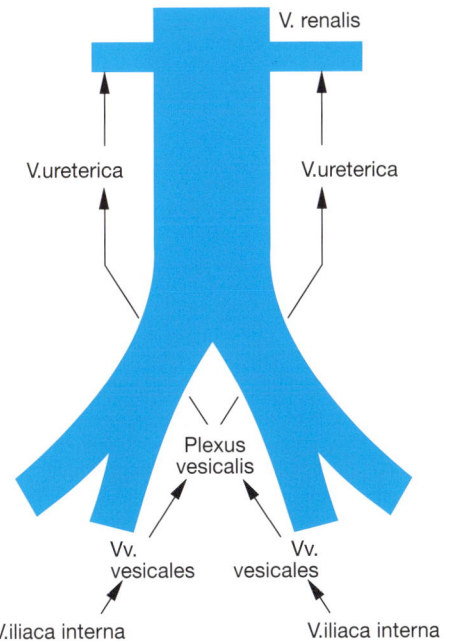

314. Schematische Darstellung des intermediären Kollateralkreislaufs über die Vv. uretericae

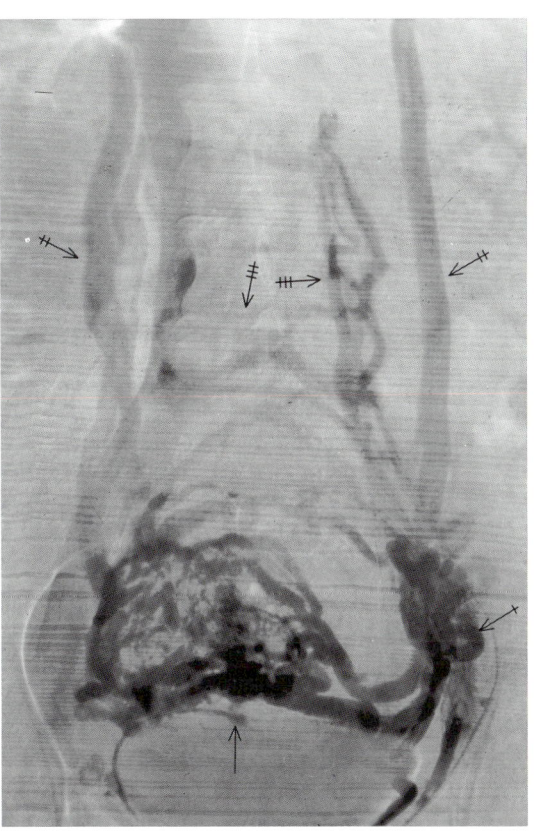

315 *(rechts oben).* Verschluß der linken V. iliaca communis bei 29jähriger Frau. Darstellung durch Beckenvenenphlebographie mit photographischer Subtraktion. Abbildung des Plexus uterinus (→), des linksseitigen Plexus ovaricus (↔) und der Vv. ovaricae (↦); Darstellung der vertebralen und paravertebralen Plexus (⇻)

316. *(rechts unten).* Kollateralgefäße an der vorderen Bauchwand beim tiefen Verschlußtyp der V. cava inferior

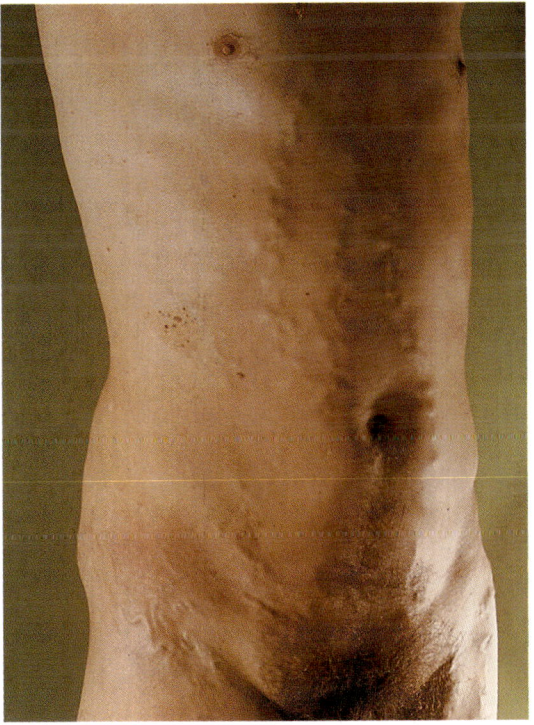

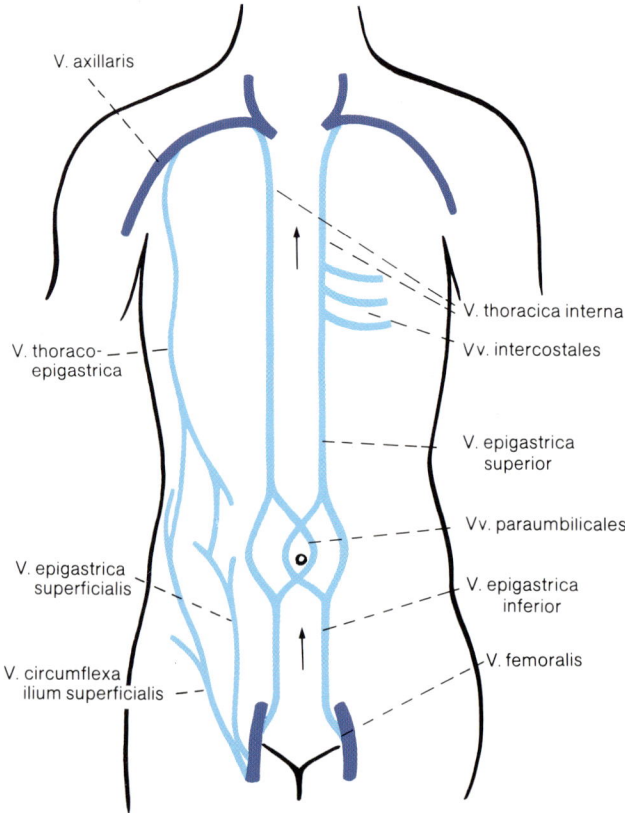

317. Schematische Darstellung des oberflächlichen Kollateralkreislaufs beim unteren Verschlußtyp der V. cava inferior

Kollateralen an der Brust- und Bauchwand
Die zarten Gefäße spielen wegen ihres kleinen Lumens, der starken Schlängelung und der weiten Anschlußstrecke zum oberen Hohlvenensystem als Umgehungskreislauf praktisch keine Rolle. Für die klinische Diagnostik sind sie um so wichtiger; sie erlauben die Erkennung der Krankheit auf den ersten Blick.

317

vor allem tumoröse Prozesse anzuführen, die von der Umgebung her die V. cava inferior infiltrieren und komprimieren.
Als Kollateralkreisläufe treten dieselben Systeme wie beim tiefen Verschlußtyp in Funktion. Zusätzlich spielt die von Leja schon 1888 beschriebene *renolumbale Anastomose* zwischen den Nierenvenen und den paravertebralen Geflechten eine wichtige Rolle (Bücheler et al. 1968; Weber 1978).

Mittlerer Verschlußtyp

Der mittlere Verschlußtyp der unteren Hohlvene mit Einbeziehung der Nierengefäße kommt sehr selten vor. Meistens liegen auch Gefäßobliterationen in der Beckenetage und an den Beinen vor. Klinisch ist die Verdachtsdiagnose zu stellen, wenn eine *untere venöse Einflußstauung* und ein *nephrotisches Syndrom* gemeinsam auftreten. Die akute Nierenvenenthrombose verursacht unerträgliche Dauerschmerzen in der Lumbalregion, das postthrombotische Syndrom ein weniger eindrucksvolles Krankheitsbild.
Als Ursache des mittleren Verschlußtyps sind systemische entzündliche Gefäßkrankheiten und

Hoher Verschlußtyp

Der hohe Verschlußtyp der unteren Hohlvene ist selten zu beobachten und durch die Einbeziehung der Lebervenen charakterisiert. Als Ursache kommen die Endophlebitis obliterans der Lebervenen, angeborene Septen in der unteren Hohlvene und das Tumorkompressionssnydrom in Betracht.
Das klinische Bild entspricht der chronischen Verlaufsform des *Budd-Chiari-Syndroms* in Kombination mit einer chronisch-venösen Stauungssymptomatik an den Beinen. Die Leber erscheint stark vergrößert und druckschmerzhaft. Ein Aszites wird nachweisbar. Da sich die Umgehungskreis-

läufe des Pfortadersystems und der venösen Kongestion im pelvinen Bereich synergistisch entwickeln, tritt die Venenzeichnung am Rumpf besonders stark hervor. Der zentralen Umgehungsbahn kommt die größte hämodynamische Effizienz zu.

Literatur

Benecke G (1973) Pathologie der Venenerkrankungen. In: Haid-Fischer F, Haid H (Hrsg) Venenerkrankungen. Thieme, Stuttgart

Bücheler E, Düx A, Sobbe A (1968) Die renolumbale Anastomose im direkten retroperitonealen Veno- und selektiven Azygogramm. Fortschr Röntgenstr 109: 712

Fischer H, Widmer LK, Biland L (1982) Sozioepidemiologische Untersuchung der Venenkrankheiten. Phlebol Proktol 11: 94

Hach W (1982) Der venöse Kollateralkreislauf. In: Fischer H, Betz E (Hrsg) Restitutive Vorgänge in Gefäßwänden, Kollateralkreisläufe. Wissenschaftl Verlagsges, Stuttgart

Hach W (1989) Paratibiale Fasziotomie. In: Denck H, van Dongen RJAM (Hrsg) Therapie der Venenerkrankungen. TM-Verlag, Hameln

Hach W, Hach-Wunderle V (1994) Die Rezirkulationskreise der primären Varikose. Springer, Berlin Heidelberg New York Tokyo

Hach W, Langer C, Schirmers U (1983) Das arthrogene Stauungssyndrom. Vasa 12: 109

Halse T (1954) Das postthrombotische Syndrom. Steinkopff, Darmstadt

Hrivula-Pfeuffer A (1976) Phlebographische Untersuchungen über die Bedeutung des Kollateralkreislaufs im tiefen Venensystem für die Kompensation des postthrombotischen Syndroms. Inauguraldissertation, Universität Frankfurt

Netzer CO (1958) Die Strömungsverhältnisse beim postthrombotischen Syndrom. Zbl Chir 83: 1698

Netzer CO (1968) Die Strömungsverhältnisse beim postthrombotischen Zustandsbild. In: Kappert A, May R (Hrsg) Das postthrombotische Zustandsbild der Extremitäten. Huber, Bern

Schneider W (1976) Zur Pathophysiologie der venösen Insuffizienz unter Berücksichtigung der lymphovenösen Beziehungen. In: Klüken N, Schmutzler R (Hrsg) Fragivix. Ergebnisse d. Angiologie, Bd 11. Schattauer, Stuttgart

Staubesand J (1977) Matrix-Vesikel und Mediadysplasie. Med Welt 28: 1943

Wanke R, Gumrich H (1950) Chronische Beckenvenensperre. Zbl Chir 75: 130

Weber J (1978) Phlebographie und Venendruckmessung im Abdomen und Becken. Witzstrock, Baden-Baden

Weber J, May R (1990) Funktionelle Phlebographie. Thieme, Stuttgart

Venöse Aneurysmen

Über Aneurysmen im Niederdrucksystem finden sich in der Literatur nur wenige Veröffentlichungen (Hartling und Hach 1973). Meistens handelt es sich um Zufallsbefunde bei Operationen oder Röntgenuntersuchungen.

Der Begriff *Aneurysma* gehört definitionsgemäß in die Pathologie der Arterien, weil dem hohen intravasalen Druck eine wesentliche pathogenetische Bedeutung zuerkannt wird. Aber auch in den Venen steigt der Druck beim Husten und Pressen auf Werte über 100 mm Hg an (Prerovski et al. 1960). Eine vorgeschädigte Venenwand kann dadurch an umschriebener Stelle ausgebuchtet werden und alle Symptome eines Aneurysmas entwickeln.

Vom Arteriensystem her sind drei Formen von Aneurysmen zu unterscheiden. An der Ausbildung des *Aneurysma verum* beteiligen sich alle Wandschichten. Ein *Aneurysma spurium* entsteht durch Verletzung oder Erkrankung der mittleren und äußeren Gefäßwandschichten und wird deshalb auch als falsches Ancurysma bezeichnet. Beim *Aneurysma dissecans* liegt eine Aufsplitterung der Wandschichten vor, in die sich das Blut einwühlt. Entsprechende Befunde wurden auch im Venensystem beschrieben (Hartling u. Hach 1973).

Venöse Aneurysmen zeigen entweder eine spindelförmige oder eine sackförmige Gestalt. Als röntgenmorphologische Kriterien des *spindelförmigen Aneurysmas* gelten die örtliche Begrenzung und der scharfe Kalibersprung zum normalen Gefäßlumen hin. Dadurch ist eine sichere Abgrenzung von der Phlebektasie und der Varikose möglich, die ja auch auf kurze Gefäßabschnitte begrenzt sein können.

Die spindelförmigen Aneurysmen kommen an den peripheren Venen selten vor. Eine typische Lokalisation befindet sich offenbar am popliteofemoralen Übergang. Wir haben hier selbst drei Fälle beobachtet. Weber und May (1990) berichteten über 19 Kasuistiken im Schrifttum. An den

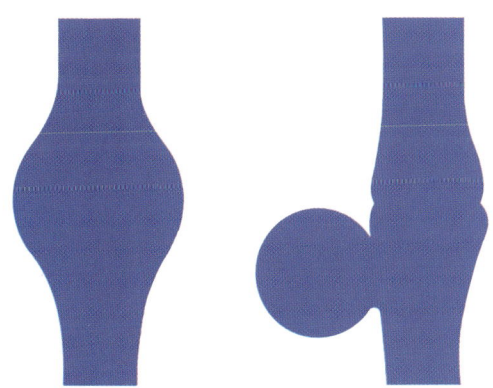

318. Schematische Darstellung des spindelförmigen und des sackförmigen Aneurysmas

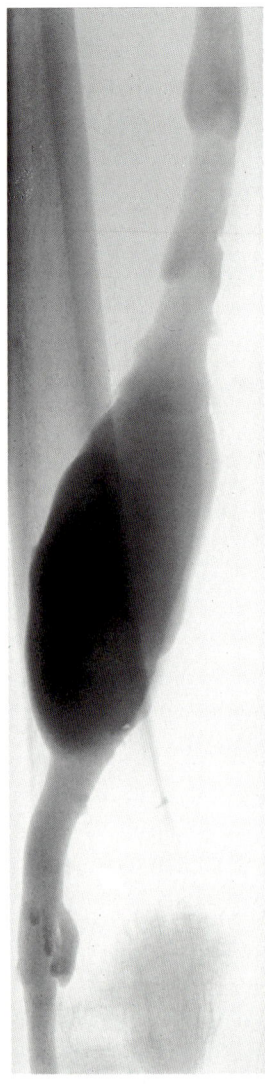

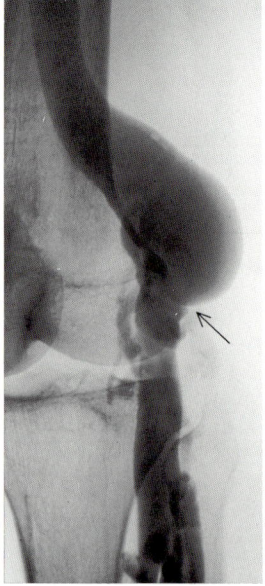 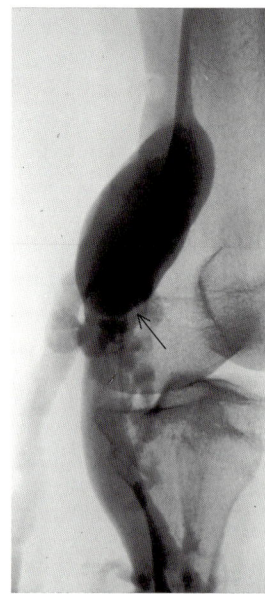

320. Regionäre Phlebektasie der V. poplitea infolge Klappenanomalie (→); kein Aneurysma. Darstellung durch aszendierende Preßphlebographie bei Innenrotation *(links)* und seitlich *(rechts)*. Zufallsbefund

319. Spindelförmiges Aneurysma im Bereich der V. femoralis superficialis. Ausgangsort einer schweren Lungenembolie bei 47jährigem Mann mit sonst leerer Anamnese. (Aufnahme Prof. Dr. H.E.Schmitt, Kantonspital Basel/Schweiz)

Kriterien des spindelförmigen Aneurysmas
Örtliche Begrenzung
Schroffer Kalibersprung
Spindelform
Kriterien des sackförmigen Aneurysmas
Örtliche Begrenzung
Einseitige Ausbuchtung der Gefäßwand
Ausbildung eines Aneurysmahalses
Häufige Lokalisation unterhalb einer Venenklappe

zentralen Körpervenen gehören die spindelförmigen Aneurysmen zu den Raritäten.

Dagegen ist das typische *sackförmige Aneurysma* im Rahmen einer Stammvarikose der V. saphena magna häufig anzutreffen. Es entsteht immer unterhalb einer insuffizienten Venenklappe. Bei der asymmetrischen Insuffizienz der Klappensegel strömt das Blut während des Preßversuchs retrograd in die Vene zurück und prallt in einem schrägen Winkel auf eine Wandseite auf. Durch Scherwirkungen und Strömungsturbulenzen wird die Gefäßwand zunehmend ausgewölbt. Definitionsgemäß liegt ein Aneurysma erst vor, sobald sich ein Hals abgrenzen läßt, dessen Durchmesser mindestens halb so groß ist wie die maximale Ausbuchtung.

Die Saphena-Aneurysmen sind bevorzugt distal der zweiten Schleusenklappe, also handbreit unterhalb der Einmündung in das tiefe Venensystem anzutreffen. Offenbar spielt die maximale Biegung der Krosse für die Lokalisation eine Rolle. Sie kommen aber auch im Bereich der anderen Venenklappen vor. An der V. saphena parva werden sie nur selten beobachtet.

Für die Entstehung des sackförmigen Saphena-Aneurysmas ist hämodynamischen Faktoren eine überragende Bedeutung anzuerkennen. Kongenitale Defekte der Venenwand, entzündliche Prozesse und traumatische Einwirkungen sind für die

321

136

137

138
323

322

326

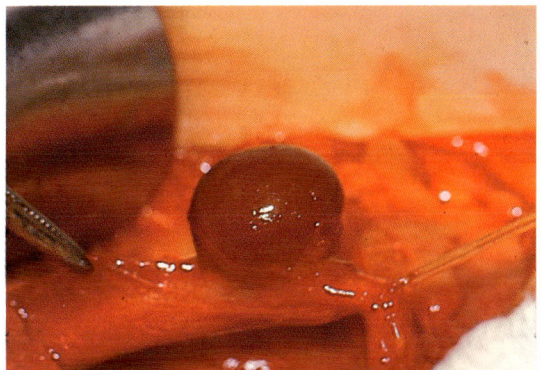

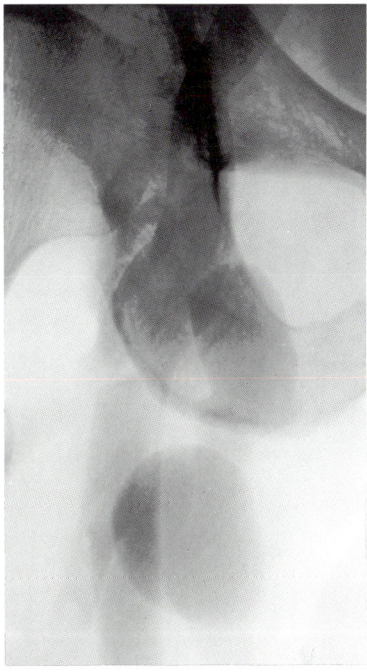

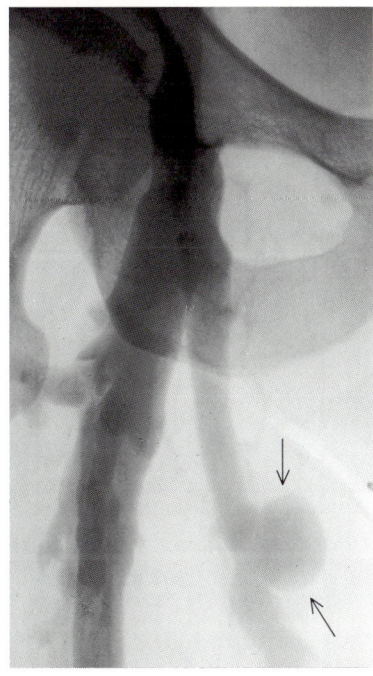

322. Sackförmige Aneurysmen bei schwerer Stammvarikose der V. saphena magna im Stadium IV. Lokalisation unterhalb der Mündungsklappe und der Schleusenklappe

321. Sackförmiges Aneurysma bei Stammvarikose der V. saphena magna. Typische Lokalisation unterhalb einer insuffizienten Venenklappe. *Oben* Operationspräparat, *unten* Darstellung durch aszendierende Preßphlebographie

Ätiologie weniger wichtig. Die Häufigkeit beträgt 10,9 % der Fälle von Stammvarikose (Hartling und Hach 1973).

Venöse Aneurysmen können leicht thrombosieren und sich damit der phlebographischen Darstellung entziehen. Gelegentlich werden kugelförmige Thromben gesehen.

Am intrafaszialen Beinvenensystem sind sackförmige Aneurysmen sehr selten zu finden. In der Pathogenese spielen kongenitale Defekte und die sekundäre Wandschädigung beim postthrombotischen Syndrom eine Rolle. In unserem Krankengut wurden Aneurysmen im Bereich der V. poplitea, der V. femoralis superficialis und der Soleusvenen gefunden.

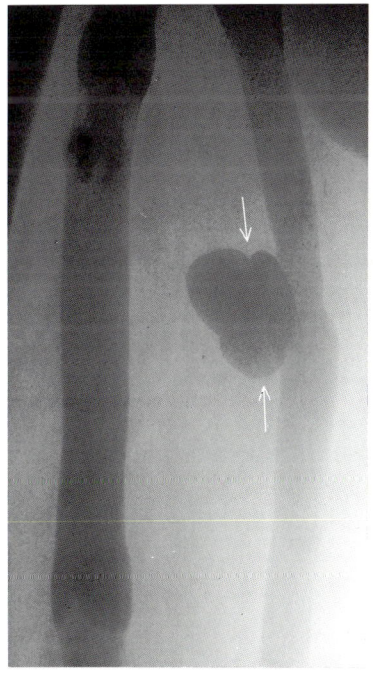

323. Sackförmiges Aneurysma im Verlauf einer Stammvarikose der V. saphena magna. Infravalvuläre Lokalisation (→) im mittleren Drittel des Oberschenkels

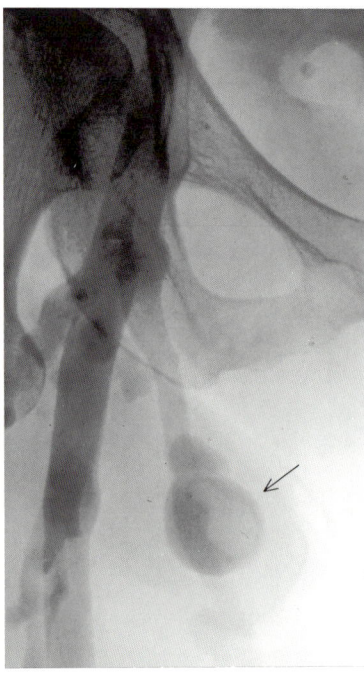

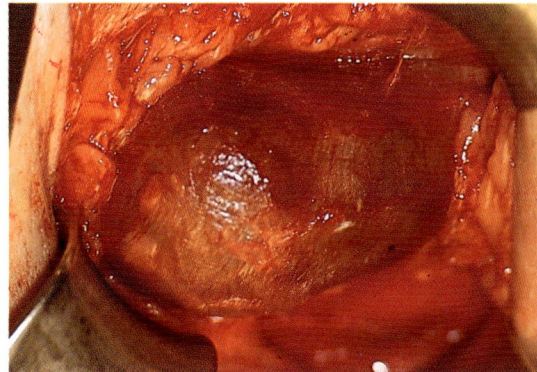

325. Pflaumengroßes thrombosiertes Aneurysma der V. saphena magna in der Leistenregion. Operationssitus

◁ **324.** Infravalvuläres Aneurysma bei Stammvarikose der V. saphena magna. →Kugelthrombus

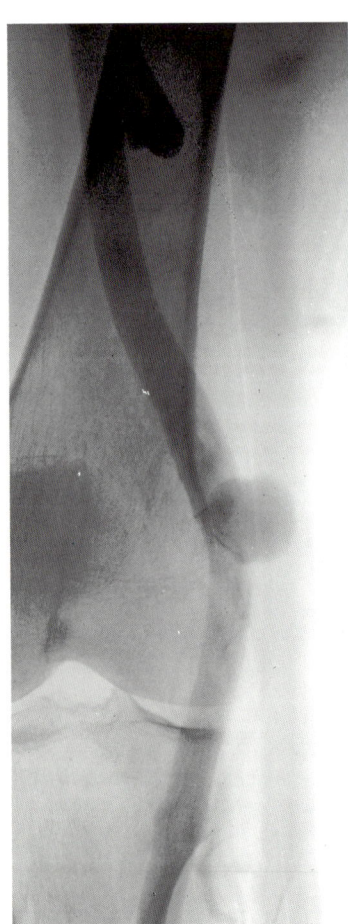

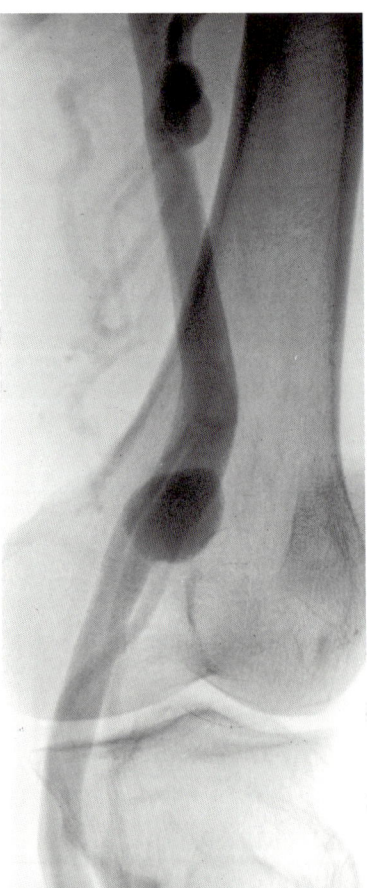

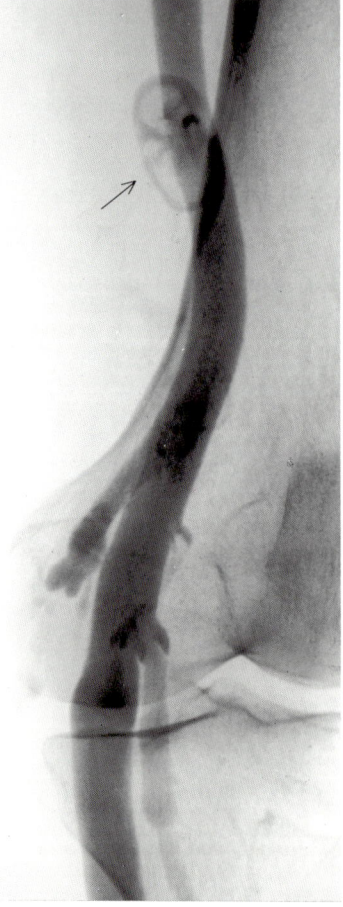

Mit der *B-Bild-* und der *farbkodierten Duplex-Sonographie* lassen sich Aneurysmen in den tiefen Leitvenen leicht erkennen. Auch intraaneurysmatische Thromben sind an ihren echoreichen Strukturen zu identifizieren. Eine spezielle Diagnostik wird im Rahmen der Suche nach einer unbekannten Emboliequelle angestellt; insbesondere das spindelförmige Aneurysma im popliteo-femoralen Bereich bedeutet für den Patienten eine lebensgefährliche Bedrohung. Die meisten Aneurysmen sind aber Zufallsbefunde.

Bei der *Phlebographie* ist die Darstellung des Aneurysmas in zwei Ebenen anzustreben. Dabei wird versucht, den Hals in den seitlichen Strahlengang herauszudrehen. Andernfalls erscheint die Verwechslung mit einer Schleifenbildung der Vene bei regressiven Veränderungen möglich.

326

Das große venöse Aneurysma geht mit einer Gefahr der Thrombosierung und damit der meist schweren Lungenembolie einher. Deshalb muß neben einer Kompressionstherapie und Antikoagulation auch an die *Operation* gedacht werden. In geeigneten Fällen kommt die Ausschaltung des Aneurysmas unter dem Schutz eines venösen Bypass nach Husni-May und der peripheren arterio-venösen Fistel in Betracht. Das Saphena-Aneurysma wird im Rahmen der extrafaszialen Varikose chirurgisch saniert.

Literatur

Hartling F, Hach W (1973) Das venöse Aneurysma. Phlebol Proktol 2: 159

Prerovski I, Linhardt J, Dejdar R (1960) Krankheiten der tiefen Venen und unteren Gliedmaßen. VEB Gustav Fischer, Jena

Weber J, May R (1990) Funktionelle Phlebographie. Thieme, Stuttgart

Kongenitale venöse und gemischte Dysplasien

Klinisch bedeutungsvolle Fehlbildungen der Bein- und Beckenvenen werden immer wieder einmal beobachtet. Sie können eine erhebliche Funktionseinschränkung der betroffenen Extremität und kosmetische Störungen verursachen. In schweren Fällen sind auch Rückwirkungen auf das

◁ **326** *(links, Mitte).* Aneurysma der V. poplitea bei postthrombotischem Syndrom mit vollständiger Rekanalisation. Aszendierende Preßphlebographie bei Innenrotation *(links)* und seitlich (Mitte)

327 *(rechts).* Aneurysma der V. femoralis superficialis mit alten Thromben (→). Ursache nicht bekannt. Zufallsbefund bei 72jähriger Frau

Kongenitale Angiodysplasien
Arterielle Dysplasien
Venöse Dysplasien
Arteriovenöse Fisteln
Lymphatische Dysplasien
Kombinierte Formen

Einteilung der venösen Dysplasien
Fehlanlagen, Verlaufsanomalien fehlerhafte embryonale Rückbildung
Hypoplasien, Aplasien
Klappenanomalien
Ektasien
Angiome

Herz-Kreislauf-System und auf das Blutvolumen festzustellen.

Oftmals treten die Mißbildungen an mehreren Gefäßsystemen gleichzeitig auf und gehen mit umschriebenen Wachstumsstörungen des Skeletts und mit Hautnaevi einher. Dabei variiert die Prävalenz der Symptome von Fall zu Fall. Monosymptomatische Krankheitsbilder werden im venösen Bereich seltener gesehen. In der Literatur liegen mehrere Vorschläge zur Klassifizierung der kongenitalen Gefäßdysplasien vor (Malan u. Puglionisi 1965; Pratesi 1972). Der Autor folgt den Einteilungen von Schobinger (1977) und von Vollmar (1974) in wesentlichen Punkten. Zusammenfassende Darstellungen der Thematik finden sich bei Belov et al. (1985, 1989).

Fehlanlagen, Verlaufsanomalien, fehlerhafte Rückbildungen

Vielfältige Variationen der Beinvenen wurden im Abschnitt der normalen Röntgenanatomie abgehandelt. Mündungsanomalien, Doppelungen und Mehrfachteilungen haben nur eine begrenzte klinische Bedeutung; manchmal ist ihre Kenntnis für die Venenchirurgie wichtig.

Im proximalen Segment der linken V. iliaca communis kommen Abflußbehinderungen bei 20% aller Menschen vor (Sztankay u. Szabo 1970). Sie sind als Beckenvenensporn nach May und Thurner (1956) bekannt. In manchen Fällen handelt es sich um angeborene Adhäsionen oder Septen, in anderen um die Reaktion auf eine chronische Irritation der Venenwand durch die kreuzende Arterie (S.242). Fehlbildungen an der unteren Hohlvene treten als Doppelung des Gefäßes, als Linkslage oder als persistierendes su-

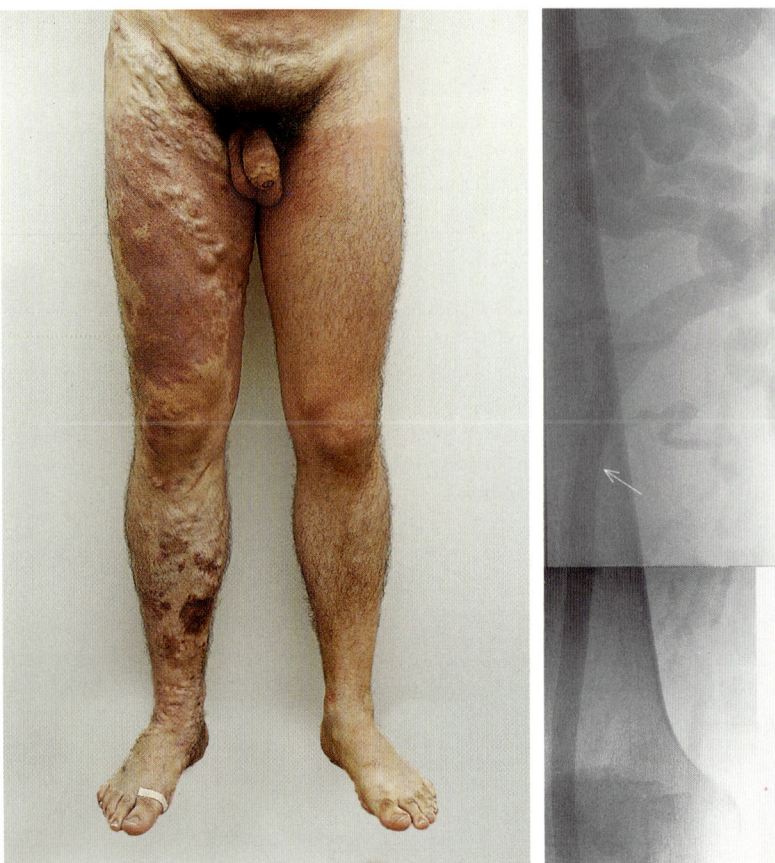

328. Aplasie der V. femoralis superficialis bei 33 jährigem Mann. Direkter Übergang (→) der V. poplitea in ausgedehnte oberflächliche Krampfaderkonvolute. Zustand nach Exstirpation der V. saphena magna. *Links* klinisches Bild mit geringer Umfangsvermehrung der rechten Extremität. Varizen und Naevi flammei. *Rechts* Darstellung der femoro-poplitealen Strombahn durch aszendierende Preß-phlebographie

prakardinales System in Erscheinung und sind auf embryonale Entwicklungsstörungen zurückzuführen (Edwards 1951). Das Fehlen des suprarenalen Kavasegments sowie Stenosen oder septenartige Verschlüsse zwischen der Einmündung der Lebervenen und dem rechten Vorhof können ein Budd-Chiari-Syndrom auslösen (Hach 1973). Eine ausführliche Beschreibung der Verlaufsanomalien findet sich bei Weber und May (1990).

Zur *Abklärung* der Anomalien im retroperitonealen Venensystem erscheint die digitale Subtraktionsangiographie geeignet. Gegebenenfalls sind zusätzliche Aufnahmeserien in Schräg- oder Seitenlage sowie mit Valsalvaschem Preßversuch angezeigt.

Bei der routinemäßigen abdominellen Sonographie lassen sich Anomalien an den retroperitonealen Leitvenen gelegentlich auffinden. Relativ am häufigsten wird noch die Doppelung der V. cava inferior beobachtet. Zur differenzierten Diagnostik schließt sich aber wohl immer die Phlebographie an.

Hypoplasien und Aplasien

Die kongenitalen Hypo- und Aplasien der tiefen Bein- und Beckenvenen gehören als isolierte Fehlbildungen zu den Seltenheiten; sie können aber gelegentlich im Zusammenhang mit anderen dysplastischen Krankheitsbildern wie dem Klippel-Trénaunay-Syndrom vorkommen. Auf die aplastische Entwicklungsstörung der unteren Hohlvene, insbesondere des suprarenalen Segments, wurde bereits hingewiesen.

328

Klappenanomalien

Die Venenklappen weisen sowohl bezüglich ihrer Anzahl als auch hinsichtlich der Morphologie verschiedene Fehlbildungen auf.

Avalvulie

Die Klappenagenesie kann das ganze Venensystem einer Extremität, aber auch nur Teile davon betreffen. Häufig kommt sie zusammen mit anderen Gefäßmißbildungen vor. Manchmal tritt sie bei mehreren Mitgliedern einer Familie auf, so daß offensichtlich eine Genschädigung vorliegt (Lodin et al. 1961). Der Patient erkrankt im zweiten Lebensjahrzehnt mit Beinödemen, einer leichten Varikose und Akrozyanose, manchmal auch mit hypotonen Kreislaufstörungen.

329   Zur Erkennung sind die aszendierende und die retrograde Preßphlebographie geeignet. Schwierig erscheint mitunter die Abgrenzung gegenüber diskreten postthrombotischen Veränderung und, im Falle einer Stammvarikose, der sekundären Popliteal- und Femoralveneninsuffizienz. Die anamnestischen Angaben des Patienten sind deshalb in der Differentialdiagnostik zu berücksichtigen.

Primäre Femoralklappeninsuffizienz

Bei jungen Patienten muß die primäre Femo-
330   ralklappeninsuffizienz als Ursache von uncharakteristischen Beinbeschwerden bis zum schweren chronisch-venösen Stauungssyndrom mit berstenden Wadenschmerz in Betracht gezogen werden (Kistner 1978). Wahrscheinlich liegt der Krankheit ein angeborener Defekt der Klappensegel in der V. femoralis communis und V. femoralis superficialis, manchmal auch in der V. poplitea zugrunde. Dabei finden sich die Klappen an gehöriger Stelle, das eine oder beide Segel sind aber schlaff, verlängert, zipflig; sie schlagen sich beim Klappenverschluß um und schließen nicht mehr dicht ab.

Die Diagnose wird durch die aszendierende und retrograde Preßphlebographie gestellt. Dabei ergibt sich ein Rückstromphänomen von der Leiste bis zum distalen Oberschenkel und darüber hinaus bis zur Wade. Auf kontrastreichen Phlebogrammen bilden sich die morphologischen Veränderungen der Klappensegel im Detail aus.

In bestimmten Fällen ist die primäre Femoralklappeninsuffizienz nach Kistner (1978) zur *mikrochirurgischen Rekonstruktion* des Klappenapparats geeignet; die Segel werden dabei durch feinste Nähte gestrafft. Ein anderes Verfahren stellt die Transposition der V. femoralis superficialis auf die V. profunda femoris dar. Die differenzierte phlebographische Diagnostik kann also durchaus eine praktische Konsequenz haben, wenn sich die genannten Operationsverfahren auch erst in der Zukunft bewähren müssen.

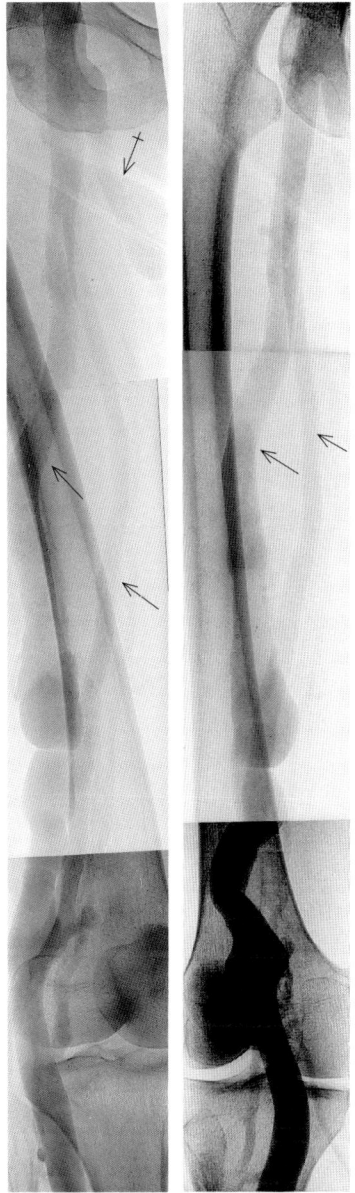

329. Wahrscheinlich kongenitale Aplasie der Venenklappen bei 41jähriger Frau. Dysplastische Erweiterung und leichte Schlängelung der tiefen Leitvenen. →Doppelung der V. femoralis superficialis; ↔Stammvarikose der V. saphena magna im Stadium III. Darstellung durch aszendierende Preßphlebographie bei Innenrotation *(links)* und seitlich *(rechts)*

Die *sekundäre Femoralklappeninsuffizienz* wird im Laufe des Lebens erworben. Als Ursache kommen degenerative Prozesse und vor allem die Volumenüberlastung im Rahmen dekompensierter Rezirkulationskreise bei der primären Varikose in Betracht (Hach et al. 1980). Die Schlußunfähigkeit der Segel entsteht hier durch eine Erweiterung des   157

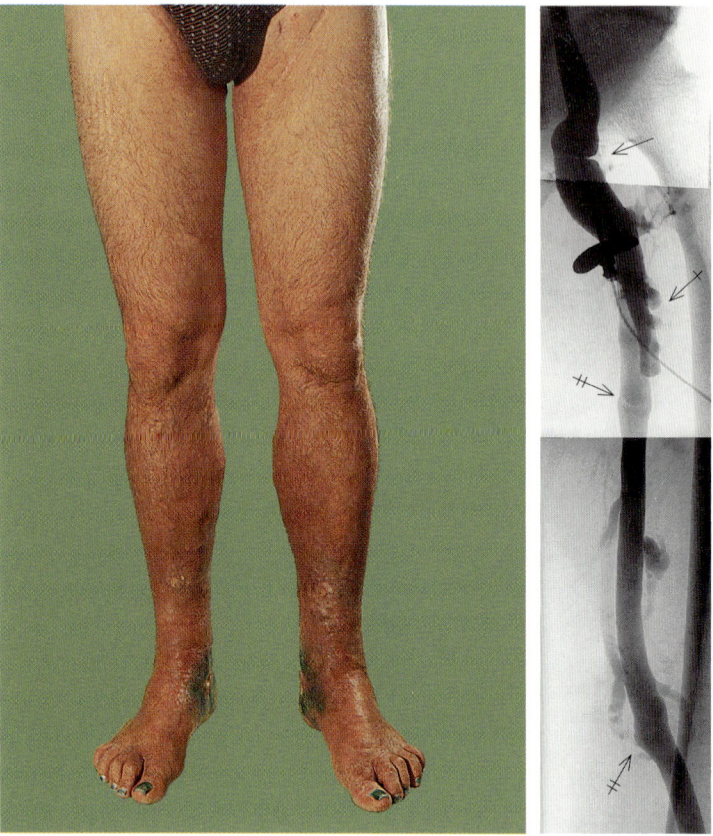

330. Primäre Femoralklappeninsuffizienz bei 47 jährigem Mann. Schwellungsneigung beider Beine seit früher Jugend, Ulcera crurum seit 17. Lebensjahr. *Links* klinisches Bild, *rechts* Darstellung der popliteo-femoralen Strombahn durch retrograde Preßphlebographie. → dysplastiche Venenklappe; ↔ V. profunda femoris; ⇸ V. femoralis superficialis mit dysplastischen Klappen

158   Klappenrings. Die sekundäre Femoral- und Poplitealveneninsuffizienz hat eine große praktische Bedeutung für die Prognose des Krankheitsverlaufs bei einer Stammvarikose der V. saphena magna (Hach u. Hach-Wunderle 1994).

Klappendysplasie

Die Segel können asymmetrisch angelegt sein oder schief in der Vene sitzen. Dadurch entstehen pathologische Formen, die im Phlebogramm leicht zu deuten sind. Beim Morbus Rendu-Osler und beim Marfan-Syndrom sollen Klappendysplasien häufiger vorkommen (Schobinger 1977).

Eine typische Fehlbildung wird des öfteren an einer konstant vorhandenen Klappe der V. femoralis

331   superficialis in Höhe des Adduktorenkanals beobachtet. Die Sinus sind birnenförmig erweitert und nach proximal gegen das Gefäßlumen nicht eindeutig abzugrenzen. Mitunter läßt die Klappe eine isolierte Insuffizienz ihrer Segel erkennen. Die Ursache der anatomischen Variation ist nicht bekannt; neben kongenitalen Faktoren spielt hier vielleicht auch die Strömungsdynamik eine Rolle.   332

Dysplastische Ektasien

Im Gegensatz zur kompensatorischen Phlebektasie der V. saphena magna, die beim postthrombotischen Syndrom als physiologischer Anpassungsvorgang an ein erhöhtes Stromvolumen aufzufassen ist, gelten die dysplastischen Ektasien als pathologische Fehlbildungen.

Lokalisierte Phlebektasie

Die Krankheit ist selten und wird meistens nur zufällig bei jüngeren Patienten erkannt. Sie geht mit geringen Stauungsbeschwerden, einer leichten Va-

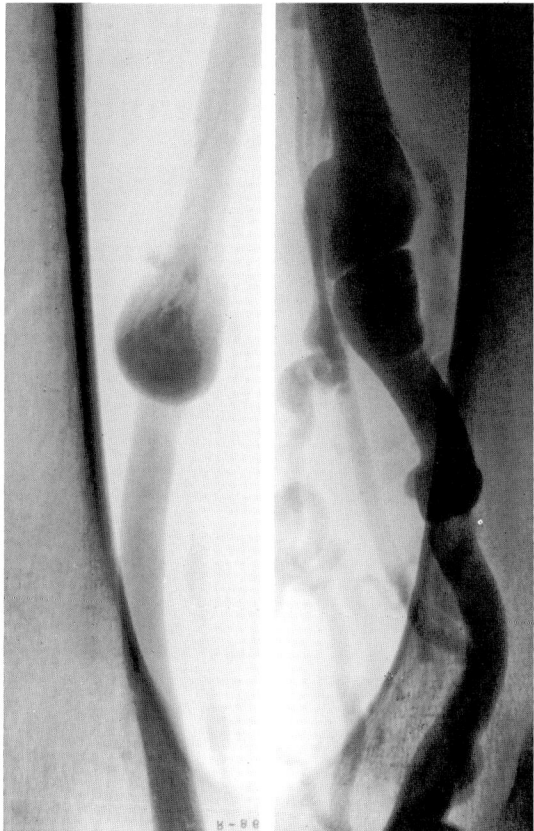

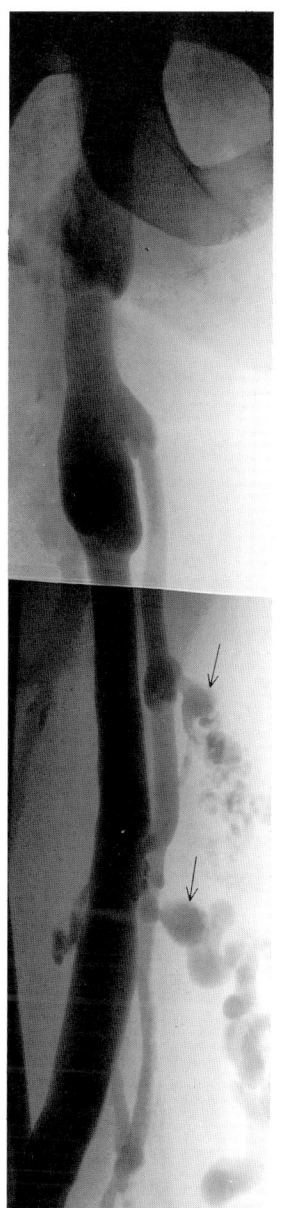

331 *(links).* Dysplasie der Venenklappe mit birnenförmiger Gestalt. Zufallsbefund bei der aszendierenden Preßphlebographie

332 *(rechts).* Dysplasie der Venenklappe. Infravalvuläre Dilatation als Zeichen der Klappeninsuffizienz. 45jährige Frau ohne klinische Symptomatik. Zufallsbefund bei der aszendierenden Preßphlebographie

333. Phlebektasie der V. femoralis superficialis und der ▷ poplitea mit monströser Gestaltung der Venenklappen. Zufallsbefund bei 27jähriger Frau mit geringer Schwellungsneigung der Beine. Insuffiziente Doddsche Vv. perforantes (→) mit Krampfaderkonvoluten. Darstellung durch aszendierende Preßphlebographie

rikose und manchmal auch mit Ödemen einher. Bei der Phlebographie erscheint der betroffene
333 Venenabschnitt erheblich dilatiert. Auch die Klappen sind monströs gestaltet, offenkundig aber schlußfähig. Postthrombotische Veränderungen lassen sich nicht nachweisen. Eine operative Konsequenz ergibt sich nicht.

Daß es sich auch bei der lokalen Ektasie der V. fibularis um eine Fehlbildung handelt, ist sehr un-
37 wahrscheinlich. Die Gefäßerweiterung findet sich so häufig, daß sie geradezu als Erkennungsmerkmal der Vene herangezogen wird.

Genuine diffuse Phlebektasie

Die von Bockenheimer 1907 beschriebene diffuse Phlebektasie ist außerordentlich selten. Noch immer bleibt unsicher, inwieweit es sich dabei wirklich um eine Krankheits-Entität handelt.

Die Gefäßerweiterungen sind in gleicher Weise auf die oberflächlichen und die tiefen Venen verteilt. Die Abgrenzung gegenüber der systemischen Hämangiomatose erscheint oft unmöglich (Schobinger 1977).

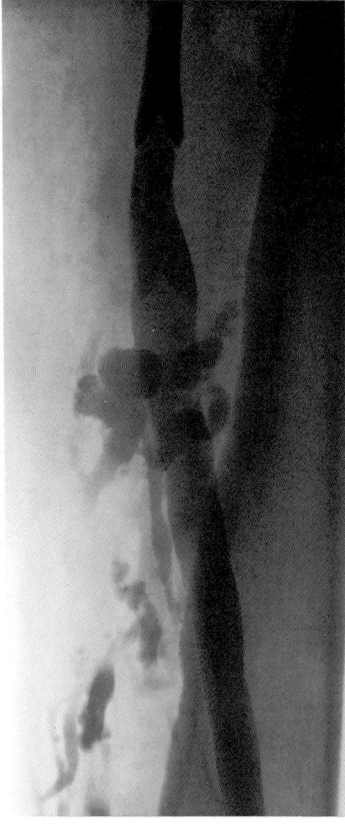
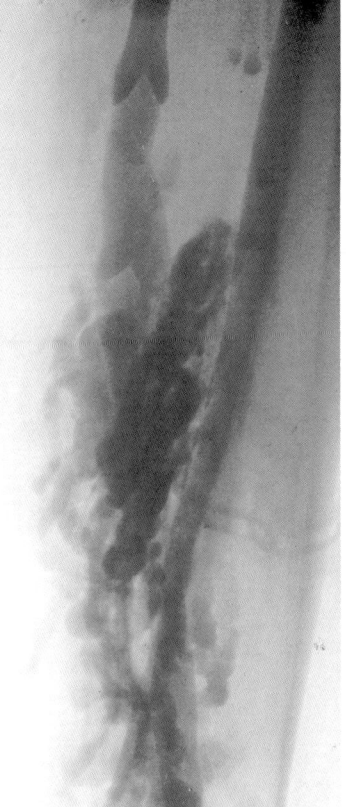
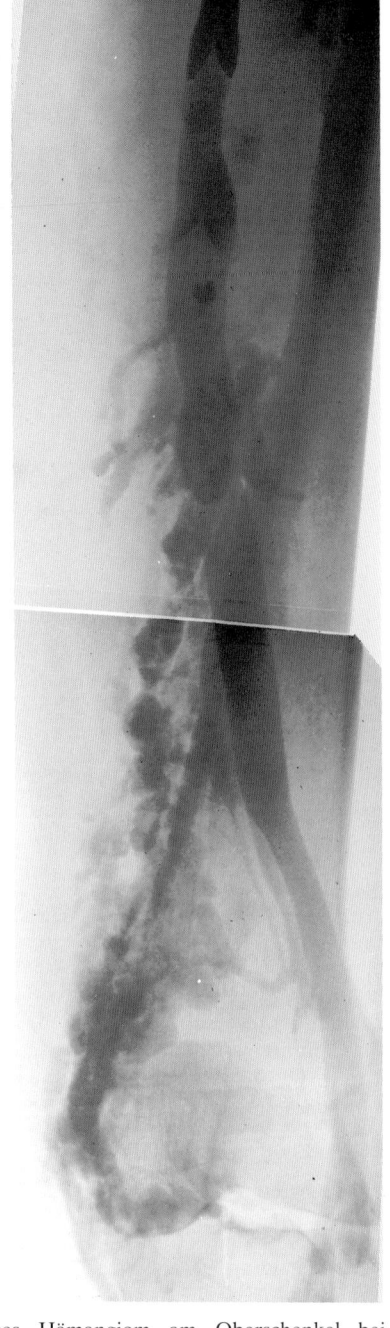

Phlebangiome

Mißbildungen mit geschwulstartigem Charakter
werden als Hämangiome bezeichnet und den Ha-
martomen, den Geschwülsten aus embryonaler
Fehlanlage, zugerechnet. Das kavernöse Angiom
334 besteht aus unregelmäßigen Venenkonvoluten mit
primitivem Gewebsaufbau. Es sitzt meistens im
subkutanen Gewebe, in der Muskulatur oder im
Knochen. Subjektive Beschwerden entstehen
durch umschriebene Thrombosen und gelegentlich
durch eine Beeinträchtigung der Nachbarorgane.
Bei der Lokalisation im intrafaszialen Raum des
Beins können Schmerzen und Ödeme auftreten.
Die richtige Diagnose ergibt sich – oft zufällig –
durch die aszendierende Phlebographie. Von den
tiefen Venen aus füllen sich atypische, unregelmäßige, stark geschlängelte und klappenlose Ge-
fäßkonvolute auf. Bei manueller Kompression
entleeren sie sich schnell; sonst bleibt aber das
Kontrastmittel lange Zeit liegen und „verdämmert" schließlich mit dem Bild eines großen Kon-
trastmittelsees, in dem keine Einzelheiten mehr
auszumachen sind. Die Arteriographie erbringt
keinen pathologischen Befund.

334. Kavernöses Hämangiom am Oberschenkel bei
27 jähriger Frau. Mäßige Schwellungsneigung des Beins mit
erheblichen kongestiven Beschwerden. Darstellung durch
aszendierende Preßphlebographie. *Links* frühe Phase des
Phlebogramms mit den zum Angiom führenden Gefäßen.
Mitte Darstellung des Angioms. *Rechts* ausgedehntes Rezidiv 1 Jahr nach skelettierender Operation

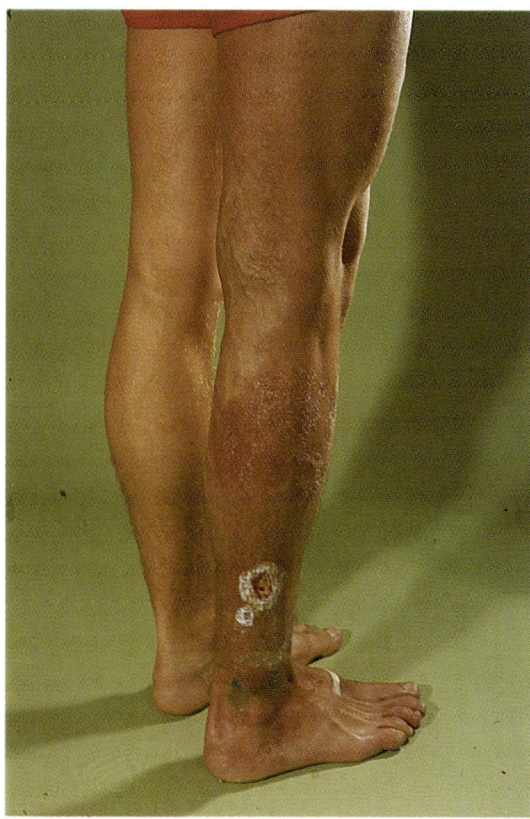

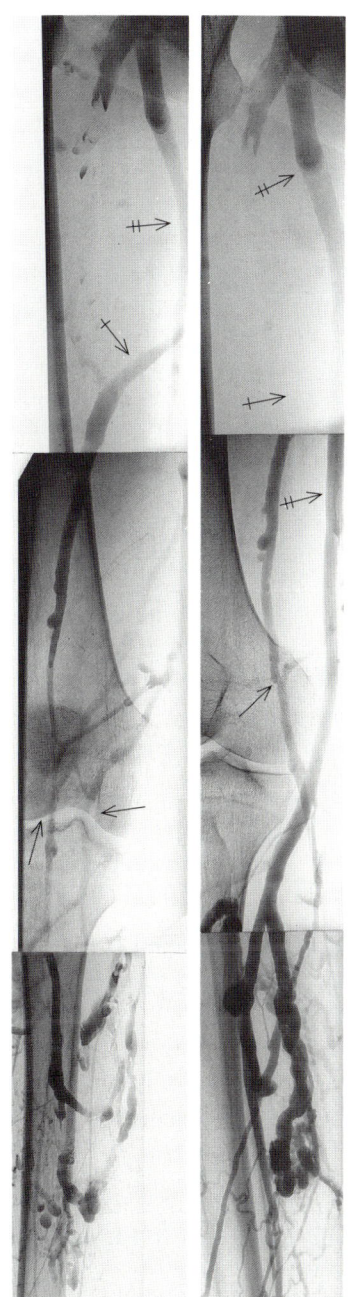

Die röntgenologische Darstellung des kavernösen Hämangioms muß in mehreren Ebenen erfolgen, um einen räumlichen Eindruck von den Beziehungen zu den Nachbarorganen zu erhalten. Am wichtigsten ist die frühe Phase des Phlebogramms, in der sich die größeren zuführenden Gefäße, die mitunter einer chirurgischen Therapie zugänglich sind, auffüllen. Wenn die topographischen Verhältnisse nicht eindeutig zu beurteilen sind, und das ist bei dem überraschenden Befund meistens der Fall, wird die Untersuchung nach Eliminierung des Kontrastmittels sofort mit gezielter Aufnahmetechnik wiederholt.

Kombinierte Dysplasien

Die Dysplasien der arteriellen, venösen und lymphatischen Systeme können sich in verschiedener Weise kombinieren. Am häufigsten treten venöse und lymphatische Mißbildungen gemeinsam auf. Mitunter sind auch arteriovenöse Shunts ursächlich am Krankheitsbild beteiligt. Das diagnostische Vorgehen muß diesen individuellen Besonderheiten angepaßt werden. Im Prinzip sind bei jüngeren Patienten die Arteriographie und die as-

335. Klippel-Trenaunay-Syndrom bei 22jährigem Mann. *Links* klinisches Bild. Naevi flammei, Varizen und Verlängerung des rechten Beins um 2 cm. Seit 1 Jahr Ulcera cruris. *Rechts* Darstellung durch aszendierende Preßphlebographie bei Innenrotation und seitlich. Dysplastische Entwicklung der V. poplitea (→) mit Ausbildung einer Giacomini-Anastomose (↔). Direkter Übergang der tiefen Unterschenkelvenen in die ektatische V. saphena magna (↔)

zendierende Phlebographie indiziert. Daneben spielen aber auch physikalische und nuklearmedizinische Untersuchungsmethoden eine Rolle. Zu den kombinierten Dysplasien gehören das Klippel-Trénaunay-Syndrom, das Servelle-Martorell-Syndrom und das F. P.-Weber-Syndrom.

Klippel-Trénaunay-Syndrom

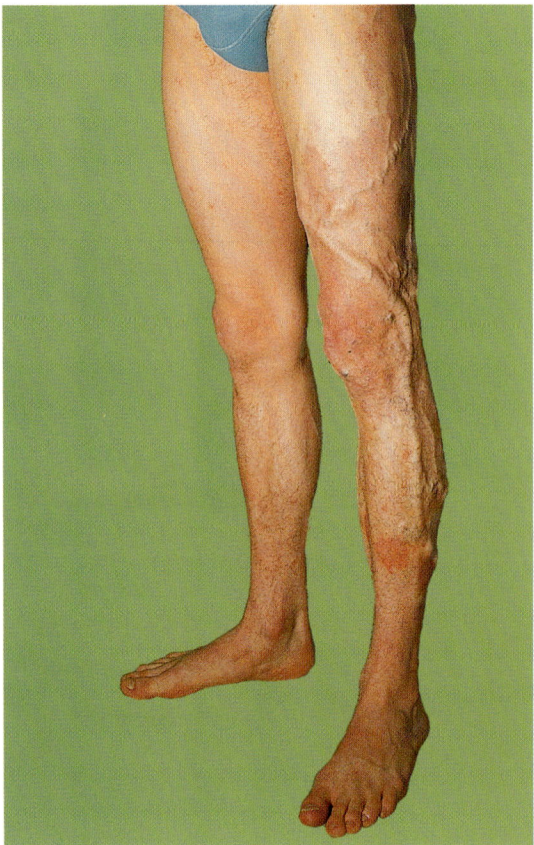

336. V. marginalis lateralis bei 20jährigem Mann mit Klippel-Trénaunay-Syndrom

Die französischen Ärzte N. Klippel und P. Trénaunay teilten im Jahre 1900 ihre Beobachtungen über einen Symptomenkomplex mit, der als wesentliche Kennzeichen den *Naevus flammeus, Varizen* und einen *umschriebenen Riesenwuchs* umfaßt. Die Krankheit ist am häufigsten an der unteren Extremität lokalisiert. Aktive arteriovenöse Fisteln sind nicht zu erkennen.

Das Klippel-Trénaunay-Syndrom ist häufig mit Mißbildungen des Lymphsystems und mit Dysplasien der intrafaszialen Venen kombiniert. Dadurch ergibt sich eine vielgestaltige klinische Symptomatik. Die aszendierende Phlebographie deckt nicht selten schwere *Deformierungen an den tiefen Leitvenen* auf. Häufig sind ganze Venenabschnitte nicht oder nur unvollständig angelegt. In anderen Fällen wechseln unregelmäßige Erweiterungen mit trauben- oder girlandenförmigen Gefäßen ab, die mitunter auch verkalkte Thromben, Phlebolithen, enthalten.

Als typischer Befund gilt eine *persistierende V. marginalis lateralis,* die nach Vollmar und Voss (1979) in 14% der Fälle mit Klippel-Trénaunay-Syndrom nachweisbar ist. Das fingerdicke Gefäß verläuft an der Außenseite des Beins und mündet in der Oberschenkelregion oder im Bereich des Beckens in die tiefen Leitvenen ein. Es enthält keine Venenklappen. Als Residuum der frühen embryonalen Entwicklung deutet die persistierende V. marginalis auf eine gravierende Fehlbildung der Venensysteme hin.

Servelle-Martorell-Syndrom

Um eine kongenitale arteriovenöse Dysplasie handelt es sich beim Servelle-Martorell-Syndrom (Servelle u. Trinquecoste 1948; Martorell 1949). Es betrifft öfter die obere Extremität. Zur Trias gehören eine *Varikose,* eine *systematisierte Hämangiomatose* und ein *dysproportionierter Minderwuchs* der Gliedmaße, der auf Strukturveränderungen des Knochens infolge der intraossären Lokalisation von Hämangiomen beruht. Manch-

mal geht die Krankheit mit Schwachsinn, Neurofibromatose und anderen Entwicklungsstörungen einher.

Die Diagnose ergibt sich aus den angiographischen und phlebographischen Befunden sowie aus den Deformierungen des Skeletts.

Wie beim Klippel-Trénaunay-Syndrom findet sich auch beim Typ Servelle-Martorell der unteren Extremität in 17% der Fälle eine persistierende V. marginalis lateralis (Vollmar u. Voss 1979). Sie übt bei dysplastischen tiefen Venen manchmal eine Kollateralfunktion aus und darf dann nicht entfernt werden.

F. P.-Weber-Syndrom

Der englische Internist F. P. Weber (1863–1962) beschrieb 1907 ein Syndrom mit *umschriebenem Riesenwuchs* und einer *Angiodysplasie,* die auf kongenitalen arteriovenösen Fisteln beruht. Die Shunts entsprechen den Querachsenkurzschlüssen vom

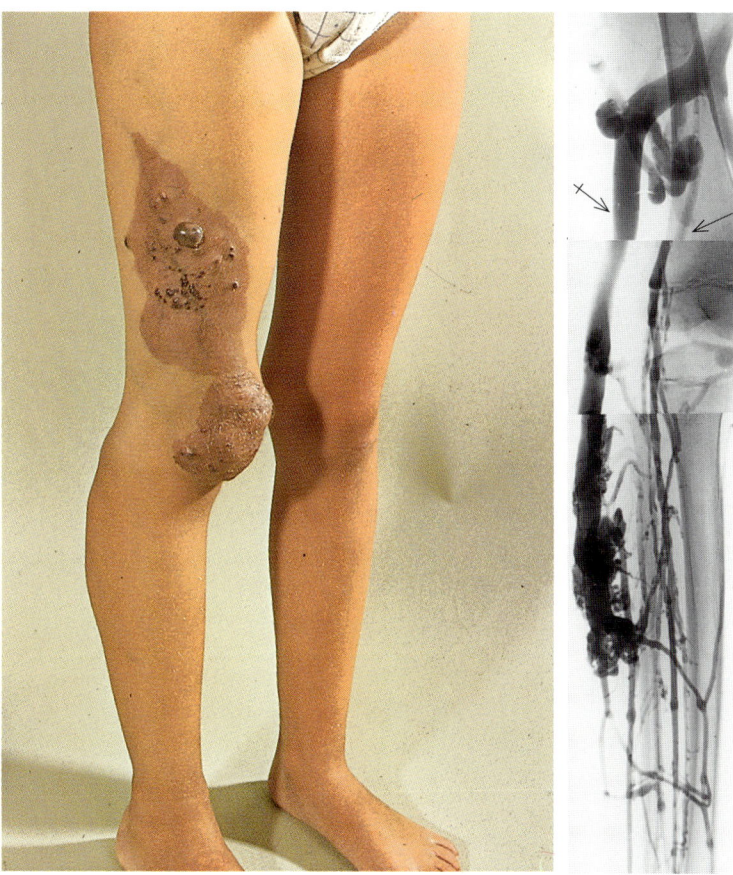

337. Klippel-Trénaunay-Syndrom bei 5 jährigem Mädchen. *Links* klinisches Bild. Naevus pigmentosus, kavernöses Hämangiom, Varizen und geringe Verlängerung des rechten Beins. *Rechts* Darstellung durch aszendierende Preßphle-bographie. Hypoplasie der V. poplitea (→) und V. femoralis superficialis. Abfluß des Kontrastmittels hauptsächlich über eine persistierende V. marginalis lateralis (↔)

Typ II nach Vollmar (1974). Hämangiome, Lymphangiome und Naevi fehlen in der Regel. Die Prognose ist dubiös. Bestimmte Fälle sind für eine Skelettierungsoperation geeignet, meistens muß aber die Behandlung konservativ bleiben.

340

Die Diagnose wird durch die *Arteriographie* gestellt. In der späten arteriellen Phase kommen die multiplen arteriovenösen Kurzschlüsse, die unmittelbar in varikös degenerierte Venen einmünden, zur Darstellung. Bei der *aszendierenden Phlebographie* finden sich gelegentlich dysplastische tiefe Venen mit fehlendem oder vermindertem Klappenbesatz.

339

Angeborene arteriovenöse Fisteln

Das Gefäßsystem entwickelt sich aus dem embryonalen Kapillarnetz. Wenn die Differenzierung der Gefäßanlage zu Arterien und Venen ausbleibt und

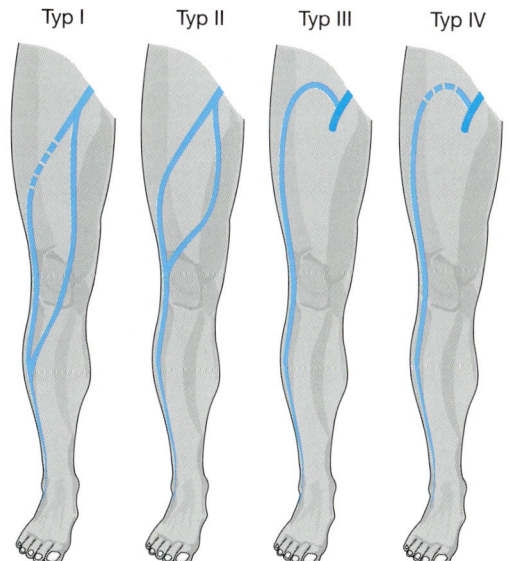

338. Typen der persistierenden lateralen Marginalvene nach Verlauf und Ausdehnung. (Nach Vollmar u. Voss 1979)

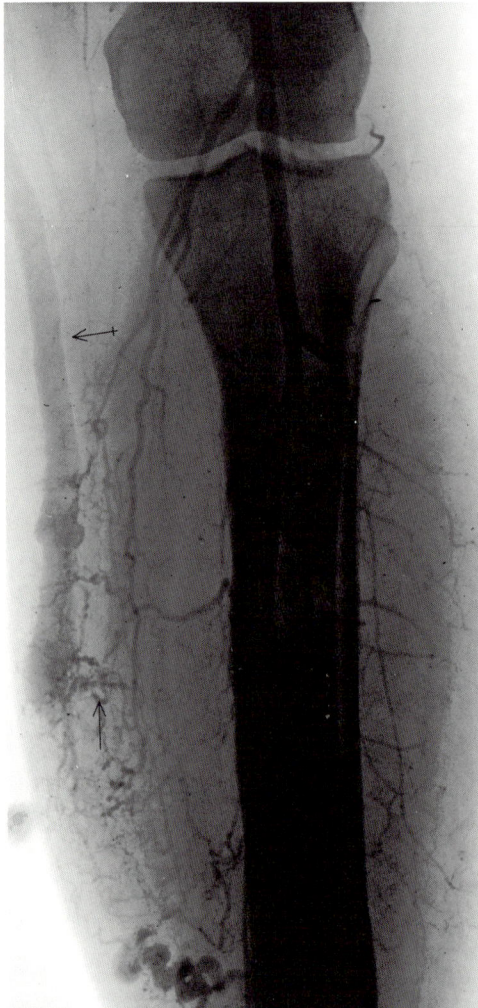 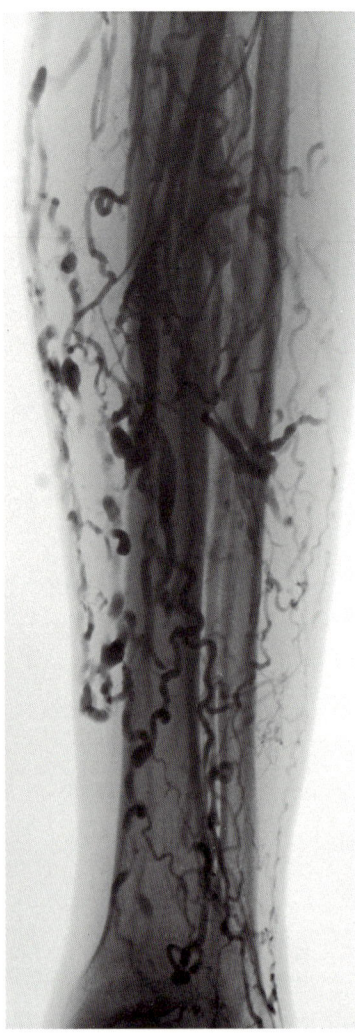

339. F. P.-Weber-Syndrom bei 30 jährigem Mann. *Links* Arteriogramm mit multiplen Querachsenkurzschlüssen (→) und früher venöser Phase (↔). *Rechts* Darstellung durch aszendierende Preßphlebographie; Dysplasie der tiefen und oberflächlichen Venensysteme mit fehlenden Klappen

multiple Verbindungen persistieren, dann ist das Substrat für die Entstehung von arteriovenösen Fisteln gegeben.

Mitunter werden Arterien und Venen nur durch eine dünne Membran getrennt, die irgendwann im Laufe des Lebens einreißt und dann zur *Spätmanifestation* oder zu einer plötzlichen Verschlechterung des Krankheitsbildes führt (Lawton et al. 1957).

Aufgrund morphologischer Kriterien lassen sich die konnatalen arteriovenösen Fisteln nach Vollmar (1974) in drei *verschiedene Formen* einteilen, von denen nur die Typen I und II an den Extremitäten vorkommen und für die Phlebologie eine Bedeutung haben. Jede arteriovenöse Fistel ist auf ihre Aktivität oder Inaktivität zu beurteilen.

340

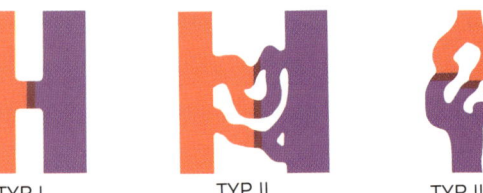

340. Formen der angeborenen arteriovenösen Fisteln nach Vollmar (1974). Erklärungen im Text

Der Nachweis von aktiven Fisteln kann nur durch die *Arteriographie* erbracht werden. In einer späten Untersuchungsphase kommen die pathologischen Verbindungen direkt zur Darstellung. Das Kontrastmittel tritt schnell und mit relativ hoher Konzentration in das Venensystem über.

Unterschiede zwischen kongenitalen und traumatischen arteriovenösen Fisteln		
Merkmal	kongenital	traumatisch
Zahl der Verbindungen	meist mehrfach	einfach
Hämodynamische Wirkung	gering	ausgeprägt
Operative Therapie	problematisch	indiziert
Prognose bei spontanem Verlauf	dubiös	ungünstig

Solitäre Querachsenkurzschlüsse

Die solitären kongenitalen Querachsenkurzschlüsse zwischen Hauptarterien und Hauptvenen entsprechen dem Typus vom Ductus Botalli *(Typ I)*. Sie kommen an den Gliedmaßen nur selten vor. Bei Verbindungen mit einem hohen Durchflußvolumen läßt sich die schwere Beeinträchtigung der Hämodynamik auch bei der Phlebographie nachweisen. Die Befunde entsprechen dabei der traumatischen Fistel.

Multiple Querachsenkurzschlüsse bei kleineren Gefäßen

Häufiger werden die multiplen Querachsenkurzschlüsse zwischen Arterien und Venen aller Größenordnungen gesehen. Die Kommunikation erfolgt dabei über zwischengeschaltete angiomatöse Gefäßkonglomerate *(Typ II)*. Bei inaktiven, klinisch nicht erkennbaren Shunts entstehen auf diese Weise die kavernösen Hämangiome, das Klippel-Trénaunay-Syndrom und das Servelle-Martorell-Syndrom, bei aktiver Form das F. P.-Weber-Syndrom.

Lokalisierte tumoröse Kurzschlüsse

Diese Form der konnatalen arteriovenösen Fistel ist dadurch gekennzeichnet, daß kleine Arterien direkt, also ohne Zwischenschaltung des Kapillarnetzes, in venöse Gefäße übergehen *(Typ III)*. Als Prototyp der Fehlbildung gilt das Rankenangiom, das hauptsächlich am Kopf und im Gehirn vorkommt.

Wertigkeit ergänzender Untersuchungsmethoden zur Phlebographie

Jeder Krankheitsfall einer kongenitalen Dysplasie muß individuell beurteilt werden. Sobald nur der geringste Verdacht auf eine systemische Beeinträchtigung der peripheren Zirkulation vorliegt, ist eine umfassende Diagnostik nicht zu umgehen. Bei Kindern sind dabei die invasiven Untersuchungsmethoden auf ein Mindestmaß zu beschränken.

Neben der Phlebographie wird häufig eine Darstellung des *arteriellen Gefäßsystems* notwendig, um pathologische arteriovenöse Verbindungen auszuschließen. Das gelingt bei klinisch relevanten Befunden natürlich auch mit der *farbkodierten Duplex-Sonographie*. Angiomatöse Veränderungen in den Weichteilen der betroffenen Extremitäten sind ebenfalls gut zu erkennen.

Mit der *synoptischen Beurteilung* der einzelnen Untersuchungsbefunde sollte ein erfahrener Gefäßchirurg betraut werden. Auch wenn sich in vielen Fällen eine kausale Sanierung nicht erreichen läßt, so führen örtlich begrenzte chirurgische Eingriffe doch oftmals zu einer entscheidenden Verbesserung der Hämodynamik.

Literatur

Belov S, Loose DA, Müller E (1985) Angeborene Gefäßfehler. Einhorn, Reinbek
Belov S, Loose DA, Weber MD (1989) Vascular malformations. Einhorn, Reinbek
Bockenheimer P (1907) Über die genuine diffuse Phlebektasie der oberen Extremität. Festschrift für G.E. von Rindfleisch. Universität Leipzig
Edwards EA (1951) Clinical anatomy of lesser variations of the inferior vena cava and a proposal for classifying the anomalies of this vessel. Angiology 2: 85
Hach W (1973) Die Phlebographie beim Beckenvenen- und V. cava-inferior-Verschlußsyndrom. Phlebol Proktol 2: 143
Hach W, Hach-Wunderle V (1994) Die Rezirkulationskreise der primären Varikose. Springer, Berlin Heidelberg Nex York Tokyo
Hach W, Schirmers U, Becker L (1980) Veränderungen der tiefen Leitvenen bei einer Stammvarikose der V. saphena magna. In: Müller-Wiefel H (Hrsg) Mikrozirkulation und Blutrheologie. Witzstrock, Baden-Baden
Kistner RL (1978) Transvenous repair of the incompetent femoral vein valve. In: Bergan JJ, Yao JST (eds) Venous problems. Year Book Medical Publishers Inc, Chicago London
Klippel M, Trénaunay P (1900) Du naevus variqueux osteohypertrophique. Arch Gen Med 3: 641
Lawton RL, Tidrick RT, Brintnall ES (1957) A clinicopathologic study of multiple arterio-venous fistulae of the lower extremities. Angiology 8: 161
Lodin A, Lindvalla N, Gentele H (1961) Congenital absence of valves in the deep veins of the leg. Acta Derm Venorol (Stockholm) 41: 45

Malan E, Puglionisi A (1965) Congenital angiodysplasias of
    the extremities. J Cardiovasc Surg 6: 255

Martorell F (1949) Haemangiomatosis braquial osteolitica.
    Angiologia 1: 219

May R, Thurner J (1956) Ein Gefäßsporn in der Vena iliaca
    communis sinistra als Ursache der überwiegend linksseiti-
    gen Beckenvenenthrombose. Z Kreisl Forsch 45: 912

Pratesi F (1972) Classification of angiopathic diseases of the
    limbs. Folia Angiol 20: 193

Schobinger RA (1977) Periphere Angiodysplasien. Huber,
    Bern

Servelle M, Trinquecoste P (1948) Des angiomes veineuse.
    Arch Mal Coeur 41: 436

Sztankay C, Szabo S (1970) Dysplasie iliocave: essai sur la
    pathogénie des maladies veineuses des membres in-
    férieurs. Rapport du IIIᵉ Congrès International de Phlé-
    bologie, Amsterdam 1968. Stenvert u. Zoon, Apeldoorn

Vollmar J (1974) Zur Geschichte und Terminologie der Syn-
    drome nach F. P. Weber und Klippel-Trénaunay. Vasa 3:
    231

Vollmar J, Voss E (1979) V. marginalis lateralis persistens –
    die vergessene Vene der Angiologen. Vasa 8: 192

Weber FP (1907) Angioma formation in connectiön with hy-
    pertrophy of limbs and hemihypertrophy. Brit J Derm 19:
    231

Weber J, May R (1990) Funktionelle Phlebographie. Thie-
    me, Stuttgart

Phlebographie nach therapeutischen Eingriffen am Venensystem und nach iatrogener Venenschädigung

Durch die Phlebographie und gegebenenfalls durch die farbkodierte Duplex-Sonographie kann die Effektivität eines therapeutischen Eingriffs am Venensystem objektiviert werden. Moderne apparative Meßmethoden wie die Phlebodynamometrie oder die Ultraschall-Doppler-Strömungsmessung liefern zusätzliche Informationen, insbesondere wenn präoperative Vergleichswerte vorliegen. Andererseits ist die Röntgenuntersuchung aber auch dazu geeignet, iatrogene Schäden an den Venen aufzudecken.

Phlebographische Befunde nach Sperr-Operationen der V. cava inferior

Die Sperr-Operationen der unteren Hohlvene werden bei tiefer Bein- und Beckenvenenthrombose zur Verhütung von rezidivierenden Lungenembolien vorgenommen. Die Einengung des Lumens erfolgt entweder von außen her durch besondere Nähte und Klammern oder vom Lumen aus durch spezielle Filter. Wenn möglich sollte sich das künstliche Strömungshindernis distal von der Einmündung der Nierenvenen befinden.

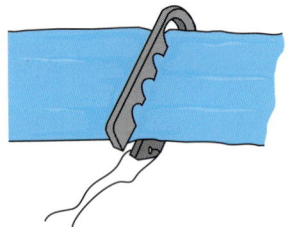

341. Clip nach Adams-De Weese

Extravasale Sperr-Operationen

Heute werden die extravasalen Sperr-Operationen der V. cava inferior nur ausnahmsweise durchgeführt. Der Eingriff hat für den oft schwerkranken Patienten ein erhöhtes Risiko. In den vergangenen Jahren wurde besonders von amerikanischen Chirurgen die komplette Unterbindung der unteren Hohlvene vorgenommen. Eine ausführliche Darstellung der Problematik aus chirurgischer Sicht findet sich bei Cranley (1975) sowie bei Kersten und Varco (1978). Schon wenige Wochen nach dem Eingriff sind bei der Beckenvenenphlebographie ausgedehnte Kollateralkreisläufe nachweisbar.

Die Einengung der V. cava inferior durch spezielle Nahttechniken nach der Gittermethode von De Weese und Hunter (1963) oder die Plikation von Spencer et al. (1965) ist röntgenologisch oder sonographisch nur schwer zu erfassen; die Eingriffe werden heute aber nicht mehr durchgeführt. Extravasale Clips aus Kunststoff, wie sie beispielsweise von Miles et al. (1964) oder von Adams und De Weese (1966) angegeben wurden, sind am besten auf dem seitlichen Röntgenbild zu erkennen.

341

Intravasale Cava-Sperrfilter

Eine wichtige Bedeutung zur Prophylaxe der rezidivierenden Lungenembolie hat heute der Einsatz von intraluminären Schirmen und Filtern gefunden. Die Indikation zur Sperr-Operation liegt beim Versagen einer wirksamen Antikoagulation vor. Die Implantation erfolgt perkutan von der V. jugularis aus mittels eigener Trägerinstrumente. Nach der Entwicklung des Mobin-Uddin-Schirms (1969) wurden in den letzten Jahren verschiedene Typen von Sperrfiltern konzipiert. Die größte Verbreitung hat das Modell von Kimray-Greenfield erlangt; es liegt heute als Autocentring-Filter in einer Weiterentwicklung vor. Eine ausführliche Beschreibung der Geräte findet sich bei Günther und

342

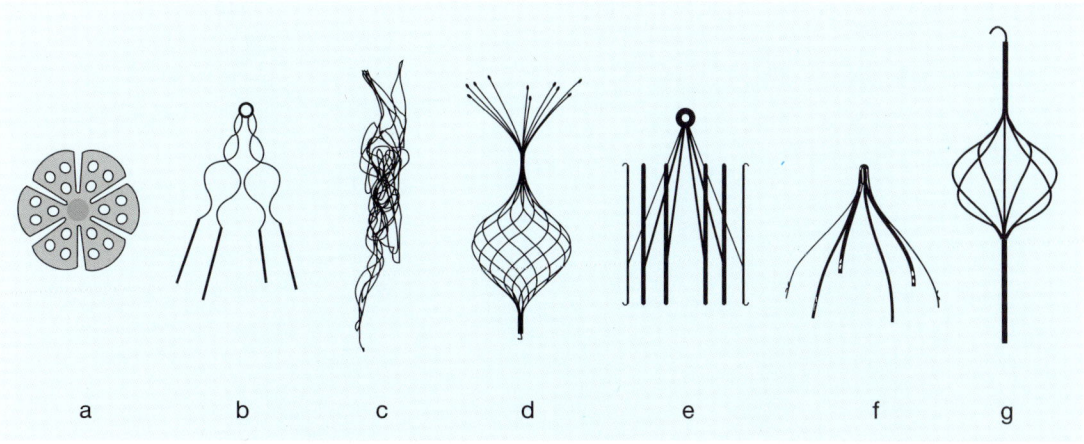

342 a–g. Klinisch angewandte Cava-Sperrfilter. **a** Mobin-Uddin-Sperrfilter (1969), **b** Kimray-Greenfield-Filter (1973), **c** Birds-nest-Filter (1984), **d** Günther-Filter (1985), **e** Autocentring-(LEM-) Filter, **f** definitiver Filcard-Filter, **g** Passagerer Filcard Filter

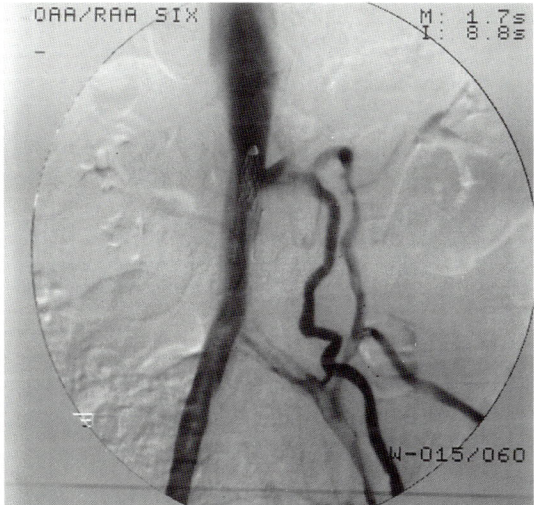

343. Autocentring-Filter nach Kimray-Greenfield in infrarenaler Position der V. cava inferior. 66 jährige Patientin mit postthrombotischem Syndrom der Bein- und Beckenvenen beiderseits und rezidivierenden Lungenembolien trotz Antikoagulation

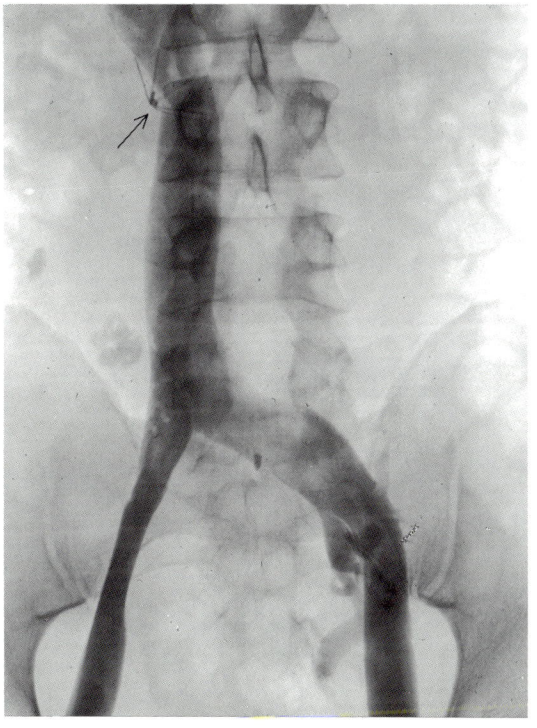

344. Dislozierter Mobin-Uddin-Schirm (→). Darstellung durch Beckenvenenphlebographie

Thelen (1988) sowie Weber und May (1990). Der kürzlich eingeführte Filcard-Filter eignet sich zur passageren Behandlung während einer Fibrinolyse; er kann innerhalb von 5 Tagen wieder transkutan entfernt werden.

Ein implantierter Filter ist auf der Leeraufnahme zu erkennen und in orientierender Weise zu beurteilen. Er kann sich aus seiner Verankerung lösen und durch den Blutstrom disloziert werden. Eine schiefe Lage oder eine abnorme Position bedürfen deshalb der phlebographischen Abklärung.

Ein Filter bietet keinen absoluten Schutz gegen erneute Lungenembolien. Kleine Embolien können die Maschen passieren. Gefährlich sind Thromben, die sich oberhalb des Filters entwickeln.

Auch mit der B-Bild- oder der farbkodierten Duplex-Sonographie läßt sich die Situation überwachen. Gelegentlich ergeben sich daraus therapeutische Konsequenzen.

343
345

344

346

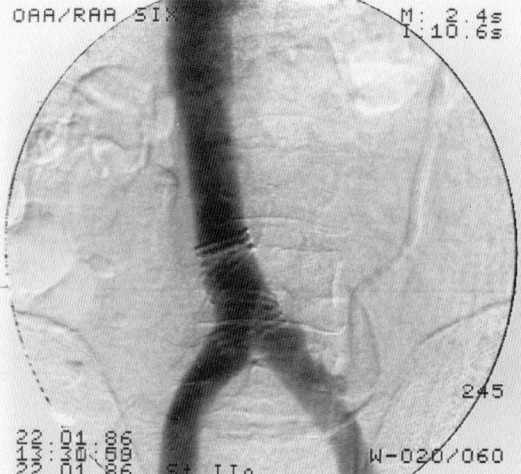

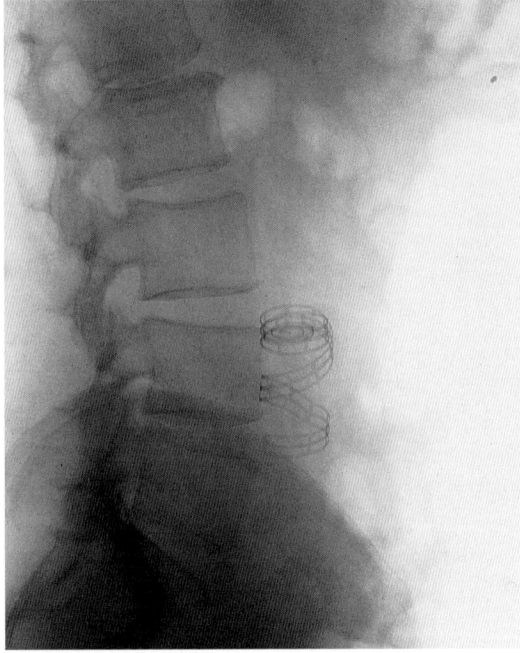

345. Sperr-Filter in der Cava-Bifurkation bei einem 64jähri-
gen Mann mit rezidivierenden Beinvenenthrombosen und
Lungenembolien trotz Antikoagulation. *Oben* digitale Sub-
straktionsangiographie, *unten* Übersichtsaufnahme im seitlichen Strahlengang

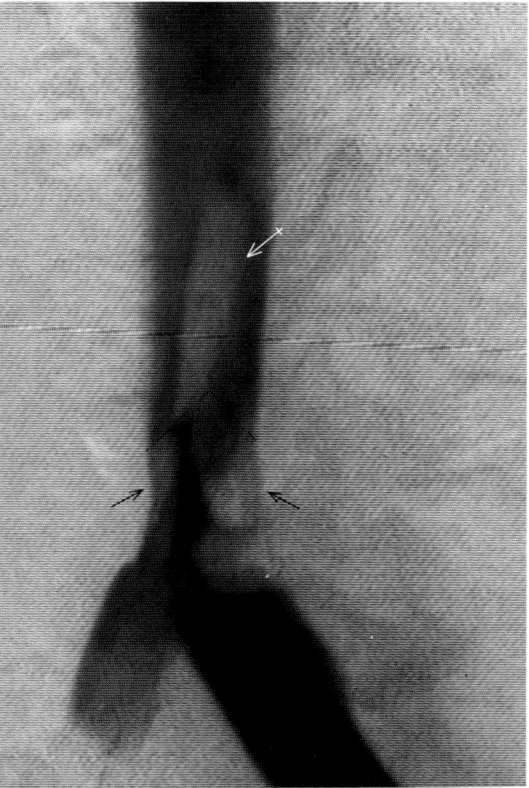

346. Greenfield-Filter bei 64jährigem Mann mit rezidivierenden Lungenembolien aus den Bein- und Beckenvenen
(keine Darstellung infolge Subtraktion, Andeutung durch
gestrichelte Linie). Abgefangene Emboli im Filter (→) und
durch das Gitter hindurchwachsender Thrombus (↔)

Perkutan implantierte endovaskuläre Prothesen

Die perkutane transluminäre Aufdehnung von *arteriellen* Stenosen ist heute zu einer Routineopera-
tion geworden. Im *venösen* Bereich gelingt das
Verfahren nicht, weil die Stenosen in der Regel
einen elastischen Charakter haben. Mit der Einführung von großkalibrigen Endoprothesen konnten erste Erfahrungen gewonnen werden. Spezielle Indikationen zur endovaskulären Schienung
sind beim Kompressionssyndrom der V. cava inferior und der Beckenvenen sowie beim Beckenvenensporn gegeben. Zollikofer (1988) berichtete
über den erfolgreichen Einsatz der Medinvent-
Prothese. Die endovasale Schienung ist durch die
Phlebographie zu kontrollieren; die farbkodierte
Duplex-Sonographie erscheint aber ebenfalls gut
geeignet, weil sie gleichzeitig eine Beurteilung der
Gefäßwand und der perivaskulären Strukturen erlaubt. Die obere und untere Begrenzung der Prothese zeichnet sich durch einen diskreten Kalibersprung des Gefäßes ab.

347

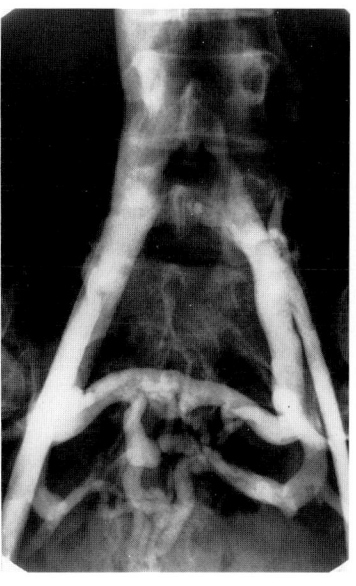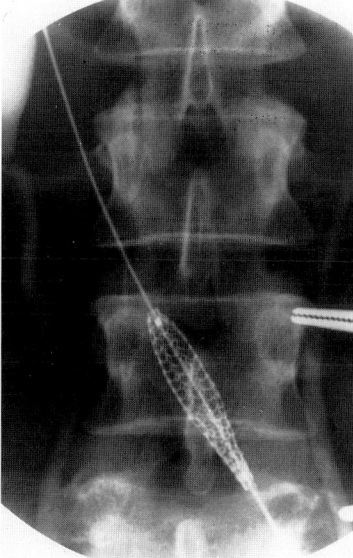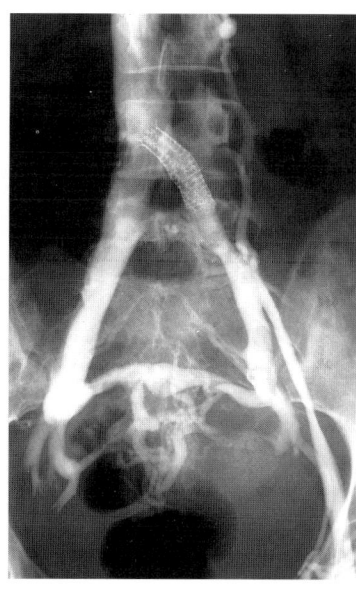

347. Implantation eines Strecker-Stents in die linke V. iliaca communis. 41-jährige Frau mit Beckenvenensporn. Stauungsbeschwerden im linken Bein und pathologischer Druckanstieg in der linken V. femoralis unter Belastung.

Links Beckenvenensporn; *Mitte* Implantation des Stents nach Vordilatation; *rechts* Kontrollphlebographie nach 8 Tagen; aufgedehnter und geschienter Spornkanal. (Operation und Röntgenuntersuchung Prof. Dr. Weber, Hamburg)

Venöse Interponate

348

Nach der Resektion eines großlumigen Venensegments in der Tumorchirurgie oder in der Traumatologie wird die Überbrückung durch ein ringverstärktes Kunststofftransplantat vorgenommen. Meistens sind die obere und untere Anastomose an einer leichten Inkongruenz der Gefäßlumina noch zu erkennen. Die Funktion wird heute in der Regel durch die farbkodierte Duplex-Sonographie überwacht.

Phlebographische Befunde nach Bypass-Operationen in der Leisten- und Beckenregion

Bei akuten und chronischen Abflußstörungen im Bereich der Femoroiliakalvenen kann die Zirkulation durch einen direkten Eingriff am Venensystem wiederhergestellt werden. Für Bypass-Operationen stehen die körpereigene V. saphena magna oder Prothesen aus alloplastischem Material zur Verfügung.

Für die Angiographie und Phlebographie nach einer Umgehungsoperation gilt der Grundsatz, daß die Gefäßpunktion immer peripher vom Operationsgebiet und niemals in unmittelbarer Nähe der Anastomosen erfolgen darf, um ernsthafte Komplikationen zu vermeiden. Es ist auch *verboten*, das Transplantat direkt anzustechen; eine verpflanzte Vene kann sofort thrombosieren, und an der Kunststoffprothese besteht die Gefahr einer Ablösung, Einrollung oder Dissek-

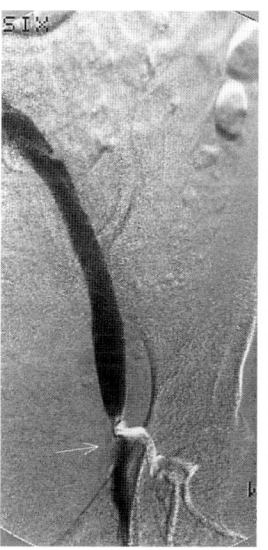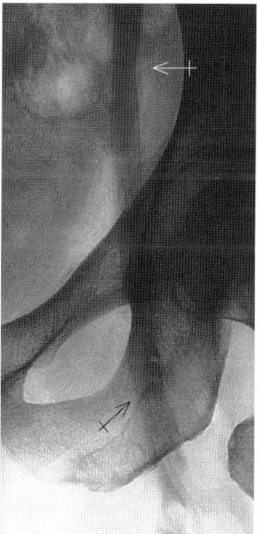

348. Zirkuläre Stenose der V. iliaca externa links (→) infolge alter Beckenringfraktur bei 40jähriger Frau. Anschwellung des Beins und Stauungsschmerz unter Belastung. Vergeblicher Versuch der Ballondilatation. *Links* digitale Subtraktionsangiographie vor Therapie. *Rechts* Interponat durch ringverstärkte Goretex-Prothese. Obere und untere Anastomosen nicht mehr abgrenzbar (↔)

tion der zarten Neointima mit nachfolgendem Transplantatverschluß. Bei einer alloplastischen Gefäßprothese erscheinen invasive Untersuchungen noch in anderer Hinsicht problematisch. Implantierte Kunststoffe sind im höchsten Maße infektionsgefährdet. Die bakterielle Besiedlung einer

348

Prothese erfordert in *jedem* Fall ihre operative Entfernung, um nicht eine Sepsis, ein mykotisches Aneurysma oder andere schwere Komplikationen zu riskieren. Bei der Röntgenuntersuchung müssen deshalb die *Kautelen der Asepsis* in überaus peinlicher Weise eingehalten werden.

Bei der phlebographischen Beurteilung eines Bypass kommt es im besonderen auf die Abflußbedingungen in den beiden Anastomosen an. Eine transplantierte Vene kann im Laufe der Zeit varikös degenerieren. An der Gefäßprothese sind gegebenenfalls unregelmäßige Einengungen des Lumens zu erkennen, die durch wandständige Thromben verursacht werden; in naher Zukunft muß hier mit einem Verschluß gerechnet werden.

Therapeutische und traumatische arteriovenöse Fisteln

Zum Schutze eines Transplantats vor der Thrombosierung wird in bestimmten Fällen oder prinzipiell die passagere arteriovenöse Fistel in peripherer Position angelegt. Der Shunt als endgültige Maßnahme zur Behandlung des postthrombotischen Syndroms der Beckenvenen ist dagegen heute verlassen worden.

Die funktionierende Fistel ist schon palpatorisch an ihrem *Schwirren* zu erkennen. Bei der Auskultation mit dem Stethoskop weist sie ein lautes Strömungsgeräusch auf, das in Richtung der Vene nach proximal fortgeleitet wird. Ihre röntgenologische Darstellung erfolgt durch die arterielle Angiographie, gegebenenfalls in digitaler Subtraktionstechnik.

349

Durch einen *großlumigen* arteriovenösen Shunt kommt es zu einer erheblichen Beeinträchtigung der venösen Zirkulation; das ganze Bein schwillt bis zur Leiste an, und die Venen treten kräftig hervor. Der Einstrom des Blutes aus der Arterie unter einem hohen Druck direkt in die Vene hinein verhindert, daß der venöse Blutfluß aus der Peripherie die Fistel passieren kann. Bei der aszendierenden *Phlebographie* ergibt sich dadurch die *Situation wie bei einem Venenverschluß.* Das Kontrastmittel fließt seitlich über kleine Kollateralen an der arteriovenösen Verbindung vorbei und spart die betroffene Gefäßregion völlig aus. Diese hämodynamische Situation wird allzu leicht mit einer Obliteration verwechselt.

350

Die Darstellung einer arteriovenösen Fistel gelingt in optimaler Weise durch die farbkodierte Duplex-Sonographie. Die Untersuchung erlaubt auch eine Bestimmung des Shuntvolumens und damit der Kreislaufbelastung. Auch mit der direk-

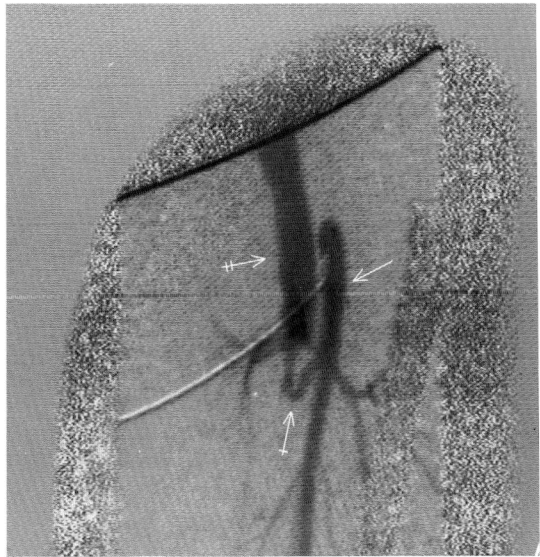

349. Therapeutische arteriovenöse Fistel bei 19jähriger Frau nach venöser Thrombektomie. Darstellung durch digitale Subtraktionsangiographie mit Punktion der A. femoralis communis (→). Shuntvene in typischer Korbhenkelform (↔) mit einem Ast der V. femoralis communis (⇥)

tionalen Ultraschall-Doppler-Strömungsmessung lassen sich die arteriellen Pulsationen proximal des Shunts in der Vene nachweisen, hier natürlich mit umgekehrter Ausschlagsrichtung.

In der Regel wird die therapeutische Fistel etwa 6 Monate nach der Erstoperation verschlossen. Wenn um das Shuntgefäß bereits ein vorbereiteter Faden liegt, braucht der Knoten in einer kleinen *Operation* nur zugezogen zu werden. Bei einem großen Shunt mit wesentlicher hämodynamischer Nebenwirkung erscheint die Ligatur zu einem früheren Zeitpunkt notwendig. Sobald eine großlumige Fistel in einem angemessenen Zeitraum nicht verschlossen wird, können sich monströse Aneurysmen und Dilatationen in der abführenden Strombahn ausbilden.

350

Die *traumatische arteriovenöse Fistel* verursacht entsprechende diagnostische und therapeutische Aspekte. Zur Lokalisation und zur hämodynamischen Beurteilung sind vor allem die digitale Subtraktionsangiographie und die farbkodierte Duplex-Sonographie geeignet. Über die Dringlichkeit des chirurgischen Eingriffs ist individuell zu entscheiden.

Cross-over-Venenbypass nach Palma

Bei einem einseitigen postthrombotischen Verschluß der Beckenvenen mit ungünstiger Kollateralisation kann der venöse Abfluß durch die Cross-

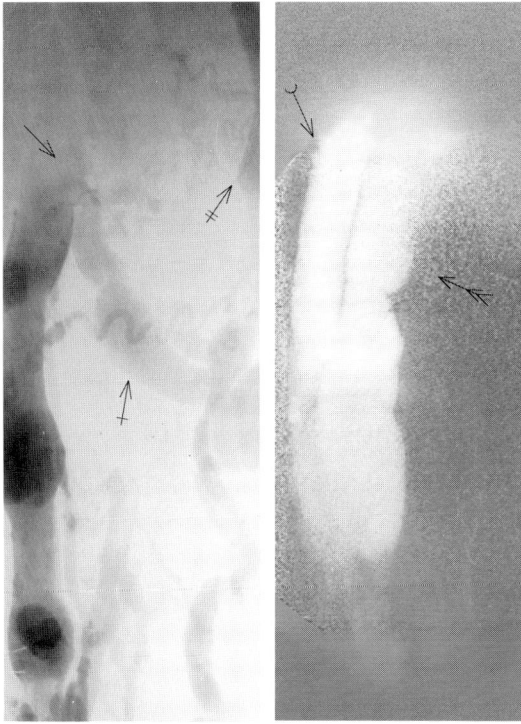

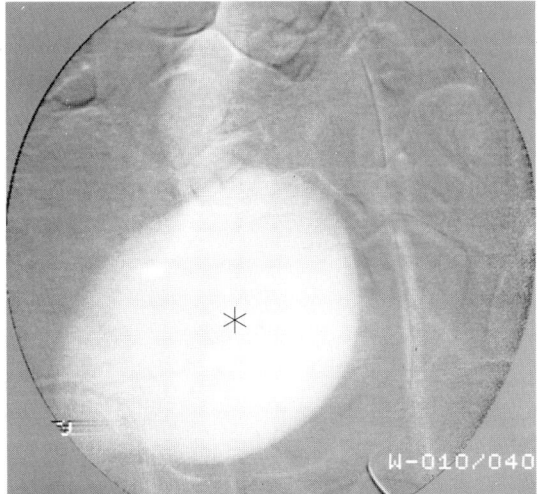

over-Plastik nach Palma und Esperon (1960) verbessert werden. Die Operationsindikation ergibt sich aus einer synoptischen Bewertung der klinischen und phlebographischen Befunde sowie des femoralen Venendrucks beim Arbeitsversuch. Die V. saphena magna des gesunden Beins wird bis zur Mitte des Oberschenkels herauspräpariert, subkutan am Schambein entlang zur Gegenseite durchgezogen und mit der V. femoralis communis oder mit dem Mündungsbereich der V. saphena magna des kranken Beins anastomosiert.

Die Funktion des Transplantats ist zunächst mit der Ultraschall-Doppler-Sonde zu überprüfen. Eine phlebographische *Kontrolluntersuchung* erfolgt etwa am vierten postoperativen Tag durch die ein- oder beidseitige aszendierende Phlebographie vom Fuß aus oder durch die digitale Subtraktionsphlebographie. Manche Chirurgen führen bei der Operation einen dünnen Katheter durch einen Seitenast in die Vene ein, um die Anastomose für die ersten Tage kontinuierlich mit einer Heparin-Lösung zu berieseln. Auch über diesen Katheter ist die Röntgenkontrolle unter sterilen Kautelen möglich. Genausogut eignet sich auch die farbkodierte Duplex-Sonographie zur Überwachung.

Anfangs erscheint die transplantierte Vene kleinlumig. Sie wird deshalb durch eine *arteriovenöse Fistel* vor der Thrombosierung geschützt und aufgeweitet; im Laufe der Zeit paßt sie sich dann an ein höheres Stromvolumen durch die physiologische Ektasie an. Nach Jahren kann das Gefäß varikös entarten. Es treten Schlingen und Knickstenosen auf. Das Durchflußvolumen des Transplantats nimmt nach und nach ab. Schließlich kommt es in bestimmten Fällen aus irgendeinem Bagatellanlaß zum thrombotischen Verschluß. Wegen der ungünstigen Frühbedingungen und Spätergebnisse wird die originale Palmasche Operation heute immer seltener zugunsten des großlumigen alloplastischen Transplantats vorgenommen.

◁

350. Persistierende großlumige therapeutische arteriovenöse Fistel in inguinaler Position nach Thrombektomie bei 39jährigem Mann. Funktion der Fistel über 4 Jahre. *Oben links* aszendierende Preßphlebographie. Antegrade Strömungsinsuffizienz mit fehlender Darstellung der V. femoralis superficialis (→) vor der Fistel. Starke Erweiterung der Leitvenen. Extrafaszialer Kollateralkreislauf über Doddsche V. perforans (↔) und sekundäre Stammvarikose der V. saphena magna (↠). *Oben rechts* Fistelkreislauf. A. iliaca externa (↣) und abführende V. iliaca externa (↠). *Mitte* monströses Aneurysma der V. iliaca externa (∗). Darstellung durch digitale Subtraktionsphlebographie. *Unten* Aneurysma (∗) bei Computertomographie

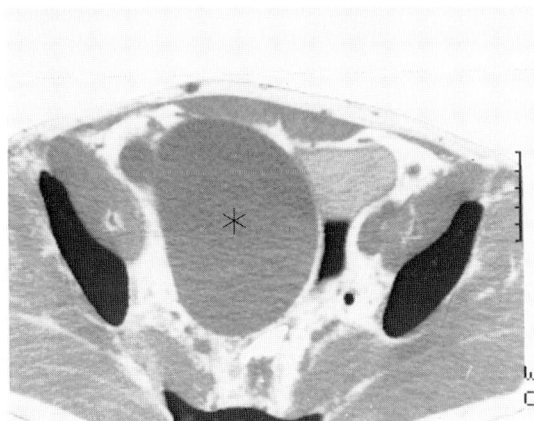

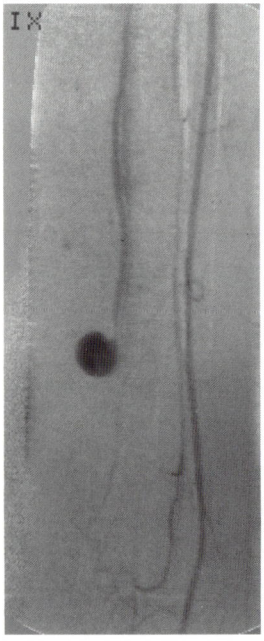

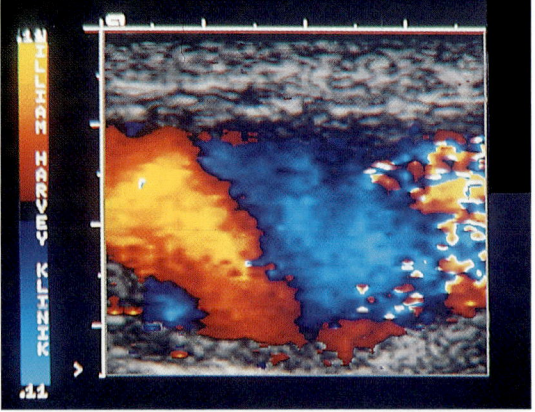

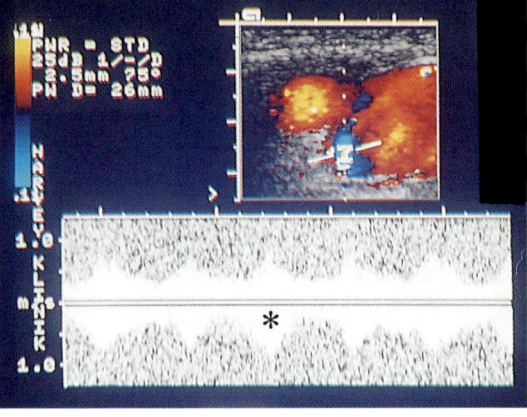

351. Pulsierendes Hämatom mit arteriovenöser Fistel am distalen Unterschenkel nach iatrogener Verletzung der A. tibialis posterior. *Oben* digitale Subtraktionsangiographie. *Oben rechts* schwere Strömungsturbulenzen im farbkodierten Duplex-Sonogramm. *Unten rechts* arterielle Pulsationen mit Überlagerung durch lautes Maschinengeräusch (∗) im Sample Volume

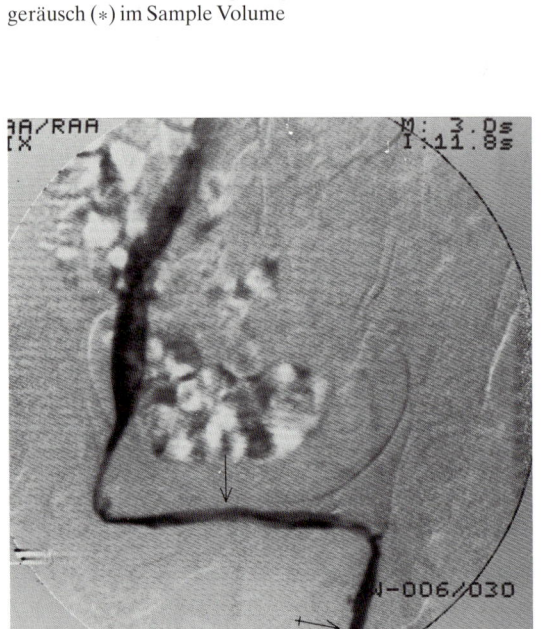

352. Cross-over-Venenbypass nach Palma bei 42 jähriger Frau mit postthrombotischem Verschluß der Beckenvenen links. Anastomosierung der kontralateralen (rechten) V. saphena magna (→) mit der ektatischen V. saphena magna links (↔). Darstellung durch digitale Subtraktionsphlebographie vom linken Fuß aus

Inverse Cross-over-Plastik nach Hach

Wenn auf der Seite des postthrombotischen Syndroms gleichzeitig eine primäre oder sekundäre Stammvarikose der V. saphena magna vorliegt, dann kann auch dieses Gefäß als Bypass zur (gesunden) Gegenseite hin Verwendung finden (Hach 1980). Infolge einer Schlußunfähigkeit der Klappen ist in der insuffizienten Stammvene eine Blutströmung in retrograder Richtung möglich. Das Blut fließt bei dieser *umgekehrten Palmaschen Operation* demnach aus der V. femoralis communis der kranken Seite über die ipsilaterale variköse V. saphena magna suprapubisch zur Gegenseite ab. Die Operation hat ihre spezielle Indikation, wenn es neben einer Verbesserung der Kollateralisation gleichzeitig auf die Sanierung der ipselateralen Stammvarikose ankommt.

Wegen ihres größeren Lumens hat die transplantierte Vene gleich von Anfang an eine hohe Transportkapazität. Deshalb läßt sich mitunter auf die arteriovenöse Fistel verzichten. Im Laufe der Jahre wird der Bypass bei manchen Patienten durch die zunehmende variköse Degeneration und durch

353

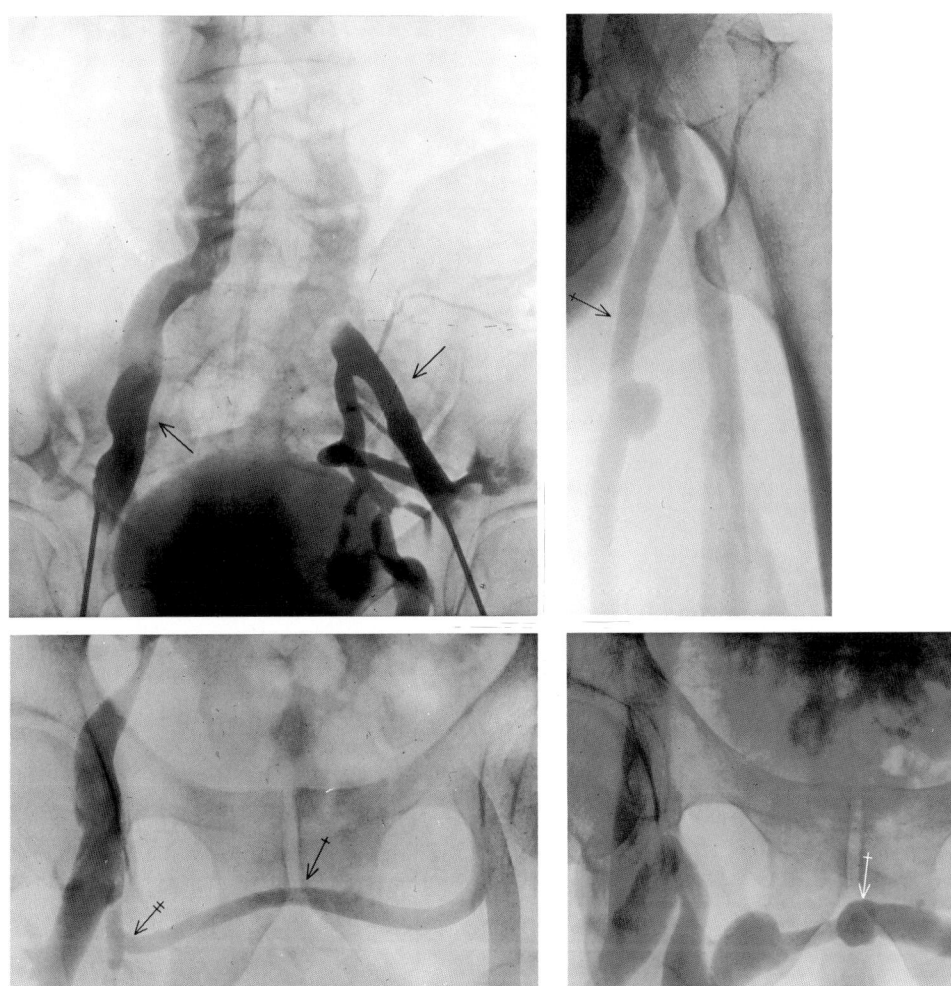

353. Inverser Cross-over-Bypass bei 55jährigem Mann mit postthrombotischem Syndrom der Bein- und Beckenvenen links infolge retroperitonealer Fibrose (Ormondsche Krankheit). *Oben links* Verschluß der V. iliaca communis sinistra. Auffällig geringe Kollateralisation und leicht wellige Begrenzung der Beckenvenen (→) als Ausdruck der perivaskulären Fibrose. Darstellung durch Beckenvenenphlebographie. *Oben rechts* primäre Stammvarikose der V. sa- phena magna links (→) bei diskreten postthrombotischen Veränderungen an den tiefen Beinvenen mit vollständiger Rekanalisation. Darstellung durch aszendierende Preß-phlebographie. *Unten links* inverser Cross-over-Bypass der linken varikös veränderten V. saphena magna (↔) mit Anastomosierung auf die (gesunde) rechte V. saphena magna (↔). *Unten rechts* starke variköse Degeneration des Venenbypass nach 4 Jahren (↔)

Knickbildungen bedroht, die dann leicht zum Verschluß führen.

Thromboseseite mit einer passageren arteriovenösen Fistel zu rechnen.

Cross-over-Bypass mit Gefäßprothese

Anstelle der V. saphena magna wird heute besser eine wandverstärkte PTFE-Prothese (Polytetrafluor-ethylen-prothesis) zur antepubischen Crossover-Plastik verwendet. Gegebenenfalls ist auf der

Femoro-iliakaler Cross-over-Bypass

Im Bewegungssegment der Leiste sind Anastomosen immer einer stärkeren mechanischen Belastung ausgesetzt. Aus diesem Grund und wegen der besseren hämodynamischen Bedingungen

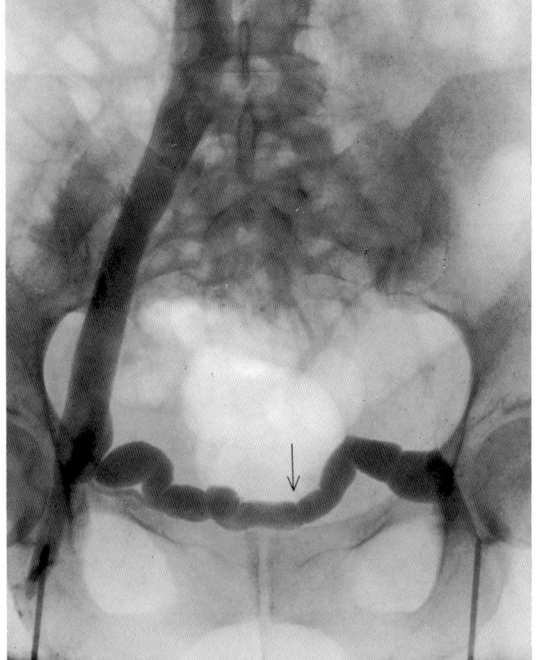

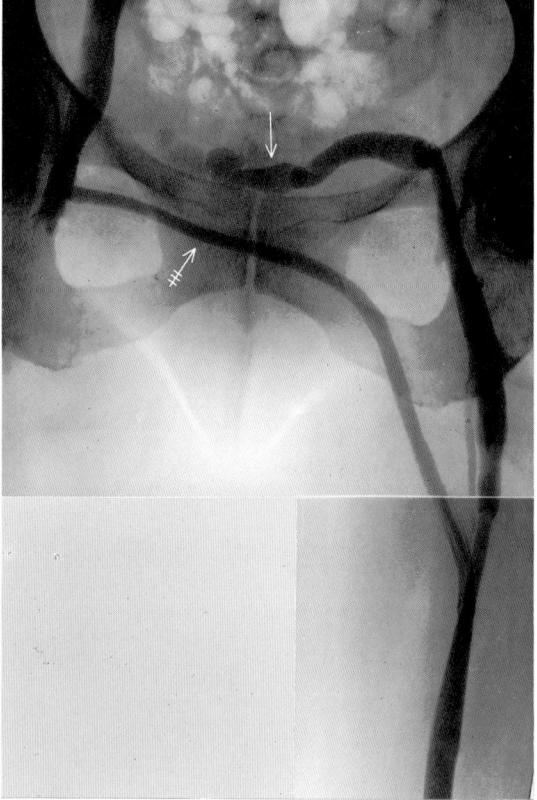

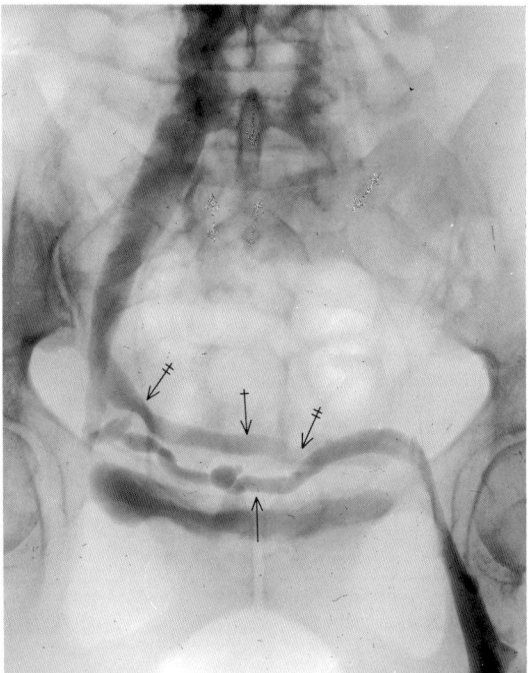

354. Insuffiziente suprapubische Kollaterale bei 47jähriger Frau mit isoliertem Verschluß der Beckenvenen links. Erhebliche Schwellungsneigung im Bereich des linken Oberschenkels. *Oben links* Darstellung der Kollateralen (→) durch Beckenvenenphlebographie. *Unten links* drei Jahre nach Anlegung eines suprapubischen femoro-iliakalen Bypass (↔) mit PTFE-Prothese. Einengung des Lumens durch wandständige Thromben (↦). Rückbildung der Kollateralen (→). *Rechts* femoro-femoraler Cross-over-Bypass mit PTFE-Prothese (↦) nach spontanem Verschluß des ersten Bypass. Suprapubische Kollaterale während des Verschlusses wieder stärker belastet (→)

wird der Bypass mit einer wandverstärkten PTFE-Prothese bevorzugt von der V. femoralis communis der kranken Seite suprapubisch zur gegenseitigen V. iliaca externa geführt. Die Operationsmethode 354 kommt sowohl bei der *chronischen* Abflußstörung, nach Hach et al. (1983) aber auch beim 355 *akuten Gefäßverschluß* der großen Beckenvenen durch ein Kompressionssyndrom mit oder ohne Thrombose zur Anwendung.

Iliako-iliakaler Cross-over-Bypass (hohe Palmasche Operation)

Der retroperitoneale Bypass zwischen den großen Leitvenen des Beckens mit einer wandverstärkten PTFE-Prothese wird nach der Empfehlung von Vollmar und Hutschenreiter (1980) zur Umgehung eines Verschlusses der V. iliaca communis angelegt. Meistens ist die linke Seite obturiert.

Die röntgenologische Darstellung des Bypass darf von der Leistenbeuge aus erfolgen, jedenfalls wenn keine therapeutische arteriovenöse Fistel besteht. Es ist aber peinlich darauf zu achten, daß die Nadelspitze nicht über das Leistenband hinaus vorgeschoben und daß unter strengen aseptischen Kautelen gearbeitet wird. In jedem Fall erweist sich die Darstellung von der Peripherie her als problemloser. Am besten eignet sich die digitale Subtraktionsangiographie für die Kontrolluntersuchung. Das Transplantat ist bei schlanken Patienten auch mit der farbkodierten Duplex-Sonographie zu identifizieren.

Orthotoper femoro-iliakaler und femoro-kavaler Bypass

Bei einem Beckenvenenverschluß kann ein Bypass zwischen der V. femoralis communis und der ipsilateralen V. iliaca communis oder der V. cava inferior angelegt werden. In der Regel handelt es sich um Patienten mit einem extravasalen Kompressionssyndrom oder mit einem obturierenden Beckenvenensporn. Die Operation wird nach Hach et al. (1983) auch dann vorgenommen, wenn die schwere Abflußbehinderung zu einer akuten Ileofemoralvenenthrombose vom deszendierenden Typ geführt hat.

356

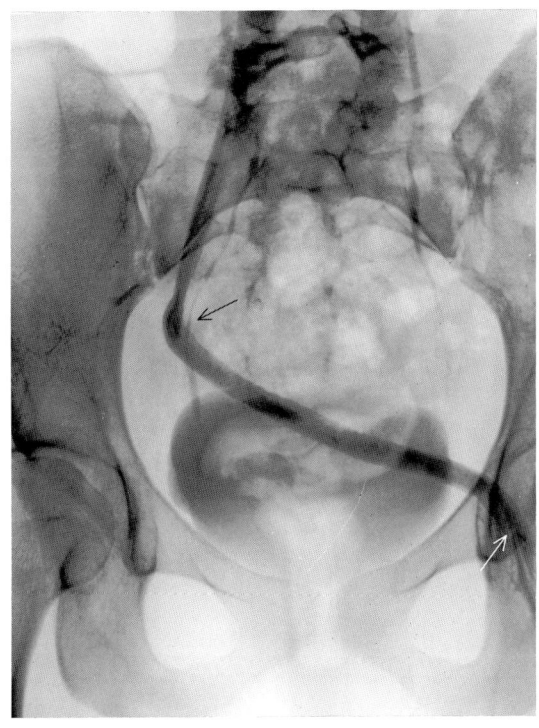

355. Femoro-iliakaler Cross-over-Bypass mit ringverstärkter PTFE-Prothese (→) bei 20jähriger Frau. Verdacht auf obturierenden Beckenvenensporn; deszendierende Iliofemoralvenen-Thrombose; fehlender Abstrom in der Beckenetage nach Thrombektomie. Normalisierung der venösen Hämodynamik nach der Operation

Phlebographische Befunde nach speziellen Operationen an den Beinvenen

Nach der lege artis durchgeführten Operation einer Stammvarikose sind im Phlebogramm – abgesehen von den Folgen der sekundären Poplitealund Femoralveneninsuffizienz – keine pathologischen Veränderungen zu erkennen. Auf die Problematik der Rezidivvarikose wurde bereits eingegangen (S. 137). In einem belassenen Stumpf können sich Thromben ausbilden und zur Embolie führen. Andere Eingriffe, die heute teilweise überholt sind oder nur sehr selten durchgeführt werden, können mehr oder minder charakteristische Röntgenbefunde hinterlassen.

357

des postthrombotischen Syndroms vorgenommen. Auch im Rahmen der Kriegschirurgie kamen die Verfahren zur Anwendung. Gegenwärtig besteht eine Indikation zur Unterbindung der V. femoralis communis nur noch ausnahmsweise bei der septischen Thrombophlebitis.

Das klinische Bild und der phlebographische Befund sind durch die erheblichen sekundären Varizen in der Umgebung des Gefäßverschlusses gekennzeichnet. Unterbindungen der großen Leitvenen können auch im Verlauf schwieriger Operationen notwendig werden oder versehentlich erfolgen; im Phlebogramm stellt sich dann ein scharfer Abbruch des Gefäßes dar. Später wird das Bild durch aufgepfropfte Thromben überlagert.

358

Unterbindung der tiefen Leitvenen am Bein

Die Unterbindung der V. femoralis superficialis unterhalb der Profundamündung nach Linton und Hardy (1947) sowie die Ligatur der V. poplitea nach Bauer (1965) wurden früher zur Behandlung

Femoralisbypass nach Husni und May

Eine unvollständige Rekanalisation der V. femoralis superficialis beeinträchtigt die venöse Hämodynamik. Durch die Operation nach Husni-May ist versucht worden, die Abflußverhältnisse zu ver-

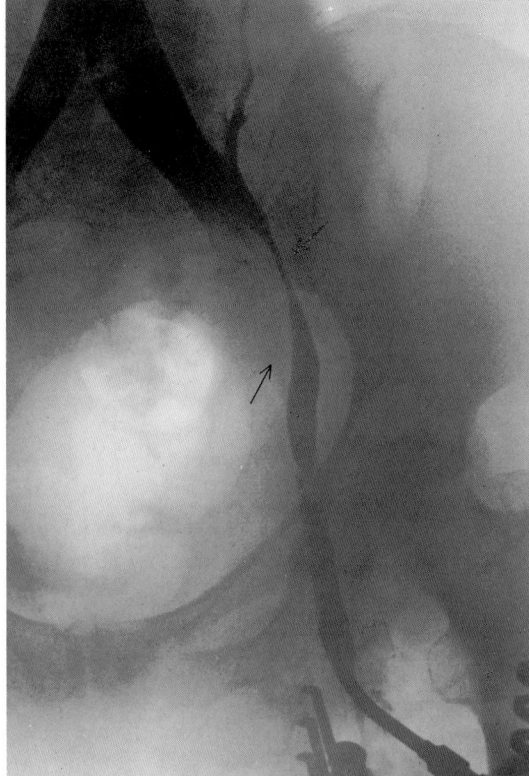

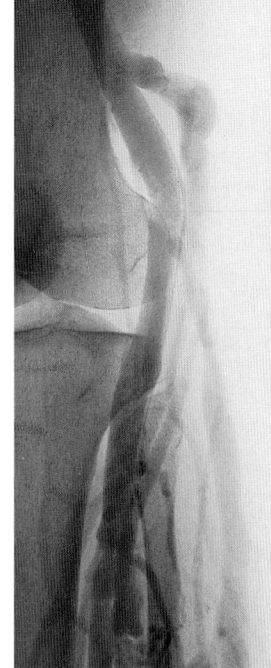 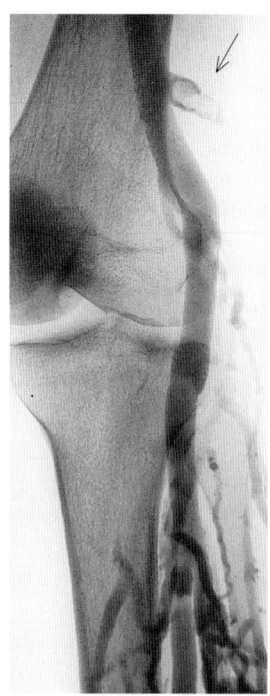

357. Fehlerhafte Operation einer Stammvarikose der V. saphena parva bei 49jähriger Frau. *Links* präoperatives Phlebogramm. *Rechts* belassener Stumpf mit frischen Thromben (→). Lungenembolie

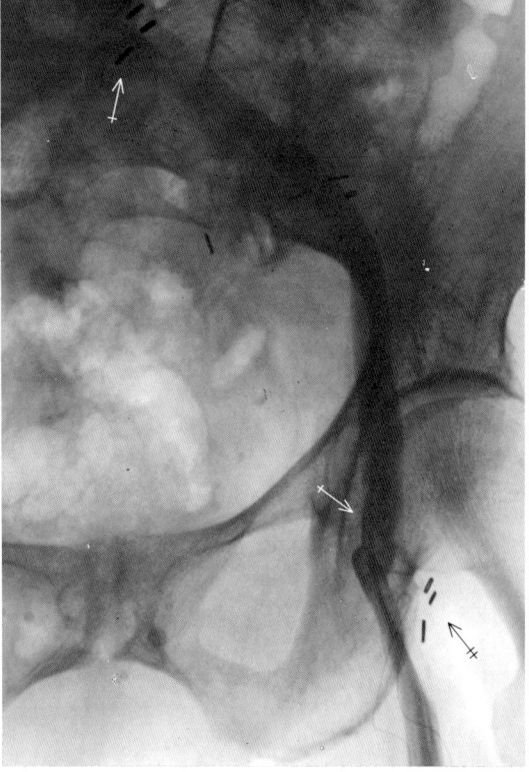

◁

356. Orthotoper femoro-iliakaler Bypass mit PTFE-Prothese bei 65jähriger Frau; venöses Beckenvenenkompressionssyndrom und deszendierende Iliofemoralvenen-Thrombose. *Oben* extravasaler Kompressionseffekt an der V. iliaca externa (→); Darstellung mittels intraoperativer Phlebographie von der V. femoralis communis aus. Durch operative Exploration gelingt Nachweis eines Lymphknoten-Konglomerats mit Einbeziehung der Gefäße und des Ureters. Lokale Rekonstruktion unmöglich. *Unten* femoro-iliakaler Bypass mit ringverstärkter PTFE-Prothese (↔) und (verschlossener) therapeutischer arteriovenöser Fistel (↔)

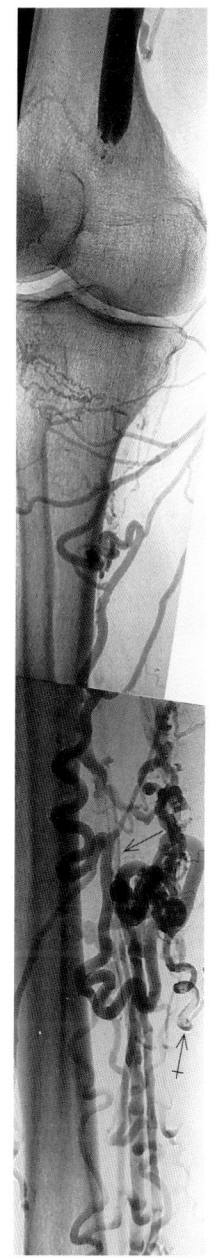

358. Unterbindung der V. poplitea bei Operation einer Stammvarikose der V. saphena parva mit nachfolgender deszendierender Thrombose bei 58 jährigem Mann. Thrombotischer Verschluß der V. poplitea, der proximalen Unterschenkelvenen und der Wadenmuskelgefäße. Einzelne Thromben in den Vv. tibiales posteriores (→) und in verbliebenen Varizen (↔). Darstellung durch aszendierende Preßphlebographie mit Überlaufeffekt 2 Wochen nach Operation

bessern (Husni 1970; May 1972). Dabei wird die V. saphena magna unterhalb des Kniegelenks mit der V. poplitea anastomosiert. Das Blut strömt dann aus dem intrafaszialen Gefäßsystem des Unterschenkels über die neue Verbindung zur V. saphena magna und damit in die Leistenregion ab. Spätbeobachtungen haben gezeigt, daß die anastomosierte V. saphena magna das gleiche Schicksal erleidet wie im Rahmen eines spontanen Kollateralkreislaufs. Das Gefäß paßt sich zunächst durch eine Erweiterung des Lumens an das hohe Stromvolumen an, verliert dann aber durch eine sekundäre variköse Degeneration seine Funktion. Aus diesem Grund wird der Eingriff heute kaum noch ausgeführt. Auch der Einsatz einer wandverstärkten PTFE-Prothese zur Überbrückung von Beinvenenverschlüssen hat sich nicht bewährt.

Wir haben die May-Husnische Operation zur Überbrückung des venösen Abflusses bei der Ausschaltung eines embolisierenden Aneurysmas der V. femoralis superficialis vorgenommen. Es handelt sich dabei aber um eine seltene Indikation (S. 205). Die Funktion des Transplantats ist durch Phlebographie, farbkodierte Duplex-Sonographie und durch die Ultraschall-Doppler-Strömungsmessung zu kontrollieren.

Gracilis-Plastik nach Psathakis

Zur chirurgischen Behandlung des postthrombotischen Syndroms der V. poplitea und der V. femoralis superficialis mit vollständiger Rekanalisation wurde von Psathakis (1982) die Konstruktion eines extravasalen Klappenmechanismus empfohlen. Dazu erfolgt die Verlagerung der Gracilis-Sehne oder der Einsatz einer alloplastischen Sehne quer über das proximale Segment der V. poplitea. Bei der Beugung im Kniegelenk knickt das Gefäß ab und verhindert damit einen retrograden Blutstrom. Indikation und operatives Konzept sind umstritten.

Zur Kontrolluntersuchung eignet sich die aszendierende Phlebographie. Es werden mehrere Aufnahmen der V. poplitea in seitlicher Position bei zunehmender Beugung im Kniegelenk geschossen.

359

Tiefe Ligatur und intraoperative Sklerosierung nach Moszkowicz

Die tiefe Ligatur mit retrograder Sklerosierung der V. saphena magna wurde 1927 von Moszkowicz

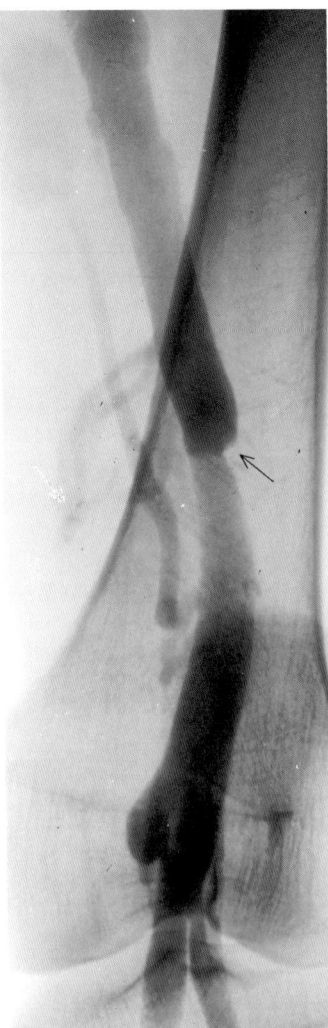
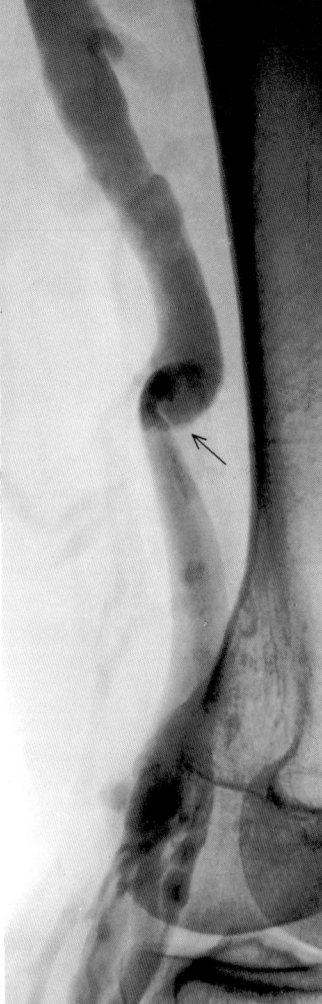
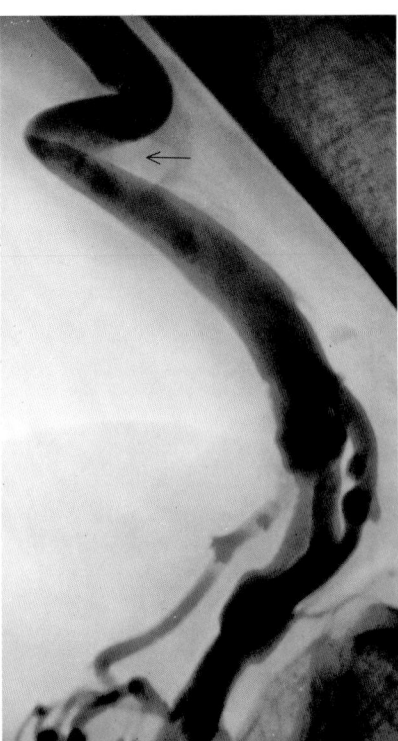

359. Zustand nach Gracilis-Plastik (Psathakis). *Links, Mitte* Aufnahmen a-p und seitlich bei ausgestrecktem Knie. Impression der V. femoralis superficialis durch die kreuzende Sehne des M. gracilis (→). *Rechts* seitliche Aufnahme bei gebeugtem Knie. Abknickung der Vene durch die Sehne

beschrieben. Heute kommt der Eingriff wohl nicht mehr zur Ausführung. Das Verödungsmittel kann während der Operation leicht in das tiefe Venensystem abfließen und hier eine Thrombose verursachen.

Durch langzeitige phlebographische Kontrollen ist bekannt, daß sich die Stammvenen insbesondere bei jüngeren Patienten nur unvollständig sklerosieren lassen. Die V. saphena magna zeigt dann bei der aszendierenden Preßphlebographie typische postthrombotische Veränderungen mit unregelmäßig begrenzten Gefäßlumina und Septierungen. Oftmals stellt sich auch ein langer Saphenastumpf mit großen Seitenastvarizen dar.

Zur Beurteilung der Rezidivvarikose im Rahmen einer präoperativen Diagnostik eignet sich nur die aszendierende Preßphlebographie. Es kommt in jedem Fall auf die Darstellung des gesamten Venensystems an. Die V. saphena magna allein läßt sich aber mit der farbkodierten Duplex-Sonographie gut abbilden. Dabei sind dann gegebenenfalls auch postthrombotische Veränderungen wahrzunehmen.

Sklerosierung

Die Injektion eines Sklerosierungsmittels in die Krampfader führt durch Schädigung der Intima zur Abscheidung eines Thrombus. Die Verödung ist in der Hand des erfahrenen Therapeuten heute nur mit geringen Risiken belastet, wenn auch im-

359

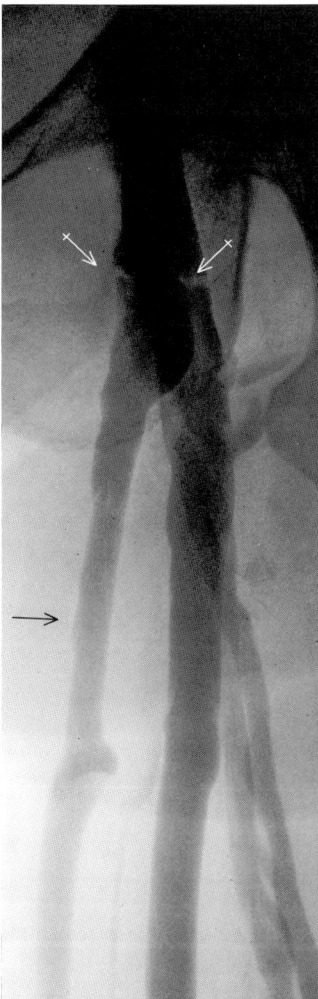

360. Zustand nach Sklerosierungsversuch der Krosse bei Stammvarikose. Rekanalisation der V. saphena magna mit Septierung des Gefäßlumens (→). Postthrombotische Wandveränderungen in der V. femoralis communis (↔)

360

mer wieder einmal über Komplikationen berichtet wird. Aus der Sicht des Röntgenologen kommt es allenfalls auf den Nachweis oder Ausschluß von postthrombotischen Veränderungen im tiefen Venensystem an. Ein entsprechender Befund ist in der Regel nur sehr diskret ausgebildet.

Mit der aszendierenden Preßphlebographie läßt sich die *Effizienz einer Verödungstherapie* leicht kontrollieren. Ein junger Mensch mit einer schweren Stammvarikose der V. saphena magna oder parva spricht auf die Behandlung nicht an. Die Mündungsregion bleibt in der Regel offen und läßt sich beim Preßversuch durch den retrograden Kontrastmittelfluß darstellen. Weiter distal bilden sich postthrombotische Veränderungen der Gefäßwand mit partieller oder unvollständiger Reka-

nalisation aus. Bei alten Patienten sind die Behandlungsaussichten günstiger. Dieselben Aussagen, die sich also auf ein ganz umschriebenes Venensegment beziehen, lassen sich auch mit der farbkodierten Duplex-Sonographie und mit der Ultraschall-Strömungsmessung treffen.

Für *wissenschaftliche Fragestellungen* ergibt sich die Konsequenz, daß die Wirksamkeit unterschiedlicher Behandlungsmethoden der Varikose anhand von Phlebogrammen diskutiert und verglichen werden sollte. In dieser Hinsicht bleibt die farbkodierte Duplex-Sonographie unzureichend. Bei der Bewertung des Befundes an den Stammvenen ist zu beachten, daß die Vorgänge der Rekanalisation nach Sklerosierung mehrere Monate in Anspruch nehmen. Deshalb sind Nachuntersuchungen in längeren Intervallen anzusetzen.

Literatur

Adams JT, De Weese JA (1966) Partial interruption of the inferior vena cava with a new plastic clip. Surg Gynec Obstet 123: 1087

Bauer G (1965) The long term effect of popliteal ligation in 136 cases of severe bursting lower leg pain and oedema. J Cardiovasc Surg 6: 366

Cranley JJ (1975) Vascular surgery, vol II. Harper und Row, Hagerstown/Maryland

De Weese MS, Hunter DC (1963) Vena cava filter for the prevention of pulmonary embolism. Arch Surg 86: 852

Greenfield LJ, McCurdy JR, Brown PP, Elkins RC (1973) A new intracaval filter permitting continued flow and resolution of emboli. Surgery 73: 599

Günther RW, Thelen M (1988) Interventionelle Radiologie. Thieme, Stuttgart

Hach W (1980) Operative Therapie tiefer okklusiver Venenprozesse. Medica 1: 667

Hach W, Salzmann G, Radovic HW (1983) Die operative Behandlung der deszendierenden Thrombose des akuten Kompressionssyndroms der Ileofemoralvenen durch Bypass mit wandverstärkter PTFE-Prothese. Vasa 12: 249

Husni EA (1970) In situ saphenopopliteal bypass graft for incompetence of the femoral and popliteal veins. Surg Gynec Obstet 130: 279

Kersten T, Varco RL (1978) Vena cava interruption: The why, the how, the uncertainties. In: Najarian JS, Delaney JP (eds) Vascular surgery. Thieme, Stuttgart

Linton RR, Hardy JB (1947) Postthrombotic sequelae of the lower extremity treatment by superficial femoral vein interruption and stripping of saphenous veins. Surg Clin North Am 27: 1171

May R (1972) Venentransplantation beim postthrombotischen Zustandsbild des Beins. Acta Chir 7: 1

Miles RM, Chappell F, Renner OA (1964) Partially occluding vena cava clip for the prevention of pulmonary embolism. Am Surg 30: 40

Mobin-Uddin K, Utley JR, Bryant LR (1975) The inferior vena cava umbrella filter. Prog Cardiovasc Dis 17: 391

Moszkowicz L (1927) Die Behandlung der Krampfadern mit Zuckerinjektionen, kombiniert mit Venenligatur. Zentralbl Chir 28: 1733

Palma EC, Esperon R (1960) Veins transplants and grafts in
    the surgical treatment of the postphlebitic syndrome.
    J Cardiovasc Surg 1: 94
Psathakis N (1982) Vereinfachte Technik der Ersatzklap-
    penoperation an der V. poplitea mit der Silikonsehne
    beim postthrombotischen Syndrom. In: Hach W, Salz-
    mann G (Hrsg) Chirurgie der Venen. Schattauer, Stutt-
    gart
Spencer FC, Jude J, Riemhoff WF, Stonesifer G (1965) Pli-
    cation of the inferior vena cava for pulmonary embolism:
    Longterm results in 39 cases. Ann Surg 161: 788
Vollmar JF, Hutschenreiter S (1980) Der quere Beckenve-
    nenbypass (der „hohe Palma"). Vasa 9. 62
Weber J, May R (1990) Funktionelle Phlebologie. Thieme,
    Stuttgart
Zollikofer CL (1988) Perkutane Implantation endovaskulä-
    rer Prothesen. In: Günther RW, Thelen M (Hrsg) Inter-
    ventionelle Radiologie. Thieme, Stuttgart

Regressive Veränderungen

Die Bedeutung von regressiven Gefäßveränderungen liegt aus der Sicht des Röntgenologen eher
in der Differentialdiagnostik als in der Korrelation
zu klinischen Symptomen. Im besonderen kommt
es auf die Abgrenzung des postthrombotischen
Syndroms an.

Zu den altersbedingten Rückbildungserscheinun-
gen an den Leitvenen gehört die *Reduktion* des
Klappenbesatzes. In den Venen des M. soleus und
des M. gastrocnemius treten regressive Veränderungen schon um das 25. Lebensjahr auf. Die Gefäße sind spindelförmig erweitert und zeigen eine
deutlich verminderte Klappenzahl. In manchen
Fällen nimmt die Dilatation mit der Zeit so stark
zu, daß von Muskelvarizen gesprochen wird.

Mitunter klagen die Patienten bei längerem Stehen über unangenehme Stauungsbeschwerden mit
leichter Ödemneigung. Meistens sind Wadenschmerzen und nächtliche Krämpfe aber auf eine
statische Insuffizienz zu beziehen. Der phlebographische Befund ergibt sich dann zufällig. Andererseits können die Gefäße auch bis in das Greisenal-
ter unauffällig bleiben.

Venöse Kompressionssyndrome

Nach ihrer Ätiologie sind physiologische und pathologische Kompressionsphänomene zu unterscheiden (Hach 1980). Sie können an allen Venensystemen der unteren Extremität, des Beckens und
des retroperitonealen Raums auftreten.

Die Bedeutung der physiologischen Kompressionsphänomene liegt vor allem in der Diagnostik
gegenüber krankhaften Prozessen. Die pathologi-

(Randnummern: 361, 362, 363, 365)

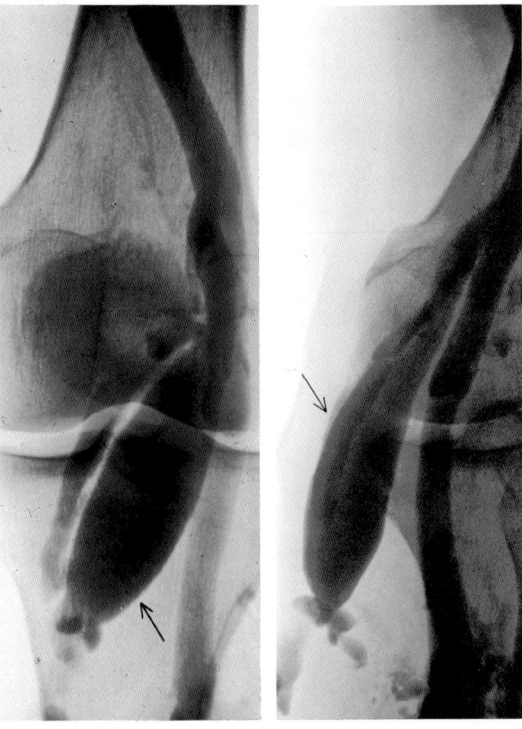

361. Schwere regressive Veränderungen in den Gastroknemiusvenen bei 57 jähriger Frau mit Stammvarikose der
V. saphena magna (Stadium III). Uncharakteristische Stauungsbeschwerden. Spindelförmige Erweiterung der Gefäße
(→) mit reduziertem Klappenbesatz. Darstellung durch aszendierende Preßphlebographie des linken Beins bei Innenrotation *(links)* und seitlich *(rechts)*

Ursachen von Kompressionssyndromen am Venensystem		
Körper- region	Komprimierende Struktur physiologisch	pathologisch
Wade	–	Maligne Tumoren, Tour- niquet-Syndrom, Baker- Zyste, Muskelhämatom
Knie	Gastrokne- miusbäuche	Kniegelenkserguß, Baker-Zyste, Aneurysma der A. poplitea
Ober- schenkel und Leiste	Recessus peritonei	Maligne und benigne Tumoren, zystische Adventitia-Degeneration
Becken	Kreuzende Arterien	Benigne und maligne Tumoren, Gravidität, perivaskuläre Schwie- len, vertebrale Osteo- phyten, Arterien-Elonga- tion und -dilatation, arte- rielles Aneurysma
Retroperi- tonealraum	–	Benigne und maligne Tumoren, Aortenaneu- rysma, Leberzirrhose, Aszites

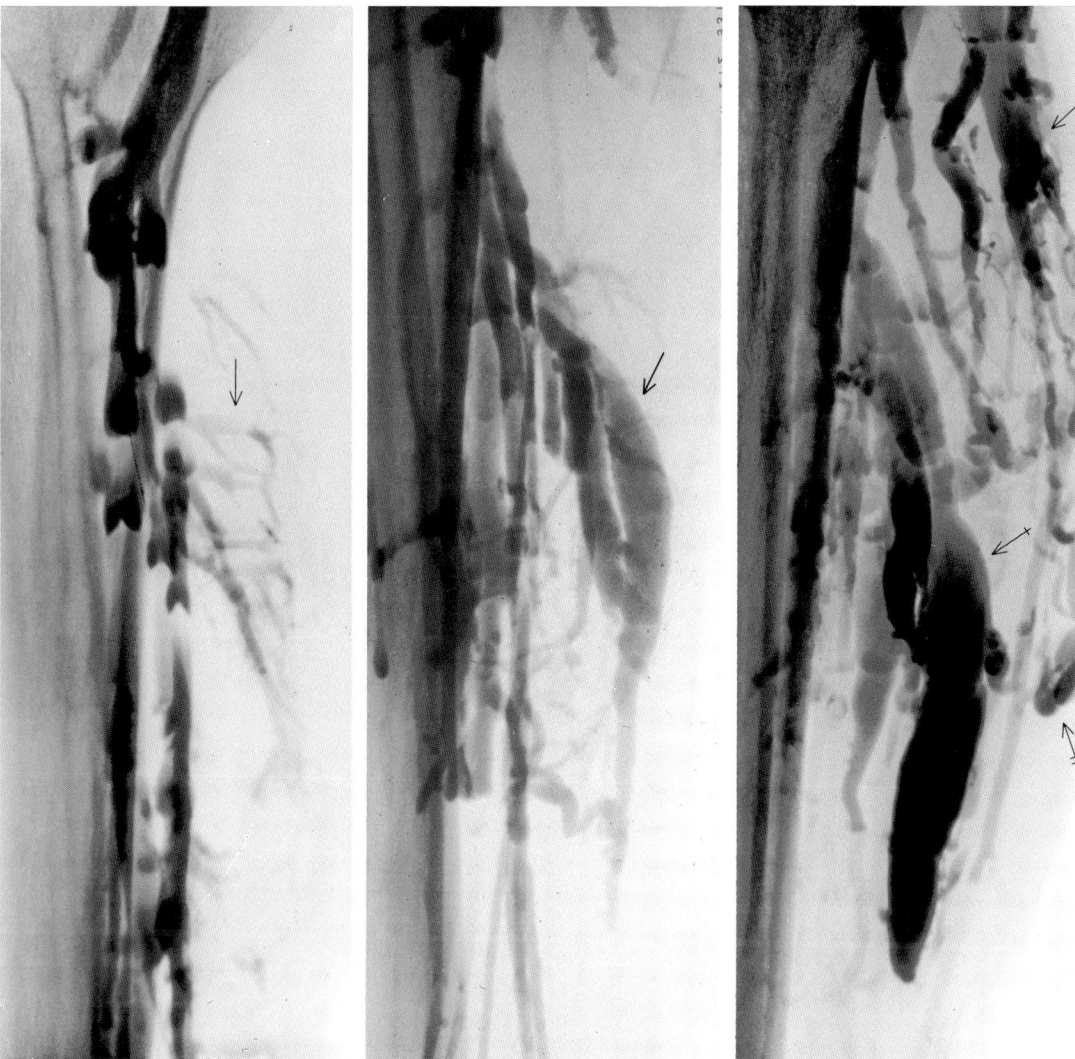

362 *(links)*. Diskrete regressive Veränderungen in den Soleusvenen mit vermindertem Klappenbesatz (→). Aszendierende Preßphlebographie bei 27 jähriger Frau ohne subjektive Beschwerden

363 *(Mitte)*. Regressive Veränderungen in den Soleusvenen mit vermindertem Klappenbesatz und spindelförmiger Erweiterung der Gefäße (→). Aszendierende Preßphlebographie bei 33 jähriger Frau mit statischen Beschwerden

364 *(rechts)*. Regressive Veränderungen in den Gastrokneumiusvenen (→) und Soleusvenen (↔) bei 53 jähriger Frau. Uncharakteristische Stauungsbeschwerden in den Beinen. ↔ Insuffiziente Maysche V. perforans. Darstellung durch aszendierende Preßphlebographie

schen Syndrome bedürfen in jedem Fall der vollständigen Abklärung; einerseits besteht bei einem raumfordernden Prozeß immer die Möglichkeit eines malignen Tumors, andererseits ergibt sich aus der Abflußbehinderung die unmittelbare Gefahr einer deszendierenden Thrombose mit allen ihren Risiken und Komplikationen.

Physiologische Kompressionsphänomene

Auf die V. poplitea wird ein physiologischer Kompressionseffekt bei Kontraktion der beiden Köpfe des M. gastrocnemius hervorgerufen. Er ist als *Kniekehlenpumpe* bekannt (Hach 1980). Bei der aszendierenden Preßphlebographie kann er beobachtet werden, wenn der Patient absichtlich oder ungewollt die Wadenmuskulatur anspannt. Die Einengung der V. poplitea bis auf einen schmalen

86

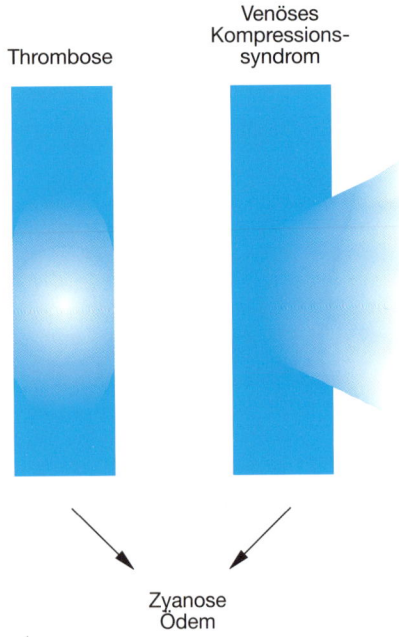

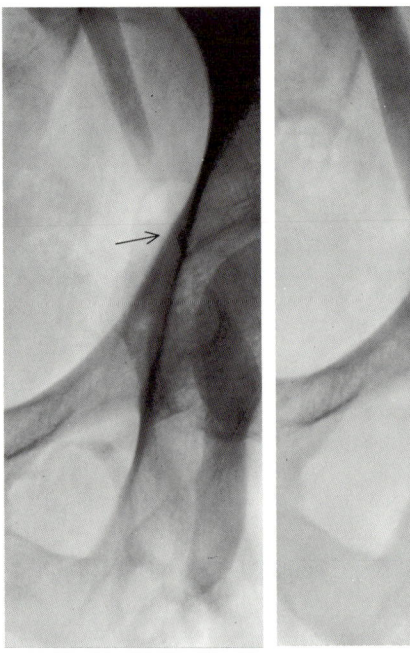

365. Schematische Darstellung eines Venenverschlusses durch extravasale Kompression und Obturation (Thrombose)

366. Kompression der V. iliaca externa (→) durch Vorwölbung des Peritonealsacks in der Fovea inguinalis (Gullmosches Zeichen). Darstellung durch aszendierende Preßphlebographie bei Valsalva-Test *(links)* und bei normaler Atmung *(rechts)*

Spalt stellt sich im posterior-anterior-Bild dar. Sie hat – entsprechend der Form des Muskelbauches – einen spindelförmigen Aspekt. Nach Entspannung des Muskels erweitert sich die Vene sofort wieder auf ihren normalen Durchmesser.

Differentialdiagnostische Erwägungen bestehen gegenüber raumfordernden Prozessen in der Kniekehle; der Kompressionseffekt liegt hierbei aber meistens in der seitlichen Aufnahmeebene. Er erscheint kürzer und halbmondförmig, nicht spindelförmig begrenzt. Die Verwechslung mit einer Thrombose ist in Anbetracht der fehlenden Röntgensymptome eines Thrombus kaum möglich.

Eine Impression des V. femoralis superior kann 87 durch die kräftige *Anspannung des M. sartorius* ausgelöst werden. Das ist aber durch den typischen Aspekt kaum jemals zu verkennen.

Am Übergang der *V. femoralis communis* zur *V. iliaca externa* entsteht ein Kompressionsphänomen durch den Gullmo-Effekt. Bei Anspannung der Bauchpresse wird das Gefäß von medial her eingeengt, erweitert sich aber nach Ausatmung sofort wieder auf seinen normalen Durchmesser. 366 Beim *Gullmoschen Zeichen* handelt es sich um den Druck des Peritonealsacks in der Fovea inguinalis lateralis, einer Ausbuchtung der Bauchhöhle, auf die Lacuna vasorum. Manche Autoren deuten das Symptom als fakultative Anlage zur Hernia femoralis (Gullmo 1964; May 1974; Nylander 1961). In differentialdiagnostischer Hinsicht ist hauptsächlich ein raumfordernder Prozeß abzugrenzen.

Im Bereich der *Beckenvenen* kommen physiologische Kompressionseffekte durch die überkreuzenden Arterien zustande. Sie bilden sich besonders bei asthenischen Patienten mit verstärkter Lordose der Lendenwirbelsäule und bei flacher Lagerung aus.

Die *V. iliaca communis sinistra* wird vor der Cava- 69 Bifurkation oftmals durch die A. iliaca communis dextra so zusammengedrückt, daß sich der Gefäßabschnitt bei der Beckenvenenphlebographie nicht darstellen läßt („unsichtbare Zone", Zone normalement invisible) (Guilhelm u. Baux 1954). 367 An dieser Stelle findet sich auch der intravasale Beckenvenensporn (May u. Thurner 1956). Bei einer chronischen Abflußstörung können sich die Kollateralkreisläufe über die präsakralen Plexus und über die V. lumbalis ascendens entwickeln.

Weniger ausgeprägt erscheint die Impression der *rechten V. iliaca externa* durch die kreuzende Schlagader handbreit oberhalb vom Leistenband. 70 Bei der dilatierenden Arteriopathie kann der Befund deutlicher hervortreten. Die rundliche oder 368

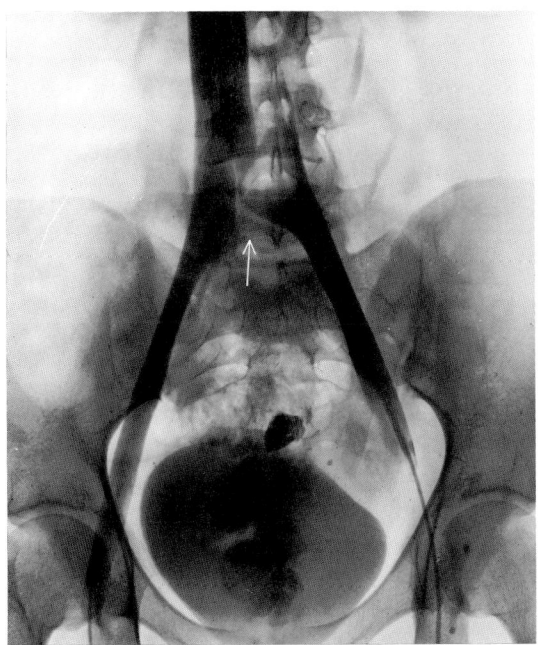

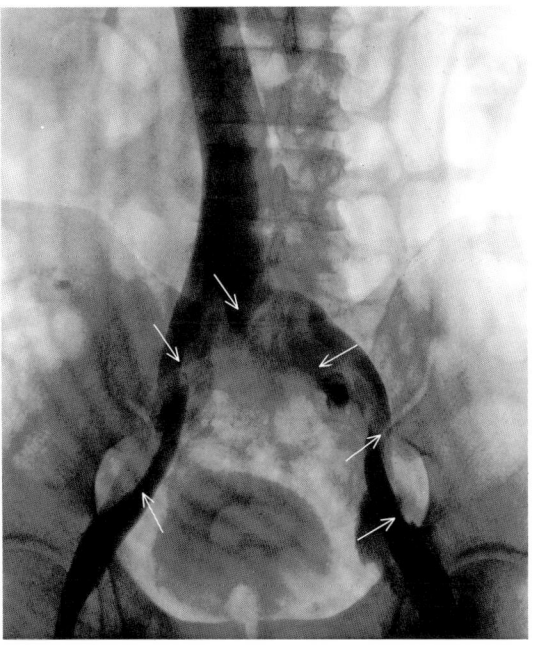

367. Kompressionseffekt der V. iliaca communis sinistra („unsichtbare Zone") durch die kreuzende rechte Becken-arterie (→). Darstellung durch Beckenvenenphlebographie

368. Kompressionseffekte auf die Leitvenen des Beckens durch benachbarte Arterien (→); Beckenvenenphlebographie bei 59 jährigem Mann mit schwerer dilatierender Arteriopathie

längliche Eindellung des Gefäßes gibt gelegentlich Anlaß zur differentialdiagnostischen Abgrenzung gegenüber raumfordernden Strukturen.

Pathologische Kompressionssyndrome

Die Einengung umschriebener Venenabschnitte kann durch verschiedene Ursachen ausgelöst werden. Relativ häufig handelt es sich um eine maligne Krankheit. Andere Symptomenkomplexe sind selten, bisweilen sogar einmalig und stellen die kasuistische Problematik in den Vordergrund.

Das pathologische Kompressionssyndrom kann sich *schleichend* entwickeln und dann plötzlich durch eine tiefe Thrombose in Erscheinung treten. Ein anderer Patient erkrankt mit der Symptomatik einer scheinbaren Venenthrombose, die Röntgenuntersuchung deckt aber eine hochgradige, hämodynamisch effiziente Gefäßstenose auf; in diesem Fall wird von einem *akuten Kompressionssyndrom* gesprochen. Nur durch die Phlebographie lassen sich diese für die Praxis so außerordentlich wichtigen differentialdiagnostischen Aspekte abklären. Wegen der Unsicherheit einer Verwechslung der Thrombose mit dem akuten Kompressionssyndrom dürfen eine Fibrinolyse oder Thrombekto-

mie aufgrund des klinischen Befundes allein nicht vorgenommen werden; in *jedem* Fall ist die phlebographische Dokumentation anzustreben. Die Fehldiagnose könnte bei einer invasiven oder antikoagulatorischen Therapie fatale Folgen nach sich ziehen.

Dem pathologischen Kompressionssyndrom liegt entweder ein krankhafter Prozeß *in der Gefäßwand* selbst (zystische Intimageneration, Gefäßwandtumoren) oder *im perivaskulären Bereich* zugrunde. Deshalb wird die phlebographische Diagnostik *immer* durch die B-Bild-Sonographie vervollständigt. Bei Anwendung des farbkodierten Duplex-Verfahrens sind die Einzelheiten am besten zu erkennen. Sobald der raumfordernde Prozeß schon klinisch in Erscheinung tritt, steht die Sonographie heute meistens an erster Stelle. Je nach Lage des Falles ist über die Indikation von speziellen Untersuchungsmethoden wie der Arteriographie, Computer- oder Magnetresonanz-Tomographie zu entscheiden.

Die Einteilung der pathologischen Kompressionssyndrome erfolgt nach Gefäßregionen. Hierbei können topographische Besonderheiten am besten berücksichtigt werden.

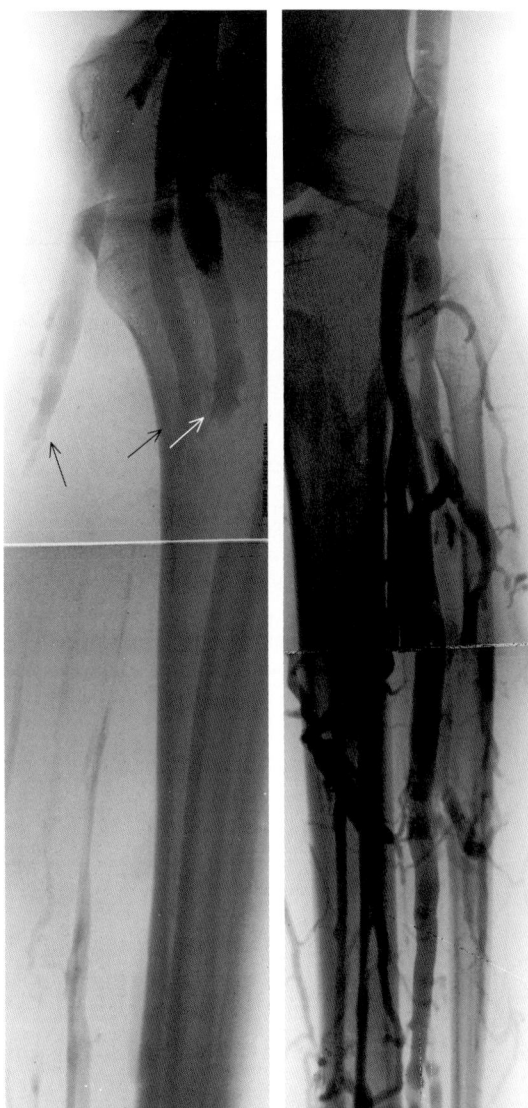

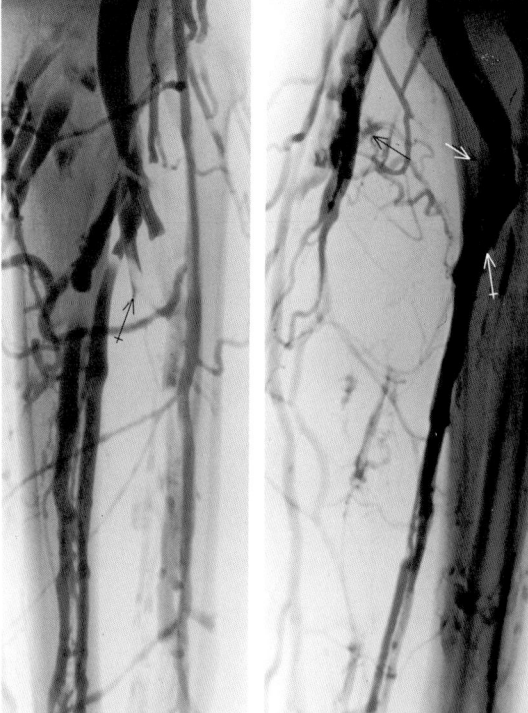

370. Verdrängung der tiefen Unterschenkelvenen (→) durch aufgequollene Muskulatur 2 Monate nach operativer Behandlung eines Tourniquet-Syndroms durch Faszienspaltung; 64 jähriger Mann mit Zustand nach Aortenbifurkationsplastik und kompliziertem postoperativen Krankheitsverlauf. Außerdem thrombotischer Verschluß der V. fibularis (↔). Darstellung durch aszendierende Preßphlebographie links bei Innenrotation *(links)* und seitlich *(rechts)*

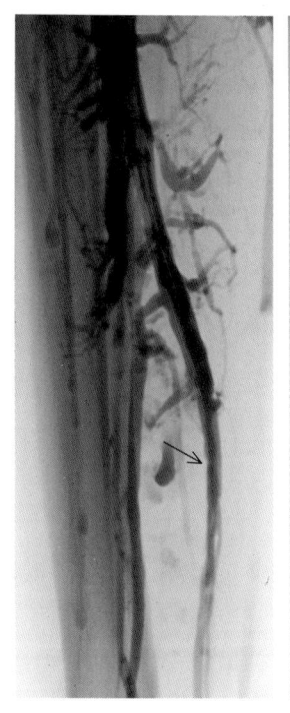
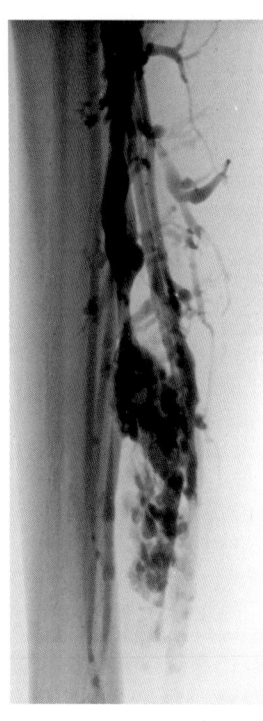

369. Vollständige Kompression der Unterschenkelvenen (→) durch Tourniquet-Syndrom bei 30 jährigem Mann. Auslösung durch zu kräftig angezogenen Druckverband wegen einer (unbedeutenden) venösen Blutung nach einer Varizenoperation. Sofortige Entlastung durch Faszienspaltung. Vollständige Restitution. Darstellung durch aszendierende Phlebographie vor *(links)* und nach Faszienspaltung *(rechts)*

▷

371. Verdrängung der Vv. tibiales posteriores (→) durch kavernöses Hämangiom. 22 jährige Frau mit Stauungsbeschwerden in der rechten Wade. Darstellung durch aszendierende Preßphlebographie in Frühphase der Untersuchung *(links)* und nach Ausnutzung des Überlaufeffekts *(rechts)*

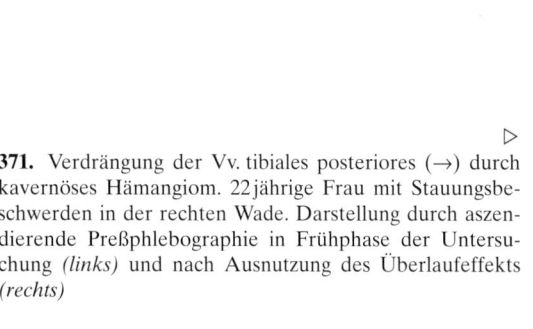

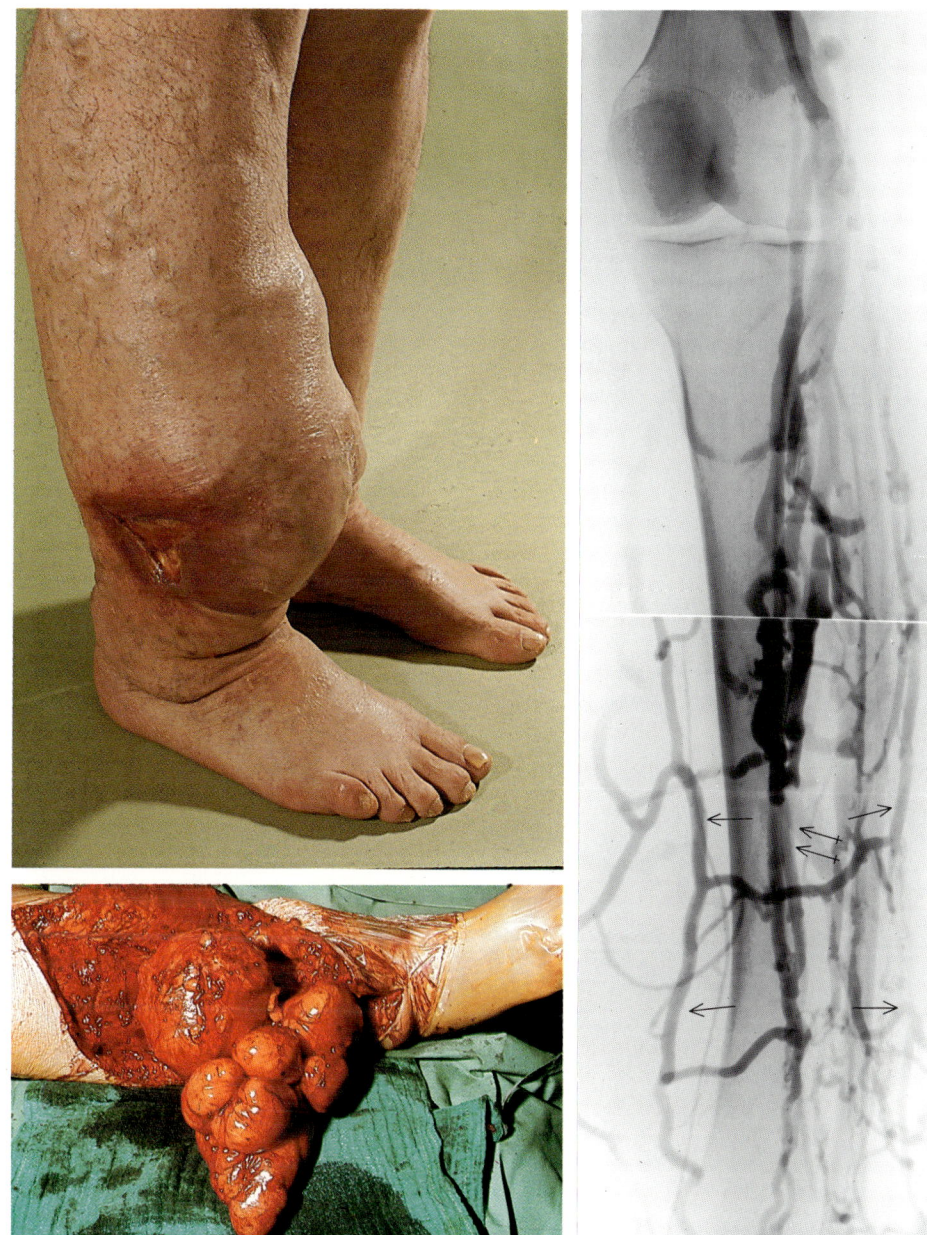

372. Verdrängungserscheinungen der oberflächlichen Gefäße (›) und der Vv. tibiales posteriores (↔) durch ein großes, teilweise intrafaszial wachsendes Lipom. 59 jährige Frau mit chronischer Ulzeration über der Geschwulst. *Oben links* klinischer Status. *Rechts* aszendierende Preßphlebographie bei Innenrotation. *Unten links* intraoperativer Situs

Kompressionssyndrome im Bereich der Vv. crurales

Ein vollständiger Verschluß der tiefen Unterschenkelvenen wird durch das *Tourniquet-Syndrom* verursacht. Die Krankheit entsteht nach der Revaskularisation einer ischämischen Extremität. Durch die Unterbrechung der arteriellen Zirkulation werden die Kapillaren so schwer geschädigt, daß sie bei Wiederherstellung der Durchblutung eine hohe Permeabilität aufweisen. Das schnell zunehmende intrafasziale Ödem drückt alle biologischen Strukturen ab, und es entstehen akute Durchblutungsstörungen, Paresen und Gewebsnekrosen. Die Diagnose wird aufgrund des typischen klinischen Befundes gestellt; nur ausnahmsweise ergeben sich differentialdiagnostische Überlegungen zur tiefen Beinvenenthrombose.

369

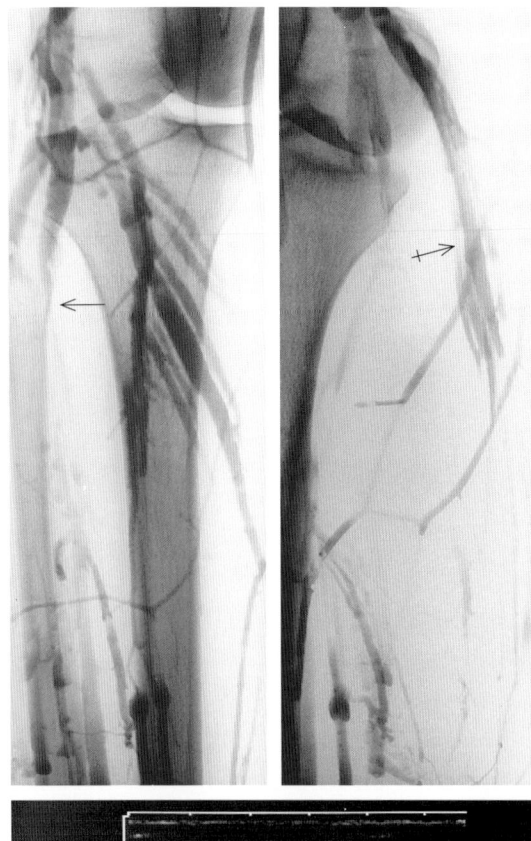

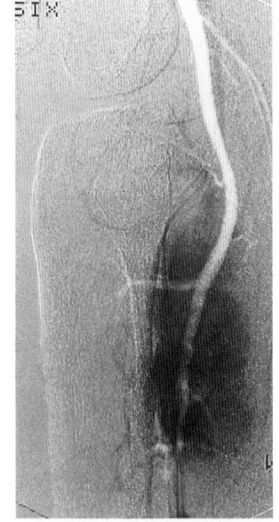

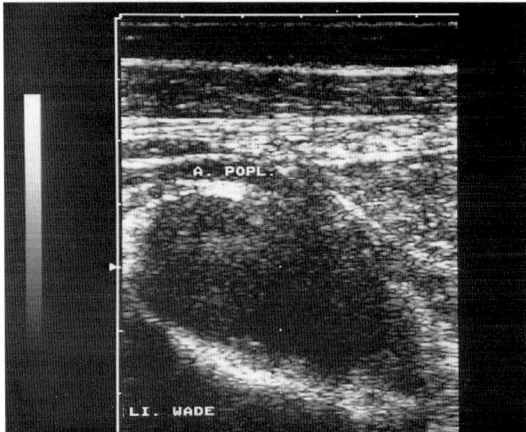

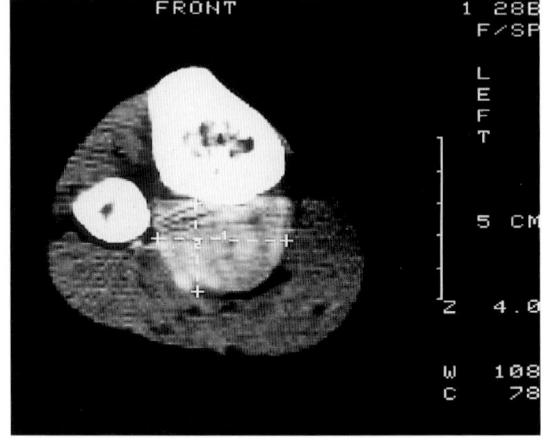

373. Maligner Tumor bei einer 36jährigen Frau mit diskreter Schwellungsneigung des Unterschenkels. *Oben links, oben Mitte* aszendierende Preßphlebographie mit Verdrängung der V. fibularis und der Gastroknemiusvenen. *Unten links*

Darstellung des Tumors durch Sonographie. *Oben rechts* digitale Subtraktionsangiographie. Gefäßreicher Tumor mit pathologischen Gefäßen. *Unten rechts* Computertomographie. Die histologische Untersuchung ergab ein Carzinom

370 Nach der akuten Krankheitsphase bleiben noch monatelang Verdrängungserscheinungen der tiefen Unterschenkelvenen durch die aufgetriebene Muskulatur nachweisbar.

Die Leitvenen des Unterschenkels haben ein relativ kleines Lumen; deshalb wirken sich raumfordernde Prozesse weniger durch Kompressionseffekte als durch Verdrängungsmechanismen aus. Vor allem kommen große *Hämatome* und *kaver-*

nöse Hämangiome in Frage. Auch an gutartige 371 *Knochentumoren* und einen expandierenden Kallus ist zu denken. Einen extremen Befund, der zu 372 Verdrängungserscheinungen sowohl an den oberflächlichen als auch an den tiefen Leitvenen führte, beobachteten wir bei einem transfaszial wachsenden *Lipom. Maligne Geschwülste* sind am Unter- 373 schenkel selten. *Baker-Zysten* erstrecken sich mitunter bis weit in die Wade hinein.   374

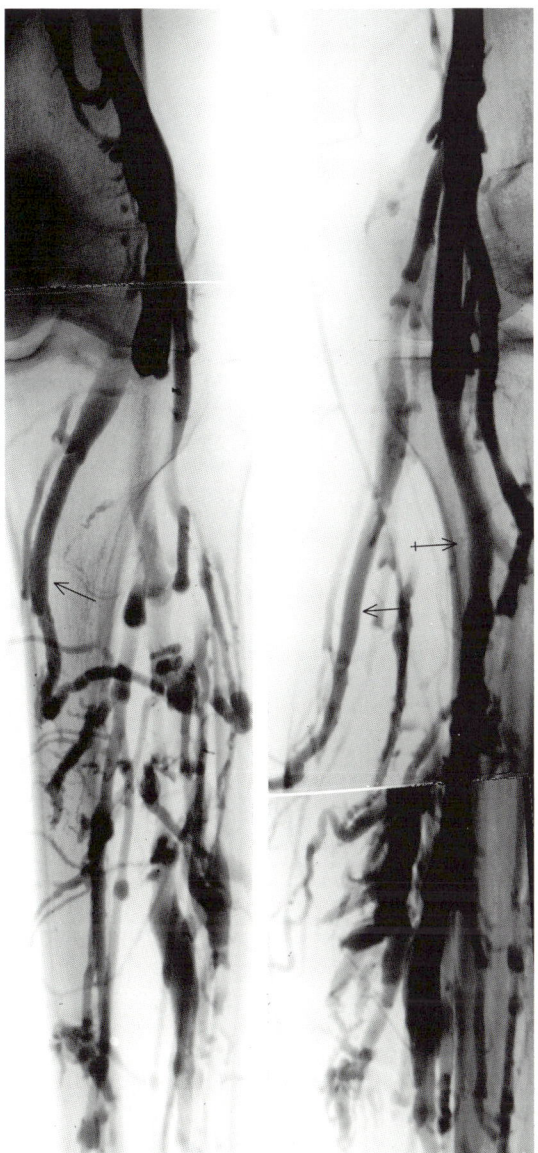

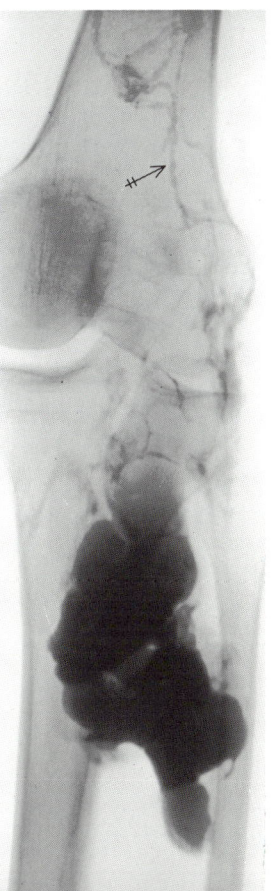

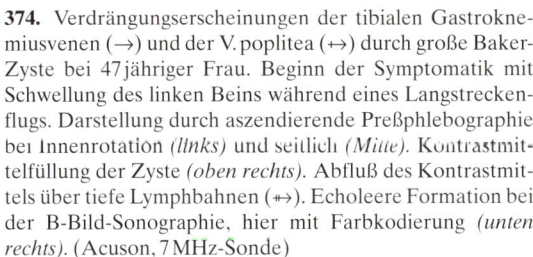

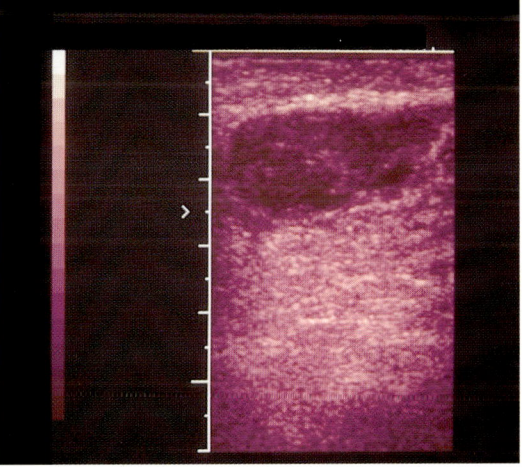

374. Verdrängungserscheinungen der tibialen Gastroknemiusvenen (→) und der V. poplitea (↔) durch große Baker-
Zyste bei 47 jähriger Frau. Beginn der Symptomatik mit
Schwellung des linken Beins während eines Langstrecken-
flugs. Darstellung durch aszendierende Preßphlebographie
bei Innenrotation *(links)* und seitlich *(Mitte)*. Kontrastmit-
telfüllung der Zyste *(oben rechts)*. Abfluß des Kontrastmittels über tiefe Lymphbahnen (↔). Echoleere Formation bei
der B-Bild-Sonographie, hier mit Farbkodierung *(unten
rechts)*. (Acuson, 7 MHz-Sonde)

Kompressionssyndrome im Bereich
der V. poplitea

In der Kniekehle kommen verschiedene Krankheiten vor, die zu einem pathologischen Kompressionseffekt Anlaß geben. Schon ein großer
Gelenkerguß, häufiger aber die Baker-Zyste ver-

ursachen eine Behinderung des venösen Abstroms. Aufgrund des klinischen Befundes ist daran zu denken, wenn unklare periphere Ödeme
mit Gelenkbeschwerden einhergehen.

Die *Baker-Zyste* ist eine Ausstülpung der Synovia-
lis durch einen Schlitz im dorsalen Anteil der fibrö-
sen Kniegelenkkapsel. Zwischen den beiden Köp-

374

375

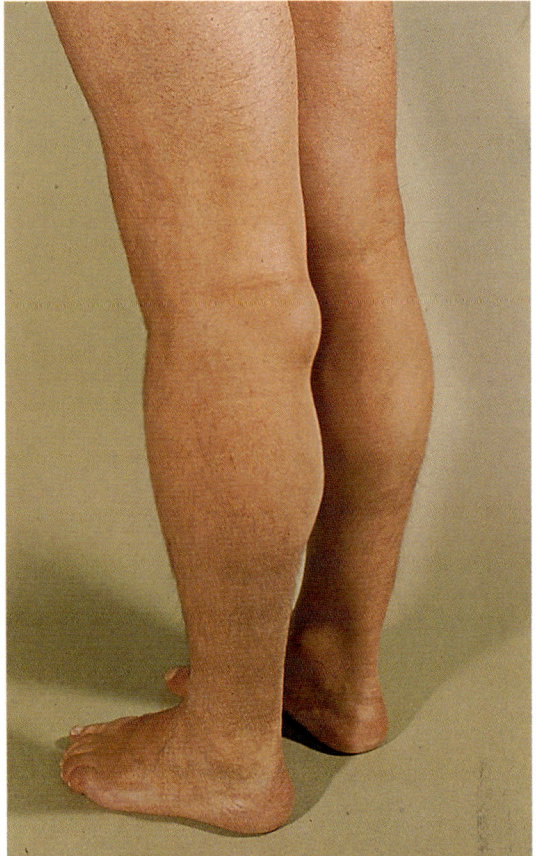

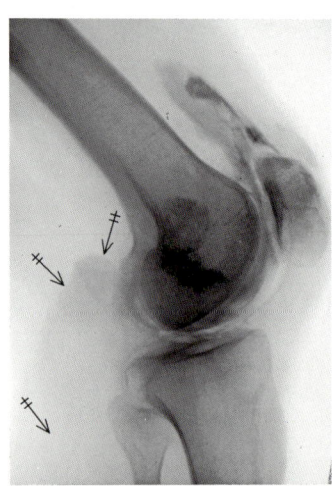

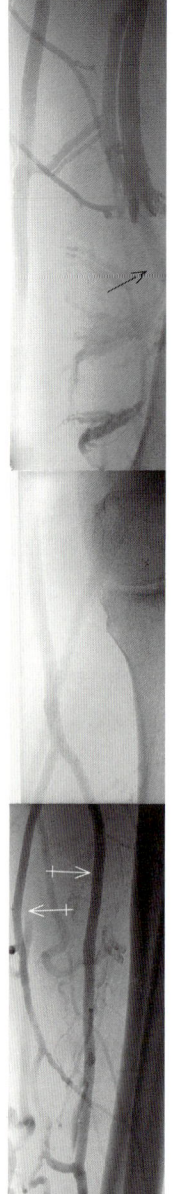

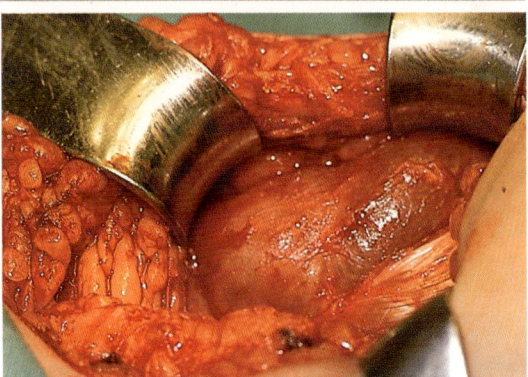

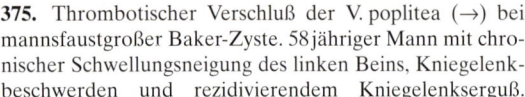

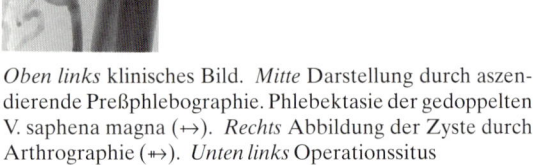

375. Thrombotischer Verschluß der V. poplitea (→) bei mannsfaustgroßer Baker-Zyste. 58jähriger Mann mit chronischer Schwellungsneigung des linken Beins, Kniegelenkbeschwerden und rezidivierendem Kniegelenkserguß.

Oben links klinisches Bild. *Mitte* Darstellung durch aszendierende Preßphlebographie. Phlebektasie der gedoppelten V. saphena magna (↔). *Rechts* Abbildung der Zyste durch Arthrographie (↔). *Unten links* Operationssitus

fen des M. gastrocnemius hindurch kann sie sich bis zur Mitte der Wade ausdehnen und hier als prall-elastischer Tumor imponieren. Meistens entsteht durch chronische Reizung ein hartnäckiger Kniegelenkerguß. Infolge der engen topographischen Lagebeziehungen wird sich eine größere 375 Baker-Zyste frühzeitig durch Verdrängungserscheinungen an der V. poplitea und den Gastroknemiusvenen zu erkennen geben.

Beim *Entrapment-Syndrom* handelt es sich meistens um den abnormen Verlauf der A. und V. poplitea um das Caput tibiale m. gastrocnemii herum, mit Einengung der Gefäße. Selten verursachen große *Blutergüsse* in der Kniekehle einen Kom- 376 pressionseffekt. Auch *bösartige Geschwülste* bilden in dieser Region die Ausnahme.
Als wichtige Ursache einer extravasalen Kompression der V. poplitea gilt das *Aneurysma* der gleich- 377

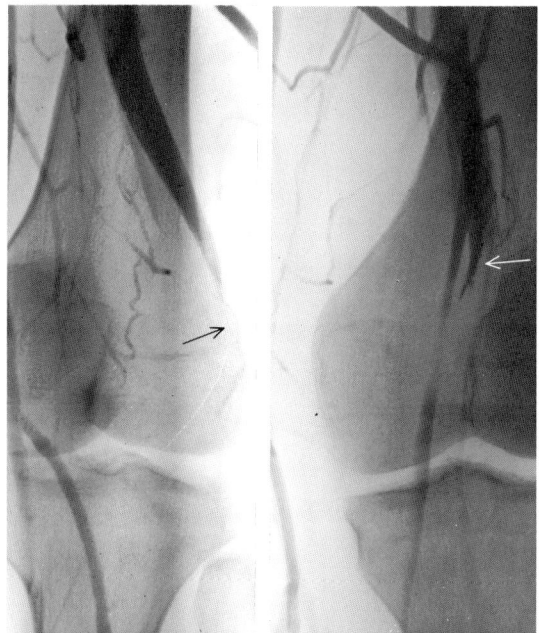

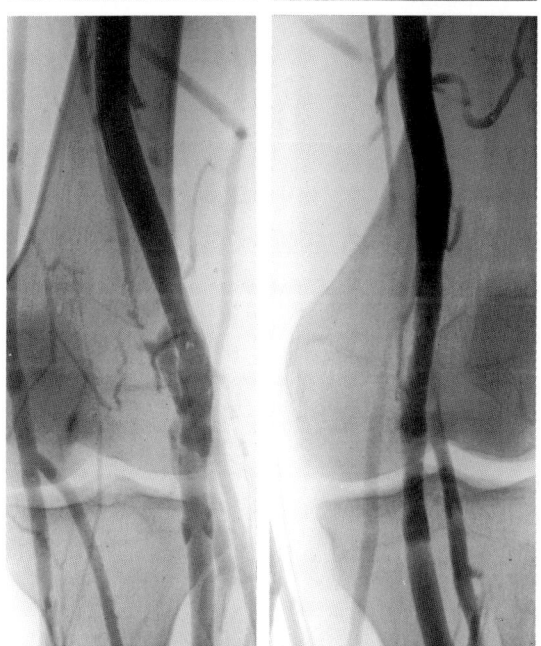

376. Vollständige Kompression und Verdrängung der V. po-plitea (→) durch traumatisches Hämatom. 18 jährige Frau mit Sportunfall vor 3 Wochen und anschließender Schwellung des Beins. Restitution nach operativer Behandlung. Darstellung durch aszendierende Preßphlebographie bei Innenrotation *(oben links)* und seitlich *(oben rechts)* sowie 4 Tage nach Operation *(unten)*

namigen Schlagader. In der Regel sucht der Patient den Arzt wegen der arteriellen Symptomatik auf. Im Vordergrund der Beschwerden stehen die Claudicatio intermittens infolge rezidivierender kleiner Embolien sowie der langsam wachsende pulsierende Tumor in der Kniekehle. In fast 2/3 der Fälle erscheint die Symptomatik bilateral.

Durch die engen topographischen Lagebeziehungen in der Kniekehle bewirkt das Aneurysma schon frühzeitig einen Kompressionseffekt auf die V. poplitea und schließlich den Gefäßverschluß mit aufgepfropfter regionaler Thrombose. Gelegentlich ergibt sich für den Patienten erst hieraus die Notwendigkeit der ärztlichen Konsultation.

Das Aneurysma der A. poplitea muß operiert werden. Bei einer spontanen Thrombosierung oder rezidivierenden peripheren Embolisationen ist die Rekonstruktion der popliteokruralen Strombahn oftmals nicht mehr möglich und es droht die Amputation.

Kompressionssyndrome im Bereich der V. femoralis superficialis

Am Oberschenkel kommen pathologische Kompressionseffekte seltener vor. *Maligne Tumoren,* besonders Sarkome oder Metastasen, sind an erster Stelle zu nennen. Gelegentlich führt ein *Callus luxurians* oder die *Korbhenkelexostose* zur venösen Abflußbehinderung, ausnahmsweise auch einmal eine schwere *dilatierende Arteriopathie.* Als Rarität gilt die *zystische Intimadegeneration;* dabei wird das Gefäßlumen durch versprengte Anteile der Gelenkkapsel, die in der Adventitia liegen und eine der Synovia ähnliche Flüssigkeit sezernieren, abgedrückt.

378

Kompressionssyndrome im Bereich der V. femoralis communis

In der Leistenregion kann eine maligne oder entzündliche *Vergrößerung der Lymphknoten* die venöse Kompression auslösen. Das Gefäß zeigt dabei eine scharf begrenzte, umschriebene Impression. *Arterielle Aneurysmen* treten hier keineswegs selten nach diagnostischen und therapeutischen Eingriffen wie Herzkatheterisierung oder Angioplastie auf. Nach Bestrahlungen und langwierigen Entzündungen ist mit einer *perivaskulären Schwielenbildung* zu rechnen.

379

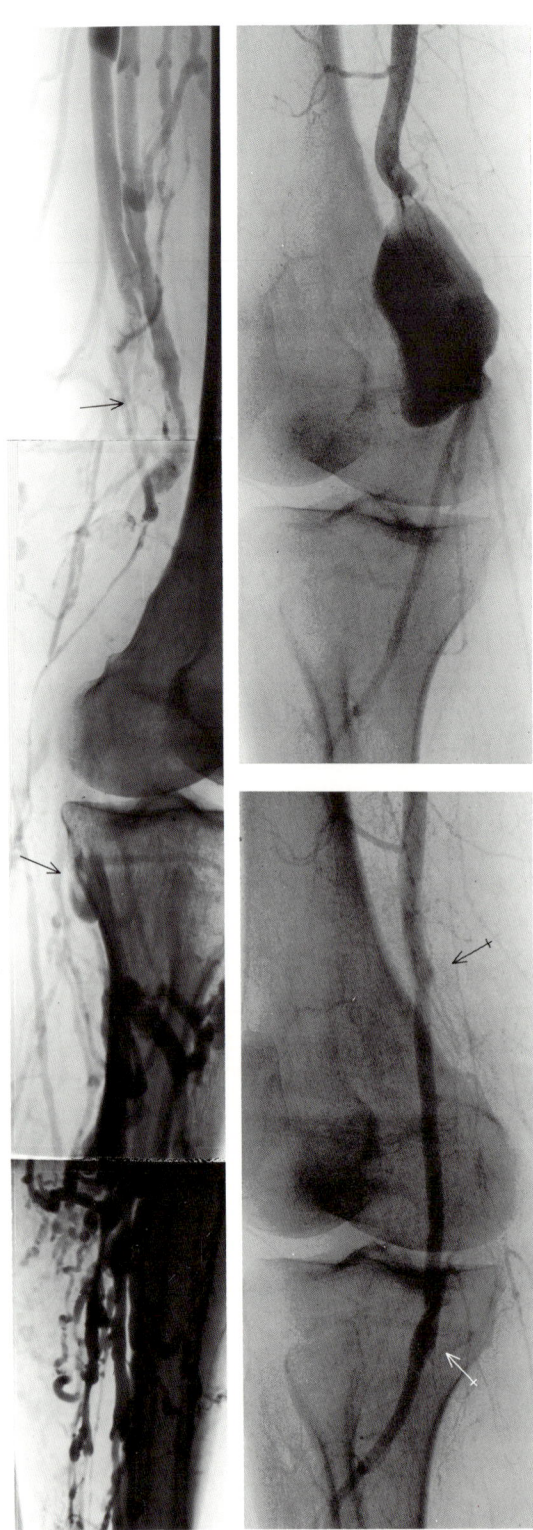

Kompressionssyndrome der Leitvenen des Beckens

Die umschriebene Einengung der Beckenvenen muß in erster Linie an *maligne Tumoren* wie das Beckenwandsarkom oder Lymphknotenmetastasen denken lassen. Zu Verdrängungserscheinungen führen weiterhin raumfordernde Geschwülste der weiblichen Genitalorgane. Auch *arterielle Aneurysmen* kommen in der Beckenregion häufig vor. 380 381

Als wichtige Ursache des pelvinen Kompressionssyndroms gelten die *perivaskulären Schwielen.* Sie treten im Rahmen einer *Strahlenfibrose* oder der primären *Ormondschen retroperitonealen Fibrose* auf. An die Krankheit ist zu denken, wenn sich arterielle und venöse Durchblutungsstörungen vom Beckentyp mit der Harnstauung in den Nieren kombinieren. 382

Bei jedem Verdacht auf ein Kompressionssyndrom der pelvinen und retroperitonealen Region ist die beidseitige Beckenvenenphlebographie einschließlich einer Darstellung der unteren Hohlvene notwendig. Gegebenenfalls müssen zusätzliche Aufnahmen im schrägen oder seitlichen Strahlengang angefertigt werden.

Kompressionssyndrome der V. cava inferior

Die *malignen Geschwülste der Nieren* stehen als Ursache von Impressions- und Verdrängungseffekten im Vordergrund, aber auch Nebennierentumoren sowie Weichteilsarkome, Neurofibrome 383

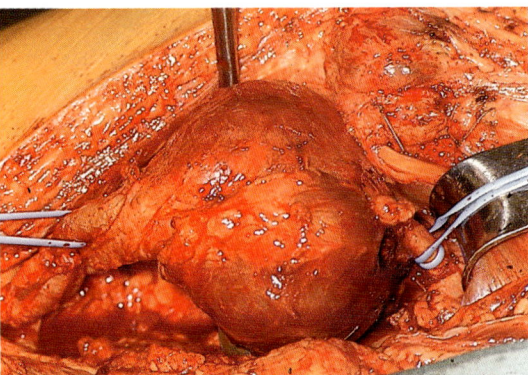

377. Kompression und thrombotischer Verschluß der V. poplitea durch ein Aneurysma der A. poplitea. 50jähriger Mann mit jahrelanger Symptomatik des chronisch-venösen Stauungssyndroms und rezidivierenden Ulzerationen. Entdeckung des Aneurysmas infolge arterieller Embolisation. *Links* Darstellung durch aszendierende Preßphlebographie. Umschriebener Verschluß der V. poplitea mit angrenzenden postthrombotischen Veränderungen (→). *Oben rechts* arteriographische Abbildung des Aneurysmas. *Unten rechts* Operationssitus mit Anschlingung der zu- und abführenden Arterien. *Mitte* Zustand nach Aneurysmektomie und Veneninterposition (↔)

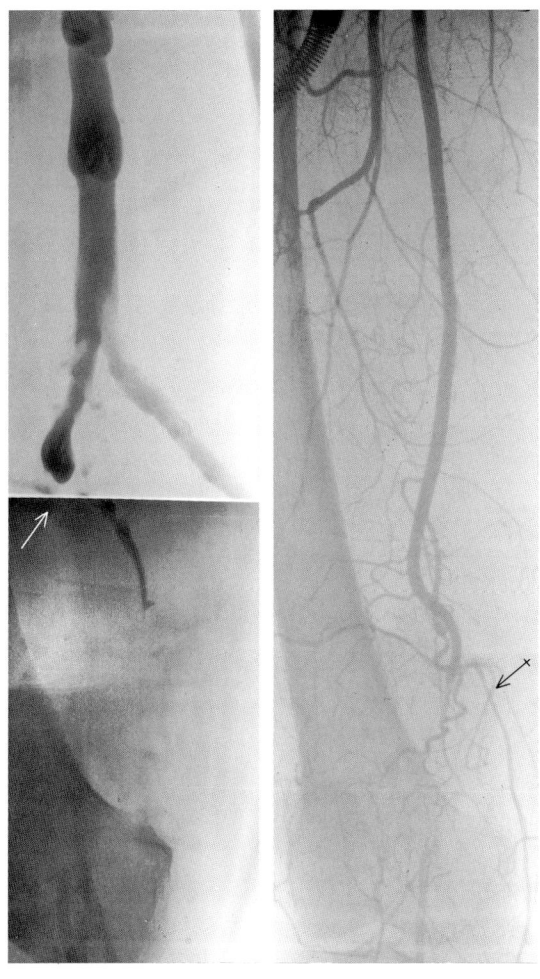

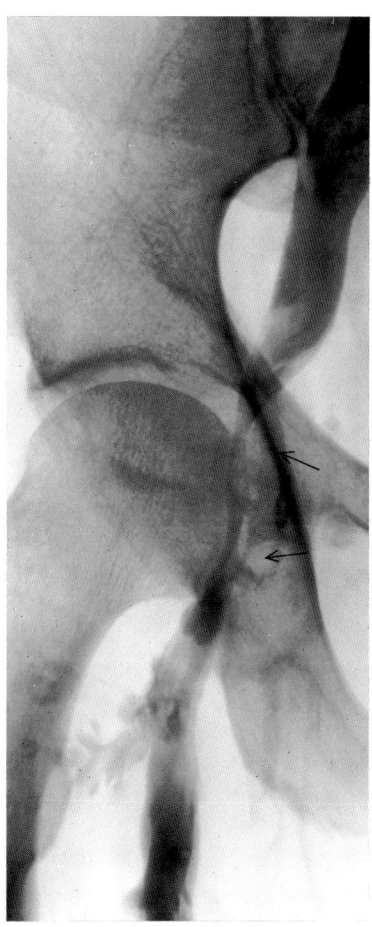

378. Verschluß der V. femoralis superficialis durch mannsfaustgroße Metastase eines Mammakarzinoms bei 62 jähriger Frau. Erkrankung unter dem klinischen Bild der akuten Beinvenenthrombose. *Links* Darstellung durch aszendierende Preßphlebographie. Komprimierender Venenverschluß ohne Thrombosezeichen (→). *Rechts* Arteriogramm mit pathologischen Gefäßen (↔)

379. Kompression der V. femoralis communis durch ein Hodgkin-Lymphom (→) bei 42 jährigem Mann

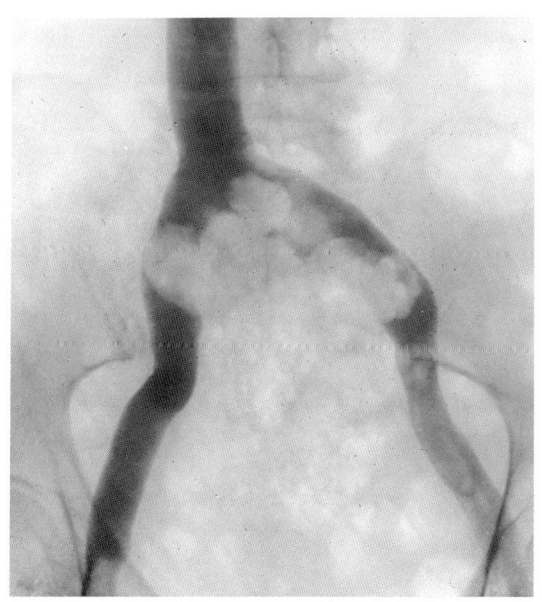

▷

380. Kompressionseffekte an den Beckenvenen bei 71 jähriger Frau durch Metastasen eines Blasenkarzinoms. Darstellung durch Beckenvenenphlebographie. (Aufnahme Dr. K. Seidel, Bielefeld)

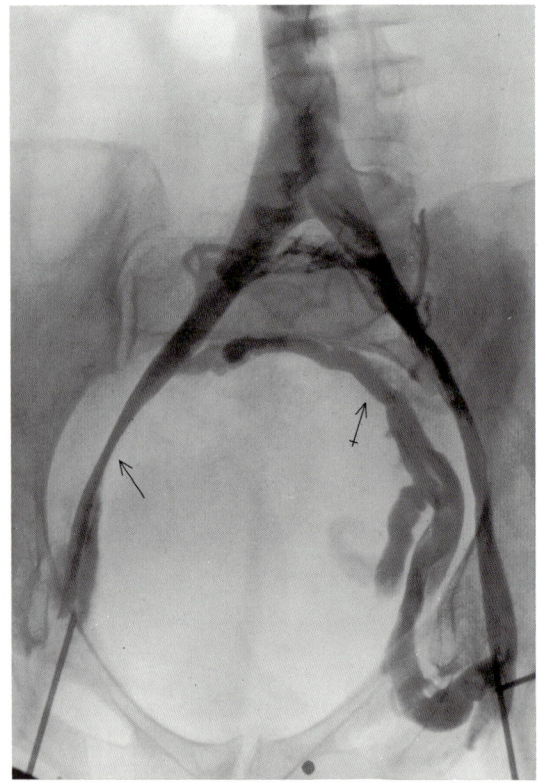

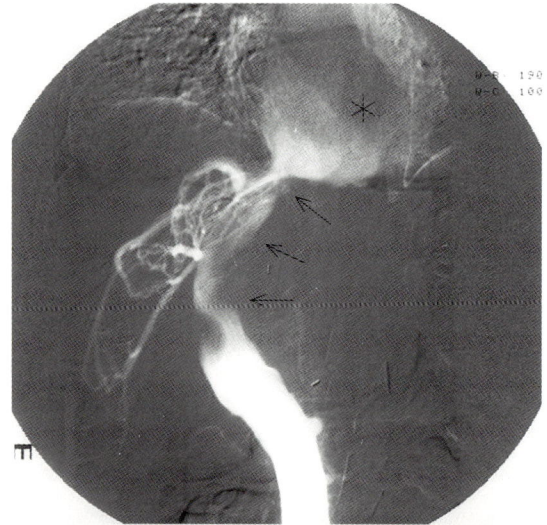

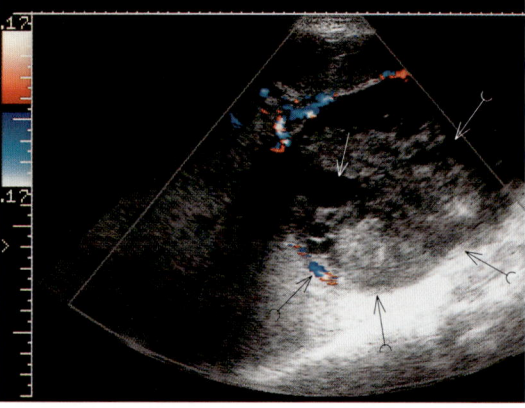

383. Cava-Kompressionssyndrom in Höhe der Einmündung der Lebervenen durch ein mannsfaustgroßes Liposarkom (Rezidiv-Tumor) 75jährige Patientin ohne wesentliche Beschwerden. *Oben* digitales Cavogramm mit Impressionseffekt (→). Rechter Vorhof (∗). *Unten* farbkodiertes Duplex-Sonographie. (→) V. cava inferior im Querschnitt; ↣ Tumorgrenzen

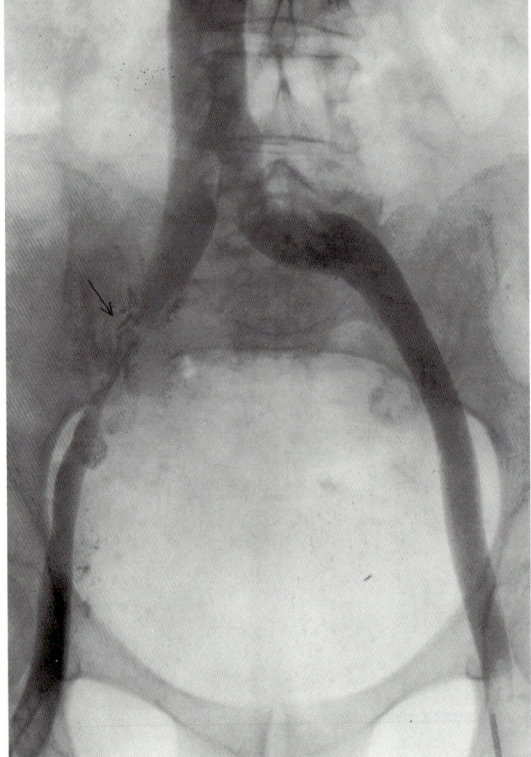

◁

381 *(oben).* Kompression der rechten V. iliaca externa (→) und Verdrängung der Vv. iliacae internae (↔) durch großen Uterus myomatosus. Darstellung durch Beckenvenenphlebographie bei 35jähriger Frau

382 *(unten).* Kompressionseffekt an Beckenvenen rechts (→) durch ausgedehnte perivaskuläre Schwielen. Darstellung durch Beckenvenenphlebographie bei 46jähriger Frau nach Röntgentiefenbestrahlung des Unterleibs

383 oder Lymphknotenmetastasen. Durch die Hydronephrose oder durch ein großes Aortenaneurysma wird gelegentlich die erhebliche Verlagerung der V. cava ausgelöst.

Wie bei den Beckenvenen spielt die retroperitoneale Fibrose, die Ormondsche Krankheit, eine gewisse Rolle, wenn sie auch nur selten anzutreffen ist. Zuletzt werden der Aszites und die Leberzirrhose als Ursache weit proximal gelegener Kompressionssyndrome angeführt (Chermet u. Bigot 1980).

Literatur

Chermet J, Bigot JM (1980) Venography of the inferior vena cava and its branches. Springer, Berlin Heidelberg New York

Guilhem P, Baux R (1954) La phlébographie pelvienne par voie veneuse, osseuse et utérine. Masson, Paris

Gullmo ALC (1964) Phlebographie der peripheren Venen. In: Diethelm L (Hrsg) Röntgendiagnostik des Herzens und der Gefäße. Springer, Berlin Göttingen Heidelberg New York (Handbuch der medizinischen Radiologie, Bd X/3)

Hach W (1980) Venöse Kompressionssyndrome. Med Welt 31: 502

May R (1974) Chirurgie der Bein- und Beckenvenen. Thieme, Stuttgart

May R, Nissl R (1973) Die Phlebographie der unteren Extremität. Thieme, Stuttgart

May R, Thurner J (1956) Ein Gefäßsporn in der V. iliaca com. als wahrscheinliche Ursache der überwiegend linksseitigen Beckenvenenthrombose. Z Kreislaufforsch 45: 912

Nylander G. Hemodynamics of the pelvic veins in incompetence of the femoral vein. Acta Radiol (Stockholm) 56: 369

Beckenvenensporn

Kurz vor der Cava-Bifurkation kann sich in der V. iliaca communis sinistra unter der Kreuzungsstelle der rechten A. iliaca communis ein intravasaler 74 Beckenvenensporn finden lassen. Er wurde von May und Thurner 1956 pathologisch-anatomisch genauer untersucht.

In der *Ätiologie* spielt wahrscheinlich eine chronische Irritation der Venenwand durch die arteriellen Pulsationen und durch die Einengung des Gefäßes zwischen Arterie und Promontorium eine wesentliche Rolle. Der Sporn wurde aber auch schon bei Neugeborenen entdeckt, was eher auf eine Fehlbildung hinweist. Histologisch besteht er aus lockerem Bindegewebe, das von Endothel bekleidet ist. Der Form nach werden ein lateraler, ein

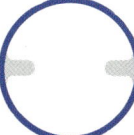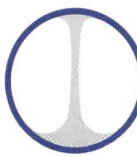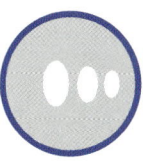

384. Schematische Darstellung des lateralen, zentralen und membranförmigen Typs eines Venensporns. (Nach May u. Nissl 1973)

zentraler und ein membranförmiger Typ unter- 384 schieden.

Der Beckenvenensporn ist bei 11 % der gesunden Erwachsenen nachweisbar (May 1974). Eine Bevorzugung des weiblichen Geschlechts wird durch die Gravidität erklärt; infolge des vergrößerten Uterus und der verstärkten Lendenlordose nimmt der Druck auf die pelvinen Leitvenen zu. Wahrscheinlich hängt die häufigere Lokalisation der Beckenvenenthrombose auf der linken Seite mit der venösen Abflußstörung vor der Cava-Bifurkation zusammen.

Röntgenologisch stellt sich der Sporn in der V. iliaca communis sinistra als eine längliche Kontrastmittelaussparung mit scharfen Randkonturen dar. 295 Das Gefäß ist durch die Kompression der Arterie breitgedrückt und mitunter kaum abzugrenzen. In diese „unsichtbare Zone" ragt der Sporn hinein. 385 Bei einer chronischen Abflußbehinderung bildet sich ein Kollateralkreislauf über die präsakralen Beckenvenenplexus und über die V. lumbalis ascendens aus.

Die radiologische Darstellung des Sporns erfolgt durch die Beckenvenenphlebographie. Oft ist der Nachweis aber schwierig; deshalb werden Schrägaufnahmen mit Anhebung der rechten Seite empfohlen. Ausführliche Beschreibungen des Beckenvenensporns finden sich bei May (1974) sowie bei Weber und May (1990).

Literatur

May R (1974) Chirurgie der Bein- und Beckenvenen. Thieme, Stuttgart

May R, Nissl R (1973) Die Phlebographie der unteren Extremität. Thieme, Stuttgart

May R, Thurner J (1956) Ein Gefäßsporn in der V. iliaca com. als wahrscheinliche Ursache der überwiegend linksseitigen Beckenvenenthrombose. Z Kreislaufforsch 45: 912

Weber J, May R (1990) Funktionelle Phlebologie. Thieme, Stuttgart

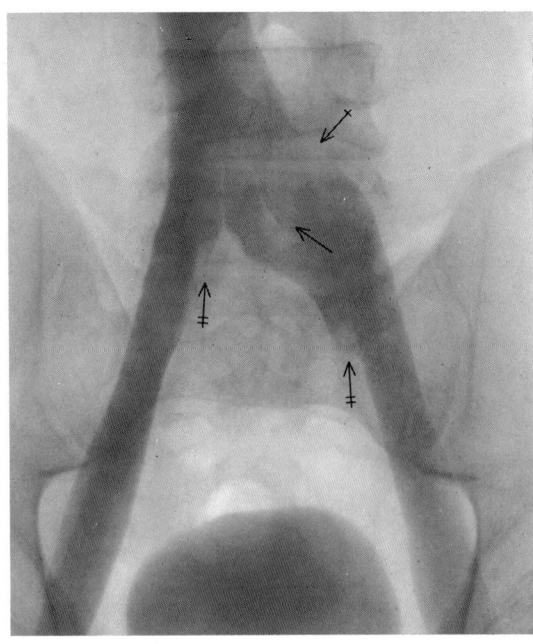

385. Darstellung des Venensporns durch Beckenvenen-phlebographie. Typische längliche Aufhellungsfigur ($\rightarrow$) des Sporns; $\leftrightarrow$ Kreuzungsstelle der rechten A. iliaca communis; $\leftrightarrow$ Einstromphänomene der Vv. iliacae internae. Zufälliger Befund bei 38 jährigem Mann

◁

386 *(links).* Bildung von Schlieren durch inhomogene Mischung von Blut und Kontrastmittel

387 *(Mitte, rechts).* Strömungsphänomene bei der Öffnung der Venenklappen. *Mitte* Klappen in geschlossenem Zustand mit Sedimentation des Kontrastmittels. *Rechts* Durchtritt der kontrastmittelfreien Blutsäule durch das sedimentierte Kontrastmittel. Darstellung durch aszendierende Preßphlebographie

▽

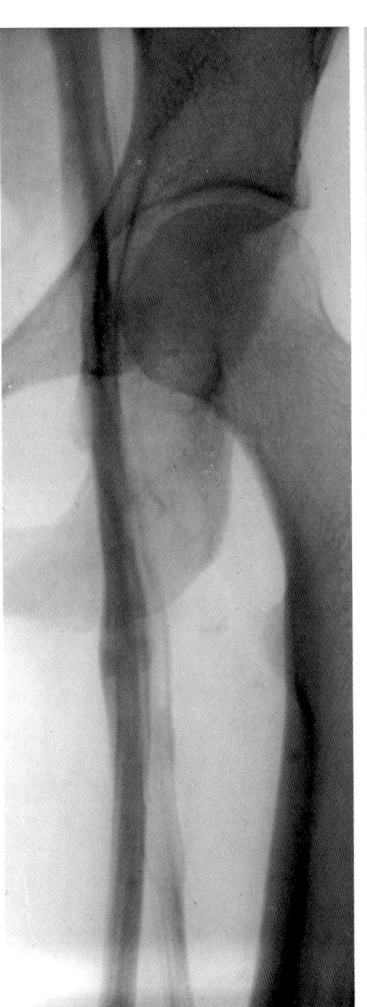
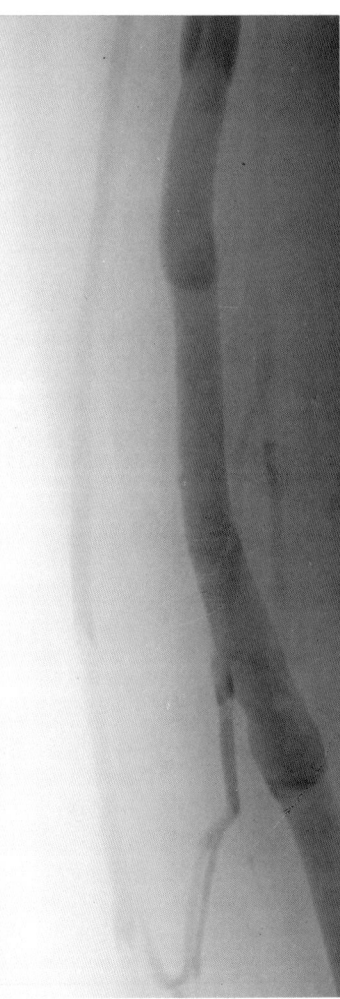
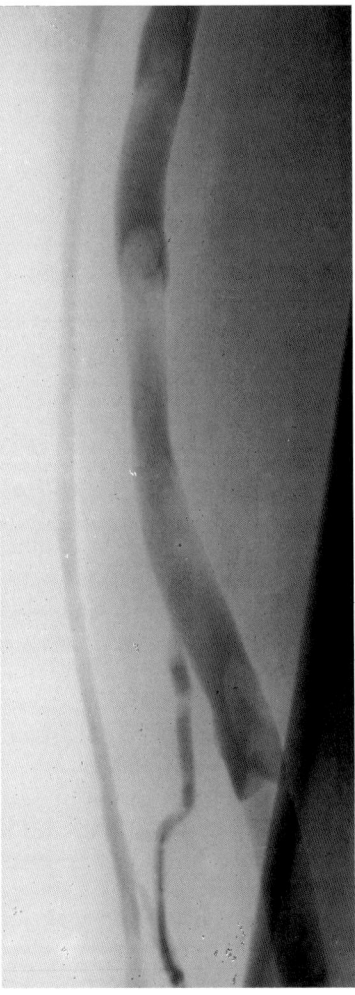

Strömungsphänomene und Überlagerungseffekte

Bei der Auswertung des Phlebogramms können bisweilen Überlagerungen von Gefäßen und Strömungseffekte gegenüber organischen Gefäßveränderungen schwer abgegrenzt werden. Aus diesem Grund empfiehlt es sich, von jedem Venenabschnitt mindestens zwei Aufnahmen in verschiedenen Ebenen oder mit einem zeitlichen Intervall anzufertigen.

Strömungsphänomene durch unvollständige Vermischung des Kontrastmittels

386   Die inhomogene Mischung von Blut und Kontrastmittel führt zur Entstehung von Schlieren, Streifen und Linien. Bei der aszendierenden Preßphlebographie ist dieser Effekt hauptsächlich nachweisbar, wenn das Kontrastmittel durch manuelle Kompression der Wade aus den kleineren Gefäßen des Unterschenkels in die weitlumige V. femoralis superficialis dirigiert wird.

Strömungsphänomene an den Venenklappen

387   Die Sedimentation des Kontrastmittels im venösen Blut wird dazu ausgenutzt, die Schlußfähigkeit der Venenklappen bildlich darzustellen. Infolge seines höheren spezifischen Gewichts setzt sich das Kontrastmittel bei der Untersuchung des Patienten in halbschräger Position auf den geschlossenen Klappensegeln ab. Während der Öffnung der Klappen fließt die kontrastmittelfreie Spitze der Blutsäule aus der distalen Etage durch das sedimentierte Kontrastmitteldepot der nächst höheren Etage hindurch. Dadurch entstehen Formen, die einem Thrombus durchaus ähnlich sehen. Die Figuren sind aber nur für einen Augenblick vorhanden und lösen sich sofort in der Strömung auf.

Laminäre Strömungsphänomene

388   Im Zentrum des Venenlumens ist die Strömungsgeschwindigkeit am größten, an der Venenwand geringer. Infolgedessen kann das Kontrastmittel aus der Mitte der Vene bereits ausgewaschen sein, während sich die Randkonturen noch deutlich darstellen. Die Unterscheidung gegenüber dem Konturzeichen eines frischen Thrombus ist bei Beachtung der „fließenden" Übergänge nicht schwierig. Im Gegenteil, der erfahrene Röntgenologe wird

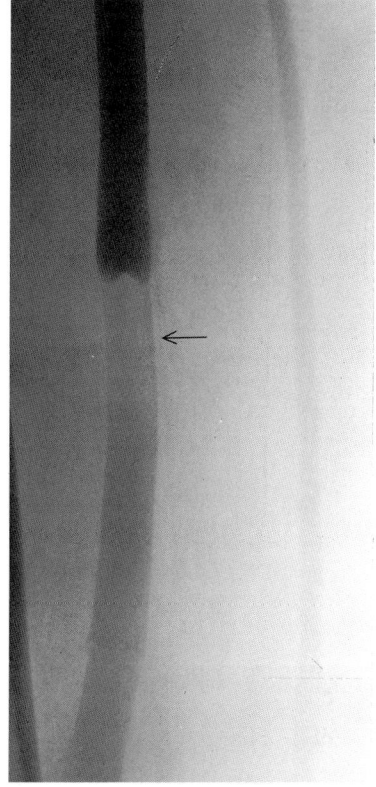

388. Laminäres Strömungsphänomen (→) und Sedimentationseffekt des Kontrastmittels an geschlossener Venenklappe. Darstellung der V. femoralis superficialis durch aszendierende Preßphlebographie

versuchen, durch eine fein dosierte manuelle Kompression der Wadenmuskulatur dieses Phänomen zu erfassen, um diskrete Veränderungen an der Gefäßwand abzubilden.

Einstromphänomene

Der Zufluß kontrastmittelfreien Blutes in eine dargestellte Vene läßt sich an verschiedenen Aufhellungsfiguren erkennen. Am bekanntesten ist das *Astlochphänomen,* eine rundliche Aussparung innerhalb der Kontrastmittelsäule mit relativ scharfem Rand. Der Beobachter schaut direkt in das Lumen des Seitenastes. 389 390

Bei schräger Einmündung und höherer Fließgeschwindigkeit des Blutes entsteht der *Schornsteineffekt;* die Aufhellungsfigur ähnelt dem Rauch, der aus einem Schornstein quillt und im Wind verdämmert. Nicht selten ist aber auch die obere Begrenzung relativ scharf konturiert. 289

Einstromphänomene kommen vor allem an der V. poplitea und an den Oberschenkelgefäßen vor.

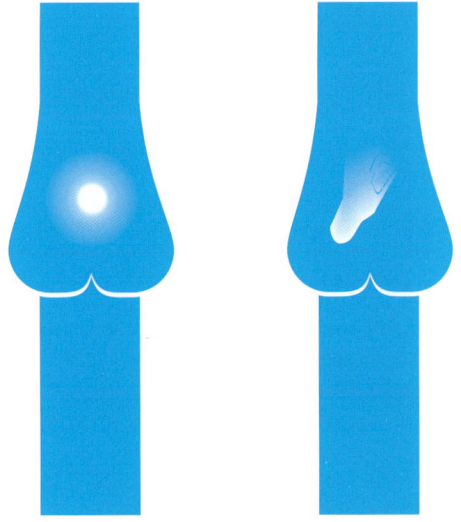

389. Schematische Darstellung des Astlochphänomens *(links)* und des Schornsteineffekts *(rechts)*

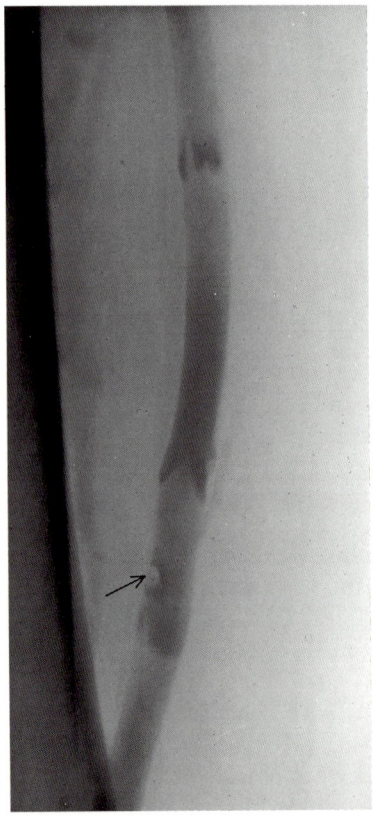

390. Astlochphänomen durch Einmündung eines kleinen Astes (→). Torsion der Venenklappen. Darstellung der V. femoralis superficialis durch aszendierende Preßphlebographie

Sie können durchaus zur Verwechslung mit einem Thrombus führen. Die zweite Aufnahme in einer anderen Untersuchungsphase erlaubt aber die sichere Differentialdiagnose.

Überlagerungseffekte

Wenn sich mehrere Venen mit unterschiedlicher Kontrastdichte nebeneinander und übereinander projizieren, entsteht bisweilen der Eindruck einer langen Aussparung, die einem Thrombus ähnelt. Überlagerungseffekte finden sich häufig im Bereich der Unterschenkelgefäße. Die sorgfältige Analyse des Röntgenbilds führt schnell zur Klärung.

256

Indikationen und Kontraindikationen zur Phlebographie

Die Frage nach der Indikation einer invasiven Untersuchungsmethode ist zugleich die Frage nach ihrer *therapeutischen Konsequenz.* Jeder diagnostische Eingriff, auch die Phlebographie, erscheint nur dann angezeigt, wenn sich daraus entweder therapeutische Entscheidungen oder wichtige Erkenntnisse für die gutachterliche Beurteilung ergeben. Sobald eine Behandlung mit gleichen Erfolgsaussichten aufgrund der klinischen Befunde und unblutiger Untersuchungsverfahren allein durchgeführt werden kann, ist auf die röntgenologische Darstellung des Venensystems zu verzichten. Der Zweck der Phlebographie besteht also darin, spezielle Informationen für den *Einsatz einer differenzierten Therapie* zu erlangen. Dabei sind die Risiken gegenüber dem Nutzen für jeden einzelnen Krankheitsfall individuell und sorgfältig abzuwägen.

Indikationen

In den letzten Jahren haben sich die Indikationen zur Phlebographie erweitert, weil die modernen Behandlungsmethoden der Venenkrankheiten, insbesondere die Fibrinolyse und die operativen Verfahren, eine differenzierte Diagnose verlangen. Andererseits sind die nicht-invasiven Ultraschallverfahren entscheidend weiterentwickelt worden. Mit der modernen *farbkodierten Duplex-Sonographie* lassen sich eindrucksvolle Dokumentationen im phlebologischen Bereich erstellen, die das phlebographische Bild aber nicht zu ersetzen vermögen. Das Sonogramm vermittelt andere, in keiner Weise jedoch weniger wichtige Informationen. Deshalb stellt die *Kombination* der beiden Verfahren heute in vielen Bereichen der Primärdiagnostik von Venenkrankheiten das optimale Konzept dar ("*Golden Partnership*").

Wenn der Patient einer invasiven Behandlung zustimmen soll, dann muß der Therapeut eine umfassende *Kenntnis der morphologischen Situation* vorlegen. Je genauer die pathologisch-anatomischen Bedingungen bekannt sind, um so mehr kann sich ein Chirurg auf die Einzelheiten der Operation konzentrieren und das Behandlungsrisiko vermindern. Der *Informationsgehalt* eines Phlebogramms wird in seinem Umfang bis heute durch kein anderes Untersuchungsdokument erreicht. Deshalb ist auch zukünftig im Rahmen der Primärdiagnostik auf die Röntgenuntersuchung der Venen nicht zu verzichten. Diese Einstellung wird auch durch die sehr geringe Komplikationsrate der modernen phlebographischen Technik begründet.

Nach der klinischen Fragestellung lassen sich vier wesentliche Anwendungsbereiche der Phlebographie abgrenzen, für die jeweils bestimmte Untersuchungsverfahren zur Verfügung stehen.

Erkennung von Krankheiten des extrafaszialen Venensystems

Aszendierende Preßphlebographie

Die wichtigste Krankheit des extrafaszialen Venensystems ist die primäre Varikose. Im Prinzip können die Krampfadern in zwei Gruppen eingeteilt werden, die sich durch die Existenz oder durch das Fehlen von *insuffizienten transfaszialen Kommunikationen* mit dem tiefen Venensystem voneinander unterscheiden. Zur ersten Gruppe gehören die Stammvarikose und die Perforansvarikose sowie bestimmte Formen der Seitenastvarikose. Das Prinzip einer kausalen Therapie besteht in der operativen Unterbrechung der transfaszialen Verbindung und in der Entfernung der varikösen Venensegmente. Alle anderen Krampfadern sind zur Sklerosierung geeignet.

Wenn das Behandlungsregime von vornherein auf die Verödung ausgerichtet ist, aus welchen Gründen auch immer, dann erscheint die Phlebographie kaum jemals erforderlich. Die Röntgenuntersuchung der Venen gehört in das diagnostische Programm des Chirurgen. Bei einer Stammvarikose ergibt sich in erster Linie die Frage nach der *Lokalisation der Insuffizienzpunkte*. Der proximale

Präoperative Indikationen zur Phlebographie bei Erkrankungen des oberflächlichen Venensystems
Stammvarikose der Vv. saphenae magna und parva
Transfasziale Formen der Seitenastvarikose
Ausgeprägte Rezidivvarikose nach konservativer oder operativer Behandlung

Insuffizienzpunkt definiert den Ort der transfaszialen Kommunikation, der bei den kompletten Formen nahezu konstant erscheint, und der die inkompletten Formen definiert. Der distale Insuffizienzpunkt gibt eine Begrenzung des Krankheitsprozesses an und hat deshalb für die Ausdehnung des operativen Eingriffs seine Bedeutung.

169
147

In der modernen Gefäßchirurgie ist auf die *Erhaltung von funktionstüchtigen Venen und Venensegmenten* größter Wert zu legen. Diese Forderung kann bezüglich der Stammvarikose nur durch eine Frühoperation erfüllt werden, solange noch der Rezirkulationskreis kompensiert bleibt. Die Sensibilität der klinischen Symptome ist in dieser Krankheitsphase gering; dagegen weisen die Ultraschall-Strömungsmessung und die farbkodierte Duplex-Sonographie gute Voraussetzungen für das Screening auf, und zwar nicht nur bezüglich einer Erkennung der Stammvarikose selbst, sondern auch hinsichtlich der Abgrenzung ihrer einzelnen Krankheitsstadien. Diese Erkenntnisse sind heute soweit gesichert, daß die Anzeige zur Operation im Sinne einer partiellen Saphenaresektion allein aufgrund übereinstimmender klinischer und sonographischer Befunde gestellt werden darf.

167

Anders liegen die Verhältnisse bei einer *Dekompensation des Rezirkulationskreises*. Die sekundäre Popliteal- und Femoralveneninsuffizienz gilt nach wie vor als eine klassische Röntgendiagnose. Bestimmte klinische Zeichen weisen auf die Schädigung der tiefen Leitvenen hin, so die Schwellungsneigung in der Knöchelregion, eine Corona phlebectatica oder die dermatologischen Symptome des chronisch-venösen Stauungssyndroms in perimalleolärer Lokalisation. Es sind auch typische Veränderungen der physikalischen Meßergebnisse festzustellen und bei der farbkodierten Duplex-Sonographie zeigen sich diskrete Rückstromsignale unter dem Waden*de*kompressionstest; alle Daten gelten aber erst von einem gewissen Schweregrad der antegraden Strömungsinsuffizienz an als diagnostische Kriterien. Die Phlebographie und vor allem die Phleboskopie erlauben dagegen eine Früherkennung. Für den

157

Chirurgen ergibt sich daraus die Konsequenz, den Eingriff bei einem dekompensierten Rezirkulationskreis von vornherein als komplette Sanierungsoperation des extrafaszialen Venensystems zu konzipieren. Die Belassung einer einzigen inkompetenten Verbindung zwischen den Venensystemen bringt den Patienten um die Chance, daß sich die Abstrombedingungen in den tiefen Venen wieder normalisieren; es resultierten eine Progredienz der sekundären Popliteal- und Femoralveneninsuffizienz und die Rezidivvarikose. Ohne jeden Zweifel sind das Risiko und die Belästigung des Patienten durch die moderne schmerzlose Phlebographie wesentlich geringer anzusetzen als durch eine Zweitoperation oder durch eine lebenslange konservative Nachbehandlung.

Der Patient kommt mit dem *Wunsch nach Heilung* seiner Krankheit, nach der Beseitigung seiner subjektiven Beschwerden zum Arzt. Er stellt aber auch Fragen zur Prognose, denn die Gespräche mit anderen Ärzten und mit Leidensgefährten haben oftmals recht unterschiedliche Meinungen ergeben. Vor allem herrscht über die Bedeutung einer Dekompensation von Rezirkulationskreisen noch vielerorts Unwissenheit. Nur aufgrund des Röntgenbildes ist eine umfassende Aufklärung des Patienten möglich, insbesondere was die Aussichten auf eine Heilung durch die baldige Operation oder eventuell fortbestehende Krankheitssymptome nach dem Eingriff angeht.

Der Venenchirurg muß einerseits seinem Auftrag nachkommen, die kranken Gefäßanteile im Rahmen der vorgegebenen Erfordernis zu entfernen; auf der anderen Seite wird sich auch beim medizinischen Laien mehr und mehr das Bewußtsein ausprägen, den *Eingriff auf das notwendige Maß* zu begrenzen. Die moderne Lehre von den Rezirkulationskreisen legt die Operationsweise fest, sie erlaubt weder Minima noch Maxima der Radikalität. Das Phlebogramm bietet dafür die diagnostische Grundlage und bleibt auch für spätere Rückfragen ein einzigartiges, *beweisendes Dokument.*

Die Aufstellung eines differenzierten Operationsplans erscheint im besonderen notwendig, wenn sich jüngere Chirurgen in das Gebiet einarbeiten. Aber auch der erfahrene Phlebologe kann sich schnell daran gewöhnen, *nach dem Röntgenbild zu operieren*; er wird auf die Vorteile, die sich aus der schnellen und verläßlichen Orientierung, aus der *Vorausschau* auf die zu erwartenden morphologischen Befunde und auf Anomalien ergeben, nicht mehr verzichten wollen. Das gilt in ganz besonderem Maße für die schwere Rezidivvarikose nach Operation oder Sklerosierung.

Auch bei den verschiedenen Krankheitsbildern der inkompletten Stammvarikose gelingt eine differenzierte Diagnostik nur aufgrund der Phlebographie. Insbesondere erscheinen die Ultraschall-Doppler-Strömungsmessung und die farbkodierte Duplex-Sonographie dafür in keiner Weise geeignet. Für jeden Patienten muß ein individueller Operationsplan erstellt werden. Dafür bietet das Phlebogramm die Grundlage. Je präziser die Fragestellung des Klinikers an den Röntgenologen ist, um so präziser wird auch der Röntgenologe die Fragen des Klinikers durch eine gezielte Darstellung der wichtigen Gefäßregionen beantworten können.

Erkennung einer Perforansinsuffizienz

Aszendierende Preßphlebographie

Die primäre Insuffizienz einer der zahlreichen Vv. perforantes kann als isoliertes Krankheitsbild oder in Kombination mit anderen venösen Abflußstörungen auftreten. Zur selektiven operativen Therapie ist eine *genaue Lokalisation* erforderlich. Dafür hat die aszendierende Preß- 205 phlebographie gegenüber anderen diagnostischen Maßnahmen den Vorteil der umfassenden Information über den morphologischen Zustand *aller* Bein- und Beckenvenen; außerdem wird der Befund dokumentiert.

Die bekannten klinischen und apparativen Methoden zur Erkennung einer Cockettschen Perforansinsuffizienz zeigen jeweils eine *Sensibilität bis 70%*. Auch die aszendierende Preßphlebographie hat keine höhere diagnostische Trefferquote und kann deshalb für diese Indikation nicht als Referenztest dienen. Die Ursache liegt in den komplizierten Strömungsbedingungen der Cockettschen Verbindungsvenen begründet. Die diagnostische Sicherheit wird durch die gleichzeitige Anwendung mehrerer Verfahren erhöht. In besonderen Fällen kann die *Varikographie* im Rahmen einer speziellen präoperativen Abklärung zur Anwendung kommen; in der Regel reicht aber die Aussage der aszendierenden Preßphlebographie unter Berücksichtigung der klinischen Daten für die Aufstellung des therapeutischen Konzepts aus, auch wenn sich einzelne Vv. perforantes nicht abgebildet haben.

Mit der farbkodierten Duplex-Sonographie gelingt es ebenfalls, die Cockettsche Perforansinsuffizienz darzustellen; als Suchtest scheint das Verfahren aber absolut ungeeignet.

Erkennung von Krankheiten des intrafaszialen Venensystems

Aszendierende Phlebographie und Preßphlebographie

253 Eine klassische Indikation zur Phlebographie besteht bei der Frühdiagnostik der *tiefen Bein- und Beckenvenenthrombose.* Hier hat sich die *routinemäßige Kombination mit der farbkodierten Duplex-Sonographie* bewährt, um weitere Aufschlüsse über die Beschaffenheit des Thrombus sowie über die Strukturen der Gefäßwand und der perivaskulären Gewebe zu erhalten. Allen anderen Untersuchungsmethoden, auch der B-Bild-Sonographie, kommt lediglich die Bedeutung von Screening-Tests zu.

Ohne entsprechende Behandlung kann die Phlebothrombose eine tödliche Lungenembolie verursachen. Der zu späte Einsatz einer adäquaten Therapie ergibt unbefriedigende Resultate und führt zum postthrombotischen Syndrom. Deshalb ist bei jedem Krankheitsverdacht – sei es aufgrund der klinischen Symptomatik oder aufgrund von physikalischen Meßergebnissen – die Anzeige zur sofortigen Röntgenuntersuchung gegeben. Erst aufgrund des Phlebogramms wird über die *optimale Behandlungsart* zu entscheiden sein. Die Bevorzugung einer Antikoagulation, einer Fibrinolyse oder einer Operation richtet sich nach den differenzierten hämodynamischen Bedingungen, die sich aus dem Röntgenbild ablesen lassen. Auch die Entscheidung, ob ein Patient mit Kompressionsverband mobilisiert oder – bei Beteiligung der Beckenvenen – immobilisiert werden muß, ist aufgrund der Phlebographie zu fällen. In jedem Fall bleibt dem Kliniker aber die Freiheit zur Auswahl seiner Behandlungsmethode nur innerhalb der ersten 8 Tage offen oder sogar weniger, danach nehmen die Aussichten auf eine vollständige Heilung schnell ab.

262
263

Die farbkodierte Duplex-Sonographie stellt in der Primärdiagnostik der tiefen Bein- und Beckenvenenthrombose keine Alternative zur Phlebographie dar; beide Verfahren haben zwar bezüglich des Nachweises einer klinisch relevanten Thrombose den gleichen Stellenwert, sonst ist ihre Bewertung aber unterschiedlich. Im *Phlebogramm* bilden sich auch das kleinste Gerinnsel in den Klappentaschen und ein nicht-obturierender Thrombus einwandfrei ab. Diese detaillierte Information kann im Sonogramm sehr leicht übersehen werden; einzelne Venenklappen sind damit nicht routinemäßig darzustellen, und Kollateralkreisläufe werden mit der farbkodierten Duplex-Sonographie überhaupt nicht erfaßt. Andererseits vermittelt die *Ultraschalluntersuchung* einen wichtigen Eindruck über die Beschaffenheit der Venenwand und der perivaskulären Strukturen. Über das *Alter des Thrombus* können mit der Sonographie annähernde Aussagen gemacht werden, demnach auch über seine unterschiedliche Zusammensetzung. Diese Aspekte der Primärdiagnostik führen zu der aktuellen Konzeption, die *beiden Verfahren simultan* anzuwenden. Dabei bringt es einen Vorteil, die Phlebographie vorzuziehen, um lange Suchaktionen mit dem Ultraschallgerät abzukürzen.

Die Fibrinolyse und die operative Thrombektomie müssen bezüglich ihrer Effektivität *kontrolliert* und dokumentiert werden. Das war bisher nur durch die Phlebographie möglich. Der Therapeut weiß, auf welches Gefäßgebiet es ihm speziell ankommt. Zur regionären Sekundärdiagnostik erscheint die farbkodierte Duplex-Sonographie absolut geeignet. Die *wiederholten* Kontrollphlebographien im Verlaufe einer Fibrinolyse gehören damit der Vergangenheit an.

Sobald die *Voraussetzungen* zur Durchführung einer Antikoagulation, einer Thrombolyse oder einer Operation wegen hohen Alters des Patienten, wegen schwerer Allgemeinkrankheiten oder aus anderen Gründen nicht gegeben sind, besteht auch kein Anlaß zur Phlebographie. Gegebenenfalls führt hier die farbkodierte Duplex-Sonographie zu einer ausreichenden Beurteilung. Andererseits gilt der röntgenologische Ausschluß eines *akuten venösen Kompressionssyndroms* als unabdingbare Voraussetzung für den Einsatz der invasiven therapeutischen Verfahren.

264

Indikationen zur Phlebographie bei Erkrankungen des tiefen Venensystems

Diagnostik der tiefen Beinvenenthrombose

Kontrolluntersuchungen während der Fibrinolyse

Differentialdiagnostik der venösen Kompressionssyndrome

Differentialdiagnostik bei lokalisierten Ödemen

Erkennung der sekundären Popliteal- und Femoralveneninsuffizienz (bei dekompensiertem primärem Rezirkulationskreis)

Differenzierte konservative und chirurgische Therapie des postthrombotischen Syndroms

Erkennung der primären Femoralklappeninsuffizienz

Präoperative Diagnostik von Gefäßtumoren

Gutachterliche Fragestellungen

Eine wichtige Indikation zur Phlebographie ist bei der Abklärung von unklaren chronischen Schwellungszuständen des Beins gegeben. Oftmals liegt ein *postthrombotisches Syndrom* vor. Die aszendierende Phlebographie erlaubt eine detaillierte Aussage über die venösen Abflußverhältnisse. Sie informiert den behandelnden Arzt über die Aus-
279 dehnung der postthrombotischen Veränderungen, den Grad der Rekanalisation und über die Funktion der Kollateralkreisläufe. Erst aufgrund einer umfassenden Diagnose mit Einbeziehung der klinischen Symptomatik, der Röntgenbefunde und der Ergebnisse von funktionellen physikalischen Messungen der venösen Hämodynamik läßt sich eine differenzierte konservative oder operative Therapie einleiten. Unter ungünstigen Bedingungen muß bei der Versorgung mit Kompressionsstrümpfen eine höhere Druckklasse gewählt werden als bei optimaler Rekanalisation. Im Stadium des postthrombotischen Spätsyndroms ist an die Möglichkeit chirurgischer Maßnahmen zu denken; hier erscheint die Phlebographie insbesondere zur
286 Abgrenzung einer *sekundären Stammvarikose* der V. saphena magna von der kompensatorischen Phlebektasie und zur Lokalisation insuffizienter Vv. perforantes indiziert.
334 *Kavernöse Hämangiome* kommunizieren oft mit dem tiefen Venensystem. Die Möglichkeit einer operativen Behandlung richtet sich nach Kaliber, Anzahl und Lokalisation der zu- und abführenden Gefäße; auf die präoperative Diagnostik mit der aszendierenden Phlebographie kann deshalb nicht verzichtet werden. Wenn die Punktion eines Tumorgefäßes möglich ist, empfiehlt sich die direkte Darstellung. Bei kombinierten Angiodysplasien
339 ist außerdem die *Arteriographie* angezeigt, um arteriovenöse Shunts, die sich eventuell für eine selektive Ligatur eignen, zu erkennen. Die Anwendung der digitalen Subtraktionstechnik bringt hier Vorteile.
361 Mitunter werden bei älteren Menschen *regressive Gefäßveränderungen* als Ursache von lokalisierten Schwellungszuständen des Beins aufgedeckt. Die *primäre Femoralveneninsuffizienz* des jüngeren Patienten kommt nur selten vor. Auch Tumoren der Gefäßwand gehören zu den ungewöhnlichen kasuistischen Beobachtungen. Bei einer Bestätigung der Diagnose durch die B-Bild- oder die Duplex-Sonographie wird die weiterführende Diagnostik notwendig.

In der *gutachterlichen Praxis* wird oft die Frage aufgeworfen, ob nach Einwirkung einer schädigenden Ursache objektive Veränderungen am tiefen Venensystem zurückgeblieben sind. Zur einge-henden Beurteilung darf auf die Phlebographie nicht verzichtet werden. Nachdem aber keine *kurative* Indikation vorliegt, muß die Aufklärung des Patienten über mögliche Komplikationen besonders aufmerksam und in Gegenwart eines Zeugen durchgeführt werden. Es empfiehlt sich auch, eine schriftliche Einwilligung in die Untersuchung einzuholen, denn als invasive Methode gehört die Phlebographie im Gutachterwesen nicht zu den duldungspflichtigen diagnostischen Maßnahmen.

Erkennung von Krankheiten der Beckenvenen und der unteren Hohlvene

Digitale Subtraktionsphlebographie, aszendierende Phlebographie, Einkreisungsphlebographie
Für die Röntgenuntersuchung bei Verdacht auf *Beckenvenenthrombose* gelten die gleichen Indikationen und Prinzipien wie bei der tiefen Beinvenenthrombose. Eine frühzeitige Diagnose ist erforderlich, um gegebenenfalls sofort die Fibrinolyse oder die Thrombektomie vornehmen zu können.

Bei einer ausgedehnten Bein- und Beckenvenenthrombose gelingt es nicht mehr, die gesamte pelvine Strombahn von einer Fußvene aus mit der aszendierenden Phlebographie darzustellen. Dem Chirurgen kommt es aber auf die Beurteilung des proximalen Thrombusschwanzes an, denn passa-
343 gere oder permanente *Filter* zur Prävention der Lungenembolie müssen mit Sicherheit kranial der Thrombusspitze positioniert werden. Hier hat die digitale Subtraktionsphlebographie entscheidende Vorteile gebracht. Gegebenenfalls bringt die *Einkreisungstechnik* verwertbare Befunde. In jedem Fall muß auch die gegenseitige Beckenstrombahn untersucht werden, erstens um eine Thrombose auszuschließen und dann zur einwandfreien Darstellung der V. cava inferior.

Die Beckenvenenthrombose weist verschiedene
264 *Verlaufstypen* auf. Die deszendierende Form ist möglichst einer operativen Behandlung zuzuführen, denn als Ursache findet sich mitunter ein mechanisches Abflußhindernis. Die Definition der deszendierenden Verlaufsart beruht allein auf der phlebographischen Diagnose.

Auch beim *postthrombotischen Beckenvenensyndrom* erscheint die Phlebographie angezeigt, um
354 die Indikation für einen gefäßchirurgischen Eingriff abzugrenzen. Bei einseitigem Verschluß mit schlechter Kollateralisation und chronischem Stauungsödem kommen die Cross-over-Plastik nach Palma oder andere rekonstruktive Opera-

Indikationen zur Phlebographie bei Erkrankungen der Beckenvenen und der unteren Hohlvene	Kontraindikationen zur Phlebographie
Diagnostik der akuten Beckenvenenthrombose Kontrolluntersuchungen während der Fibrinolyse Differentialdiagnostik der venösen Kompressionssyndrome Differenzierte Therapie des postthrombotischen Beckenvenensyndroms Organbezogene Diagnostik von Tumoren im Becken- und Retroperitonealraum Verletzungen Gutachterliche Fragestellungen	Unverträglichkeit des Kontrastmittels Fehlende therapeutische oder gutachterliche Konsequenz Schwere Allgemeinkrankheiten Hohes Lebensalter Gravidität Phlegmasia coerulea dolens Schwere periphere arterielle Durchblutungsstörung Schwere entzündliche Prozesse Schweres Lymphödem

tionsmethoden in Betracht. Die Indikation dazu muß neben dem Röntgenbefund auch die Werte der Venendruckmessung berücksichtigen.

Kontraindikationen

Sobald in der Vorgeschichte des Patienten eine *schwere allergische Reaktion* auf das Kontrastmittel bekannt ist, darf eine Zweituntersuchung auch unter therapeutischer Prophylaxe der Anaphylaxie nicht angesetzt werden; es besteht eine absolute Kontraindikation.

Die Erhebung der Anamnese bezüglich allergischer Komplikationen muß *differenziert* erfolgen. Nicht selten wird vom Patienten eine vagovasale Reaktion bei vorausgegangener Kontrastmitteluntersuchung fehlgedeutet. Vom Arzt sind auch Überlegungen bezüglich des *früher verwendeten Präparates* anzustellen; die nicht-ionischen Kontrastmittel mit ihrer minimalen Rate an Nebenwirkungen wurden erst nach 1985 eingeführt.

Der phlebologische Befund soll dem behandelnden Arzt dazu verhelfen, eine zweckmäßige therapeutische Entscheidung zu treffen. Wenn sich aus der Untersuchung voraussichtlich keine weiteren Aspekte hinsichtlich der Behandlung ergeben, dann entbehrt auch jede invasive diagnostische Maßnahme ihrer notwendigen strengen Indikation. Diese Bedingungen liegen oftmals bei Patienten mit *schweren Allgemeinkrankheiten* und im *hohen Lebensalter* vor, unter einem anderen Blickwinkel aber auch in der *Schwangerschaft*.

Schwere regionale Krankheiten im Bereiche der unteren Extremitäten können durch das mechanische Trauma der Venenpunktion und durch die Injektion des Kontrastmittels zu bedenklichen lokalen Komplikationen führen. Insbesondere erscheint die Phlebographie deshalb bei *arteriellen*

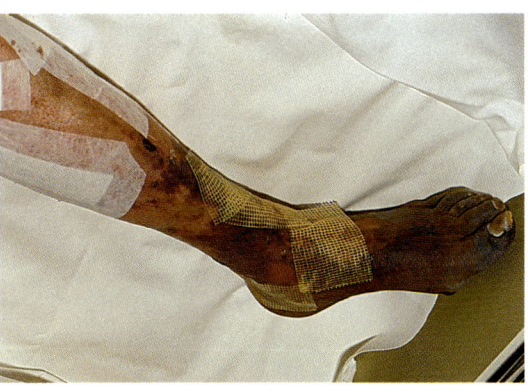

391. Phlegmasia coerulea dolens mit Übergang in venöse Gangrän. 67 jährige Frau mit metastasierendem Rektumkarzinom, 2 Wochen ante exitum. Pflasterverbände nach erfolgloser chirurgischer Intervention

Durchblutungsstörungen im fortgeschrittenen Stadium kontraindiziert.

391

Die *Phlegmasia coerulea dolens* entsteht durch einen thrombotischen Verschluß aller Leitvenen und führt zum Zusammenbruch der venösen Zirkulation. Ein injizierter Kontrastmittelbolus könnte nicht mehr abströmen und verursacht eine Endothelschädigung mit hohem Risiko zu lokalen Komplikationen. Die Phlebographie erscheint deshalb kontraindiziert, ebenso bei allen schweren *entzündlichen Prozessen*.

Das ausgeprägte *Lymphödem* kann durch die Punktionswunde der Kanüle richtungsgebend verschlimmert werden und eine langwierige Fistelbildung nach sich ziehen. Die Indikation zur Phlebographie muß deshalb besonders sorgfältig überprüft werden, insbesondere bezüglich der therapeutischen Konsequenzen.

Komplikationen der Phlebographie und ihre Behandlung

Bei der Verwendung der modernen nicht-ionischen Kontrastmittel und bei Beachtung der wichtigsten Grundsätze sind ernste Komplikation bei der Phlebographie sehr selten geworden (s. auch S. 52). Trotzdem muß der untersuchende Arzt jederzeit darauf vorbereitet sein und gegebenenfalls sofort eine fachgerechte Behandlung einleiten können. Bei allen schweren Zwischenfällen handelt es sich um anaphylaktische Reaktionen auf das *Kontrastmittel*. Eine andere Gruppe von Nebenwirkungen steht direkt oder indirekt mit der *Untersuchung* selbst in ursächlichem Zusammenhang. Hierzu gehören der orthostatische Kollaps, die vagovasale Synkope, die Thrombose der tiefen Bein- und Beckenvenen sowie die Thombophlebitis superficialis. Bei paravasaler Injektion können unter ungünstigen Bedingungen sogar Blasen und Hautnekrosen auftreten. Für die Praxis hat sich eine Unterteilung dieser Komplikationen in systemische und lokale Reaktionen bewährt.

Systemische Reaktionen

Zu den systemischen Komplikationen der Phlebographie zählen die anaphylaktischen Reaktionen auf das Kontrastmittel sowie die verschiedenen Formen der hypotonen Kreislaufstörungen. *Allergische Reaktionen* auf Arzneimittel lassen sich in verschiedene Formen unterteilen (Kerp u. Kasemir 1982). Die Nebenwirkungen des Kontrastmittels gehören dem anaphylaktischen Typ (Typ I) an. Als charakteristische Krankheitsbilder

Komplikationen der Phlebographie
Systemische Reaktionen
Anaphylaxie
Anaphylaktischer Schock
Urtikaria
Quincke-Ödem
Asthma bronchiale
Hypotone Kreislaufstörungen
Sympathikotone Form
Asympathikotone Form
Vagovasale Synkope
Thyreotoxische Reaktion
Lokale Reaktionen
Phlebothrombose
Thrombophlebitis
Gewebsentzündung durch Paravasat

Verhalten von Blutdruck und Puls bei systemischen Allgemeinreaktionen		
Kreislaufstörung	Blutdruck	Puls
Anaphylaktischer Schock	↓	↑
Sympathikotone Form	↘	↗
Asympathikotone Form	↓	→
Vagovasale Synkope	↓	↓

sind der anaphylaktische Schock, die Urtikaria, das Quincke-Ödem und das Asthma bronchiale bekannt.

Anaphylaktischer Schock

Nach jeder Kontrastmittelinjektion kann ein anaphylaktischer Schock auftreten und eine lebensbedrohliche Situation heraufbeschwören. Der Röntgenologe muß deshalb die Krankheitssymptome kennen und ohne Verzögerung auf eine zweckmäßige Therapie eingestellt sein.

Das Letalitätsrisiko bei den *ionischen* Kontrastmitteln zur Phlebographie wurde nach einer eigenen Sammelstatistik von Hach, Helmig, May und Schmitt im Jahre 1985 auf weniger als 1:86000 angegeben (S. 260); in zwei Fällen ließ sich ein anaphylaktischer Schock beobachten und erfolgreich behandeln. Die *nicht-ionischen* Kontrastmittel weisen nach Benness und Fischer (1989) sowie Katayama et al. (1990) eine um 1:5 geringere Rate an Komplikationen auf.

Vergleichende prospektive Studien zwischen ionischen und nicht-ionischen Kontrastmitteln sind aus ethischen Gründen nicht durchführbar. Genaue statistische Daten zum Letalitätsrisiko der nicht-ionischen Kontrastmittel lassen sich möglicherweise überhaupt nicht erheben. Nach Schmiedel (1987) erfordert die statistische Ermittlung von Unterschieden zwischen 1:75000 und 1:150000 bereits Untersuchungskollektive mit der Besetzung von 2 bis 3 Millionen, die praktisch nicht zu erbringen sind. Von Reiser (1988) wird das Risiko der letalen Komplikationen von Kontrastmitteluntersuchungen aufgrund von Angaben der Arzneimittelkommission der Deutschen Ärzteschaft auf 1:500000 (11/5,6 Millionen) eingeschätzt. Diesbezügliche Zahlen mit speziellem Bezug auf die Phlebographie sind nicht bekannt.

Pathogenese des anaphylaktischen Schocks
Der Anaphylaxie liegt eine *Immunreaktion vom Soforttyp* (Typ I) zugrunde. Der frühere Kontakt des Patienten mit dem Allergen hat zur Bildung von zellständigen Antikörpern geführt, die den Mastzellen und basophilen Granulozyten sowie den Thrombozyten angelagert sind. Mit ihnen bil-

Arzneimittelallergien (in Anlehnung an Kerp u. Kasemir 1982)		
Reaktionstyp der Allergie	Beispiel für Krankheitsbild	Beispiel für Arzneimittel
Soforttyp Anaphylaktischer Typ	Anaphylaktischer Schock	Kontrastmittel
(Typ I)	Urtikarielles Exanthem	
	Quincke-Ödem	
	Asthma bronchiale	
Cytotoxischer Typ (Typ II)	Hämolytische Anämie	Chinin
Arthus-Typ (Typ III)	Serumkrankheit	Heilserum
Spättyp (Typ IV)	Kontaktdermatitis	Chrom, Nickel

det das Kontrastmittel einen Antigen-Antikörper-Komplex. Dieser wiederum verursacht eine Schädigung seiner Zelle mit Freisetzung von Mediator-Substanzen, die das dramatische Krankheitsbild auslösen. Beim Menschen sind nach Kerp und Kasemir (1982) vier *Mediator-Stoffe* von Bedeutung, Histamin, die Slow Reacting Substance of Anaphylaxis (S. R. S.-A.), der Eosinophil Chemotactic Factor of Anaphylaxis (E. C. F.-A.) und der Platelet Activating Factor (P. A. F.).

Für die Entstehung des Schocks hat *Histamin* die größte Bedeutung. Es wird in den Granulaten der Mastzellen und der basophilen Granulozyten gespeichert. Seine pharmakologische Wirkung besteht in einer generalisierten Vasodilatation und Erhöhung der Kapillarpermeabilität; dadurch kommt es zum Plasmaverlust des zirkulierenden Bluts mit Hämokonzentration, Anstieg der Blutviskosität und Blutdruckabfall. Weiterhin verursacht Histamin eine Kontraktion der glatten Muskelzellen und löst damit Bronchospasmen aus.

Die Histaminreaktionen werden durch die Bindung des Moleküls an spezifische *H-Rezeptoren* bewirkt, die in nahezu allen Organen und Geweben vorkommen. Die H_1-Rezeptoren aktivieren das Inosit-Phosphat/Ca^{++}-Messenger-System (Beaven et al. 1987). Bei den durch H_2-Rezeptoren vermittelten Wirkungen gilt cAMP als „Second Messenger" für die zelluläre Signaltransduktion (Hegstrand et al. 1976). Über die H_3-Rezeptoren sind noch keine Einzelheiten bekannt (Arrang et al. 1987).

Manche Befunde weisen darauf hin, daß neben der Immunantwort auch *andere Interaktionen* des Kontrastmittels für Nebenwirkungen verantwortlich zu machen sind. In Betracht kommen die Aktivierung des Komplementsystems, Veränderungen der Permeabilität von Zellmembranen, Störungen des Elektrolytgleichgewichts durch Kalziumbindung oder auch direkte Einwirkungen auf das Zentralnervensystem.

Klinische Symptomatik des anaphylaktischen Schocks

Der anaphylaktische Schock bildet sich innerhalb weniger Minuten nach der Kontrastmittelinjektion aus. Er wird durch *uncharakteristische Prodromi* eingeleitet. Der Patient bemerkt einen Juckreiz am Kopf, an Handflächen und Fußsohlen, ein pelziges Gefühl im Bereich der Lippen und eine schwere Zunge (Stadium I). Dann treten innere Unruhe, aufsteigende Hitze, Beklemmungen und zunehmende Atemnot mit inspiratorischem Stridor auf. Schnell entwickelt sich ein *urtikarielles Exanthem* (Stadium II). Die plötzliche Weitstellung der peripheren arteriellen Strombahn und die Verminderung des Herzzeitvolumens bewirken einen massiven *Blutdruckabfall*. Der Zusammenbruch des Kreislaufs wird durch die Hypovolämie und Hämokonzentration sowie durch die Verengung der Lungenstrombahn beschleunigt. Der Patient sieht blaßgrau aus und ist mit kaltem Schweiß bedeckt. Die zentralen Reaktionen erscheinen verlangsamt; schließlich tritt *Bewußtlosigkeit* mit zerebralen Krämpfen und Stuhlentleerungen ein (Stadium III). Es kommt zum *manifesten Organversagen* (Stadium IV). Ohne Behandlung kann der Verlauf einen letalen Ausgang durch zentralen Atemstillstand nehmen.

Die Diagnose muß sofort aufgrund des klinischen Bildes gestellt werden. Ein erster und wichtiger Hinweis ist dabei der *schnelle und flache Puls* mit Frequenzen bis 200/min. Zu beachten bleibt, daß Patienten mit koronarer Herzkrankheit manchmal keine Tachykardie entwickeln.

Die anaphylaktische Reaktion auf Kontrastmittel kann auch mit *akuter Atemnot* beginnen. Differentialdiagnostisch ist dabei der Asthmaanfall mit exspiratorischem Stridor von einem Larynxödem mit inspiratorischem Stridor zu unterscheiden. Die ödematösen Verquellungen reichen in seltenen Fällen bis in die Bronchien hinein, verursachen Diffusionsstörungen der Lungen und dramatisieren das akute Krankheitsbild.

Selten wird die *zerebrale Verlaufsform* des anaphylaktischen Schocks beobachtet. Infolge eines akuten Hirnödems oder direkter chemotoxischer Einwirkungen treten heftiges Erbrechen und Kopfschmerzen, dann bald auch Bewußtlosigkeit und generalisierte Krämpfe auf.

Bauchkrämpfe und Erbrechen sind bei einer vorherrschenden *abdominellen Symptomatik* typisch.

Therapie des anaphylaktischen Schocks

Die erste Maßnahme zur Behandlung des anaphylaktischen Schocks besteht in der sofortigen *Anlegung eines sicheren peripheren venösen Zugangs* durch eine Plastikverweilkanüle (Braunüle). Wenn die peripheren Venen schon kollabiert sind, kommt die Punktion der V. jugularis externa oder interna oder der V. femoralis communis in Betracht, am besten gleich mit Einführung eines zentralen Venenkatheters. Zuletzt steht auch die V. subclavia zur Verfügung.

Auf jeden Fall bleibt die Phlebographie-Kanüle am Fuß zunächst liegen, um notfalls Medikamente hierüber applizieren zu können. Sobald die Vene aber im Schockzustand kollabiert, besteht die Gefahr einer Perforation der scharfen Nadelspitze durch die Gefäßwand. Außerdem ist das Lumen der üblichen Phlebographiekanülen für eine Notfalltherapie zu klein. Weiterhin ist zu bedenken, daß alle Medikamente mit einem geringen Flüssigkeitsvolumen in der peripheren Strombahn liegenbleiben, daß sie demzufolge nicht oder nur sehr verzögert zur Wirkung kommen und dann mit Erholung der Kreislaufsituation eine Überdosierung auslösen.

Die *Volumentherapie* beginnt mit einer Hochlagerung der unteren Extremitäten auf die Fußbank der Angioplatte im Sinne der Autotransfusion. Zum Ersatz des hypovolämischen Defizits kommen zunächst einmal die schnelle Infusion von 500–1000 ml kristalloider Lösung und dann von

---

Therapie des anaphylaktischen Schocks auf Kontrastmittelinjektion

Flachlagerung des Patienten; Anlegung des venösen Zugangs mit großkalibriger Verweilkanüle.

Suprarenin; Injektion von 1/2–1 ml der 1:10 verdünnten Lösung Suprarenin; gegebenenfalls Wiederholung nach 2–10 min.

Ringer-Lösung; schnelle Infusion von 500–1000 ml.

Plasmasteril; schnelle Infusion von 500 ml und mehr.

Urbason solubile forte 1000; intravenöse Injektion des mit 10 ml Aqua destillata aufgelösten Inhalts von 1 Ampulle.

Dopamin-Nattermann; Dauerinfusion von 1 Ampulle Dopamin zu 50 mg/10 ml in 250 ml Infusionslösung; Tropfgeschwindigkeit 20–40/min oder mehr mit Erhaltung des systolischen Blutdrucks auf 80 mm Hg.

Kardiopulmonale Reanimation; ggfs. vorrangig.

Plasmasubstituten in Betracht. Es handelt sich dabei um Polypeptid-Lösungen wie Haemaccel oder Gelifundol. Günstiger und effektiver wirken sich beim anaphylaktischen Schock aber die *Plasmaexpander* aus. Dazu gehört Hydroxylstärke wie beispielsweise Plasmasteril oder Expafusin.

Bei hämodynamischem Herzstillstand muß sofort die *kardiopulmonale Reanimation* einsetzen. Eine erste Maßnahme ist der präkordiale Faustschlag. Zur extrakorporalen Herzmassage wechseln bei der Ein-Helfer-Technik zwei Luftinsufflationen mit 15 sternalen Kompressionen ab, bei der Zwei-Helfer-Technik eine Atemphase mit fünf Herzmassagen. Die Beatmung erfolgt Mund-zu-Nase oder über einen Ambu-Beutel mit Maske, der an einer Sauerstoff-Notfallflasche anzuschließen ist. Die günstigsten Bedingungen sind natürlich durch die Intubation zu erreichen. Die Abpufferung einer Azidose nach Kreislaufstillstand wird heute nur noch anhand der Blutgasanalyse im Krankenhaus vorgenommen.

Zu den wichtigsten Maßnahmen beim Schock gehört die Beeinflussung der Kreislaufsituation durch *Adrenalin*. Für die intravenöse Injektion wird eine Ampulle Suprarenin mit physiologischer Kochsalzlösung auf das Zehnfache verdünnt und davon 1/2 bis 1 ml intravenös verabfolgt. Es steht aber auch die Fertigampulle zur Verfügung. Die Injektionen können in Abständen von 2 bis 3 Minuten des öfteren wiederholt werden. Dabei sind der Blutdruck und die Herzaktion zu überwachen; bei Überdosierung treten Rhythmusstörungen auf. Adrenalin gilt beim anaphylaktischen Schock als Mittel der Wahl und wirkt oftmals lebensrettend. Es hat auch einen starken broncholytischen Effekt.

Nach Anstieg des Blutdrucks auf meßbare Werte und Volumensubstitution empfiehlt sich nach Gersmeyer und Yasargil (1978) die Fortsetzung der Schocktherapie mit *Dopamin*, einer biologischen Vorstufe von Adrenalin. Am besten erfolgt die Dosierung mittels des Perfusors oder Infusomaten. Für den Notfall steht die Dauertropfinfusion zur Verfügung. Dazu wird beispielsweise 1 Ampulle Dopamin-Nattermann zu 50 mg in 250 ml isotoner Kochsalzlösung aufgelöst und die Tropfgeschwindigkeit nach dem Blutdruck reguliert. Eine mittlere Dosierung von 200 µg/min wird durch 20 Tropfen/min ereicht; diese Dosis kann im Bedarfsfall auf das Doppelte und das Dreifache, in extremen Situationen sogar um ein Mehrfaches gesteigert werden. Als Alternative für die hohe Dosierung bietet sich die *Kombination von Dopamin mit Noradrenalin* an. Hierfür werden

1 Ampulle Arterenol zu 1 ml zusammen mit 10 ml Dopamin-Nattermann in einer Infusionsflasche mit 250 ml physiologischer Kochsalzlösung unter Kontrolle des Blutdrucks mit entsprechender Tropfenfolge intravenös gegeben.

Als antiallergische Therapie des anaphylaktischen Schocks hat sich die intravenöse Applikation von *Corticosteroiden* bewährt. Als adäquate Dosen sind 1000 mg Methylprednisolon (1 Ampulle Urbason solubile forte 1000) oder 1000 mg Prednisolon (Soludecortin 1000) zu empfehlen. Die Fortecortin-100-Mono-Fertigspritze steht gebrauchsfertig zur Verfügung. Die Wirkung der Corticosteroide setzt erst nach etwa 15 Minuten ein, so daß Adrenalin mit seinem Soforteffekt vorher gegeben werden muß.

Antihistamine haben einen noch langsameren Wirkungseintritt als Corticosteroide. Im Schockzustand gehören sie deshalb nicht zur Soforttherapie, sondern in eine spätere Behandlungsphase.

Die *zerebrale Verlaufsform* der schweren anaphylaktischen Reaktion entsteht durch eine direkte chemotoxische Einwirkung des Kontrastmittels auf das Zentralnervensystem oder durch ein Hirnödem. Hier muß so früh wie möglich eine *diuretische Behandlung* einsetzen. Dazu werden 20 bis 40 mg *Furosemid* (1 bis 2 Ampullen Lasix) intravenös gegeben. Die sofortige Verabfolgung von Diuretika in hoher Dosierung erfordern auch das Lungenödem und das Larynxödem.

Bei zerebralen Krampfanfällen und schweren Unruhezuständen darf die Therapie mit *Diazepam* (Valium 10) eingeleitet werden. Unter Kontrolle der Atmung erhält der Patient je nach Wirkung 5 bis 10 bis 20 mg intravenös.

Reihenfolge der therapeutischen Maßnahmen beim anaphylaktischen Schock

Die dramatische Situation eines anaphylaktischen Schocks ist nur dann erfolgreich zu bestehen, wenn der Arzt *die Ruhe bewahrt* und die Übersicht behält. Nur in einer sachlichen Atmosphäre werden die Assistenten ihre Aufträge umgehend befolgen und Fehler vermeiden können. Auch ohne persönliche Erfahrung in der Intensivmedizin sind die vorgeschlagenen Maßnahmen einfach und konsequent durchzuführen.

Sobald während oder im Anschluß an die Phlebographie vom Patienten verdächtige Allgemeinreaktionen geäußert werden, ist die Untersuchung abzubrechen. Der Röntgentisch wird in die horizontale Position gefahren. Der *kleine schnelle Puls* mit mehr als 120 Schlägen/min weist auf eine drohende Gefahr hin. Die Phlebographiekanüle am

Fuß und ihr Infusionsschlauch werden belassen. Ohne Verzögerung legt der Arzt eine Staubinde am Arm an und sichert den venösen Zugang mit einer möglichst dicken Braunüle.

Wenn der *Blutdruck* signifikant abfällt, erfolgt sofort die Injektion von 1/2 bis 1 ml der 1:10 verdünnten Lösung *Suprarenin.* Über die Plastikverweilkanüle läuft anschließend die Infusion mit Plasmasteril rasch ein. Bis der Blutdruck auf Werte um 80 mm Hg ansteigt, werden die Adrenalininjektionen in Abständen von jeweils 3 Minuten wiederholt. Dabei ist auf Herzrhythmusstörungen zu achten.

Inzwischen hat eine zweite Assistentin den Hemdkragen des Patienten weit geöffnet und gegebenenfalls die Zahnprothesen aus dem Mund entfernt. Die Beine wurden auf das Fußbrett der Angioplatte angehoben. Die Assistentin ruft den *Rettungsdienst* (Notarzt) für den Transport zum Krankenhaus herbei.

Während der Infusionstherapie wird die Notfallbehandlung fortgesetzt. Der Patient erhält eine Ampulle *Urbason solubile forte 1000* und Sauerstoffatmung aus einer Notfallflasche. Bei zerebralen Krämpfen erfolgt jetzt auch die Applikation von 10 mg *Valium* intravenös und gegebenenfalls von Lasix.

Auf dem Röntgentisch kann die kardiopulmonale Reanimation sofort einsetzen. Der Arzt führt die Herzmassage, der Assistent die Beatmung im Rhythmus 5:1 durch.

Eine *Intubation* soll bei Atemstillstand nur dann vom Arzt vorgenommen werden, wenn er die Technik sicher beherrscht. Gerade im Notfall ist die Einführung eines Trachealtubus außerordentlich schwierig durchzuführen. Die Apnoe wird durch Maskenbeatmung mit dem Atembeutel oder durch Mund-zu-Nasen-Beatmung überbrückt.

Der anaphylaktische Schock kann in den folgenden Stunden rezidivieren. Der Patient muß deshalb mindestens 24 Stunden lang auf einer *Intensivabteilung* stationär überwacht werden. Der Arzt begleitet den Transport zum Krankenhaus mit den erforderlichen Medikamenten. Dabei soll die Dopamin-Infusion gegebenenfalls mit langsamer Tropfenfolge angeschlossen bleiben.

Prophylaxe des anaphylaktischen Schocks

Die Prophylaxe von anaphylaktischen Reaktionen beginnt mit der Erhebung einer gezielten Anamnese, insbesondere mit der Frage nach einer allergischen Diathese und nach der Verträglichkeit vorausgegangener Kontrastmittelinjektionen. Bei gefährdeten Patienten wird eine *Verweilkanüle* in die Armvene an der radialen Seite des Unterarms eingeführt. Der Patient erhält 15 Minuten vor der Untersuchung eine Ampulle Urbason solubile forte 1000 intravenös. Empfehlenswert sind außerdem H_1-Antagonisten als *Fenistil* und H_2-Antagonisten als *Tagamet;* je nach Körpergewicht (<45 kg; 45–90 kg; >90 kg) werden 1–2–3 Ampullen von jedem Medikament über mindestens 2 Minuten langsam intravenös verabfolgt. Durch einen Block mit heparinisierter Kochsalzlösung (5000 Einheiten *Heparin* auf 100 ml physiologische Kochsalzlösung) bleibt die Kanüle offen. Nach probatorischer Injektion von 2 ml Kontrastmittel in die Armvene überwacht der Arzt 2 bis

3 Minuten lang die Reaktion des Patienten. Eine schwere Anaphylaxie wird sich schon innerhalb dieser kurzen Zeit ankündigen. Zu beachten ist aber, daß die allergische Reaktion *unabhängig* von der Dosis abläuft. Bei der Probeinjektion in die Kanüle zur Phlebographie kann der Abfluß infolge der Venenkrankheit stark verzögert sein.

Der untersuchende Arzt muß *auf die Möglichkeit* eines anaphylaktischen Schocks *vorbereitet* sein. Die notwendigen Geräte und Medikamente werden für sich allein in einer leicht zugänglichen Schublade untergebracht und in bestimmten Zeitabständen kontrolliert, beziehungsweise ausgetauscht. Es empfiehlt sich auch, ein Behandlungsschema an sichtbarer Stelle anzubringen.

Ratsam erscheint, das medizinische Personal auf den Ernstfall vorzubereiten und in der Handhabung der Geräte zu unterweisen. *Übungen* eines simulierten Notfalls sind von Zeit zu Zeit angebracht.

Notfall-Instrumentarium für den schweren Kontrastmittelzwischenfall

Stethoskop und Blutdruckgerät
Stauschlauch
Guedel-Tubus, Safran-Tubus
Beatmungsbeutel und Beatmungsmasken
Intubationsbesteck und Beatmungsgerätschaft
Verweilkanülen und Infusionsbesteck
Infusionsständer und Druckmanschette

Empfehlenswerter Arzneimittelvorrat für den anaphylaktischen Schock

Plasmaexpander
  Plasmasteril (2 Flaschen zu 500 ml) und 2 Infusionsbestecke
Kreislaufmittel
  Suprarenin (Adrenalin=Epinephrin; 1 OP mit 10 Ampullen zu 1 ml)
  Dopamin-Nattermann (Ampullen zu 10 ml mit 50 mg)
Corticosteroide
  Urbason solubile forte 1000 (Methylprednisolon; 2 Flaschen mit Ampullen Aqua dest. zu 10 ml)
H_1-Antagonisten
  Fenistil (Dimetinden 4 mg; 1 OP mit 5 Ampullen zu 4 ml)
H_2-Antagonisten
  Tagamet (Cimetidin 200 mg; 1 OP mit 10 Ampullen zu 2 ml)
Broncholytika
  Euphyllin 0,24 (Theophyllin 240 mg; 1 OP mit 5 Ampullen zu 10 ml)
Diuretika
  Lasix (Furosemid 40 mg; 1 OP mit 5 Ampullen zu 4 ml)
Sedativa
  Valium 10 (Diazepam 10 mg; 1 OP mit 5 Ampullen zu 2 ml)

Urtikarielles Exanthem

In etwa 1 % der Fälle tritt auf die Kontrastmittelinjektion eine Urtikaria mit bevorzugter Lokalisation an der oberen Körperhälfte auf. Die Effloreszenzen fließen zu größeren Plaques zusammen und jucken stark. Zuweilen klagt der Patient über eine leichte Übelkeit. Brennen, Jucken, Schnupfen, Niesen und Husten weisen auf eine Beteiligung der Schleimhäute hin. Die Augen tränen, die Augenbindehäute sind gerötet.

Zur *Behandlung* der leichten allergischen Haut- und Schleimhautreaktionen reicht in der Regel die Injektion von 10 bis 20 ml *Calcium gluconicum* (10 % ig) aus, beispielsweise als Calcium Horm. Bei digitalisierten Patienten besteht für Calcium eine Kontraindikation.

Als Therapie der Wahl gilt die Verabfolgung von H_1-Antagonisten wie Dimetinden *(Fenistil);* je nach Körpergewicht werden 1–2–3 Ampullen langsam intravenös gegeben. Zu erwägen bleibt die Kombination mit einem H_2-Antagonisten *(Tagamet)* in entsprechender Dosierung.

In schweren Fällen ist die Verabreichung eines Corticosteroids erforderlich. Als adäquate Dosen sind 40 bis 120 mg Methylprednisolon (1 bis 3 Ampullen *Urbason solubile*) oder 60 bis 180 mg 16-Methylenprednisolon *(Decortilen solubile)* zu empfehlen. Die Wirkung setzt nach etwa 15 Minuten ein. Der starke Juckreiz des Exanthems und der Augenbindehautentzündung kann durch Auflagen mit kaltem Wasser gelindert werden.

Therapie der urtikariellen Haut- und Schleimhautreaktionen

Calcium Horm
    10–20 ml 10 % ige Lösung intravenös (cave Digitalis)
Fenistil
    4–8–12 mg entsprechend 1 bis 3 Ampullen langsam
    intravenös
Tagamet
    200–400–600 mg entsprechend 1 bis 3 Ampullen
    langsam intravenös
Urbason solubile
    40–120 mg Methylprednisolon entsprechend 1 bis
    3 Ampullen intravenös
Umschläge mit eiskaltem Wasser

Therapie des Quincke- und Larynx-Ödems auf Kontrastmittelinjektion

Urbason solubile forte 1000
    1000 mg Methylprednisolon entsprechend 1 Ampulle
    intravenös
Fenistil
    4–8–12 mg Dimetinden entsprechend 1 bis 3
    Ampullen langsam intravenös
Tagamet
    200–400–600 mg Cimetidin entsprechend 1 bis 3
    Ampullen langsam intravenös
Calcium Horm
    10–20 ml der 10 % igen Lösung intravenös (cave
    Digitalis)
Lasix
    20–40 mg Furosemid entsprechend 1 bis 2 Ampullen
    langsam intravenös; Wiederholung möglich
Valium 10
    5–10 mg Diazepam entsprechend 1/2 bis 1 Ampulle
    langsam intravenös
Sauerstoff-Insufflation
Einweisung in Klinik

Ein Hitzegefühl im Gesicht, an Händen und Zunge, im Genitalbereich oder in anderen Körperregionen wird bei den nicht-ionischen Kontrastmitteln nur noch selten beobachtet. Es beruht auf einer pharmakologischen Wirkung des Präparats im Sinne der Gefäßdilatation und darf nicht mit einer allergischen Reaktion verwechselt werden.

Quincke-Ödem

Das umschriebene Quincke-Ödem kann an allen Körperregionen auftreten. Lebensgefährlich ist die Beteiligung des *Larynx,* was sich durch eine zunehmende Dyspnoe mit inspiratorischem Stridor zu erkennen gibt. Die lebensbedrohliche Situation erfordert den Einsatz einer energischen Therapie. Sofort werden *Corticosteroide* in hoher Dosierung injiziert, beispielsweise Methylprednisolon (1 Ampulle *Urbason solubile forte 1000*) sowie von 1 bis 2 Ampullen Calciumglukonat 10 % ig. Außerdem erhält der Patient je 1–2–3 Ampullen Dimetinden *(Fenistil)* sowie Cimetidin *(Tagamet).* Gleichzeitig muß sofort ein stark wirkendes *Diuretikum* verabreicht werden. Am besten erscheinen hier 20 bis 40 mg Furosemid (1 bis 2 Ampullen *Lasix)* geeignet. Die intravenöse Injektion soll dabei nicht schneller als 4 mg/min vorgenommen werden. – Bei starker Unruhe ist durch 5 bis 10 mg Diazepam (1/2 bis 1 Ampulle *Valium 10* intravenös) eine Sedierung zu erreichen.

Bei einem Larynxödem muß der Patient mit dem Notarztwagen stationär eingewiesen und intensivmedizinisch überwacht werden. Es besteht die Möglichkeit des Rezidivs.

Therapie des Asthmaanfalls auf Kontrastmittelinjektion

Aufsetzen des Patienten
Calcium Horm
    10–20 ml der 10 % igen Lösung langsam intravenös
    (cave Digitalis)
Euphyllin
    240 mg Theophyllin entsprechend 1 Ampulle zu
    10 ml intravenös; bei schwerem Anfall bis zu 6
    Ampullen in Infusion von 250 ml physiologischer
    NaCl-Lösung eintropfen lassen
Urbason solubile
    40 mg Methylprednisolon entsprechend 1 Ampulle
    intravenös
Sauerstoff-Inhalation

Asthma bronchiale

Bei prädisponierten Patienten kann durch die Kontrastmittelinjektion, aber auch durch psychische Einflüsse ein Asthmaanfall ausgelöst werden. Die Diagnose bereitet keine Schwierigkeiten. Durch den Bronchospasmus entsteht plötzlich eine schwere Atemnot mit exspiratorischem Stridor und Sekretion eines zähen, glasigen Schleims. Vor der Einleitung einer speziellen Therapie ist daran zu denken, daß sich der *Patient aufrichten* und mit den Armen abstützen muß, um genügend Luft zu bekommen. Beengende Kleidungsstücke sind zu entfernen. Zunächst werden 10 ml *Calcium gluconicum* 10 % ig (Calcium Horm, Calcium Thilo) und Theophyllin (1 Ampulle *Euphyllin* mit

Empfehlenswerter Arzneimittelvorrat für leichte Zwischenfälle bei der Phlebographie
Kristalloide Lösung   Ringer (2 Flaschen zu 500 ml) und Infusionsbestecke

Plasmasubstitute
  Gelifundol (2 Flaschen zu 500 ml) und
  Infusionsbestecke

Trägerlösung für Medikamente
  Isotone Kochsalzlösung 0,9 % Braun (2 Flaschen zu
  250 ml)

Kreislaufmittel   Effortil (Etilefrin 10 mg; 1 OP mit 6 Ampullen zu 1 ml)

Antihistaminika
  Fenistil (Dimetinden) 4 mg; 1 OP mit 5 Ampullen zu
  4 ml
  Tagamet (Cimetidin) 200 mg; 1 OP mit 10 Ampullen
  zu 2 ml
  Calcium Horm (Calciumgluconal 10 %; 1 OP mit
  5 Ampullen zu 10 ml)

Corticosteroide
  Urbason solubile 40 mg (Methylprednisolon 40 mg;
  1 OP mit 3 Ampullen und Lösungsmittel)

Broncholytika
  Euphyllin 0,24 (Theophyllin 240 mg; 1 OP mit 5
  Ampullen zu 10 ml)
  Bricanyl (Terbutalinsulfat 0,5 mg; 1 OP mit
  10 Ampullen zu 1 ml)
  Berotec Dosier-Aerosol (Fenoterol-Dosier-Aerosol)
  0,2 mg

0,24 g zu 10 ml) langsam intravenös verabfolgt. Der schwere Anfall läßt sich durch eine höhere Dosierung von Theopyllin meistens bald kupieren; dazu werden 6 Ampullen Euphyllin 0,24 zu 10 ml als Tropfinfusion in 250 ml Flüssigkeit appliziert. Die Injektion von Corticosteroiden, zum Beispiel *Urbason solubile* mit 40 mg Methylprednisolon, wirkt sich nach 10 bis 15 Minuten aus. Weiterhin erhält der Patient 1/2–1 Ampulle Terbutalinsulfat *(Bricanyl)* als subkutane Injektion. Ein schneller Effekt ist auch durch die Anwendung eines Dosier-Aerosols wie *Berotec* mit dem Wirkstoff Fenoterol zu erwarten.

Funktionelle hypotone Kreislaufstörungen

Kreislaufregulationsstörungen kommen bei der Phlebographie in 0,5 %–1 % der Fälle vor. Sie sind nahezu immer auf vagovasale Synkopen zurückzuführen. Die Kontrastmittelinjektion in eine Vene bewirkt keinen Blutdruckabfall, im Gegensatz zur intraarteriellen Applikation, die eine starke Vasodilatation zur Folge hat. Oftmals tritt eine Ohnmacht schon vor der Einbringung des Kontrastmit-

tels in die Vene auf; ein kausaler Zusammenhang ist dann natürlich mit Sicherheit auszuschließen.

Die hypotonen Kreislaufstörungen lassen *drei Formen* unterscheiden, die durch das typische Verhalten von Blutdruck und Puls leicht gegeneinander abzugrenzen sind. Der Radiologe muß sie kennen, um sie vom anaphylaktischen Schock zu differenzieren und um sie zu behandeln.

Sympathikotone Form

Die Patienten geben eine Neigung zu hypotonen Kreislaufstörungen schon in der *Anamnese* an. Sie klagen über Leistungsschwäche, Müdigkeit und Wetterfühligkeit. Bei besonderen Belastungen körperlicher, psychischer oder klimatischer Art kommen Schwindelzustände hinzu, die bis zur Ohnmacht führen.

Besonders ungünstig wirkt sich die *Orthostase* bei Patienten mit einer schweren Varikose aus. Im Stehen können bis zu zwei Liter Blut in den erweiterten Gefäßen der unteren Extremität versacken und damit der aktuellen Zirkulation entzogen werden. Dadurch sinkt das Schlagvolumen des Herzens bis auf 60 % ab; die Herzfrequenz steigt an, Blutdruck und Blutdruckamplitude fallen langsam und kontinuierlich auf kaum meßbare Werte ab (Siegenthaler u. Veragut 1970). Schließlich tritt der *Kollaps* ein. Der Patient ist nicht mehr ansprechbar, aschfahl und mit kaltem Schweiß bedeckt.

Bei *Flachlagerung* normalisieren sich die Kreislaufverhältnisse schnell wieder. Eine Tasse schwarzer Kaffee beschleunigt die Erholung. Nur ausnahmsweise sind die Volumensubstitution durch Plasmaexpander wie Plasmafundin und die Behandlung mit Kreislaufmitteln wie *Effortil* oder *Novadral* (jeweils 1 Ampulle intramuskulär beziehungsweise subkutan) notwendig. Gegebenenfalls wird die Phlebographie von vornherein nicht in schräger Position, sondern fast im Liegen durchgeführt.

Asympathikotone Form

Die asympathikotone oder hypodyname Form der hypotonen Kreislaufstörung kommt nur selten vor. Primär tritt sie als *Shy-Drager-Syndrom* in Erscheinung und wurde in der Weltliteratur bisher in etwa hundert Fällen beschrieben (Gersmeyer u. Yarsagil 1978). Als sekundäre Komplikation ist sie zunächst bei schweren *neurologischen Krankheiten* mit Ausfall der Sympathikuszentren im Rahmen der Polyneuritis, Polyradikulitis, Tabes dorsalis und anderen Krankheitsbildern anzutreffen. Unter orthostatischen Bedingungen fällt der Blutdruck ab, während die Pulsfrequenz gleichbleibt oder geringfügig zunimmt.

Vagovasale Synkope

Von großer praktischer Bedeutung ist die vagovasale Synkope, im Volksmund die *Ohnmacht.* Sie entsteht aus verschiedenen Anlässen, durch Angst und Schreck, nach längerem Stehen, durch die Konfrontation mit medizinischen Instrumenten, mit Spritzen und Blut, ja allein schon durch die Vorstellung von diagnostischen Eingriffen und Operationen. Andere auslösende Ursachen sind ein heftiger Peritonealreiz, der Boxschlag auf den Solarplexus und akute Schmerzzustände.

Der Patient wird bei der vagovasalen Synkope leichenblaß, seine Haut ist kalt und schweißbedeckt. Er äußert sich noch über die drohende Ohnmacht, reagiert dann aber nicht mehr auf äußere Reize und kollabiert. Die richtige Diagnose ergibt sich aus der *langsamen Pulsfrequenz bei Hypotonie.*

In Horizontallage kommt der Patient nach der vagovasalen Synkope sofort wieder zu sich. Er bleibt aber noch für 1 Stunde oder länger kreislaufstabil und sollte deshalb in einem ruhigen Zimmer des Instituts bei guter Belüftung flach liegen. Dabei bedarf er der Überwachung durch Blickkontakt mit einer Assistentin, die auch gelegentlich den Blutdruck und den Puls zu überprüfen hat.

Eine vagovasale Synkope kann prinzipiell jeden Menschen betreffen. Im besonderen Maße sind aber junge Patienten gefährdet. Deshalb bedarf auch die *Vorbereitung zur Phlebographie* einer umsichtigen Gestaltung. Vor allem sind längeres Stehen in einem überfüllten und überwärmten Wartebereich zu vermeiden. Die Information über den Ablauf der Untersuchung kann einer geeigneten Mitarbeiterin überlassen werden. Das Gespräch muß dabei ohne jeden Zeitdruck und ohne jedes Gefühl der Hektik ablaufen. In einer vertrauensvollen Atmosphäre verliert der Patient seine Angst; er nimmt dann die Aufklärung durch den Arzt sachlich entgegen.

Eine wichtige Voraussetzung zur Vermeidung der vagovasalen Reaktion sind die *begleitenden Umstände.* Der Untersuchungsraum sollte groß, hell und gut belüftet sein. Instrumente, Katheter und Apparate, die nicht zur Phlebographie gehören, braucht der Patient nicht zu sehen. Die Ordnung im Untersuchungsraum vermittelt auch das Gefühl der individuellen Zuwendung.

Beim Fußbad in der Umkleidungskabine darf nicht das Gefühl der Enge aufkommen. Wenn sich wirklich einmal die Notwendigkeit des längeren Aufenthaltes in dem kleinen Raum ergibt, dann wird ein vermittelndes Wort zum Verständnis führen. Es ist auch auf die Ablegung von beengenden und sehr warmen Kleidungsstücken zu achten. Sobald der Patient den Eindruck gewinnt, daß alle Mitarbeiter über die notwendige Erfahrung verfügen und eine zügige Durchführung des Programms anstreben, wird er sich in der Atmosphäre einer sorgfältigen Routine geborgen fühlen.

Jedem Arzt kann es passieren, daß die Punktion einer Vene am Fuß mit zwei bis drei Versuchen nicht gelingt. In diesem Fall ist besser ein neuer Termin anzusetzen. Die phlebographische Untersuchung soll schnell und zielstrebig erfolgen. Normalerweise kann sie innerhalb von zwei bis drei Minuten ablaufen; sind darüber hinaus noch weitere Aufnahmen anzufertigen, dann empfiehlt es sich, den Patienten für kurze Zeit in die Horizontallage zu bringen und dann erst mit dem Untersuchungsgang fortzufahren.

Differentialdiagnostische Betrachtungen der systemischen Kreislaufregulationsstörungen bei Phlebographie

Die *sympathikotone Form* der hypotonen Kreislaufregulationsstörung führt unter orthostatischer Belastung erst nach einer längeren Zeitspanne, nach fünf bis zehn Minuten oder noch später, zum Kollaps. Diese Voraussetzungen kommen bei der Phlebographie in der entspannten Hängelage praktisch nicht vor. Der *anaphylaktische Schock* zeigt neben den schweren Kreislaufstörungen meistens noch andere Symptome der Allergie wie Urtikaria, Gesichtsödem oder eine stridoröse Atemnot.

Im Falle der *sekundären asympathikotonen Hypotonie* ist anzunehmen, daß der Röntgenologe über die Existenz der schweren neurologischen Grundkrankheit orientiert wurde. Beim Kollaps ist die Pulsfrequenz gegenüber der Norm nicht oder nur geringfügig gesteigert.

Demnach gilt für die Praxis der Grundsatz, daß jede schwere Kreislaufstörung mit einem kleinen, schnellen Puls, die kurz nach der Kontrastmittelinjektion auftritt, zunächst als anaphylaktische Reaktion anzusehen und in entsprechender Weise zu behandeln ist. Die Komplikation tritt im Vergleich zur *vagovasalen Synkope* nur selten auf. Die beiden Symptomenkomplexe sind durch das unterschiedliche Pulsverhalten schnell und sicher zu differenzieren.

Im eigenen Krankengut mit nahezu 50 000 Phlebographien wurden schwere anaphylaktische Kreislaufreaktionen auf ionisches Kontrastmittel in zwei Fällen (0,0001 %) beobachtet. Vagovasale Synkopen traten bei etwa 200 Untersuchungen

(0,4 %) auf. Dabei ließ sich einwandfrei eine Abhängigkeit der Komplikationsdichte von der persönlichen Erfahrung des untersuchenden Arztes belegen. Sympathikotone und asympathikotone Kreislaufstörungen kamen bei uns nicht vor.

Lokale Reaktionen

Zu den lokalen Komplikationen der Phlebographie sind vor allem die iatrogenen Thrombosen zu zählen, die bezüglich ihrer Lokalisation im intrafaszialen oder extrafaszialen Venensystem streng zu differenzieren sind. Weiterhin werden Gewebsentzündungen und Hautnekrosen infolge einer paravenösen Injektion des Kontrastmittels besprochen.

Thrombose der tiefen Bein- und Beckenvenen nach Phlebographie

Die Phlebothrombose stellt eine ernste Komplikation dar, die in der Regel zum postthrombotischen Syndrom und in einer beträchtlichen Zahl der Fälle zur Lungenembolie führt. In den letzten Jahren wurden von mehreren Autoren nuklearmedizinische Untersuchungen mit dem 125-Jod-Fibrinogen-Test vorgenommen, aus denen sich höhere Thromboseraten bei der Verwendung von ionischen Kontrastmitteln, weniger bei den nicht-ionischen Präparaten ergeben haben. In der ersten Gruppe variierten die Angaben zur Häufigkeit nach Reiser et al. (1983) von 1 % bis 52,7 %, in der zweiten Gruppe zwischen 0 % und 7,4 %. In einzelnen Fällen haben Albrechsson und Olsson (1979) die Diagnose von solitären oder multiplen kleinen Thromben durch eine Kontrollphlebographie objektiviert.

Im Gegensatz zu den zitierten nuklearmedizinischen Untersuchungen, die meistens nur kleinere Kollektive von etwa 50 Patienten umfaßten, stehen große klinische Erfahrungen. Helmig (1983, persönliche Mitteilung) berichtete über 30 000 Untersuchungen und sah dabei Erkrankung an tiefer Unterschenkelvenenthrombose. May (1979/1983, persönliche Mitteilung) beobachtete bei über 20 000 Phlebographien keine Komplikationen. Schmitt (1979/1983, persönliche Mitteilung) teilte bei 60 000 Röntgenuntersuchungen der Venen in einem Fall kleine Thromben in der Wadenmuskulatur mit. Wir stellten im eigenen Krankengut (1983) an nahezu 20 000 Extremitäten zweimal tiefe Venenthrombosen nach der Phlebo-

graphie fest. Demnach beträgt die Rate von klinisch manifesten Thrombosen unter Verwendung von *ionischen Kontrastmitteln* 4:86 000. Bei annähernd 40 000 Untersuchungen mit *nicht-ionischen Präparaten* konnten wir nach der klinischen Beurteilung keine Thrombose mehr beobachten. Offenbar haben die durch den Radiofibrinogen-Test gefundenen und teilweise auch phlebographisch dokumentierten kleinen Thromben keine klinische Relevanz, wenn, wie gerade die Untersucher mit der größten Erfahrung in Europa feststellen, bestimmte Kautelen der Thromboseprophylaxe eingehalten werden. In besonderer Weise ist in diesem Zusammenhang die möglichst *kurze Kontaktzeit* eines 60 %igen Kontrastmittels mit der Venenwand oder die Bevorzugung einer stärkeren Kontrastmittelverdünnung hervorzuheben. Größte Bedeutung kommt der *physikalischen Thromboseprophylaxe* mit sofortiger Elimination des Kontrastmittels aus den Extremitätenvenen, aktiven Beinbewegungen gegen Widerstand und vor allem Gehübungen gegebenenfalls mit fachgerecht angelegtem Kompressionsverband zu.

Kleinste Thromben in den tiefen und oberflächlichen Venen, die keinerlei klinische Symptome auslösen, werden per Zufall häufiger bei der routinemäßigen Phlebographie entdeckt. Sie fanden sich in einer Serie von 100 konsekutiven Phlebographien in 18 % unserer Fälle.

Die nuklearmedizinischen Untersuchungen zur Frequenz iatrogener Thrombosen zeigen in statistisch signifikanter Weise die Überlegenheit der

Osmolalität und Jodgehalt vergleichbarer Kontrastmittel			
Chemische Kurzbezeichng.	Handelspräparat	Osmolalität b. 37° (mosmol/ kg H$_2$O)	Jodgehalt (mg/ml)
Ionische Kontrastmittel			
Iotalamat	Conray 60	1540	282
Diabrizoat	Angiografin	1530	306
Ioxitalamat	Telebrix 300	1600	300
Amidotrizoat	Peritrast	1500	300
Ioxaglat	Hexabrix	490	320
Nicht-ionische Kontrastmittel			
Metrizamid	Amipaque	470	300
Iohexol	Omnipaque	720	300
Iopromid	Ultravist	610	300
Iopamidol	Solutrast 300	616	300
Iomeprol	Imeron 300	521	300
Vergleich			
Blut		–	300

nicht-ionischen Kontrastmittel gegenüber den Präparaten mit hoher Osmolalität. Durch eine optimale Technik und durch eine sorgfältige Thromboseprophylaxe läßt sich die Phlebographie somit sehr risikoarm gestalten.

Oberflächliche Thrombophlebitis

Im Gegensatz zu einer klinisch relevanten tiefen Bein- und Beckenvenenthrombose treten entzündliche Veränderungen in der Injektionsvene am Fuß öfter auf. In unserem Krankengut betrug die Frequenz bis 1985 1,54%. May (1979) sowie Salzmann et al. (1980) berichteten über entsprechende Komplikationen mit ionischen Kontrastmitteln in 5–20% der Fälle. Die im vorausgegangenen Kapitel erwähnten nuklearmedizinisch untersuchten Kollektive enthielten ebenfalls in einem relativ hohen Prozentsatz oberflächliche Venenthrombosen.

Die lokale Thrombophlebitis hat verschiedene *Ursachen*. Das Kontrastmittel weist am Injektionsort die höchste Konzentration und damit auch die größte osmotische Schädigung der Endothelzellen auf. Die Einspritzung erfolgt unter einem hohen manuellen oder maschinellen Druck, der die Gefäßwand maximal aufdehnt und die Intima in mechanischer Hinsicht überaus stark belastet. Zuletzt ist nicht zu vergessen, daß die zarte Endothelschicht durch die scharf angeschliffene Kanüle an vielen Stellen und sicher in erheblicher Weise verletzt wird.

Patienten mit einem *postthrombotischen Syndrom* zeigen eine relativ hohe Rate von thrombophlebitischen Reaktionen. Das hat mehrere Gründe. Bei Verschlüssen im tiefen Venensystem läßt sich kaum vermeiden, daß Kontrastmittel in relativ hoher Konzentration über die empfindlichen oberflächlichen Kollateralen abströmt. Infolge der Abflußbehinderung entstehen auch längere Kontaktzeiten des Kontrastmittels mit der Venenwand, insbesondere in sekundären Varizen. Außerdem liegt ja eine Vorschädigung des Venensystems mit generell erhöhter Thrombosegefahr vor.

392   Bei der Thrombophlebitis am Ort der Injektion handelt es sich immer um eine *unbedenkliche* Komplikation. Trotzdem sind ängstliche Patienten beeindruckt. Das Gefäß erscheint in einem 2 bis 5 cm langen Abschnitt verhärtet und weist eine Druckempfindlichkeit auf. Der Thrombus ist mit der Venenwand fest verbacken und läßt sich durch Stichinzision nicht exprimieren. Zur *Behandlung* empfehlen sich kalte Umschläge, die lokale An-

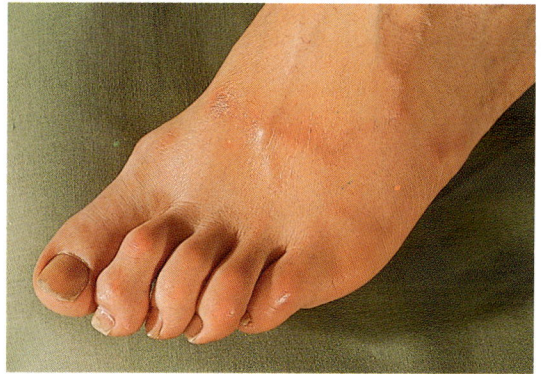

392. Thrombophlebitis 4 Tage nach Phlebographie an der Injektionsvene

wendung von Heparin-Salben oder Etofenamat (Rheumon Gel) sowie die Anlegung eines gepolsterten Kompressionsverbandes, bis der Druckschmerz und die leichte perivaskuläre Infiltrationen abgeklungen sind.

Das Risiko der Thrombophlebitis am Injektionsort läßt sich durch *prophylaktische Maßnahmen* reduzieren. Dazu gehört die Auswahl des Gefäßes für die Punktion. Die Venen am Fußrücken sind viel zarter als die V. hallucis dorsalis. In einer Varize bleibt das Kontrastmittel mitunter mehrere Minuten liegen, auch im Bereich des Fußes. Bei der Varikographie ist deshalb eher mit einer Phlebitis zu rechnen und in besonderem Maße auf die konsequente Durchführung der mediko-mechanischen Thromboseprophylaxe zu achten. Am besten wird eine zarte Vene durch die Auflage der Fingerspitzen vor der Überdehnung geschützt. Der Untersucher vermag bei einiger Erfahrung dadurch auch den Druck der Kontrastmittelinjektion den individuellen Bedingungen weitgehend anzupassen.

Auch die suffiziente *V. saphena magna* kann auf den Kontakt mit Kontrastmittel in höherer Dosierung empfindlich reagieren und thrombosieren. Eine direkte Injektion in dieses Gefäß sollte möglichst vermieden werden, zumal dadurch keine wesentlichen diagnostischen Informationen zu erhalten sind.

Paravasale Injektion und Hautnekrosen

Die paravenöse Kontrastmittelapplikation ist leicht zu erkennen. Wenn der Untersucher die Kuppe seines Zeigefingers zart auf die Spitze der Injektionsnadel legt, kann schon das geringste Paravasat palpatorisch erfaßt werden.

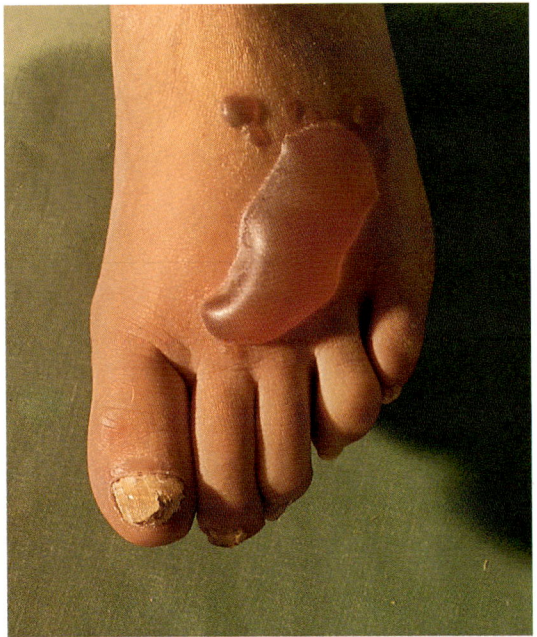

393. Blasenbildung nach paravenöser Kontrastmittelinjektion

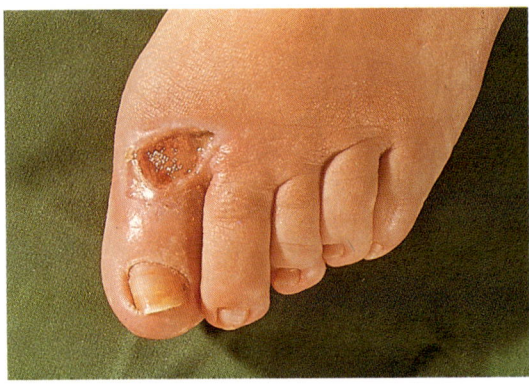

394. Therapieresistentes Ulkus nach paravenöser Kontrastmittelinjektion

393
394

Eine paravenöse Injektion muß unmittelbar abgebrochen werden. Das Paravasat läßt sich durch eine leichte digitale Massage im Gewebe verteilen. Zur lokalen antiphlogistischen *Behandlung* sind kalte Kompressen und Heparin-Salben geeignet.

Im Gewebe verursacht jede hochprozentige Lösung, wie sie auch das Kontrastmittel darstellt, eine Entzündung, die im ungünstigsten Falle zur *Blasenbildung* führt. Später kann sich daraus eine umschriebene *Hautnekrose* mit geringer Heilungstendenz entwickeln. Die Krankheit schleppt sich mitunter über Wochen und Monate hin. Anfangs bestehen erhebliche Schmerzen, die eine Ar-

beitsunfähigkeit bedingen. Wenn der Hautdefekt nicht in einer zumutbaren Zeitspanne auf die granulationsfördernde Behandlung abheilt, wird eine plastische Operation empfohlen.

Offenbar kommen *Hautnekrosen* nach paravasaler Kontrastmittelinjektion nur sehr selten vor. In den wenigen veröffentlichten Fällen wurden von Reinhardt (1979) die Paravasate jeweils auf 10 bis 15 ml eingeschätzt; bei den betroffenen Patienten lagen ausgeprägte periphere Ödeme vor, so daß sich der Abtransport des Kontrastmittels stark verzögerte. Im Krankengut des Autors mit 50 000 Untersuchungen ist keine entsprechende Kasuistik enthalten.

Bei Patienten mit *Autoimmunkrankheiten* kann bei kompetenter Technik im Bereich der Injektionsvene eine Nekrose entstehen. Die Komplikation tritt selten auf und ist nicht vorauszusehen. Als Ursache wird eine hypersensitive Angiitis mit pathologischer Reaktionsbereitschaft der Gefäßwand auf die instillierte Lösung angenommen. In unserem Krankengut finden sich zwei entsprechende Beobachtungen bei Patienten mit Erythematodes sowie Kryoglobulinämie. Zwei Fälle von peripherer Gangrän nach Phlebographie veröffentlichte Lea Thomas (1970) bei einem Mädchen mit Aplasie der tiefen Venen und bei einer jungen Frau mit kompletter Thrombosierung der Beinvenen nach Entbindung.

Literatur

Albrechtsson U, Olsson CG (1979) Thrombosis after phlebography. A comparison of two contrast media. Cardiovasc Radiol 2: 9

Arrang JM, Garbarg M, Lancelot JC, Lecomte JM, Pollard H, Robba M, Schunack W, Schartz JC (1987) Highly potent and selective ligands for histamine H_3-rezeptors. Nature (London) 327: 117

Beaven MA, Maeyama K, Wolde Mussie E, Lo TN, Ali H, Cunha-Melo JR (1987) Mechanism of signal transduction in mast cells and basophils: studies with RBL-$_2$ H_3-cells. Agent actions 20: 137

Benness GT, Fischer HW (1989) Reactions to ionic and nonionic contrast media. Radiology 170: 282

Gersmeyer EF, Yasargil EC (1978) Schock und hypotone Kreislaufstörungen. Thieme, Stuttgart

Hegstrand LR, Kanof PD, Greengard P (1976) Histamine-sensitive adenylate cyclase in mammalian brain. Nature (London) 260: 163

Katayama H et al. (1990) Adverse reactions to ionic and nonionic contrast media. Radiology 175: 621

Kerp L, Kasemir HD (1982) Allergie und allergische Reaktionen. In: Kühn HA, Schirmeister J (Hrsg) Innere Medizin. Springer, Berlin Heidelberg New York

Lea Thomas M (1970) Gangrene following peripheral phlebography of the legs. Br J Radiol 42: 528

May R (1979) Thrombosis, a sequel to phlebography. Comment 1. Cardiovasc Radiol 2: 15

Reinhardt K (1979) Blasenbildung mit anschließender Hautnekrose nach paravenöser Kontrastmittel-Injektion am Fußrücken bei einer Patientin mit Ödem und tiefer Phlebothrombose. Röntgenblätter 32: 277

Reiser W (1988) Kontrastmittelnebenwirkungen: Allergoide Reaktionen. Vortrag anläßlich des 3. Frankfurter Gesprächs über digitale Radiographie (Bad Nauheim, 5. bis 8. Oktober 1988)

Reiser M, Buttermann G, Gulotta U, Reimann JH, Feuerbach S (1983) Zur Frage der Thromboseentstehung durch Phlebographie. Röntgenberichte 12: 1

Ring J, Messmer K (1977) Incidence and severity of anaphylactoid reactions to colloid volume substitutes. Lancet I: 466

Salzmann P, Windorf B, Ehresmann U, Wolf V (1980) Kontrastmittelschäden bei der Phlebographie. In: Loose KE, Loose DA (Hrsg) Gefäß, Patient, Therapie. Witzstrock, Baden-Baden

Schmiedel E (1981) Sicherheitspharmakologische Untersuchungen von Röntgen-Kontrastmitteln. Kolloquium mit Krankenhaus-Apothekern. Konstanz, 23. 10. 1981

Schmiedel E (1987) Pharmakodynamik und Verträglichkeit von Kontrastmitteln. Röntgenblätter 40: 1

Schmitt HE (1979) Thrombosis, a sequel to phlebography, Comment 3. Cardiovasc Radiol 2: 17

Siegenthaler W, Veragut U (1970) Blutdruck. In Siegenthaler W: Klinische Pathophysiologie. Thieme, Stuttgart

Sachverzeichnis